MEDICINA VIBRACIONAL

Uma Medicina para o Futuro

"O corpo humano é composto de *vibrações eletrônicas*. Cada átomo e elemento do corpo, cada órgão e organismo tem sua unidade eletrônica de vibração necessária à manutenção e ao equilíbrio desse organismo específico. Cada unidade, portanto, sendo uma célula ou uma unidade da vida em si mesma, tem a capacidade de se reproduzir pela primeira vez, conhecida como lei da reprodução e divisão. *Quando a habilidade de reproduzir o equilíbrio necessário à manutenção da existência física e da sua reprodução decresce em qualquer órgão ou elemento do corpo, essa parte se torna deficiente em energia eletrônica.* Isso pode acontecer devido a ferimentos ou doenças provocadas por forças externas. Mas também pode provir de forças internas, através da falta de eliminação de elementos produzidos no sistema ou por outros agentes que falham em atender às exigências do corpo!"

— Edgar Cayce (1928)
em *There Is a River* de Thomas Sugrue
(o grifo é nosso)

RICHARD GERBER, M.D.

MEDICINA VIBRACIONAL

Uma Medicina para o Futuro

Tradução
PAULO CESAR DE OLIVEIRA

Editora
Cultrix
SÃO PAULO

Título original: *Vibrational Medicine – New Choices for Healing Ourselves.*

Copyright © 1988 Richard Gerber.

Copyright da edição brasileira © 1992 Editora Pensamento-Cultrix Ltda.

1ª edição de 1992 – catalogação na fonte 2007.
20ª reimpressão 2025.

Este livro não pode ser exportado na língua portuguesa para os Estados Unidos, Canadá, Filipinas e todos os territórios e possessões norte-americanos.

Todos os direitos reservados. Nenhuma parte deste livro pode ser reproduzida ou usada de qualquer forma ou por qualquer meio, eletrônico ou mecânico, inclusive fotocópias, gravações ou sistema de armazenamento em banco de dados, sem permissão por escrito, exceto nos casos de trechos curtos citados em resenhas críticas ou artigos de revistas.

Dados Internacionais de Catalogação na Publicação (CIP)
(Câmara Brasileira do Livro, SP, Brasil)

Gerber, Richard, 1954-
  Medicina vibracional : uma medicina para o futuro / Richard Gerber ; tradução Paulo Cesar de Oliveira. -- São Paulo : Cultrix, 2007.

  Título original : Vibrational medicine
  9ª reimpr. da 1ª ed. de 1992.
  ISBN 978-85-316-0255-9

  1. Energia vital - Uso terapêutico 2. Medicina alternativa 3. Saúde mental I. Título.

07-2077

CDD-615.85

Índices para catálogo sistemático:
1. Medicina vibracional : Terapias alternativas :
Ciências médicas 615.85

Direitos de tradução para a língua portuguesa adquiridos com exclusividade pela EDITORA PENSAMENTO-CULTRIX LTDA., que se reserva a propriedade literária desta tradução.
Rua Dr. Mário Vicente, 368 – 04270-000 – São Paulo, SP – Fone: (11) 2066-9000
http://www.editoracultrix.com.br
E-mail: atendimento@editoracultrix.com.br
Foi feito o depósito legal.

*Este livro é dedicado à grande Hierarquia Espiritual
que, silenciosamente, trabalha para elevar a condição humana.*

Aviso Especial ao Leitor

Embora este livro tenha sido escrito por um médico e trate dos diversos métodos de cura, ele não se propõe a oferecer recomendações para o tratamento de doenças específicas. Este livro discute os mecanismos de várias terapias alternativas que talvez se revelem eficazes como tratamentos acessórios às abordagens médicas convencionais. O livro não pretende substituir um bom diagnóstico e tratamento médico. Sugerimos, portanto, que antes de tentar fazer uso de qualquer das terapias mencionadas neste livro o leitor procure a ajuda de um médico formado ou de um profissional da saúde para diagnóstico, tratamento e orientação na escolha das modalidades terapêuticas específicas.

Richard Gerber, M.D.

Copyright das Citações

Agradecimentos especiais a Gurudas pela permissão para citar extensivamente trechos de *Flower Essences and Vibrational Healing, copyright* © 1983 de Gurudas, publicado pela Brotherhood of Life, Inc., Albuquerque, Novo México. Agradeço também ao Dr. Robert Leichtman pela permissão para citar material retirado de *Nikola Tesla Returns, copyright* © 1980 da Ariel Press, e de *Einstein Returns, copyright* © 1982 de Light, publicados pela Ariel Press, Columbus, Ohio. Partes de *The Eyes of Enoch, copyright* © 1977 de J. J. Hurtak, publicado pela The Academy of Future Science, Los Gatos, Califórnia, foram reproduzidas com a permissão do autor, James J. Hurtak. Passagens de *Esoteric Healing*, de Alice A. Bailey, *copyright* © 1953 de Lucis Trust, publicado pela Lucis Press, Ltd., foram reproduzidos com a permissão de Perry Coles e da Lucis Trust. Agradecimentos especiais a John Ramsell e a The Dr. Edward Bach Healing Centre pela permissão para citar trechos de material de autoria do Dr. Edward Bach que aparecem em *Heal Thyself*,* *copyright* © 1931 de The Dr. Edward Bach Healing Centre, reimpresso por Keats Publishing Co., New Canaan, Connecticut. Agradeço também a Mirtala Bentov, pela permissão para usar material do livro do seu finado marido, *Stalking the Wild Pendulum*,** *copyright* © 1977 de Itzhak Bentov, publicado por E. P. Dutton, Nova York. Um agradecimento especial a Wally Richardson pela permissão para citar extensivamente trechos de *The Spiritual Value of Gem Stones, copyright* © 1980 de Wallace G. Richardson, publicado por DeVorss and Company, Califórnia. Agradeço também a DeVorss and Company pela permissão para citar trechos de *Through the Curtain*, de Shafica Karagulla e Viola Petit Neal, *copyright* © 1983 de Shafica Karagulla, M.D. *O Continuum* Doença/Bem-Estar, do livro *Wellness Workbook*, de John W. Travis e Sarah Ryan, *copyright* © 1972, 1981 de John W. Travis, M.D., publicado por Ten Speed Press, 1981, foi adaptado com a permissão dos autores. Agradecimentos especiais também ao Dr. William Tiller pela permissão para reproduzir gráficos e pelo material citado.

---

* *Cura-Te a Ti Mesmo – Uma explicação sobre a Causa Real e a Cura das Doenças* em *Os Remédios Florais do dr. Bach* e *Os Doze Remédios*. Editora Pensamento. São Paulo, 1991.

** *À Espreita do Pêndulo Cósmico. A Mecânica da Consciência*. Editora Cultrix/Pensamento. São Paulo. 1990.

Sumário

Relação de Diagramas 13
Agradecimentos 15
Prólogo, por William A. Tiller, Ph.D. 17
Introdução, por Gabriel Cousens, M.D. 23
Prefácio 27

I. De Hologramas, Energia e Medicina Vibracional: Uma Visão Einsteiniana dos Sistemas Vivos 33
As Maravilhas da Luz *Laser*: A Holografia como um Novo Modelo da Realidade 37
"Assim em cima como embaixo": O Princípio Holográfico na Natureza 41
Os Fatos Científicos: Em Busca do Corpo Etérico 43
Evidências Proporcionadas pela Folha Fantasma: O Corpo Etérico como um Holograma 45
Notícias do Mundo da Física de Partículas: A Matéria como Luz Congelada e Suas Implicações para a Medicina 47
"Assim em cima como embaixo": O Universo como um Holograma Cósmico 50
Resumo: Novos Princípios Energéticos para uma Nova Era 54

II. Medicina Newtoniana versus Medicina Einsteiniana: Perspectivas Históricas Sobre a Arte e a Ciência da Cura 59
Medicina Herbórea: Os Primórdios da Farmacoterapia 59
Medicina Homeopática: Um Passo Radical que Vai Além das Ervas 61
As Maravilhas da Água: O que Torna isso tudo Possível 64
Um Modelo de Energia Sutil para a Cura pela Homeopatia 66

III. Os Primórdios das Abordagens Médicas Energéticas: O Nascimento da Medicina Vibracional 75
A Descoberta e o Desenvolvimento dos Raios X: Os Primeiros Modelos Médicos de Uso de Energia para Diagnóstico e Tratamento 75
Eletroterapia: Da Eliminação da Dor à Cura de Fraturas 76
Novas Aplicações dos Raios X: O Desenvolvimento do Tomógrafo Axial Computadorizado 83

Formação de Imagens por Ressonância Magnética: Um Passo a mais Rumo à Compreensão do Corpo 85

Um Passo Além: Aparelhos de Ressonância Magnética e Eletrografia: no Limiar do Etérico 87

IV. Os Domínios de Freqüência e os Planos Sutis da Matéria: Uma Introdução à Anatomia Multidimensional Humana 97

A Interface Físico-Etérica: A Próxima Grande Descoberta no Desenvolvimento da Medicina Vibracional 98

Os Chakras e os Nádis: Uma Lição de Anatomia Energética Sutil Indiana.... 104

O Corpo Astral: A Sede das Nossas Emoções e um Mecanismo para a Consciência Desencarnada 110

Um Modelo Científico dos Domínios de Freqüência: O Modelo Tiller-Einstein do Espaço/Tempo Positivo-Negativo 115

O Corpo Mental, o Corpo Causal e Nossos Corpos Espirituais Superiores..... 124

Um Modelo de Freqüência da nossa Anatomia Energética Sutil Expandida: Uma Estrutura para a Compreensão do Ser Humano Multidimensional 125

Reencarnação e Transformação Humana: Um Modelo Multidimensional da Evolução da Consciência 130

V. Os Sistemas de Energia Sutil e Suas Relações com os Antigos Métodos de Cura 141

A Acupuntura e a Filosofia Chinesa da Cura: As Modalidades Modernas de um Antigo Método de Diagnóstico e Tratamento 141

Yin/Yang e os Cinco Elementos: A Visão Chinesa da Natureza 143

A Cronobiologia e o Sistema de Meridianos Acupunturais 149

O Sistema de Meridianos Acupunturais como uma Interface para a Realização de Diagnósticos 151

A Rede Meridiano-Glial: Uma Interface Elétrica com o Sistema Nervoso Humano 155

O Sistema de Meridianos Acupunturais como uma Interface Terapêutica: Um Retorno ao Conceito da Cura pela Energia 162

VI. Novas Janelas para um Mundo Oculto: O Desenvolvimento das Tecnologias Energéticas Sutis 167

Sistemas de Diagnóstico Baseados nos Meridianos: Hahnemann Atualizado com Tecnologias da Nova Era 167

ESV e as Doenças Ambientais: Um Novo Exame da Ecologia Clínica 177

Da ESV à Radiônica: Um Modelo de Diagnóstico e Terapia Baseado Apenas na Freqüência 182

Os Mecanismos de Ação na Radiônica e na Radiestesia: Uma Discussão Adicional sobre a Ligação Chakra-Sistema Nervoso 186

VII. A Evolução da Medicina Vibracional: Aprendendo a Curar com a Sabedoria da Natureza 197

Aprendendo a Curar com os Remédios Florais: O Dr. Bach Descobre as Dádivas Ocultas da Natureza 198

Uma Revolução na Cura pelas Essências Florais: A Contribuição de Gurudas com vistas a uma Síntese da Medicina Vibracional 203

Karma, Consciência e a Rede Cristalina: A Ligação entre a Glândula Pineal e o Hemisfério Cerebral Direito 208

A Questão dos Miasmas: Nossas Propensões Energéticas para a Doença 212

Um Exame mais Detalhado das Novas Essências Florais: Métodos Revolucionários de Cura nos Níveis Físico e Etérico 215

Elixires de Pedras Preciosas e Cromoterapia: Incursões Adicionais no Terreno da Cura pelas Vibrações 221

O Poder de Cura da Luz Solar e da Água: Novas Revelações Relativas à Compreensão das Dádivas Vibracionais da Natureza 228

VIII. O Fenômeno da Cura Psíquica: Explorando as Indicações em Favor da Existência de um Potencial Humano Oculto 233

A Cura Psíquica como um Aspecto do Potencial Humano: Um Exame Histórico de sua Evolução através dos Séculos 233

Pesquisas Modernas a Respeito da Cura Psíquica: Os Cientistas Estudam os Efeitos Biológicos das Energias Curativas 236

Semelhanças Energéticas entre os Curandeiros e os Campos Magnéticos: A Ciência Examina mais Atentamente o Magnetismo Animal 241

Energias Curativas e Entropia Negativa: A Tendência no Sentido de um Aumento na Organização Celular 246

A Dra. Krieger Estuda os Curandeiros e a Hemoglobina: A Evolução do Toque Terapêutico 251

Dos Passes Magnéticos à Cura Espiritual: Um Modelo Multidimensional das Energias Curativas 256

IX. Os Cristais e o Sistema Energético Sutil Humano: A Redescoberta de uma Antiga Arte de Curar 267

Uma História Esotérica das Tecnologias Cristalinas: As Raízes do Vale do Silício no Continente Perdido da Atlântida 269

Curando com Cristais de Quartzo: A Redescoberta das Antigas Ferramentas de Transformação de Doenças 276

Novas Perspectivas no Reino Mineral: As Energias da Natureza e os Sete Sistemas Cristalinos 286

Dádivas Ocultas Originárias do Interior da Terra: As Propriedades Espirituais e Curativas de Pedras e Gemas 292

X. A Rede Vital Intercomunicante: Nossas Ligações com os Chakras 303

Um Novo Modelo de Doença e Bem-estar: A Doença como Manifestação de Disfunção nos Chakras 304

A Dinâmica dos Chakras e as Lições Espirituais da Evolução Pessoal 320

As Energias Kundalini e a Busca da Iluminação: O Papel dos Chakras no Desenvolvimento da Consciência Superior 322

Meditação, Reencarnação e Doença Humana: Os Chakras como Repositórios de Energia Kármica 327

Os Conceitos Psicológicos de Meditação e Iluminação: O Modelo de Bentov acerca da Ressonância Cérebro-Coração e a Síndrome Físio-Kundalini 329

XI. Cura Holística e Mudanças de Modelo: O Surgimento da Medicina para a Nova Era 341

Cura Vibracional e Medicina Holística: Uma Mudança Gradual do Reducionismo para o Holismo 347

Stress, Doença e Bem-Estar: Criando Novas Definições de Saúde e Integridade 358

XII. Evolução Pessoal e Planetária: A Cura Vibracional e suas Implicações para uma Humanidade em Evolução 385

Responsabilidade Pessoal e Desenvolvimento Espiritual: Nosso Potencial Inato para Curar a Nós Mesmos 386

O Ciclo Cósmico de Regeneração e Renascimento: Filosofias Antigas para uma Nova Era 397

A Medicina Vibracional Vista como a Ciência Espiritual do Futuro: O Próximo Passo Evolutivo na Transformação Pessoal e Planetária 407

Apêndice: O Modelo Tiller-Einstein do Espaço/Tempo Positivo-Negativo 415

Notas 419

Leituras Recomendadas 429

Glossário 438

Índice Remissivo 449

Nota sobre o Autor 464

Relação de Diagramas

1. A Criação de um Holograma 38
2. Padrão de Interferência Formado Quando se Atira Duas Pedras Dentro da Água 39
3. O Princípio Holográfico 40
4. Potencial Elétrico da Superfície de uma Salamandra 45
5. O Fenômeno da Folha Fantasma 46
6. O Nascimento da Matéria a Partir da Energia 49
7. A Preparação de Remédios Homeopáticos 67
8. Monitoração da Corrente de Lesão Numa Amputação Experimental 79
9. O Típico Efeito de Corona de uma Impressão Digital Kirlian 90
10. Os Sete Chakras 105
11. Associações Neurofisiológicas e Endócrinas dos Chakras 106, 304
12. Analogia entre o Teclado de um Piano e o Espectro de Freqüência Humano 110
13. A Transformação de Einstein-Lorentz 116, 415
14. Relação entre Energia e Velocidade 117, 416
15. Modelo Espaço/Tempo Positivo-Negativo 118, 417
16. Modelo de Freqüência dos Corpos Sutis Humanos 126
17. O Campo de Energia Humano 129
18. Quantidade Versus Qualidade de Consciência 136
19. Os Cinco Elementos e Suas Relações com os Fluxos de Energia entre os Órgãos Internos 146
20. Associações Fundamentais entre Órgãos e Vísceras 147
21. Ciclos Biorrítmicos dos Meridianos 149
22. Energética da Acupuntura e Modulação Neuroendócrina 160
23. O Sistema Energético Multidimensional Humano 190
24. Aplicações Diagnósticas da Radiestesia: Caminhos do Fluxo de Informações nos Sistemas Radiônicos 193
25. Níveis de Ação das Essências Vibracionais 222
26. Efeitos Energéticos Sutis das Cores 225
27. Um Modelo Multidimensional de Cura 260
28. Energias Sutis dos Sete Sistemas Cristalinos 289
29. Dinâmica Energética dos Chakras 321
30. A Base Neurossensorial para a Síndrome Físio-Kundalini 332
31. A Criação do Circuito de Estimulação Neural 334
32. O Sistema Bioenergético Humano 345
33. O *Continuum* Doença/Bem-estar 360,
34. A Diversidade de *Stresses* Biológicos 366

Agradecimentos

Este livro é resultado de mais de doze anos de leituras, estudos, pesquisas e sondagem interior. Embora muitos cientistas, físicos e eruditos sejam mencionados ao longo do livro, houve uns poucos que influenciaram profundamente as minhas idéias. Essas pessoas excepcionais e seus escritos proporcionaram-me grande inspiração e discernimento, o que estimulou o meu próprio pensamento criativo e a elaboração dos meus modelos. Sua influência sobre mim foi suficientemente grande para alterar de forma irreversível a minha percepção de mim mesmo, da humanidade como um todo e do Universo. O vasto reino físico constitui apenas uma pequena parte de uma realidade multidimensional muito maior e mais assombrosa, sobre a qual, na qualidade de seres humanos, temos infinitamente mais controle do que pode parecer à primeira vista. Ao ajudarem a mim e às outras pessoas a começarem a apreciar as ilimitadas fronteiras do potencial humano (especialmente no que diz respeito à esfera das curas), essas pessoas extraordinárias ajudaram a pavimentar o caminho à minha frente.

Eu gostaria de agradecer às seguintes pessoas pelo seu trabalho pioneiro e por suas palavras inspiradoras: Marilyn Ferguson, Robert Monroe, Carl Simonton, Anne e Herbert Puryear, Judith Skutch-Whitson e William Whitson, Abram Ber, Robert Leichtman, Dolores Krieger, Brugh Joy, Bernard Grad, Alice Bailey, Jane Roberts e Seth, Hilarion, Itzhak Bentov, Russell Targ e Harold Puthoff, Stanley Krippner, Shafica Karagulla, Viola Petit Neal, Ken Pelletier, Meredith Lady Young, Albert Einstein, William Tiller, Nikola Tesla, Edgar Cayce, Edward Bach, Kevin Ryerson, Gurudas, Gabriel Cousens, Geoffrey Hodson, Charles Leadbeater, Rudolph Steiner, Thelma Moss, David Bohm, Dael Walker, Charles Tart, David Tansley, Harry Oldfield, Elmer e Alyce Green, Marcel Vogel, James Hurtak, Semyon e Valentina Kirlian, Ion Dumitrescu, Victor Inyushin, Lou Golden e John Fetzer. Através de seus escritos, atividades ou assistência criativa, essas pessoas são, em parte, responsáveis pela elaboração deste livro.

Num sentido metafórico, a redação e a produção deste livro foi de certa forma semelhante ao nascimento de uma criança. Meus editores da Bear and Company, Barbara e Gerry Clow, e a sua excelente equipe artística e editorial — editora geral Gail Vivino e *designer* Angela Werneke — atuaram como parteiras espirituais que me ajudaram a dar à luz esta criança ao cabo de sua longa gestação e trabalho de parto. Eu gostaria de expressar-lhes o meu agradecimento pela ajuda, compreensão criativa e pela sua boa vontade em trabalhar com a minha visão interior a respeito de como este livro deveria ser. Eu gostaria de fazer um agradecimento especial à minha esposa, Lyn, pelas inúmeras horas que passou ajudando-me a editar e reescrever diversas partes deste livro, o qual, sem a sua ajuda, não teria um plano geral de organização que permitisse uma leitura assim tão fluente e agradável.

Eu gostaria de fazer um agradecimento especial aos Drs. William Tiller e Gabriel Cousens, pessoas sempre muito ocupadas, por terem encontrado tempo para escrever o prólogo e a introdução deste livro. A contribuição dessas duas pessoas durante os estágios finais da redação foi especialmente útil.

Eu gostaria também de expressar minha gratidão a Steven P. Jobs e à equipe que, sob sua liderança, trabalhou no desenvolvimento do Mac original, na Apple Computer, Inc., pela sua visão criativa ao produzirem o computador Macintosh. Sem o meu Macintosh (com o qual todo este livro foi criado) e sua capacidade para sintetizar idéias, figuras e gráficos de forma tão fácil e intuitiva, eu provavelmente jamais teria tido tempo para realizar um projeto desse alcance e magnitude.

Prólogo
por *William A. Tiller, Ph.D.*

Até recentemente, a ciência e a medicina tradicional do Ocidente consideravam que os seres vivos operavam principalmente através da seguinte seqüência de reações:

Equação 1

$$\boxed{\text{FUNÇÃO} \rightleftharpoons \text{ESTRUTURA} \rightleftharpoons \text{QUÍMICA}}$$

Quando um organismo tinha algum problema funcional, a causa era atribuída a defeitos estruturais no sistema, produzidos por desequilíbrios químicos. Embora se admitisse que a homeostase no nível químico talvez dependesse de uma ligação com uma forma de energia situada num nível mais profundo do organismo, não se compreendia claramente que ligação seria essa. Nos últimos anos tem aumentado o nosso conhecimento a respeito das interações entre os estados químicos e os campos eletromagnéticos. Estudos na área da neuropsiquiatria demonstraram que correntes elétricas de baixa intensidade entre pontos específicos do cérebro dão origem às mesmas alterações comportamentais produzidas por certas substâncias químicas que exercem um efeito estimulante sobre o cérebro. Verificou-se que uma corrente elétrica contínua de baixa intensidade (10^{-12} amp/mm^2 a 10^{-9} amp/mm^2) aplicada a leucócitos *in vitro* estimula a regeneração celular, ao passo que correntes de maior intensidade provocam a degeneração das células. Esses estudos têm sido aprofundados visando apressar a cura de fraturas em animais e em seres humanos. Assim, embora ainda não possamos compreender os complexos mecanismos através dos quais os campos elétrico e magnético afetam o metabolismo celular, é evidente que a Equação 1 deveria ser substituída por esta:

Equação 2

$$\boxed{\text{FUNÇÃO} \rightleftharpoons \text{ESTRUTURA} \rightleftharpoons \text{QUÍMICA} \rightleftharpoons \begin{array}{c}\text{CAMPOS DE ENERGIA}\\ \text{ELETROMAGNÉTICA}\end{array}}$$

Uma ilustração da Equação 2 é a lei de Wolf a respeito de alterações na estrutura dos ossos. Essa lei estabelece que, se um osso sofrer uma tensão não-uniforme durante um prolongado período de tempo, ele desenvolverá novas trabéculas exatamente nos locais necessários para maximizar a resistência a essa nova distribuição de tensão. O campo de força físico manifesta-se nas fibras e no colágeno, ambos os quais são piezelétricos, de modo que se produz um campo eletrostático com direção e polaridade específicas. Esse campo eletrostático, juntamente com as microcorrentes associadas a ele, faz com que os íons e colóides se redistribuam pelos fluidos corporais e migrem para os locais específicos nos quais se inicia a aglomeração e a gelificação. Essas novas estruturas semi-sólidas amadurecem, calcificam-se e, finalmente, dão origem às microestruturas que constituem as trabéculas. Pode-se prontamente imaginar tensões mais sutis, de natureza mental ou emocional, desencadeando a seqüência de reações precedente.

A Equação 2 tem o óbvio defeito de descuidar dos efeitos mentais. Sob hipnose, o corpo humano tem realizado proezas verdadeiramente notáveis de força e resistência, o que demonstra a existência de um elo inconsciente entre a mente e a estrutura. No aikidô, no Zen e na prática da ioga existe um elo consciente entre a mente, de um lado, e a estrutura e a função, do outro. Estudos recentes na área das técnicas de *biofeedback* demonstram que a mente pode não apenas controlar diversas funções anatômicas do corpo, tais como a dor e a temperatura da pele, como também ajudar a curar o organismo. Por fim, em outra frente, a moderna psicoterapia demonstrou que certos tratamentos químicos podem influenciar os estados mentais e que certos tratamentos mentais podem influenciar os estados químicos. A questão é que os "campos mentais" constituem contribuições adicionais que deveriam ser colocadas no lado direito da reação em cadeia representada na Equação 2. Outros campos, cuja natureza ainda não está claramente determinada, também parecem desempenhar um papel nessa reação em cadeia. Agrupemos todos esses fatores sob o título "campos de energia sutil" e reescrevamos a Equação 2 da seguinte forma:

Equação 3

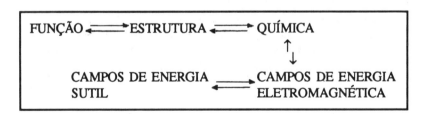

A Equação 3 é uma razoável representação de um organismo vivo, de uma célula ou de uma membrana. Cada item da reação em cadeia conserva sua condição de homeostase graças ao apoio imediato do item situado à sua direita. O desenvolvimento de um sério desequilíbrio em qualquer item específico da cadeia acarreta, com o tempo, a ruptura da homeostase do item situado à esquerda. Assim, para se desenvolver um sistema de alerta avançado relativo à homeostase química de um sistema biológico é necessário criar um dispositivo de monitoramento das suas propriedades elétricas. Para obter informações relativas a futuras perturbações do sistema bioelétrico é preciso monitorar os campos de energia sutil de toda a entidade biológica. Como por ora existem pouquíssimos conhecimentos relativos à natureza e às características desses misteriosos campos de energia, precisamos basear o alerta avançado no monitoramento dos sistemas elétricos. Esta é uma circunstância feliz porque nossa capacidade técnica nesta área cresceu significativamente ao longo das últimas décadas.

Atualmente, dispomos de numerosos aparelhos elétricos com os quais podemos fazer um rápido diagnóstico do estado de saúde do corpo e tratar os desequilíbrios que eventualmente ocorram. Muitos praticantes da medicina holística estão começando a usar esses aparelhos, de maneira que se tornou importante compreender o modo como funcionam, no nível elétrico, e o que eles efetivamente medem no corpo humano. Utilizando-se informações básicas a respeito das propriedades elétricas e respostas comportamentais de áreas macroscópicas e microscópicas da pele (pontos de acupuntura), foi possível explicar as características fundamentais dos três principais instrumentos de diagnóstico existentes no mercado. Um desses instrumentos, o Voll Dermatron, também é usado na seleção de remédios homeopáticos para o paciente. Assim, este aparelho constitui uma estreita ponte estendida através do abismo que existe entre os domínios da energia eletromagnética e da misteriosa energia representada na Equação 3. Para reforçar essa ponte e, eventualmente, apoiá-la em bases quantitativas, precisamos adquirir uma melhor compreensão acerca da natureza básica da homeopatia e do modo como ela se relaciona com a medicina tradicional do Ocidente.

Poder-se-ia dizer que é a ênfase na doença, em vez de na saúde, que diferencia a prática alopática da homeopática. Ao passo que as manifestações da doença no corpo físico são evidentes, os aspectos mais sutis da saúde não podem ser mensurados com a mesma facilidade. A medicina convencional alopática lida diretamente com os componentes químicos e estruturais do corpo físico. Ela poderia ser classificada como uma medicina verdadeiramente objetiva porque lida com a natureza num nível espaço/tempo meramente quadridimensional e, portanto, desenvolveu grande quantidade de evidências diretas de laboratório em apoio às suas hipóteses fisioquímicas. Isso aconteceu porque a capacidade sensorial dos seres humanos e dos instrumentos presentes só é confiável nesse nível.

A medicina homeopática, por outro lado, ao lidar diretamente com as substâncias e energias do nível seguinte, mais difíceis de detectar, intervém diretamente na química e na estrutura do corpo físico. Atualmente, existem várias razões para que ela seja considerada uma forma de medicina objetiva: 1) Ela lida com um tipo de energia que pode ser fortemente perturbada pela atividade mental e emocional dos indivíduos e 2) não dispomos de nenhum equipamento de diagnóstico que possa apoiar as hipóteses dos médicos homeopatas.

A construção de uma base científica para a homeopatia tem como ingredientes essenciais não só uma estrutura teórica como também a criação de laboratórios experimentais para o estudo das energias sutis. Uma pressuposição relativa ao primeiro ingrediente pode ser testada através do segundo, de modo que podemos recorrer a um processo *bootstrap* para avançarmos aos poucos rumo à nossa meta. Assim, a Equação 3 precisa ser alterada para a seguinte forma:

Equação 4

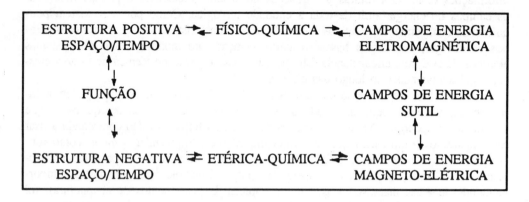

A medicina alopática atua na via de cima, entre os campos de energia sutil e o estado funcional do ser humano; a medicina homeopática atua na via que liga por baixo esses dois domínios. Em suma, a discriminação das energias sutis da Equação 3 tem como resultado o circuito de séries paralelas da Equação 4, em que dois níveis diferentes de química e energia operam em duas estruturas espaço/tempo.

Este livro do Dr. Richard Gerber é uma tentativa de construir uma ponte conceitual entre a medicina alopática atual e a medicina do futuro, baseada nas energias sutis. Trata-se de um livro abrangente e que procura estabelecer uma perspectiva qualitativa e um tanto especulativa. A pessoa não precisa concordar com todos os detalhes que constam do livro para apreciar sua síntese global. É essa síntese de informações e essa perspectiva geral que o Dr. Gerber espera que seja absorvida pelos leitores.

Gostei do livro; sua leitura proporcionou-me momentos agradáveis e penso que se trata de uma contribuição oportuna. Embora eu não concorde inteiramente com tudo o que nele está escrito, no geral o livro é compatível com os meus pontos de vista a respeito do Universo, quais sejam:

Somos todos elementos do espírito, indestrutíveis, eternos e em comunicação com o divino. Dentro de nós existe um único mecanismo de percepção, que é a mente. De acordo com o meu modelo teórico, a mente é constituída de três níveis — o instintivo, o intelectual e o espiritual — e atua num espaço hexadimensional.

Essa mente cria um veículo para a experiência (um universo, um mundo, um corpo) e cada indivíduo, enquanto ser espiritual e mecanismo de percepção, incorpora-se a esse veículo, o qual segue um curso continuamente programado. O ser está ligado ao veículo através do conjunto dos circuitos emocionais. O material utilizado na construção desse veículo ou *simulador* é de natureza binária ou conjugada. Uma parte, que viaja a velocidades menores que a da radiação eletromagnética e é de natureza elétrica, tem massa e energia positivas. Ela constitui a parte *física* do simulador. A outra parte, que viaja a velocidades maiores que a da radiação eletromagnética e é de natureza magnética, tem massa e energia negativas. Ela forma a parte *etérica* do simulador. A soma total dessas duas energias é zero, assim como a soma de suas entropias. Assim, o simulador ou veículo como um todo é criado a partir do que chamamos "espaço vazio", o espaço da mente, através de um processo tipo flutuação. Esse mundo-veículo (simulador) é apenas o "mundo das formas e das aparências", o mundo da realidade relativa que modelamos em nossas mentes. Do lado de fora desse mundo está o absoluto! Precisamos aprender a nos infiltrar através dos pontos fracos do "relativo" a fim de podermos apreciar o absoluto. Todavia, todos os que lerem este livro estão presentemente no simulador. Assim, quando falamos de saúde holística e de uma nova medicina, essa tem de ser a medicina desse material, do material que constitui o simulador. Nós acumulamos um grande conhecimento a respeito de um aspecto do material que constitui o simulador (o físico), mas sabemos muito pouco acerca da sua parte conjugada (o etérico). Agora é o momento de começarmos a estudar seriamente o etérico e a desenvolver uma ciência do material etérico para compensar o atual desenvolvimento das ciências físicas. Este livro constitui uma contribuição significativa para a nova consciência necessária para secundar essa empreitada.

Professor William A. Tiller, Ph.D.
Departamento de Ciências de Materiais e Engenharia
Universidade Stanford
junho de 1987

Introdução
por Gabriel Cousens, M.D.

Sir Arthur Edington certa vez disse: "Na verdade, é mais fácil um camelo passar pelo fundo de uma agulha do que um homem de mentalidade científica atravessar uma porta. E, quer se trate da porta de um estábulo ou de uma igreja, ele talvez agisse de forma mais sensata se, em lugar de esperar até que todas as dificuldades envolvidas num ingresso realmente científico estivessem resolvidas, ele em vez disso concordasse em ser um homem comum e entrasse." *Em Medicina Vibracional*, o Dr. Richard Gerber não apenas nos ajuda a passar pela porta que nos leva à compreensão e à aceitação da medicina vibracional como também inspeciona o seu vão. Este livro constitui uma cobertura abrangente e enciclopédica da medicina vibracional. O autor constrói um lúcido modelo do organismo humano, partindo do físico e chegando ao etérico. Depois, ele segue em frente para também incluir no modelo as propriedades e características das energias sutis dos planos espirituais. Neste livro, nós passamos a entender o organismo humano como uma série de campos de energia multidimensionais que se influenciam reciprocamente. Ao desenvolver este modelo em termos científicos e ao endossá-lo com algumas das recentes e fascinantes pesquisas clínicas e laboratoriais, este livro permite que o leitor aprecie de forma mais plena a linguagem corpo/mente/espírito, cujo desdobramento atual é a medicina holística. Todavia, o leitor deve ter em mente que, embora os modelos não sejam necessariamente reais, eles servem de ferramentas conceituais para ampliar uma compreensão funcional do indivíduo. Até mesmo a idéia de energia é um conceito. Se as pessoas que constituem a consciência coletiva da medicina se lembrassem de que a abordagem mecanicista newtoniana também é apenas um modelo baseado em conceitos com duzentos anos de idade, a transição para o modelo quântico einsteiniano estaria enfrentando muito menos resistência. É lamentável que a maioria dos profissionais da medicina ainda aja como se acreditasse que os conceitos newtonianos — que há mais de 50 anos já se demonstrou serem um modelo impreciso — são verdadeiros.

O Dr. Gerber foi especialmente feliz ao criar um modelo operacional para a interface físico-etérica. Ele explica habilmente o relacionamento entre os meridianos de acupuntura, detectado pelo aparelho AMI, do Dr. Motoyama, e usa a sofisticada fotografia Kirlian para mostrar como o corpo etérico forma uma espécie de grade holográfica magnética que se comunica com a matéria e as células do corpo físico, que têm base elétrica. O sistema meridiano é o principal sistema de contato entre o etérico e o físico. O livro deixa bem claro que a interface é importante para o diagnóstico porque as doenças podem ser detectadas no nível etérico antes que se manifestem no nível físico. Segue-se, portanto, que se as doenças puderem ser detectadas no nível etérico elas também poderão ser prevenidas. Como o Dr. Gerber explica em detalhes o instrumental científico que está sendo desenvolvido e usado para diagnóstico na interface físico-etérica, ele confere à interface físico-etérica uma credibilidade que a maioria dos céticos acharia difícil ignorar.

O modelo Tiller-Einstein delineado neste livro, que descreve as energias etéricas como uma forma de radiação magneto-elétrica, espaço/tempo negativas e mais rápidas que a luz, nos proporciona uma nova e mais profunda compreensão acerca da interface físico-etérica e dos relacionamentos entre matéria e energia de maneira geral. Ele também nos ajuda a compreender a dificuldade de se medir essas energias etéricas/magneto-elétricas, visto que elas não são detectadas pelos instrumentos eletromagnéticos padronizados do espaço/tempo positivo. É bom poder ler a respeito das pesquisas em curso nessas áreas, nas quais essas energias etéricas/magneto-elétricas atualmente estão sendo medidas através de sistemas biológicos, tais como a função enzimática, pelos efeitos de cristalização sobre a água e pela alteração dos ângulos de ligação entre os átomos de hidrogênio e oxigênio nas moléculas de água.

O livro, de forma clara, completa e suave, abre a mente do leitor para a conclusão de que nós, na qualidade de organismos humanos, somos constituídos por uma série multidimensional de sistemas de energia sutil que se influenciam mutuamente, e que um desequilíbrio nesses sistemas energéticos pode produzir sintomas patológicos que se manifestam nos planos físico/emocional/mental/espiritual. Ele descreve a maneira pela qual esses desequilíbrios podem ser curados recalibrando-se os gabaritos de energia sutil com um medicamento vibracional de freqüência apropriada. Esta é essencialmente a base da medicina vibracional. Posteriormente o Dr. Gerber observa acertadamente que, quando o organismo humano está enfraquecido ou desequilibrado, ele oscila numa freqüência diferente ou menos harmoniosa. Essa freqüência anormal reflete-se no estado geral do equilíbrio energético celular. Se a pessoa não for capaz de reequilibrar-se ou de elevar sua moda energética para uma freqüência normal, faz-se necessário então a entrada de uma freqüência específica. Esse é o papel desempenhado pela medicina vibracional.

Este livro nos proporciona um excelente sumário das diferentes abordagens da medicina vibracional. O que é particularmente agradável é o modo como o Dr. Gerber as relaciona com o seu modelo geral. Trata-se de uma sinopse bastante útil da medicina vibracional, além de ser facilmente compreendida tanto pelo público leigo como pelos profissionais da saúde interessados em aprofundar seus conhecimentos sobre o assunto.

Quando substituímos a cosmovisão newtoniana, materialista e mecanicista, pela einsteiniana, quântica e holística, a medicina e as pessoas que a praticam também se transformam. Adotaremos mais uma vez a perspectiva holística, que já conta com milhares de anos. Trata-se de uma compreensão que não apenas faz aquele que cura encarar a saúde a partir de uma perspectiva holística, como parte de um relacionamento global com o universo, mas também leva-o a ser um exemplo vivo desse caminho integral e harmonioso. Já vi isso ser praticado ativamente por alguns médicos védicos na Índia e ouvi falar a respeito de curandeiros taoístas, de feiticeiras e feiticeiros índios do continente americano e dos curandeiros de Hunza. Na nossa cultura ocidental, isso foi praticado durante mais de dois mil anos pelos essênios, os quais produziram indivíduos com a capacidade de realizar curas, tais como São João Batista, São João de Deus e, obviamente, Jesus. Essa tradição ressurgiu por volta de 1400 graças ao trabalho de Constantino, o africano, que estudou textos essênios no mosteiro de Monte Cassino e, mais tarde, utilizou-os em suas aulas na faculdade de medicina de Salerno, na Itália. Hoje ainda existem, como nunca deixou de existir, pesssoas que continuam a manter vivas essas tradições de curas harmoniosas e holísticas que o Dr. Gerber romantiza e nas quais confia. Seja qual for o sistema médico que detiver o poder político, o compromisso dessas pessoas com o amor e com a saúde nunca poderá ser rompido. Este livro abre caminho para que seja proporcionado um maior apoio às pessoas que praticam essa espécie de cura.

É importante compreender que o tipo de cura comum à prática de todas essas pessoas deriva do amor e da harmonia peculiares a elas. Trata-se de um holismo que se baseia, não no mais recente aparelho de diagnóstico produzido em locais distantes e nem tampouco em um ou dois métodos modernos de cura, mas sim na perspectiva de um envolvimento com todos os aspectos da cura. Em vez de uma série de terapias alternativas fragmentadas, às quais o cliente é remetido, trata-se mais de uma simples abordagem energética que atua de forma integral sobre os múltiplos níveis do indivíduo.

Este livro é parte de um novo e crescente consenso médico que, como escreve o Dr. Gerber, considera que "um sistema de medicina que negue ou ignore a sua existência (do espírito) será incompleto porque exclui o atributo mais importante do ser humano, a dimensão espiritual". Ele observa, o que é explicado em detalhes no meu livro, *Spiritual Nutrition and the Rainbow Diet*, que "os tecidos que constituem o nosso corpo físico são sustentados não apenas por oxigênio, glicose e nutrientes químicos, mas também pelas energias vibracionais superiores que conferem vida e expressão criativa ao corpo físico". A saúde é um estado de total equilíbrio entre os nossos sistemas de energia sutil e as forças do nosso veículo físico e, também, as da Mãe Natureza. Muitos médicos são da opinião que, num estado de harmonia no qual estamos absorvendo muitos níveis de energia, mesmo o uso de megavitaminas, conforme foi sugerido neste livro, pode atuar como um estimulante que talvez leve o sistema a um estado de desequilíbrio.

Embora a medicina vibracional seja uma dádiva para o futuro da saúde nos Estados Unidos e no mundo, em última análise a saúde não depende da medicina vibracional e nem tampouco de médicos, curandeiros ou sacerdotes. O que importa, na verdade, é as pessoas aprenderem a viver todos os aspectos de suas vidas de forma harmoniosa, sadia e amorosa. À medida que aprendemos a viver uma vida sadia, na qual haja um trabalho criativo e um equilíbrio de amor e harmonia com todos os níveis do *self*, com a família, com a sociedade e com a ecologia do planeta, haverá um constante processo de reequilíbrio, de cura e de regeneração de nós mesmos. Nós teremos aprendido, como o Dr. Gerber diz jocosamente, alguma coisa a respeito do "Manual de Manutenção da Consciência do Proprietário". Um dos aspectos mais importantes deste livro é que ele nos proporciona um novo modelo científico, o qual apóia vigorosamente o que praticantes da medicina vibracional e pessoas instruídas sabem há milhares de anos a respeito de saúde. Ele transmite sua mensagem esclarecedora de uma forma científica, o que nos permite fazer uma elegante transição da fragmentada e atomística visão newtoniana da saúde para a cosmovisão integral da mecânica quântica einsteiniana. Para qualquer pessoa que esteja interessada na medicina vibracional e que precise examinar a porta antes de entrar, este livro é de uma absoluta necessidade.

Que todos nós tenhamos saúde, amor e harmonia em todos os níveis do nosso ser.

Gabriel Cousens, M.D.
outubro de 1987

O Dr. Cousens é médico holístico e autor de *Spiritual Nutrition and the Rainbow Diet*.

Prefácio

Este livro discute os diversos mecanismos de cura e é também uma introdução e uma nova maneira de encarar a saúde e a doença de modo geral. Este sistema de pensamento estuda o funcionamento do corpo humano a partir de uma perspectiva que considera ser ele constituído por múltiplos sistemas energéticos que se influenciam reciprocamente. Trata-se de uma tentativa de ir além do modelo de doença geralmente aceito pela medicina a fim de compreender de forma mais profunda por que nossos pensamentos e emoções afetam a nossa fisiologia e de que modo terapias tão simples, à base de ervas, água e essências florais, por exemplo, podem ser agentes de cura tão eficazes.

A abordagem que utilizo para compreender esse crescente campo conhecido como "medicina vibracional" é resultado de onze anos de pesquisas pessoais acerca de métodos alternativos de cura, feitas durante os anos que passei na faculdade de medicina e clinicando como médico especialista em doenças internas. Tentei basear-me nos princípios aceitos pelo saber médico a fim de construir uma ponte através do abismo que separa a ciência da metafísica.

Desde os meus primeiros anos na faculdade de medicina, percebi que havia maneiras de curar doenças que eram mais simples e menos agressivas do que a prescrição de drogas fortes, que causam efeitos tóxicos colaterais, e a realização de cirurgias, com todos os riscos a elas associados. É verdade que as drogas e a cirurgia conseguiram eliminar diversas doenças epidêmicas e ajudaram a curar milhares de pessoas que necessitavam da ajuda que essas modalidades de tratamento podiam lhes proporcionar. Infelizmente ainda existem muitas doenças crônicas para as quais a medicina moderna oferece um tratamento apenas paliativo. Minha própria atuação como especialista em doenças internas ainda depende dessas modalidades terapêuticas. Eu ficaria bastante feliz se pudesse dispensar a realização de cirurgias e o uso de medicamentos mas, por enquanto, esses recursos ainda são extraordinariamente importantes. Durante muitos anos procurei descobrir métodos de diagnóstico e instrumentos terapêuticos que fossem menos agressivos, mais baratos, menos tóxicos e de maior eficácia terapêutica. Essa foi uma das razões que me levaram a procurar compreender a verdadeira natureza da cura. A conclusão a que cheguei foi a de que os sintomas de cura vibracional detêm a chave para expandirmos os conhecimentos médicos atualmente disponíveis e caminharmos no sentido de uma melhor compreensão, diagnóstico e tratamento dos males humanos.

Embora a ciência médica tenha alcançado grande sucesso no estudo dos mecanismos subjacentes à doença, só recentemente ela começou a investigar as razões pelas quais as pessoas permanecem saudáveis. Os cientistas tendem a se concentrar nos mecanismos microscópicos/micromoleculares que estão por trás das causas das doenças mas, ao agirem assim, muitas vezes perdem de vista o quadro geral. Além disso, a medicina tradicional sofre de uma mentalidade extremamente tacanha em virtude de sua inflexível adesão à perspectiva newtoniana, segundo a qual os seres humanos não passam de sofisticadas máquinas biológicas. As filosofias associadas à cura vibracional compartilham o ponto de vista de que os seres humanos não são apenas carne e sangue, proteínas, gorduras e ácidos nucléicos. Se não fosse a vivificante força vital que mantém e organiza os nossos substituintes moleculares em indivíduos que vivem, respiram e pensam, o corpo seria apenas um amontoado de substâncias químicas desordenadas. Essa "força vital" faz parte do espírito que anima todas as criaturas vivas. Trata-se do assim chamado "espírito da máquina". Trata-se de uma singular forma de energia sutil que ainda está por ser completamente compreendida pelos cientistas do século XX. Essa dimensão espiritual é um dos aspectos da natureza humana que não é ensinado na faculdade de medicina e tampouco é bem-compreendido pela maioria dos médicos. Todavia, o elemento espiritual é uma parte da existência humana que precisa ser levada em conta se quisermos compreender plenamente a natureza básica da saúde, da doença e do crescimento individual.

Uma das principais razões pelas quais os médicos tanto relutam em aceitar a validade dos métodos alternativos de cura é o fato deles encararem o corpo físico como sendo a única dimensão da existência humana. Dada a necessidade de se influenciar de alguma maneira os sistemas físico e celular através de toscos métodos moleculares, como o uso de drogas e da realização de cirurgias, não é de admirar que a eficácia de soluções muito diluídas, tais como aquelas usadas na homeopatia, tenha sido malcompreendida e depreciada pela estrutura médica ortodoxa. A homeopatia atua num nível energético que ainda não é compreendido pela maioria das cabeças pensantes da ciência médica.

Apenas recentemente os cientistas reconheceram que a mente tem a capacidade de influenciar os mecanismos biomoleculares que regulam o funcionamento do corpo. Durante muitos anos, os médicos achavam que a consciência era algo produzido pelo cérebro, da mesma forma como a vesícula biliar produz a bílis. A consciência foi considerada apenas um subproduto do funcionamento do sistema nervoso central. Os neurofisiologistas procuraram durante muito tempo localizar a área do cérebro responsável pelo livre-arbítrio e pela tomada de decisões. Embora eles talvez possam identificar regiões da massa cinzenta que participam do processo de execução de instruções específicas, os pesquisadores terão de procurar muito antes de conseguirem de alguma maneira descobrir no interior do cérebro a verdadeira sede da consciência.

Apesar de o cérebro ser um biocomputador complexo, ele ainda tem necessidade de um programador para instruir o sistema nervoso a respeito das coisas que tem de fazer e de como deve agir. Essa entidade consciente que utiliza o biomecanismo do cérebro e do corpo é a alma ou espírito humano. O que chamamos de domínio espiritual faz parte de uma série de sistemas energéticos de dimensões mais elevadas e que estão em contato direto com o *hardware* que conhecemos pelo nome de cérebro e corpo. São esses sistemas de dimensões mais elevadas, a nossa assim chamada anatomia dos sistemas energéticos sutis, que a ciência ainda não reconhece. Os métodos alternativos de cura freqüentemente são eficazes porque conseguem corrigir os padrões anormais de funcionamento dos sistemas de dimensões superiores, os quais controlam o metabolismo celular e os padrões de expressão comportamental.

Os meridianos da acupuntura, os chakras e nádis, o corpo etérico e outros sistemas superiores são partes da anatomia humana multidimensional que têm sido descritas por veneráveis escolas de cura de todo o mundo. Durante muito tempo a ciência ocidental ignorou as descrições de componentes etéricos da fisiologia porque sua existência nunca pôde ser documentada pela dissecção anatômica. Afinal de contas, quem alguma vez já viu o pretenso meridiano ao microscópio? Somente agora a tecnologia se desenvolveu o suficiente para começarmos a obter as primeiras confirmações de que os sistemas de energia sutil efetivamente existem e influenciam o comportamento fisiológico dos sistemas celulares.

Durante todos os anos que dediquei às minhas pesquisas, tentei reunir evidências científicas que comprovassem a existência de uma extensão da anatomia humana constituída por um campo de energia sutil. É somente através da aceitação dessa estrutura de funcionamento multidimensional que os cientistas poderão começar a compreender a verdadeira natureza da fisiologia humana e os fatores responsáveis pela doença e pelo bem-estar. As evidências que reuni provêm de diversas disciplinas e pesquisadores. Embora muitos dos estudos que juntei sejam conhecidos por aqueles que pertencem ao círculo da parapsicologia e da medicina holística, novos pontos de vista foram acrescentados aos trabalhos já existentes.

Muitos dos estudos relacionados com as formas alternativas da medicina não são conhecidos pelos que praticam a medicina ortodoxa, os quais afirmam com veemência que não existe nenhuma boa evidência que comprove a eficácia de práticas como a cura psíquica. Uma das razões pelas quais a maioria dos médicos nunca leu nada a respeito dos estudos a respeito de métodos de cura alternativos nas revistas médicas que assinam é o fato de haver um problema quase insolúvel associado às pesquisas na área da medicina vibracional. A questão é que uma revista médica de prestígio jamais publicaria um artigo de natureza controversa e que não contivesse nenhuma referência a trabalhos publicados em uma outra revista também de prestígio. Visto que nesse campo controverso ninguém consegue nenhuma penetração em revistas médicas ortodoxas, não existe obviamente nenhuma fonte respeitável de referências dignas de crédito para citar. Assim, as revistas médicas permanecem seguras em suas torres de marfim de dogmatismo científico.

O propósito deste livro é demonstrar que a realização de curas por meio de métodos que agem sobre os elementos da parte da anatomia humana constituída pelos sistemas de energia sutil é apenas um prolongamento da ciência médica atual. O modelo newtoniano da física foi expandido pela visão einsteiniana. Da mesma forma, este livro irá mostrar como os princípios do que chamo de medicina einsteiniana vão além do limitado universo mecanicista newtoniano a fim de entender os seres humanos a partir de uma perspectiva a partir da qual eles são vistos como campos de energia que se interpenetram e se influenciam reciprocamente.

Os estudos que reuni para demonstrar a existência de campos de energia sutil na anatomia humana constituem uma compilação de observações clínicas e de descobertas experimentais provenientes de numerosos pesquisadores interdisciplinares. Alguns estudos foram repetidos por outros pesquisadores em diferentes laboratórios; outros foram feitos uma única vez. Considerados individualmente, esses estudos talvez fossem considerados um débil indício dos fenômenos e sistemas de energia cuja realidade estou tentando provar. Vistos em conjunto, porém, tal como inúmeras pastilhas coloridas reunidas para formar um mosaico, pode-se visualizar o quadro geral. Esse quadro maior mostra a nós humanos como seres de energia multidimensionais. A física quântica e as experiências realizadas no campo da física de partículas de alta energia nos mostram que, no nível das partículas, toda matéria é na verdade energia. A medicina einsteiniana é um ponto de vista que tenta colocar a visão newtoniana da maquinaria biológica dentro da perspectiva de sistemas de energia dinâmicos interagentes.

Se somos constituídos de energia, segue-se, portanto, que podemos ser afetados pela energia. Até mesmo a medicina ortodoxa começou a evoluir rumo ao desenvolvimento de métodos de tratamento baseados na energia. O uso de emissões radioativas para o tratamento do câncer, de eletricidade para deter a dor e de campos eletromagnéticos para apressar a cura de fraturas são apenas os primeiros desenvolvimentos de um ponto de vista que ultimamente vem ganhando terreno dentro da comunidade médica. As energias empregadas por aqueles que usam métodos vibracionais de cura também transmitem um número determinado de quanta de energia aos pacientes. A energia transferida por essas terapias tem freqüências muito diferentes daquelas medidas pelos equipamentos convencionais de detecção. Por mais incrível que possa parecer, essa energia das dimensões superiores foi prevista pela famosa equação de Einstein, $E = mc^2$.

Este livro também foi escrito para transmitir a outras pessoas algumas das coisas que aprendi com as minhas pesquisas ao longo dos últimos onze anos. Penso ter alcançado uma nova síntese num campo que muito necessita de alguma espécie de base teórica sobre a qual possa ser erigida uma nova ciência dedicada à cura e à compreensão das doenças humanas. Este livro talvez venha a estimular reflexões ulteriores a respeito da saúde e da doença humanas, consideradas de novos pontos de vista. Eu o considero uma espécie de guia dirigido aos exploradores de uma nova fronteira da ciência.

Eu tenho o mais sincero desejo de que, tanto entre o público em geral como no âmbito das diversas comunidades médicas, haja pessoas que lerão este livro com a mente aberta. O livro contém muitas idéias radicais e nem todas encontrarão abrigo na mente de todos os leitores. Como no caso de qualquer livro, eu espero que o leitor examine o que escrevi com uma atitude despida de preconceitos, embora crítica, aceitando as informações ou conhecimentos que lhe pareçam verdadeiros. Não existe nenhum livro que tenha todas as respostas. Este certamente é um modelo de transição que aguarda o momento de ser ampliado, modificado e reestruturado em virtude do surgimento de novas evidências experimentais.

A questão fundamental aqui é a validação experimental. O que se precisa realmente é de um centro de pesquisas multidisciplinar que possa estudar os componentes do modelo que descrevo em detalhes neste livro. Há muito tempo que imagino um centro de pesquisas, nos moldes da Clínica Mayo, no qual as várias dimensões do fenômeno da cura pudessem ser estudadas num ambiente onde se fizessem pesquisas acadêmicas. Nesse centro trabalhariam profissionais de todas as áreas da saúde (médicos, enfermeiros, pesquisadores de diversas especialidades) e também acupuntores, curandeiros, herboristas, diagnosticadores clarividentes, engenheiros, físicos, químicos e muitos outros. Haveria uma equipe multidisciplinar que poderia planejar experimentos destinados a medir as energias sutis da função humana e observar como elas são afetadas pelas diferentes modalidades de cura. O centro seria dotado de todas as espécies de tecnologias de diagnóstico, desde a eletroencefalografia e a formação de imagens por ressonância magnética até técnicas menos convencionais, como o monitoramento por eletroacupuntura. Seria mobilizada uma grande variedade de recursos para tentar compreender a natureza básica da cura e a eficácia potencial das diversas modalidades de cura vibracional apresentadas neste livro ou em outros lugares.

O centro seria um local que médicos e curandeiros de todas as correntes e especialidades visitariam não apenas para oferecer sugestões relativas ao planejamento dos experimentos mas também para ensinar uns aos outros as suas diversas habilidades curativas. Seria um lugar para o qual os próprios curandeiros acorreriam para aprender e para serem curados. À medida que as diferentes modalidades de cura tivessem a sua eficácia comprovada por estudos limitados, seria dado início a testes clínicos numa escala mais ampla, por intermédio de vários centros de tratamento clínico afiliados. Todas as pesquisas seriam cotejadas e organizadas através de uma rede de computadores, o que facilitaria muito o funcionamento de uma rede constituída por diversas organizações. Os centros afiliados teriam acesso a um arquivo atualizado das pesquisas de interesse clínico através de terminais de computadores. Esse centro divulgaria suas pesquisas por meio de um periódico próprio que, esperaríamos, viria a ser reconhecido como uma fonte acreditada de referências que pudessem ser citadas em revistas científicas. Assim, seria eliminado o principal obstáculo que impede a divulgação das pesquisas na área da cura vibracional entre a comunidade científica.

Curiosamente, muitas das modalidades de cura discutidas neste livro freqüentemente são mais baratas e consideravelmente menos tóxicas ou arriscadas do que os métodos clínicos e cirúrgicos convencionais. Haverá possibilidade de uma grande redução nos altos custos da medicina caso os médicos comecem a incorporar as terapias alternativas ao cotidiano do exercício de sua profissão. Eu não advogo a supressão total do uso de drogas e da realização de cirurgias. Todavia, a eficácia das tecnologias médicas atuais poderia ser significativamente aumentada através de terapias alternativas *complementares*. Quando os métodos de cura vibracional tiverem se desenvolvido a ponto de poderem oferecer, de forma reiterada e consistente, opções terapêuticas que as drogas e as cirurgias não podem proporcionar, então começaremos a testemunhar o abandono em massa dos métodos convencionais de tratamento. Embora no futuro os remédios homeopáticos e as essências florais talvez sejam reconhecidos como úteis no tratamento de várias doenças crônicas, eu ainda recorrerei a um bom cirurgião vascular para cuidar da ruptura de um aneurisma aórtico.

A questão é que precisamos começar a estudar os métodos alternativos de cura pelo que eles podem nos ensinar a respeito de nós mesmos enquanto seres espirituais em processo de evolução, e também pela ajuda que possam nos proporcionar no tratamento de enfermidades contra as quais a medicina ortodoxa pode fazer muito pouco. O meu desejo é o de que as pessoas examinem o conteúdo deste livro com uma atitude crítica porém aberta e que, espero eu, adquiram uma melhor compreensão de si mesmos enquanto seres multidimensionais com um ilimitado potencial de cura e crescimento.

Richard Gerber, M.D.
7 de julho de 1987

Capítulo I

De Hologramas, Energia e Medicina Vibracional:

UMA VISÃO EINSTEINIANA DOS SISTEMAS VIVOS

A medicina que se pratica atualmente baseia-se no modelo newtoniano da realidade. Este modelo é essencialmente um ponto de vista que considera o mundo como sendo um mecanismo complexo. Os médicos vêem o corpo como uma espécie de grandiosa máquina controlada pelo cérebro e pelo sistema nervoso autônomo: o supremo computador biológico. Mas os seres humanos seriam realmente máquinas glorificadas? Não seriam eles complexos sistemas biológicos em interação dinâmica com uma série de campos interpenetrantes de energia vital... a assim chamada "alma da máquina"? Este livro é uma introdução a um novo ponto de vista a respeito da cura, o qual vê a matéria como uma manifestação da energia. Essa nova modalidade de cura, baseada no paradigma einsteiniano, é chamada de medicina vibracional.

O paradigma einsteiniano, quando aplicado à medicina vibracional, vê os seres humanos como redes de complexos campos de energia em contato com os sistemas físico e celular. A medicina vibracional utiliza formas específicas de energia para atuar de forma positiva sobre os sistemas energéticos que possam estar desequilibrados devido às doenças. Ao reequilibrar os campos de energia que ajudam a regular a fisiologia celular, os curandeiros vibracionais procuram restaurar a ordem a partir de um nível mais elevado do funcionamento humano.

O reconhecimento de que toda matéria é energia constitui a base para compreendermos por que os seres humanos podem ser considerados sistemas energéticos dinâmicos. Por meio de sua famosa equação, $E = mc^2$, Albert Einstein provou aos cientistas que energia e matéria são duas manifestações diferentes da mesma substância universal. Essa substância universal é a energia ou vibração básica, da qual todos nós somos constituídos. Assim, a tentativa de se curar o corpo através da manipulação desse nível básico energético ou vibracional da substância pode ser chamada de medicina vibracional. Embora a visão einsteiniana tenha aos poucos sido aceita pelos físicos, as profundas descobertas de Einstein ainda estão por ser incorporadas ao modo como os médicos encaram a doença e os seres humanos.

Os atuais modelos newtonianos de medicina consideram que a fisiologia e o comportamento psicológico do ser humano dependem da maquinaria estrutural do cérebro e do corpo. O coração é uma bomba mecânica que transporta sangue rico em oxigênio e nutrientes até o cérebro e os diversos sistemas de órgãos. Os médicos acham que compreendem tão bem o coração que inventaram substitutos mecânicos para assumir as funções de um coração natural deficiente. Muitos médicos consideram que a principal função dos rins é atuar como um mecanismo automático de filtragem de trocas iônicas. Através da criação de máquinas de hemodiálise os médicos reproduziram mecanicamente a capacidade que os rins têm de remover impurezas e toxinas do sangue. Embora os avanços na tecnologia biomédica tenham colocado ao alcance dos médicos uma maior variedade de peças de reposição para substituir vasos sangüíneos e órgãos doentes, ainda está faltando um conhecimento mais profundo a respeito de como reverter ou prevenir muitas doenças.

Desde a época de Newton as analogias mecânicas têm se mostrado muito úteis para explicar o comportamento do mundo físico. Os pensadores newtonianos vêem o universo como um mecanismo ordenado e previsível, ainda que divino. Seguir-se-ia, portanto, que os seres humanos, tal como o seu Criador, também seriam construídos de forma semelhante. Na época de Newton era mais fácil encarar a anatomia humana como um intrincado mecanismo biológico. Esse ponto de vista mecanicista era tão preponderante que os pensadores do tempo de Newton viam todo o universo como um grande mecanismo. Os pontos de vista dos médicos a respeito do funcionamento interno dos seres humanos mudou muito pouco com a evolução do pensamento científico através dos séculos. Os médicos modernos ainda vêem o corpo humano como uma máquina complexa. Eles simplesmente adquiriram um maior grau de sofisticação através do estudo dos mecanismos biológicos no nível molecular.

As primeiras incursões newtonianas no terreno da medicina foram de natureza cirúrgica. Os primeiros cirurgiões atuavam sob a premissa básica de que o corpo humano é um complexo sistema de encanamentos. O cirurgião moderno talvez possa ser visto como um "bioencanador" especializado, que sabe como isolar e remover um componente "defeituoso" e como juntar novamente o sistema de modo que ele possa voltar a funcionar corretamente. Avanços recentes na farmacologia nos proporcionaram novas maneiras de "consertar" um corpo doente. Embora baseada numa filosofia diferente, a farmacoterapia ainda é newtoniana no sentido de operar a partir de um ponto de vista que encara o corpo como um complexo biomaquinismo. Em vez de usar instrumentos cortantes, como na cirurgia, os médicos usam drogas para enviar balas mágicas a determinados tecidos do corpo. Diferentes drogas são empregadas para fortalecer ou destruir as células que funcionam de forma aberrante, dependendo da necessidade médica. Os progressos na biologia molecular permitiram que as balas mágicas fossem apontadas com uma especificidade cada vez maior, na esperança de se criarem drogas mais eficazes e com menos toxicidade geral para o corpo. Embora tanto a abordagem cirúrgica como a farmacológica tenham nos proporcionado significativos avanços no diagnóstico e no tratamento das enfermidades humanas, ambas aceitam o ponto de vista newtoniano de que o corpo humano é um mecanismo complicado constituído por órgãos físicos, substâncias químicas, enzimas e receptores de membrana.

A visão newtoniana e mecanicista da vida é apenas uma aproximação da realidade. As abordagens farmacológica e cirúrgica são incompletas porque ignoram as forças vitais que animam a biomaquinaria dos sistemas vivos e insuflam-lhe vida. O princípio fundamental numa máquina é o de que a função do todo pode ser prevista pela soma das partes. Ao contrário das máquinas, porém, os seres humanos são mais do que a soma de um conjunto de substâncias químicas ligadas umas às outras. Todos os organismos dependem de uma sutil força vital que cria uma sinergia graças a uma singular organização estrutural dos componentes moleculares. Por causa dessa sinergia um organismo vivo é maior do que a soma das suas partes. A força vital organiza os sistemas vivos e constantemente renova e reconstrói os seus veículos celulares de expressão. Quando a força da vida abandona o corpo, por ocasião da morte, o mecanismo físico vai lentamente se decompondo até transformar-se num conjunto desorganizado de substâncias químicas. Esta é uma das coisas que diferencia os sistemas vivos dos não-vivos e as pessoas das máquinas.

Essa força vital é uma forma de energia comumente ignorada pelos pensadores mecanicistas atuais, cujas opiniões são predominantes na medicina ortodoxa. Essas forças sutis não são estudadas ou discutidas pelos médicos porque atualmente não existe nenhum modelo científico aceitável que explique sua existência e função. A atual incapacidade da ciência para lidar com as forças vitais que animam a estrutura humana deve-se em parte ao conflito entre os sistemas de crenças oriental e ocidental, ocorrido muito tempo atrás. Essa diferença no modo de ver o mundo é na verdade um claro sinal da cisão entre a ciência e a religião, que ocorreu há milhares de anos. A aplicação do modelo newtoniano para explicar o funcionamento do corpo humano foi um reflexo das tentativas dos cientistas de retirarem a função humana do reino do divino e transferi-la para o mundo mecanicista que eles podiam entender e manipular. A mecanização do corpo humano representou um passo a mais no processo de distanciamento das explicações religiosas das forças místicas que impulsionam os seres humanos através da vida e, de forma igualmente misteriosa, para a doença e a morte.

Os pontos de vista dos médicos modernos estão profundamente entrincheirados dentro de uma cosmovisão newtoniana com centenas de anos de idade. O modelo newtoniano havia sido uma importante ajuda para os progressos mecânicos e teóricos da era da Revolução Industrial. À medida que os físicos adquiriam maior experiência com os fenômenos da eletricidade e do magnetismo, porém, acabou-se descobrindo que esse modelo sofria de várias limitações. Da mesma forma, a cosmovisão newtoniana carece de uma explicação adequada para os papéis das forças vitais nos sistemas vivos. Embora tenha havido uma época na história da medicina em que o vitalismo foi popular, o excesso de confiança na tecnologia e na ciência rejeitaram essas filosofias em favor de modelos mecanicistas da vida orgânica.

A visão newtoniana baseia-se nos primeiros modelos de comportamento mecanicista derivados da observação da natureza. A aceleração e a gravidade foram analisadas por Newton depois de ele ter observado a queda de uma maçã. Newton aplicou a matemática às suas observações e deduziu várias leis de movimento que descreviam o que tinha visto. Essas antigas leis de Newton capacitaram os cientistas a fazer predições a respeito do modo como os sistemas mecânicos iriam se comportar. O modelo newtoniano era bastante avançado para a sua época. Ao desenvolver o cálculo, Newton proporcionou aos cientistas uma ferramenta com a qual poderiam investigar o universo observável. Isso deu um novo sentido às descobertas científicas e tornou possível a criação de muitas invenções que, desde então, têm trazido benefícios à humanidade. Mas as leis de Newton diziam respeito basicamente à força da gravidade e à sua atuação sobre corpos em movimento no campo gravitacional da Terra. Seus modelos não puderam explicar o comportamento da eletricidade e do magnetismo nos anos subseqüentes. Por fim, novos modelos do universo tiveram de ser inventados para acomodar esses interessantes fenômenos energéticos.

Os cientistas mais uma vez estão começando a descobrir forças que não se encaixam no modelo newtoniano convencional da realidade. Embora sua existência não seja admitida pelos cientistas ortodoxos, as energias da força vital estão sendo estudadas por vários pesquisadores que reconhecem sua fundamental importância para os sistemas vivos. Infelizmente, porém, a maioria dos pesquisadores da área da medicina e das ciências biológicas ainda trabalha com base num modelo newtoniano dos sistemas vivos, de acordo com o qual o corpo humano é visto como um mecanismo celular. Os pesquisadores ainda não reconhecem o papel fundamental das energias vitais que animam o corpo. Embora a medicina tenha aumentado sua sofisticação, concentrando-se nas interações celulares em nível molecular, os modelos fisiológicos baseiam-se estritamente no comportamento da matéria física densa. Esses modelos rejeitam as contribuições dos campos bioenergéticos, os quais influenciam os padrões de crescimento e expressão do corpo físico.

Existe um novo gênero de médico/terapeuta, atualmente em expansão, que procura entender o funcionamento dos seres humanos a partir de uma revolucionária perspectiva de acordo com a qual *a matéria é uma forma de energia*. Esses cientistas espiritualistas encaram o corpo humano como um modelo instrucional graças ao qual poderemos começar a entender, não apenas a nós mesmos, mas também o funcionamento interno da natureza e os segredos do universo. Através da percepção de que *os seres humanos são constituídos de energia*, podemos começar a compreender novos pontos de vista a respeito da saúde e da doença. Essa nova visão einsteiniana proporcionará aos médicos do futuro não apenas uma perspectiva única a respeito das causas das doenças como também métodos mais eficazes de curar as enfermidades que afligem os seres humanos.

Em vez de recorrer aos tratamentos cirúrgicos ou farmacológicos convencionais, *a medicina vibracional procura tratar as pessoas com energia pura*. Essa perspectiva teórica baseia-se na compreensão de que o arranjo molecular do corpo físico é na verdade uma complexa rede de campos de energia entrelaçados. A rede energética, que representa a estrutura física/celular, é organizada e sustentada pelos sistemas energéticos "sutis", os quais coordenam o relacionamento entre a força vital e o corpo. Há uma hierarquia de sistemas energéticos sutis que coordena tanto as funções eletrofisiológica e hormonal como a estrutura celular do corpo físico. É basicamente a partir desses níveis de energia sutil que se originam a saúde e a doença. Esses singulares sistemas de energia são intensamente afetados tanto pelas nossas emoções e nível de equilíbrio espiritual como pelos fatores ambientais e nutricionais. Essas energias sutis afetam os padrões de crescimento celular tanto positiva como negativamente.

O conhecimento médico convencional é prejudicado pela idéia de que se pode curar todas as doenças restaurando fisicamente ou eliminando os sistemas de células anormais. Através do uso de drogas e da realização de cirurgias, os médicos tentam reparar componentes defeituosos, tais como artérias ateromatosas, da mesma forma como um encanador *high-tech* possivelmente tentaria consertar um cano de esgoto entupido. Eles usam substâncias químicas para aumentar o fluxo de sangue através dos bloqueios do colesterol e, quando esse recurso falha, usam um desentupidor de balão ou mesmo um feixe de raios *laser* para remover as barreiras. Muito freqüentemente, uma nova tubulação é cuidadosamente cosida no lugar para que o fluxo sangüíneo possa contornar a velha artéria entupida. A chave para o tratamento dessas condições recorrentes de doença talvez não esteja nas simples e rápidas soluções físicas e, sim, no domínio da remodelação dos campos de energia organizadores que dirigem a expressão celular da disfunção.

Existe um aspecto da fisiologia humana que os médicos ainda não compreenderam e que relutam em reconhecer. *A conexão invisível entre o corpo físico e as forças sutis do espírito detém a chave para a compreensão dos relacionamentos internos entre matéria e energia.* Quando os cientistas começarem a compreender o verdadeiro relacionamento existente entre matéria e energia, estarão mais perto de compreender o relacionamento entre a humanidade e Deus.

O ramo da ciência — atualmente em grande desenvolvimento — que levará a humanidade a esse novo nível de compreensão é a medicina vibracional. Ela procura curar as doenças e transformar a consciência humana atuando sobre os padrões energéticos que dirigem a expressão física da vida. Acabaremos descobrindo que a própria *consciência é uma espécie de energia que está integralmente relacionada com a expressão celular do corpo físico.* Assim, *a consciência participa da contínua criação da saúde ou da doença.* A medicina vibracional, na condição de ciência do futuro, talvez nos proporcione indicações que ajudem os médicos a descobrir por que algumas pessoas permanecem sadias enquanto outras estão o tempo todo doentes.

Só haverá uma medicina verdadeiramente holística quando os médicos vierem a adquirir uma melhor compreensão a respeito dos profundos inter-relacionamentos entre o corpo, a mente e o espírito e a respeito das leis naturais que regem suas manifestações no nosso planeta. Nós somos, na verdade, um microcosmo dentro de um macrocosmo, como os filósofos orientais há muito compreenderam. Os princípios observados no microcosmo freqüentemente refletem os princípios mais amplos que governam o comportamento do macrocosmo. Os padrões de organização da natureza repetem-se em muitos níveis hierárquicos. Se uma pessoa puder compreender as leis universais, tal como elas se manifestam na matéria no nível do microcosmo, ela também terá mais facilidade para compreender o Universo como um todo. Quando os seres humanos compreenderem realmente as estruturas física e energética de suas mentes e corpos, estarão muito mais perto de compreender a natureza do Universo e das forças criativas que os ligam a Deus.

As Maravilhas da Luz Laser:
A Holografia como um Novo Modelo da Realidade

Para compreender a medicina einsteiniana, podemos utilizar o conhecimento a respeito da luz ou, mais especificamente, da luz *laser*. A luz *laser*, aplicada em feixes de *laser* e em holografia, é um tipo muito especial de luz conhecido como luz coerente. A luz coerente espalha-se muito pouco e todas as suas ondas se movem numa única direção, como soldados marchando numa parada. A luz *laser* tem tido numerosas aplicações na pesquisa científica, na medicina e na indústria. Atualmente, é comum o uso da luz *laser* em discos de vídeo, em telecomunicações através de fibras óticas e em cirurgias nos olhos. O estudo das imagens produzidas através do uso da luz *laser* para iluminar os objetos é chamado de holografia. O holograma é uma fotografia especial em três dimensões criada por padrões de interferência de energia. Os hologramas também demonstram um notável princípio da natureza, o de que cada parte pode conter a essência do todo. O holograma nos proporciona um novo e extraordinário modelo, o qual poderá ajudar a ciência a compreender tanto a estrutura energética do universo quanto a natureza multidimensional dos seres humanos.

Um holograma é feito passando-se um feixe de *laser* através de um aparelho ótico chamado divisor de feixe a fim de criar dois feixes de *laser* originários da mesma fonte. Um dos feixes, denominado "feixe de referência", passa através de uma lente de difusão, a qual dispersa os raios *laser* e faz com que um feixe incidente da grossura de um pincel transforme-se num facho semelhante a um *flash*.

Esse feixe é direcionado contra uma placa fotográfica virgem através de espelhos. Enquanto isso, um segundo feixe, denominado "feixe operacional", sofre um destino inicial semelhante ao do feixe de referência, passando por uma segunda lente de difusão. A diferença entre os dois feixes é que a luz do feixe operacional é usada para iluminar o objeto que estiver sendo fotografado; a luz do feixe operacional é refletida pelo objeto e incide sobre a placa fotográfica.

O que acontece na placa fotográfica constitui a base tanto da holografia quanto de uma nova maneira de compreender o universo. Quando o feixe de referência, puro e natural, encontra a luz refletida do feixe operacional, é criado um padrão de interferência. Esse padrão de interferência é produzido pela interação das ondas de um feixe com as ondas do outro feixe.

É o padrão de interferência criado pela luz *laser* e captado pelo filme fotográfico que produz o fenômeno que chamamos de holograma. Um holograma é bastante diferente de qualquer fotografia tirada com a luz comum não-coerente.

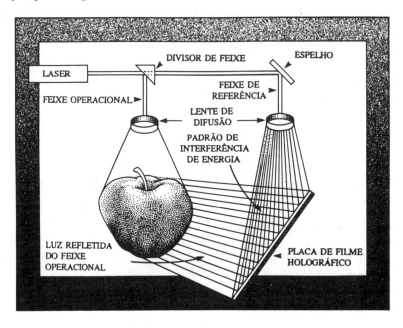

Padrão de interferência é um fenômeno para o qual existem muitos exemplos simples na natureza. Um exemplo é o padrão de interferência que se cria deixando-se cair simultaneamente duas pedras num lago de águas calmas. Cada pedra gera uma série de ondas circulares que se afastam continuamente dos seus respectivos centros. Quando os dois grupos de ondas circulares se encontram, eles interagem e formam um padrão de interferência.

Esse padrão é semelhante, em princípio, ao padrão de interferência criado pela interação dos feixes de *laser* diante da placa fotográfica. A emulsão fotográfica capta o padrão de interferência e surge o holograma. O interessante em relação a esse pedaço de filme é que, ao se projetar através do holograma um feixe de luz *laser* semelhante ao feixe de referência, pode-se ver em três dimensões o objeto registrado pelo feixe operacional (refletido). Com efeito, sendo-lhe fornecido um feixe de referência, o holograma recria o feixe operacional tal como ele foi registrado no padrão de interferência do filme. O feixe operacional, que foi a luz que interagiu com o objeto fotografado, conserva em suas ondas alteradas um registro da sua interação com o objeto.

Os hologramas são realmente tridimensionais. Certos hologramas permitem que caminhemos em torno da imagem projetada e a vejamos de cima e de baixo como se a imagem fosse real. A outra extraordinária propriedade dos hologramas é que se pode cortar um pequeno pedaço do filme holográfico, projetar através dele uma luz *laser* e, ainda assim, ver, inteira e intacta, uma imagem tridimensional do objeto fotografado.

O diagrama 1 ilustra a criação de uma imagem holográfica de uma maçã. Esse holograma, quando visto sob uma luz não-coerente, tal como a luz de uma lâmpada incandescente, não mostra maçã alguma. O observador vê apenas uma névoa fumacenta, resultado do padrão de interferência produzido pelo *laser*. Se o filme holográfico for visto com iluminação fornecida por uma fonte de luz *laser* coerente, esta reproduz

Diagrama 2
PADRÃO DE INTERFERÊNCIA FORMADO
QUANDO SE ATIRA DUAS PEDRAS DENTRO DA ÁGUA

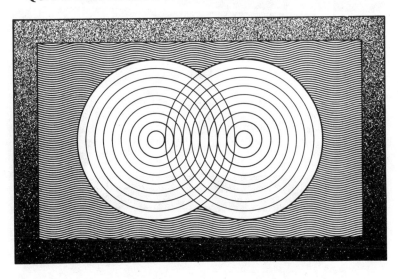

o feixe de referência que ajudou a criar o padrão original de interferência e a maçã é vista com todas as suas características tridimensionais. Se um pequeno pedaço desse filme holográfico for recortado e examinado sob a iluminação de uma luz *laser*, uma maçã inteira e menor, embora intacta, poderá ser vista.

A razão disso é o fato de que *o holograma é um padrão de interferência de energia*. Ou seja: poderíamos pegar o holograma de uma maçã, cortar o filme em cinqüenta pedaços e, ainda assim, cada fragmento, visto através de uma luz *laser*, revelaria a sua própria miniatura de maçã.

O modelo holográfico estabelece um precedente para novos modos de se compreender a medicina einsteiniana e nos proporciona uma maneira inteiramente nova de encarar o universo. Utilizando o modelo holográfico, é possível chegar-se a conclusões que nunca nos ocorreriam se recorrêssemos simplesmente à lógica e ao raciocínio dedutivo.

Cinqüenta minúsculas maçãs vistas a partir de cinqüenta pedaços de uma única fotografia de maçã é algo que está distante do que poderia ser previsto utilizando-se as pressuposições de um universo newtoniano. Como então é possível aplicar a teoria holográfica para se compreender os fenômenos naturais? O lugar mais simples para se começar é com o próprio corpo humano.

Diagrama 3
O PRINCÍPIO HOLOGRÁFICO:
CADA PEDAÇO CONTÉM O TODO

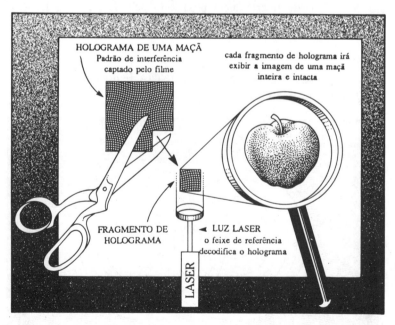

"Assim em cima como embaixo":
O Princípio Holográfico na Natureza

Num nível altamente simbólico, o princípio holográfico de que "cada pedaço contém o todo" pode ser visto na estrutura celular de todos os corpos vivos. As descobertas científicas realizadas no campo da biologia celular demonstraram que cada célula contém uma cópia do DNA do indivíduo, com informações suficientes para se construir todo um corpo humano a partir do zero. Essa percepção constitui a base para os experimentos de clonagem de células vivas. Na criação da duplicata de uma forma de vida inferior, como uma rã, por exemplo, são empregadas técnicas de clonagem nas quais o DNA de um ovo de rã fertilizado é removido e substituído pelo DNA de uma célula intestinal de uma rã adulta. Como as instruções existentes no interior de cada célula do corpo contêm o mesmo conjunto de informações presentes em cada uma das outras células, pode-se reproduzir uma rã completamente idêntica sem o concurso de reprodução sexual. Essa é uma espécie de nascimento virgem tecnológico. O potencial das instruções genéticas é expresso num ambiente que lhe proporcione as condições apropriadas como, por exemplo, um ovo fertilizado. *O fato de que cada célula do corpo humano contém as informações necessárias para a criação de uma duplicata do corpo todo reflete o princípio holográfico de acordo com o qual cada pedaço contém as informações relativas ao todo.*

O princípio holográfico talvez seja também importante na compreensão dos campos bioenergéticos associados à estrutura físico-química do corpo humano.

A ciência avançou muito na sua compreensão a respeito dos processos naturais de crescimento, desenvolvimento e regeneração dos sistemas vivos. Boa parte desse conhecimento é fruto da difícil decifração do código genético em que se acham escritas as instruções existentes no interior do núcleo das células vivas. O núcleo é, obviamente, o centro de controle dos complexos processos e interações que ocorrem no interior das células e entre uma célula e outra. Nosso conhecimento sobre os cromossomos permitiu-nos compreender fenômenos como a reprodução celular, o crescimento e a diferenciação das células embrionárias primitivas, as quais se transformam em células especializadas, desempenhando funções específicas no organismo. Até o momento, porém, nosso conhecimento acerca do DNA tem sido inadequado para explicar como as células diferenciadas do feto humano em desenvolvimento encontram o caminho até os locais em que irão executar suas funções especializadas.

Suponha que façamos uma reconstituição do que acontece durante o processo de crescimento e desenvolvimento de um ser humano a partir do estágio de um óvulo recém-fertilizado. No momento da concepção, um espermatozóide une-se a um óvulo, proporcionando assim um estímulo para que todo o processo de crescimento se inicie. A união de um espermatozóide com um óvulo produz uma célula cujo material genético provém metade da mãe e metade do pai. Esse material genético proporcionará as informações necessárias para a construção desse novo ser humano. A célula solitária começa a sofrer um processo de auto-replicação e logo se transforma numa pequena e firme esfera constituída por numerosas células informes indiferenciadas. Essas células amorfas precisam transformar-se de alguma maneira em células do tecido nervoso, muscular, ósseo e conjuntivo e, depois, migrar para as posições que lhes cabem, a fim de trabalhar juntas como um organismo humano integral.

Para ajudar a completar as informações biológicas que estão faltando, suponha que façamos uma analogia entre um time de beisebol infantil e o desenvolvimento das células humanas. Queremos tomar um grupo indiferenciado de crianças e transformá-lo numa unidade funcional coesa: um time de beisebol. Suponhamos ainda que essas mesmas crianças estão em idade escolar, sabem ler e só conseguem prestar atenção em alguma coisa durante um período de tempo limitado. Para ensinar essas crianças a jogar beisebol nós primeiramente escolhemos uma delas para ser o capitão do time, o qual atribuirá a cada jogador uma determinada função. O capitão distribui um folheto intitulado "Como Jogar Beisebol" a todos os jogadores do time. Como as crianças só conseguem se concentrar durante um tempo limitado, cada uma delas recebe um livro no qual um papel escuro cobre todas as páginas relativas a informações que não são diretamente relevantes para as funções que lhe foram atribuídas. O jogador da primeira base recebe um folheto com um papel escuro cobrindo todas as páginas, exceto aquelas acerca de "Como ser um Jogador da Primeira Base", e assim por diante, com cada um dos outros jogadores.

Essa analogia tem relação com os primeiros estágios do desenvolvimento dos seres humanos. Tal como no caso do time de beisebol infantil, o desenvolvimento humano começa com um grupo de minúsculos componentes indiferenciados — nesse caso, células. Assim como o livreto "Como Jogar Beisebol" foi dado a todos os garotos com pretensões a se tornarem jogadores, cada célula é dotada de uma biblioteca a respeito de "Como Construir e Manter um Ser Humano". Essa biblioteca está contida no DNA existente no núcleo de cada célula. Cada célula lê as instruções contidas no material genético através de um processo conhecido como transcrição. Durante a transcrição, as informações contidas no DNA são transcritas ou copiadas numa molécula intermediária de RNA, a qual então é usada para reunir cuidadosamente as várias proteínas funcionais e estruturais da célula. O DNA é revestido por proteínas especializadas conhecidas como histonas, as quais desempenham uma função semelhante à do papel escuro usado nos livretos de beisebol. Essas singulares proteínas bloqueiam seletivamente a transcrição daqueles trechos do DNA que não dizem respeito ao funcionamento da célula específica à qual esse DNA pertence. Uma célula muscular em desenvolvimento, por exemplo, tem todas as páginas do seu manual de DNA encobertas pelo equivalente do papel escuro, exceto aquelas que contêm informações a respeito de "Como Ser uma Célula Muscular". Esse processo é conhecido como diferenciação celular e assemelha-se ao que acontece quando um jogador sem função definida é designado para jogar numa determinada posição. Essa célula (o jogador) passa a ter funções muito específicas.

Os conhecimentos atualmente disponíveis na área da biologia molecular explicam plenamente o modo como esse processo de diferenciação se dá nas células de um embrião humano em crescimento. O DNA contém toda a informação necessária para ensinar cada célula a desempenhar sua função específica, a produzir suas proteínas, etc. O que o DNA não explica, porém, é como essas células recém-diferenciadas migram até os locais apropriados do corpo do feto. Para compreender como esse processo provavelmente se dá precisamos retomar a nossa analogia do beisebol.

Quando deixamos nossos pequenos jogadores, eles tinham acabado de ir para suas casas a fim de ler a respeito das suas funções específicas durante uma partida de beisebol coerente e organizada. Agora eles passaram a conhecer bem suas respectivas funções e as regras do jogo; todavia, falta ainda uma coisa para que possam jogar. O elemento faltante é um campo de esportes e uma quadra de beisebol. Para jogar beisebol, o time precisa orientar-se no espaço sobre a superfície do *campo*. O termo "campo" foi cuidadosamente escolhido nesta analogia porque ele tem um significado mais do que metafórico no ser humano em desenvolvimento. É muito provável que a disposição espacial das células seja controlada por um complexo mapa tridimensional do que se espera que seja o corpo depois de completado o seu desenvolvimento. Esse mapa ou molde é resultado de um campo bioenergético que acompanha o corpo físico. *Esse campo ou "corpo etérico" é um molde de energia holográfica que contém informações codificadas para a organização espacial do feto e também um mapa para permitir a regeneração celular no caso de o organismo em desenvolvimento sofrer algum dano.* Existe uma quantidade crescente de provas científicas, se bem que desconhecidas para uma grande maioria de cientistas, apoiando a hipótese de que esse corpo de energia holográfica efetivamente existe.

Os Fatos Científicos:
Em Busca do Corpo Etérico

O indício mais antigo em favor da existência de um corpo de energia holográfica está contido no trabalho do neuroanatomista Harold S. Burr, realizado na Universidade Yale[1] durante a década de quarenta. Burr estava estudando a forma dos campos de energia existentes em torno de plantas e animais vivos. Parte do trabalho de Burr envolvia a forma dos campos elétricos que circundavam as salamandras. Ele descobriu que as salamandras possuíam um campo de energia cuja forma era mais ou menos semelhante à do animal adulto. Ele também descobriu que esse campo continha um eixo elétrico que estava alinhado com o cérebro e a coluna vertebral.

Burr queria descobrir exatamente em que altura do desenvolvimento do animal esse eixo elétrico manifestava-se pela primeira vez. Ele começou a mapear os campos em estágios cada vez mais precoces da embriogênese da salamandra. Burr descobriu que *o eixo elétrico originava-se no óvulo não-fertilizado.*

Burr aventou a hipótese de que o eixo elétrico alinhado com o sistema nervoso da salamandra adulta era o mesmo eixo presente no óvulo não-fertilizado. Seu trabalho de pesquisa em busca de apoio para essa teoria envolveu um procedimento de "marcação". Desde que os anfíbios como a salamandra produzem ovos bastante grandes, foi possível recorrer à observação visual direta, através de uma lupa binocular, para marcar o eixo elétrico do óvulo de salamandra não-fertilizado. Usando uma técnica de micropipetagem, Burr injetou minúsculas gotículas de uma tinta escura indelével no interior da região axial do óvulo. Ele descobriu que a tinta escura sempre se incorporava ao cérebro e à coluna vertebral da salamandra em desenvolvimento.

Burr também fez experiências com campos elétricos que circundavam plantinhas novas. De acordo com suas pesquisas, o campo elétrico que existe em torno de um broto não tinha a forma da semente original e, sim, da planta adulta. Os dados de Burr sugeriam que qualquer organismo em processo de desenvolvimento estava destinado a seguir um modelo de crescimento previamente determinado e que esse modelo era gerado pelo campo eletromagnético individual do organismo.

Pesquisas contemporâneas vieram a reforçar as teorias de Burr acerca dos campos de crescimento bioenergético. Existe também um número cada vez maior de indícios em favor da natureza holográfica desses campos bioenergéticos, os quais derivam de trabalhos experimentais na área da fotografia eletrográfica. A eletrografia ou fotografia Kirlian é uma técnica na qual os objetos vivos são fotografados na presença de um campo elétrico de alta freqüência, alta voltagem e baixa amperagem. Essa técnica foi inventada pelo pesquisador russo Semyon Kirlian,[2] cujo nome passou a denominar o processo. Kirlian iniciou suas pesquisas no início dos anos quarenta, mais ou menos na mesma época em que Burr estava medindo os campos eletromagnéticos presentes em torno de seres vivos.

Ambos os cientistas desenvolveram técnicas experimentais que podiam medir alterações nos campos de energia dos organismos vivos. O método de Burr utilizava voltímetros convencionais e os dados eram apresentados na forma de níveis de microvoltagem. Embora Kirlian tivesse estudado os mesmos campos elétricos, suas técnicas eletrográficas transformavam as mensurações elétricas de Burr nas características visuais de uma corona elétrica. Burr e Kirlian descobriram que doenças como o câncer provocavam significativas alterações nos campos eletromagnéticos dos organismos vivos. Burr fizera essa revelação depois de examinar os resultados de mensurações superficiais da pele feitas com o seu voltímetro. Kirlian registrou imagens de descarga em corona no corpo para comprovar a ocorrência de alterações em campos de energia associadas a doenças. Depois de Kirlian ter desenvolvido pela primeira vez o seu novo método de estudo de corpos de plantas e animais através do uso da eletrofotografia, numerosos outros pesquisadores, incluindo o autor deste livro, confirmaram o potencial de diagnóstico inerente às técnicas de registro eletrográfico.

A eletrofotografia (na sua forma mais simples) baseia-se nas observações de um fenômeno conhecido como descarga em corona. Na presença de campos elétricos de alta freqüência, objetos eletricamente ligados à terra costumam apresentar descargas de centelha entre o objeto e o eletrodo que gera o campo. O termo "descarga em corona" provém da observação do padrão de descarga em torno de objetos circulares, nos quais a forma da centelha existente ao longo da borda do objeto assemelha-se à coroa (em inglês, corona) externa que se vê em torno do Sol durante os eclipses. Quando um pedaço de filme fotográfico é interposto entre o objeto e o eletrodo, a descarga de centelha é registrado em emulsão. A coroa é resultado dos rastros da descarga de elétrons, a qual representa milhões de elétrons fluindo do objeto para a placa fotográfica sobre a qual ele se encontra. Dependendo do tipo de filme utilizado e das características da fonte de energia do campo elétrico, pode-se observar na imagem eletrográfica a ocorrência de lindas cores e padrões de centelha, o que já foi chamado de "aura Kirlian".

Existem vários fatores biofísicos, tais como temperatura, umidade, microambiente local, pressão, etc., que podem afetar fisicamente a descarga final.[3] A despeito das muitas variáveis que podem afetar a imagem, numerosos pesquisadores conseguiram obter relevantes informações biológicas a partir do aspecto das coroas elétricas fotografadas em torno da ponta de dedos humanos. Os padrões da descarga em corona das pontas dos dedos humanos revelam informações importantes para o diagnóstico da presença de câncer,[4] fibrose cística[5] e de outras doenças no corpo do indivíduo cujo dedo estiver sendo fotografado.

Ainda mais interessante do que a ponta dos dedos são os belos padrões de descarga fotografados em torno de vários tipos de folhas. Um notável fenômeno registrado

Diagrama 4
POTENCIAL ELÉTRICO DA SUPERFÍCIE DE UMA SALAMANDRA

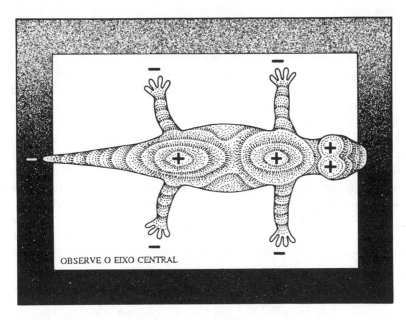

pela eletrofotografia é o "Efeito da Folha Fantasma", especialmente relevante para a nossa discussão a respeito de modelos bioenergéticos de crescimento. Esse efeito pode ser observado quando o terço superior de uma folha é cortado e destruído. Em seguida, o restante da folha é fotografado pelo processo eletrográfico. O exame da eletrofotografia de uma folha amputada revela a imagem de uma folha intacta. A porção amputada ainda aparece na eletrofotografia da folha mesmo depois de o fragmento decepado ter sido fisicamente destruído.

Várias explicações físicas para o efeito fantasma têm sido aventadas pelos cientistas mais céticos. Os críticos sugeriram que o efeito fantasma era causado pela umidade da folha sobre as placas fotográficas. Keith Wagner, um pesquisador da Universidade Estadual da Califórnia parece ter refutado essa explicação.[6] Os excelentes estudos eletrográficos de Wagner demonstraram que a porção fantasma da folha ainda podia ser fotografada mesmo através de um bloco transparente de lucite que fora colocado onde se esperava que a porção-fantasma aparecesse. A parte decepada continuou sendo fotografada de forma consistente, muito embora a umidade não pudesse vencer a barreira constituída pelo material plástico.[7]

Evidências proporcionadas pela Folha Fantasma:
O Corpo Etérico como um Holograma

A implicação do Efeito da Folha Fantasma é o de que alguma espécie de campo de energia organizado está interagindo com os elétrons da descarga em corona do restante da folha na área da porção-fantasma. Essa interação é registrada na forma de um padrão ordenado de descarga. O padrão de descarga retém a integridade espacial e a organização da porção da folha que foi decepada. Allen Detrick[8] realizou experimentos com folhas-fantasmas nos quais foi possível registrar os dois lados da folha fantasma fotografando-se a folha amputada a partir de ambos os lados. Isso seria equivalente a cortar as pontas dos dedos de uma mão e tirar eletrografias da palma e das costas dessa mão. Uma eletrografia mostraria as impressões digitais fantasmas enquanto a outra conteria o registro das unhas. As propriedades espaciais e organizativas tridimensionais desse campo de energia biológico parecem ser de natureza holográfica. Dados ainda mais convincentes em favor dessa idéia foram produzidos por avanços recentes nas técnicas de registro eletrográfico.

Estudos realizados na Romênia por I. Dumitrescu, usando uma técnica de varredura baseada no processo eletrográfico, acrescentaram um novo aspecto ao Efeito da Folha Fantasma. Dumitrescu fez um buraco circular numa folha e, em seguida, fotografou-a com o seu equipamento eletrográfico. A imagem registrada foi a de uma pequena folha intacta contendo um buraco menor em seu interior (veja o Diagrama 5).[9] A folha menor aparecia dentro da área em que a porção circular da folha havia sido removida. O fenômeno observado por Dumitrescu assemelha-se à fotografia holográfica de uma maçã, discutida anteriormente neste capítulo. Quando um fragmento do holograma da

Diagrama 5
O FENÔMENO DA FOLHA FANTASMA
adaptado de uma fotografia de I. Dumitrescu

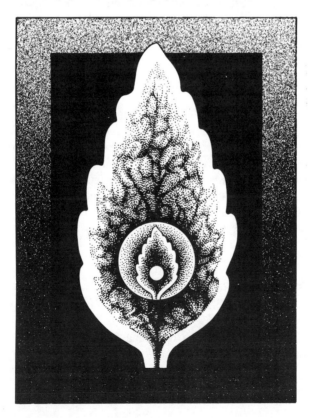

maçã foi removido e iluminado com luz *laser*, surgiu a imagem de uma pequena maçã intacta. Isto foi exatamente o que aconteceu no experimento de Dumitrescu! Uma folha apareceu dentro de uma folha! Os resultados obtidos por Dumitrescu em seus estudos a respeito do Efeito Folha Fantasma parecem confirmar a natureza holográfica do campo de energia organizativa que envolve todos os sistemas vivos.

Na literatura metafísica esse campo de energia que circunda e impregna os sistemas vivos recebe o nome de "corpo etérico". Diz-se que o corpo etérico é um dos muitos corpos que contribuem para a expressão final da forma humana. O corpo etérico muito provavelmente é um padrão de interferência de energia semelhante a um holograma.

Especula-se com a possibilidade de que o modelo holográfico possa ser estendido ainda mais. Talvez o próprio universo seja um gigantesco "holograma cósmico". *Isto equivale a dizer que o universo é um enorme padrão de interferência de energia.* Em virtude de suas características provavelmente holográficas, cada pedaço do universo não apenas contém mas também contribui para as informações relativas ao todo. O holograma cósmico assemelha-se menos a uma fotografia holográfica congelada no tempo do que a um videoteipe holográfico que se altera continuamente de momento para momento. Examinemos as evidências teóricas em favor da existência desse universo holográfico.

Notícias do Mundo da Física de Partículas: A Matéria como Luz Congelada e Suas Implicações para a Medicina

Existe uma noção esotérica de que, no nível microscópico, as coisas parecem refletir os eventos do nível macroscópico. Uma interpretação mais avançada é a de que, à medida que passamos a compreender a nós mesmos mais plenamente, adquirimos também uma melhor compreensão a respeito do Universo que nos rodeia.

Examinemos o mundo a partir da perspectiva de uma célula individual. O DNA existente no interior do núcleo codifica a expressão físico-estrutural da atividade celular. Mas o DNA é apenas um manual de instruções que contém informações que ainda precisam ser executadas por alguns agentes intermediários. Esses atores do drama celular são as enzimas, proteínas que levam a cabo as numerosas funções bioquímicas do organismo. As enzimas catalisam reações químicas específicas que dão origem a novas estruturas, através da formação de agregados moleculares, ou proporcionam o combustível eletroquímico que aciona os motores celulares e, em última análise, mantêm todo o sistema funcionando de forma eficiente. Na verdade as enzimas são constituídas de proteínas, as quais, por sua vez, são ajuntamentos de aminoácidos unidos um ao outro numa seqüência linear, tal como as contas de um colar. As diversas cargas positivas e negativas dos aminoácidos, em virtude da atração e da repulsão eletrostáticas, fazem com que a enfiada de contas assuma uma estrutura tridimensional característica. No centro dessa estrutura encontra-se o "sítio ativo" dessa macromolécula, onde as reações químicas são catalisadas. A molécula de DNA contém na sua memória genética as instruções que determinam o arranjo seqüencial dos vários aminoácidos que constituem cada tipo de proteína.

Atualmente, sabemos que as moléculas são agregados de partículas ainda menores chamadas átomos. Apenas no último século a tecnologia ocidental desenvolveu-se o suficiente para responder à seguinte questão: "O que são os átomos?" Hoje faz parte do conhecimento comum que os átomos podem ser reduzidos a partículas ainda menores chamadas elétrons, nêutrons e prótons. Toda a matéria é constituída por arranjos infinitamente diferentes de partículas atômicas e subatômicas, como os elétrons. Mas o que é exatamente um elétron?

Esta questão provocou um acalorado debate no seio da comunidade científica durante quase um século. A resposta a esta importante questão é essencial para a compreensão do átomo e, na verdade, da estrutura do universo. Trata-se também de um marco na evolução do nosso conhecimento da física e do extraordinário conceito da "complementaridade". Este conceito sugere a possibilidade de coexistência pacífica de duas propriedades aparentemente diferentes e, até mesmo, opostas num mesmo objeto. Em parte alguma o conceito de complementaridade encontrou maior aplicação ou causou tanta confusão do que na descrição das propriedades dos elétrons.

No início do século XX, os cientistas notaram que, em certos experimentos, os elétrons pareciam comportar-se como minúsculas bolas de bilhar. Eles colidiam uns com os outros, como bolas chocando-se numa mesa de bilhar. Para o pensamento mecanicista dos físicos newtonianos, esse era um padrão previsível para o comportamento de partículas. A confusão começou a surgir quando outros experimentos demonstraram que o comportamento dos elétrons assemelhava-se mais ao de ondas de luz. Um famoso exemplo do excêntrico comportamento ondulatório dos elétrons é o "experimento da dupla fenda". Os resultados desse experimento demonstraram que um único elétron parecia passar através de dois buracos ao mesmo tempo. Este era um feito absolutamente inédito para entidades que se supunha serem semelhantes a minúsculas bolas de bilhar. Todavia, outros experimentos mostraram que, ao se chocarem dois feixes de elétrons, eles ricocheteavam um contra o outro como pequenas bolas de bilhar. Ondas, mas não partículas, podem passar através de duas fendas ao mesmo tempo. O que, então, eram os elétrons, que aparentemente podiam fazer as duas coisas? Parece que os elétrons exibem simultaneamente comportamentos complementares de ondas e de partículas. Duas propriedades mutuamente exclusivas coexistem no interior de um elétron. Esta é a verdadeira essência do princípio da complementaridade. O elétron não é unicamente partícula e nem unicamente onda. Ele apresenta elementos de ambas as coisas. Alguns físicos resolveram o dilema definindo os elétrons como "pacotes de ondas".

A dualidade onda/partícula das partículas subatômicas, como os elétrons, é um reflexo da relação entre matéria e energia, estudada primeiramente por Einstein, no início deste século, e sintetizada pela sua famosa equação $E = mc^2$. Sabe-se atualmente que matéria e energia são intercambiáveis e interconversíveis. *Isto significa que se pode não apenas converter matéria em energia mas que também é possível converter energia em matéria.* Embora os físicos ainda não tenham conseguido realizar essa proeza artificialmente em seus laboratórios, esse evento foi efetivamente observado e registrado em fotografias tiradas em câmaras de névoa em instalações nucleares.

Quando um raio cósmico — um fóton de luz altamente energético — passa próximo de um pesado núcleo atômico ele deixa a sua marca sobre o filme ao converter-se espontaneamente num par partícula/antipartícula. A energia, literalmente, transforma-se em matéria. Isto é o inverso do que acontece quando matéria e antimatéria se encontram e se aniquilam mutuamente, liberando uma tremenda quantidade de energia.

A interconversibilidade da luz em matéria, e vice-versa, dá a impressão de ser um comportamento curioso, como se maçãs se transformassem em laranjas e depois voltassem a se transformar em maçãs. Mas estaríamos realmente observando a interconver-

Diagrama 6
O NASCIMENTO DA MATÉRIA A PARTIR DA ENERGIA

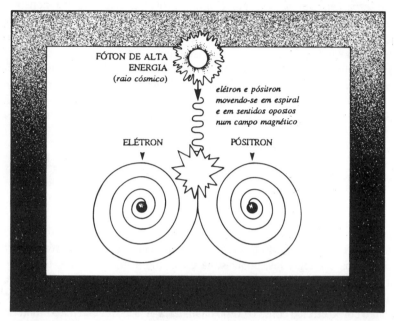

são de duas substâncias inteiramente diferentes? Seria possível que estivéssemos observando um acontecimento mais semelhante às mudanças de estado de alguma substância universal básica (gelo sólido transformando-se em vapor, por exemplo, ou vapor líquido condensado [água] transformando-se novamente em gelo)? Esta interpretação acrescenta uma nova perspectiva à natureza onda/partícula de uma entidade como o elétron.

Considere o exemplo de um fóton de alta energia transformando-se em duas partículas. No momento da conversão da energia em partícula, o fóton (um quantum de luz ou energia eletromagnética) reduz sua velocidade para transformar-se numa partícula. Ao fazê-lo, ele passa a ter algumas propriedades atribuíveis à matéria (massa, por exemplo) e, não obstante, ainda conserva algumas de suas propriedades ondulatórias. Essas propriedades só se manifestam em certos experimentos nos quais feixes de elétrons são tratados como feixes de fótons, tal como acontece num microscópio eletrônico. Em resumo, um pacote de luz teve a sua velocidade diminuída e foi congelado. Essa partícula de luz congelada poderia ser considerada um padrão de interferência de energia em miniatura ou um campo de energia microcósmica ocupando um espaço infinitesimal. E assim podemos perceber como a ilusão macroscópica de solidez se desfaz quando penetramos no mundo subatômico da física de partículas. Acrescente a esta percepção o fato de que o átomo, em sua maior parte, é constituído de espaço vazio. As diminutas partículas que efetivamente preenchem esse vazio são, na verdade, pacotes de luz congelados. Vista a partir do nível microcósmico, *toda matéria é luz congelada*.

A matéria é constituída por campos de energia altamente complexos. As combinações são governadas pelas várias "leis da natureza" que a física procura desvendar. O termo "campos dentro de outros campos" foi corretamente aplicado a este modelo teórico. Se aplicarmos este conceito aos sistemas vivos, a matriz celular do corpo físico pode ser vista como um complexo padrão de interferência de energia interpenetrado pelos campos organizativos bioenergéticos do corpo etérico. Esta interpretação da *matéria como um "campo especializado de energia* é uma revolução intelectual e constitui o tema dominante e a base para as discussões desenvolvidas ao longo de todo o restante deste livro. Trata-se também de um ponto de divergência entre as abordagens médicas newtonianas convencionais e o que chamo de paradigma einsteiniano da cura: a aplicação prática dessa compreensão mais clara da matéria às enfermidades humanas. *A medicina vibracional procura interagir com os campos primários de energia sutil que formam a base e contribuem para a expressão funcional do corpo físico.* Enquanto a abordagem farmacocinética newtoniana lida basicamente com interações moleculares, tais como com enzimas e receptores, esse novo modelo energético permitirá que os médicos desenvolvam métodos de cura que atuem num nível energético mais básico.

Assim em cima como embaixo" : O Universo como um Holograma Cósmico

Voltando à nossa discussão a respeito da matéria enquanto uma série de campos de energia complexos e integrados, poder-se-ia dizer que a matéria é um tipo de padrão de interferência de energia. Considere a nossa suposição de que o "corpo etérico" seja um modelo holográfico de energia que orienta o crescimento e o desenvolvimento do corpo físico. Muitos vêem o corpo etérico como o corpo da matéria — a assim chamada "matéria etérica". Neste caso, a matéria apresenta uma freqüência mais elevada, ou seja: as partículas vibram numa freqüência mais elevada, de modo que a matéria etérica é percebida de forma diferente. Não se esqueça de que, se a matéria possui propriedades ondulatórias, então é provável que ela tenha freqüências características. A matéria do assim chamado "universo físico" é meramente matéria com uma determinada densidade ou freqüência mais baixa.

As referências à matéria etérica na literatura esotérica oriental falam a respeito de "matéria sutil" ou de matéria menos densa do que a física, isto é, de freqüência mais alta. O corpo etérico parece ser uma réplica sutil do corpo físico, possivelmente um pouco semelhante à folha fantasma. O nosso corpo etérico é um padrão de interferência de energia com as características de um holograma. É provável que haja réplicas intangíveis do universo físico constituídas por matéria de freqüências mais elevadas. Se o padrão de interferência de energia de um único corpo etérico atua como um holograma, não seria possível que todo o padrão universal de interferência de energia represente um enorme holograma cósmico? Se isto for verdade, portanto, em virtude do princípio holográfico segundo o qual cada pedaço contém o todo, o espaço aparentemente vazio que nos rodeia armazena importantes informações! O fato de que a estrutura do universo possa conter em seu interior ilimitadas quantidades de informações é uma idéia que está recebendo uma atenção cada vez maior por parte de teóricos como o físico David Bohm,[10] ganhador do prêmio Nobel. Bohm apresentou argumentos científicos convincentes em favor do que ele chama de "ordem implicada" do universo holográfico. Nesse universo, níveis mais elevados de ordem e informação podem estar contidos na estrutura constituída pelo espaço e pela matéria/energia.

Se esse holograma cósmico realmente existir, então cada pedaço do universo contém informações relativas à constituição de todo o cosmo. Ao contrário de um holograma estático, o holograma cósmico é um sistema dinâmico que se altera de microssegundo para microssegundo. *Como o que acontece em apenas um pequeno fragmento do padrão holográfico de interferência de energia afeta simultaneamente toda a estrutura, existe uma extraordinária interação entre todas as partes do universo holográfico.* Se considerarmos Deus como sendo "tudo o que existe", então, através da interligação holográfica do espaço, Deus poderia estar simultaneamente em contato com todas as criaturas. A questão fundamental, obviamente, é como ter acesso a essas informações a respeito do cosmo que estão contidas na estrutura do espaço existente dentro e em torno de nós. Como podemos decodificar o holograma cósmico? Uma vez que todos nós ocupamos uma pequena área de propriedade imobiliária dentro do universo, todos nós, em certo sentido, possuímos um "pedaço da rocha". Podemos nos sintonizar com esse conhecimento que está sendo irradiado? Nós ao menos possuímos o tipo certo de receptor de rádio para captar essas irradiações?

Esta espécie de raciocínio holográfico talvez nos proporcione uma explicação para algumas das bem-sucedidas pesquisas a respeito de "visão remota" que estão sendo desenvolvidos no Instituto de Pesquisa Stanford, em Palo Alto, Califórnia.[11] Visão remota é um termo criado por Russell Targ e Harold Puthoff, dois físicos — um especialista em *laser* e o outro em física quântica — que conduziram esta interessante pesquisa no terreno da percepção extrasensorial. Indivíduos que seriam testados quanto à capacidade de visão a distância foram fechados dentro de uma sala junto com observadores e solicitados a identificar locais geograficamente remotos selecionados ao acaso no decorrer do experimento. Os locais do teste eram visitados por um segundo experimentador ao mesmo tempo em que se solicitava aos indivíduos que estavam sendo testados uma descrição do(s) local(is) distante(s). Verificou-se que muitos indivíduos conseguiam descrever com muitos detalhes os locais remotos escolhidos. Em certos casos, "ases" como Ingo Swann não apenas conseguiam identificar localidades distantes, que não constavam em mapas geográficos convencionais, como também podiam descrever corretamente as condições atmosféricas do local durante a tentativa de visão remota. O sr. Swann, um artista de Nova York, participou de experimentos que nos forneceram dados convincentes, obtidos através de visão remota, a respeito de Júpiter, Marte e Mercúrio. O sr. Swann, e outro indivíduo dotado dessa capacidade, Harold Sherman, foram capazes de nos proporcionar observações precisas acerca das condições planetárias em Júpiter e Mercúrio, que só mais tarde puderam ser confirmadas pelas missões da NASA. Alguns dos dados planetários fornecidos pela "sonda espacial psíquica" contrariavam as previsões astrofísicas contemporâneas. Anos mais tarde, porém, dados obtidos através de telemetria feita por satélites confirmaram o que Swann e Sherman haviam observado psiquicamente.

Seria possível que indivíduos dotados desse tipo de visão remota estejam tendo acesso ao seu próprio fragmento do holograma cósmico e conseguindo decifrá-lo? Lembre-se: cada pedaço do holograma cósmico contém o conhecimento do todo. Como o holograma universal é um padrão dinâmico de interferência de energia, ele está se modificando continuamente. Isto explicaria como Swann não apenas foi capaz de identificar uma ilha do Oceano Índico (onde havia também uma estação metereológica secreta franco-soviética) como também pôde descrever as condições atmosféricas da ilha naquele momento.

É provável que o holograma cósmico seja constituído por padrões sobrepostos de interferência de energia de muitas freqüências diferentes. Cada padrão holográfico de uma freqüência específica conteria informações de uma dada natureza relacionadas com as características da esfera dessa freqüência. Haveria, por exemplo, um subpadrão do holograma universal criado a partir do padrão de interferência das freqüências do reino da matéria "física", em contraste com um subpadrão semelhante correspondente ao reino da matéria "etérica". Quem conseguisse obter acesso a esse primeiro holograma poderia coligir informações sobre a estrutura física e a superfície dos planetas, tal como aconteceu no experimento de visão remota em que Swann descreveu as condições de Júpiter e Mercúrio. Obtendo acesso à faixa de freqüência "etérica" do "holograma cósmico", a pessoa poderia reunir informações a respeito da natureza "etérica" — de dimensões mais elevadas — existente além do plano físico.

O holograma cósmico poderia ser considerado uma multiplexagem de muitos hologramas de freqüência sobrepostos, cada um dos quais contendo informações de natureza ligeiramente diferente a respeito do universo. Poderíamos fazer, através de um telescópio óptico, uma interessante analogia com a nossa visão do cosmo, comparada à sua observação através de um telescópio de rádio ou de raios X. A fotografia de uma estrela, tirada num telescópio óptico, poderá parecer pálida ou desinteressante quando comparada com a imagem brilhante vista quando a mesma estrela é observada no espectro de energia dos raios X. *Diferentes tipos de aparelhos de observação podem ser apontados para uma mesma área do Universo e transmitir imagens inteiramente diferentes para os olhos de um astrônomo que os estiver utilizando. As diferenças entre as informações obtidas terão sido causadas por variações na faixa de freqüência dos aparelhos de observação.* Isto iria sugerir a existência de muitos níveis de conhecimento com freqüências específicas, aos quais poderíamos ter acesso interpretando e decodificando o nosso fragmento do holograma cósmico. A natureza das informações decodificadas dependerá da faixa de freqüência da energia recebida e também da capacidade e sensibilidade dos mecanismos de percepção do observador.

O fato de todas as pessoas (de donas-de-casa a generais do Pentágono) testadas em Stanford terem sido capazes de ver a distância significa que todas as pessoas têm a capacidade potencial de ganhar acesso a esse nível de armazenamento de informações inerente ao holograma cósmico. A visão remota é um extraordinário exemplo de como a exploração do espaço interior pode resultar em novas descobertas no espaço exterior. Essas e outras capacidades psíquicas são parte do grande repertório de potencialidades humanas que os cientistas estão apenas começando a descobrir. Estados superiores de consciência, tais como aqueles demonstrados pelas pessoas dotadas da capacidade de ver a distância, poderão desempenhar um papel essencial na compreensão e decodificação do universo holográfico.

O modelo holográfico nos permite compreender as estruturas de conhecimento desde o nível de uma única célula até os níveis da ordem cósmica. Ele nos proporciona uma incomparável maneira de estudar as qualidades ocultas da matéria tanto no nível microscópico como no macroscópico. No nível microscópico, as células dos organismos vivos apresentam princípios organizativos que demonstram que cada pedaço contém o todo. Padrões semelhantes de armazenamento de informações são encontrados nos hologramas convencionais. Num nível organizativo superior, o crescimento de todo um organismo é dirigido por um revestimento ou molde etérico invisível que também se assemelha a um holograma no que diz respeito à sua tridimensionalidade. As eletrografias do fenômeno da "folha fantasma" confirmam que, dentro desse padrão de campo energético, cada pedaço contém as informações relativas ao todo.

52

Os hologramas baseiam-se nas propriedades singulares dos padrões de interferência de energia. Os físicos concluíram recentemente que as partículas subatômicas, tal como os elétrons, são na verdade minúsculos padrões de interferência de energia. Visto que esses blocos de construção do universo físico são padrões de interferência de energia, eles também podem apresentar propriedades holográficas. Se padrões de interferência nos níveis subatômico e organísmico (como no corpo etérico) podem gerar hologramas, então os princípios holográficos poderiam também dirigir as interações, em nível macroscópico, de todo o Universo. Assim, os princípios holográficos que organizam a estrutura e as informações contidas no interior do corpo humano também podem estar presentes nos padrões de ordem de todo o cosmo.

O universo exibe hierarquias ascendentes de estrutura baseadas em padrões repetidos de organização nos níveis microscópico e macroscópico. Por exemplo: elétrons orbitando em torno do núcleo atômico parecem um sistema solar em miniatura. Outros desses padrões de ordem, tais como a estruturação holográfica, podem estar igualmente representados no nível cósmico. O que acontece num nível inferior parece repetir-se num nível superior.

Se a codificação holográfica de informações efetivamente existir nos níveis microscópico e macroscópico de organização do universo, resta saber se é possível o indivíduo recorrer a ela para obter dados significativos. Os estudos realizados com a visão remota sugerem que a consciência humana tem a capacidade potencial de ver e decodificar as informações holográficas em muitos níveis diferentes. Consciências coerentes e concentradas, do tipo que existe nas pessoas que foram bem-sucedidas nos experimentos de visão remota, podem ter propriedades semelhantes aos feixes de *laser* coerentes usados para decodificar e projetar os hologramas convencionais.

A luz comum, produzida por lâmpadas incandescentes, é chamada de luz incoerente. A luz incoerente desloca-se aleatoriamente, com ondas luminosas que se propagam caoticamente em todas as direções. O pensamento humano comum poderia ser considerado aleatório e não-coerente. Inversamente, a luz *laser* ou coerente é altamente concentrada, com todas as ondas luminosas propagando-se lado a lado, como soldados marchando numa parada. Se a energia produzida por uma lâmpada de bulbo incandescente fosse transformada em luz coerente, o feixe de *laser* resultante provavelmente poderia furar uma chapa de aço. A analogia pode ser estendida para incluir a produção de atividade coerente de pensamento (indicada por uma maior coerência nas ondas cerebrais). Além de ser altamente concentrada e ordenada, a luz coerente também pode decodificar hologramas. Existem também algumas evidências indicando que uma maior coerência na atividade das ondas cerebrais talvez esteja associada a outros fenômenos psíquicos, tais como a psicocinese e a visão remota. Estudos científicos realizados com pessoas que praticam a meditação transcendental tendem a confirmar a hipótese da "coerência". Verificou-se que durante a ocorrência de fenômenos psíquicos, as pessoas que há muito tempo vêm praticando meditação e tentando realizar determinadas proezas psíquicas (também conhecidos como sidhis) apresentam padrões de ondas cerebrais caracterizados por uma maior coerência energética.[12] Outros pesquisadores descobriram também que durante a atuação psíquica humana ocorria uma clara alteração nas freqüências das ondas cerebrais, que se aproximavam do intervalo delta/teta (1-8 ciclos por segundo), e uma maior sincronização hemisférica.[13,14]

O ponto fundamental é que a consciência coerente talvez possa apresentar propriedades que transcendem as de uma consciência comum em estado de vigília. A passagem do pensamento aleatório incoerente para a consciência coerente talvez seja uma transição tão importante quanto a da luz incandescente para a brilhante energia de um feixe de *laser*. Alcançando esse nível altamente concentrado de consciência, talvez possamos ter acesso a capacidades humanas normalmente ocultas ou inconscientes. A meditação e outros exercícios mentais talvez possam condicionar ou "programar" o *hardware* físico e de energia impalpável do nosso sofisticado sistema nervoso a obter acesso a níveis mais elevados de conhecimentos. Essas técnicas talvez permitam que um indivíduo possa sintonizar seletivamente o receptor cérebro/mente em faixas de freqüências específicas de *input* energético, da mesma forma como se sintoniza uma estação de rádio.

A consecução desses estados especializados de consciência talvez permita que um indivíduo ganhe acesso aos níveis hierárquicos de informações contidos no interior da estrutura dos campos matéria/energia e do próprio espaço. A consciência humana expandida talvez seja a mais importante ferramenta para a exploração do universo holográfico e do ser humano multidimensional. Estudos sobre visão remota, tais como aqueles realizados em Stanford, sugerem a existência de potenciais ocultos ou inexplorados que talvez estejam presentes em todos os seres humanos. Visto que a consciência humana evolui no sentido do desenvolvimento desses extraordinários potenciais, deveremos começar a ver uma maior aceitação e compreensão dos princípios da medicina vibracional e das maravilhas ocultas do universo holográfico.

Resumo:
Novos Princípios Energéticos para uma Nova Era

A medicina vibracional é um campo em lenta evolução voltado para a compreensão da energia, das vibrações e do modo como elas interagem com a estrutura molecular e o equilíbrio orgânico. Na verdade, a medicina vibracional é a medicina einsteiniana, uma vez que é a equação de Einstein que nos proporciona a informação fundamental para a compreensão de que energia e matéria são uma coisa só. O modelo atual de medicina ainda é de caráter newtoniano, pois a terapia farmacocinética baseia-se numa abordagem biomolecular/mecanicista. A cirurgia é uma forma de abordagem ainda mais rude da medicina newtoniana mecanicista. As artes da cura têm de ser atualizadas com novas informações e pontos de vista provenientes do mundo da física e de outras ciências afins.

A medicina está no limiar da descoberta de um mundo misterioso de energias invisíveis que não só ajudará a diagnosticar e a curar doenças como também permitirá que os pesquisadores adquiram uma nova compreensão a respeito dos potenciais ocultos da consciência. O nível da energia etérica será o primeiro desses mundos misteriosos a ser explorado pelos cientistas esclarecidos. Os pesquisadores irão descobrir que o corpo etérico é um modelo de crescimento energético que dirige não apenas o crescimento e o desenvolvimento como também a disfunção e a morte de todos os seres humanos. Graças às cuidadosas observações desses pesquisadores esclarecidos, a medicina começará a compreender que é no nível etérico que muitas doenças se originam.

A compreensão da nossa natureza multidimensional e a aplicação das modalidades médicas baseadas nas energias sutis permitirá que a medicina se livre da sua atual necessidade de recorrer ao uso de drogas e à realização de cirurgias, e passe a adotar métodos de cura mais naturais e menos traumáticos. Além do mais, à medida que os cientistas começarem a reconhecer a dimensão espiritual dos seres humanos e as leis de expressão da força vital, a aceitação do nosso relacionamento com esses sistemas energéticos de alta freqüência acabará nos conduzindo a uma fusão entre a ciência e a religião. A tendência para o "holismo" dentro da medicina acabará levando os médicos a reconhecer que para as pessoas gozarem de boa saúde elas precisam ter um relacionamento integrado entre o corpo, a mente e o espírito.

Os modelos através dos quais a energia se cristaliza em matéria dependem das formas sutis de expressão que já existem nos níveis etérico e superior do universo multidimensional. A energia e a matéria dos níveis etéricos de vibração desempenham um importante papel no controle da expressão da força vital através das diversas formas da natureza. Esta percepção será a inspiração criativa que estará por trás do próximo grande nível de descoberta na medicina: a revelação de como o nosso corpo etérico afeta a saúde e a doença. E essa importante compreensão do relacionamento entre a energia etérica e a matéria também poderia levar os cientistas a reconhecer a relação existente entre a humanidade e o seu Criador.

O modelo holográfico e a base energética da matéria apresentam novas questões a serem consideradas por aqueles que vivem de acordo com um estilo de vida newtoniano. Para muitas pessoas não será fácil aceitar essa nova concepção, o que, aliás, é uma reação bastante comum a uma ciência em evolução.[15] O estudo das maneiras pelas quais as informações podem ser decifradas a partir do holograma cósmico acabarão dando origem a novos métodos científicos que dependerão do estado de consciência do cientista. Presenciaremos o surgimento de metodologias especiais e de áreas de pesquisa que serão chamadas de "ciências de estados específicos".[16] Isto significa que os cientistas do futuro terão de ser treinados a entrar em estados de consciência especialmente receptivos e, ao mesmo tempo, continuar aprendendo os fundamentos acadêmicos das respectivas ciências. Imagine como a nossa compreensão do universo poderia ser aumentada se os astrofísicos pudessem aprender a decodificar o holograma cósmico e a explorar interiormente os planetas, como Ingo Swann demonstrou ser possível.

No futuro, os estados de consciência serão reconhecidos como importantes ferramentas da investigação científica. Novas áreas na medicina vibracional exigirão um treinamento mental especializado a fim de se poder investigar a estrutura energética do corpo humano. Os avanços da medicina nesta direção aumentarão enormemente a nossa capacidade de efetuar diagnósticos físicos e certamente nos permitirão detectar as doenças mais precocemente do que os métodos convencionais atualmente em uso. A capacidade de detecção dos campos energéticos sutis existentes nas pessoas será extraordinariamente aumentada graças aos avanços tecnológicos na área da formação de imagens por eletrografia. Todavia, é provável que ainda durante muitos anos as nossas capacidades de percepção inerentes continuem a ser mais eficazes dos que essas tecnologias. A chave para se transformar esta compreensão numa realidade prática é a descoberta de métodos que nos ensinem a utilizar as nossas capacidades de percepção extra-sensoriais. Quando aprendermos a utilizar de forma mais plena os potenciais naturais ocultos da mente humana, estaremos mais perto de ter acesso aos elementos energéticos sutis do universo multidimensional.

Este livro é uma tentativa de apresentar um modelo coerente para a compreensão das estruturas energéticas sutis do corpo humano. Ele nos proporciona uma base racional com a qual poderemos compreender tanto as antigas formas de cura quanto os métodos futuros de diagnóstico e terapia energéticos. Um dos conceitos fundamentais subjacentes a essa nova maneira de pensar é a percepção de que somos seres multidimensionais. Somos mais do que apenas carne e osso, células e proteínas. Somos constituídos da mesma "substância" básica de que é feito o universo, o que, como já descobrimos, é na verdade luz congelada. Ao longo dos séculos, os místicos se referiram a nós como seres de luz. Somente agora a ciência começou a confirmar a premissa básica que está por trás dessa afirmação.

Neste capítulo, tentei apresentar os fundamentos energéticos que permitirão ao leitor compreender o restante do livro. Cada um dos sucessivos capítulos apóia-se sobre as bases assentadas no capítulo imediatamente anterior a ele. De certa forma, este livro é ao mesmo tempo um manual de medicina energética e também uma história ilustrada da sua evolução através dos séculos. Em última análise, essas lições de medicina vibracional demonstram como é possível efetuar curas com essências florais, elixires de pedras preciosas e homeopatia, além de mostrarem que essas modalidades terapêuticas baseiam-se na compreensão da nossa anatomia energética sutil. Embora muitas pessoas se utilizem de essências, elixires e de homeopatia, poucas compreendem as premissas que estão por trás do seu uso.

Os quatro primeiros capítulos deste livro procuram assentar as bases para a compreensão da natureza multidimensional do ser humano. Eles constituem uma síntese de experimentos e descobertas nunca antes reunidos e tampouco considerados de forma a apoiar o ponto de vista de que somos seres constituídos tanto por componentes físicos como por componentes energéticos sutis. Existe todo um nível de anatomia energética sutil virtualmente desconhecido pelos médicos e profissionais da saúde que se propõem a tratar o ser humano integral. É influenciando esses caminhos energéticos sutis, através dos quais flui a energia vital, que muitas modalidades médicas alternativas obtêm sucesso no tratamento das enfermidades humanas.

Do capítulo 5 até o 11 serão discutidos antigos e modernos sistemas de tratamento e diagnóstico baseados nas energias sutis, incluindo a acupuntura, a radiônica e a cura pelos cristais. Cada uma dessas abordagens médicas alternativas é eficaz graças à sua capacidade de influenciar os diversos componentes da nossa anatomia energética sutil, como o corpo etérico, por exemplo. A nossa forma física está intimamente relacionada com o padrão de interferência etérica e com outros padrões de interferência de energia sutil, os quais determinam o fluxo da força vital. Quando o relacionamento entre as energias vibracionais superiores e o corpo físico for entendido, poderemos compreender melhor os padrões que governam o fluxo da força vital através do corpo físico. As abordagens médicas convencionais acabarão demonstrando sua eficácia porque elas realmente têm a capacidade de influenciar os caminhos energéticos sutis do corpo humano. Esses caminhos incluem o sistema de meridianos da acupuntura, os chakras e o corpo etérico. Esses sistemas energéticos pouco conhecidos contribuem para a expressão física final da forma humana tanto na doença como na saúde. Somente quando formos capazes de entender o papel desempenhado por esses sistemas na manutenção do equilíbrio fisiológico é que compreenderemos a verdadeira relação entre a "totalidade" e a "doença".

Os dois últimos capítulos do livro unificam e especulam a respeito do rumo que a medicina vai tomar na Nova Era. Trata-se de uma introdução ao modo como a medicina será praticada no futuro. Na Nova Era, a nossa compreensão interna da física einsteiniana permitirá o desenvolvimento e a aplicação de técnicas de diagnóstico e de cura que irão ultrapassar as atuais limitações newtonianas.

Pontos Fundamentais a Serem Recordados

1. A maioria das abordagens ortodoxas de cura, incluindo o uso de drogas e a prática de cirurgias, baseia-se no ponto de vista newtoniano de que o corpo humano é uma máquina complexa.

2. O ponto de vista einsteiniano da medicina vibracional encara o ser humano como um organismo multidimensional constituído de sistemas físicos/celulares em interação dinâmica com complexos campos energéticos reguladores. Em lugar de procurar curar as doenças manipulando as células e os órgãos através do uso de drogas e da realização de cirurgias, a medicina vibracional tenta atingir os mesmos objetivos manipulando os campos energéticos sutis e injetando energia no corpo.

3. O princípio holográfico estabelece que cada fragmento contém as informações relativas ao todo. Este princípio é exemplificado pelo fato de que cada célula do corpo humano contém, na forma de DNA, as informações genéticas necessárias para a criação de um ser humano completo.

4. O corpo etérico é um modelo ou campo de energia holográfico que contém informações relativas ao crescimento, desenvolvimento e regeneração do corpo físico. Enquanto os genes contidos na molécula de DNA controlam os mecanismos moleculares que determinam o desenvolvimento das células individuais, o corpo etérico orienta o desdobramento espacial do processo genético.

5. No nível quântico das partículas subatômicas, toda matéria é constituída literalmente por campos de energia particularizados e congelados (isto é, luz congelada). Complexos agregados de matéria (isto é, moléculas) são na verdade campos de energia especializados.

6. A matéria, tal como a luz, vibra numa determinada freqüência ou freqüências. Quando maior for a freqüência de vibração da matéria, menos densa ou mais sutil ela será. O corpo etérico é constituído de matéria que vibra numa freqüência mais elevada que a do corpo físico e que é chamada de matéria sutil.

7. O próprio universo talvez seja um gigantesco padrão de interferência de energia com as mesmas características de um holograma. Decodificando-se um pequeno fragmento do holograma universal, é possível obter-se informações relativas a todo o universo, contidas no interior da matriz. A concentração seletiva da consciência, através da sintonização psíquica, talvez seja a chave para essa decodificação do holograma universal.

8. O movimento da força vital para dentro dos sistemas fisiológico/celular é controlada não apenas pelos padrões de interferência sutis existentes no interior do corpo etérico, como também pela entrada de energia de freqüências mais elevadas no sistema energético humano. Várias modalidades de cura vibracional tais como a homeopatia, as essências florais e os cristais, podem influenciar esses padrões sutis e contribuir para melhorar o funcionamento do organismo e para curar as doenças.

Capítulo II

Medicina Newtoniana versus *Medicina Einsteiniana:*

PERSPECTIVAS HISTÓRICAS SOBRE A ARTE E A CIÊNCIA DA CURA

O que há de mais moderno e avançado em medicina hospitalar é a terapia com drogas sintéticas. Esta sofisticada abordagem baseia-se no conhecimento da mecânica newtoniana tipo "bola de bilhar", da biologia molecular, da interação entre os receptores de drogas e da farmacocinética. Atualmente, compostos artificiais são produzidos em tubos de ensaio e administrados em doses calculadas com precisão. Para avaliar a eficácia das drogas, os médicos procuram encontrar uma clara relação entre a dose da droga e as respostas terapêuticas dos pacientes. Os avanços científicos na área da medicina farmacológica chegaram a tornar quase antiquado o uso outrora comum das ervas e remédios naturais.

O modelo newtoniano da terapia com drogas sintéticas realmente permite que o médico faça previsões confiáveis sobre a atuação das drogas e elimine certos efeitos colaterais dos remédios naturais. Qual o custo disso, porém? Talvez haja importantes fatores energéticos de cura que tenham sido deixados de fora na transformação científica que nos fez passar da medicina herbórea para a terapia baseada no uso de drogas. Talvez seja hora de integrar ao nosso sistema de combate às doenças o conceito einsteiniano de que a matéria é uma forma de energia. A visão einsteiniana de que a matéria é energia talvez nos proporcione novas razões para reexaminarmos as propriedades curativas das plantas, das quais derivam as drogas modernas. A fim de podermos compreender por que a medicina permaneceu centrada em seu atual modelo newtoniano, talvez seja útil investigar a história e a evolução da terapia farmacológica a partir de suas mais remotas raízes.

Medicina Herbórea:
Os Primórdios da Farmacoterapia

Os médicos contemporâneos tendem a encarar a medicina herbórea como uma modalidade de cura um tanto primitiva. A maioria dos adeptos da medicina científica tradicional vêem o herborista como uma espécie de curandeiro ou "médico-feiticeiro". A verdadeira "medicina da floresta", tal como é praticada nas sociedades tribais, consiste

59

na administração de várias ervas e raízes nativas da região geográfica, as quais são receitadas para doenças específicas por um curandeiro tradicional. Embora esta descrição talvez se aplique ao modo como as artes da cura são praticadas em diversas tribos primitivas atuais, ela também é válida para descrever a maneira como a medicina foi praticada durante muitos séculos por médicos europeus e asiáticos.

Um dos primeiros registros conhecidos descrevendo a prática da medicina herbórea é o *Pen Ts'ao*. Esse documento, elaborado por um antigo herborista chinês, remonta ao ano 2800 a.C. e relaciona 366 plantas medicinais usadas para curar diversas moléstias. Talvez o mais famoso dentre os primeiros manuais de medicina herbórea seja o *Materia Medica* original. Ele foi produzido no século I d.C. por Pedanius Dioscórides, um médico militar nascido na Ásia Menor.[1] Em seu livro conhecido como *De Materia Medica* (ou "Das Plantas Medicinais"), Dioscórides organiza num único texto informativo todos os conhecimentos então existentes a respeito de drogas medicinais. Cada verbete relativo a uma determinada planta continha um minucioso relato das propriedades medicinais da planta, um pequeno desenho da planta, as maneiras pelas quais ela poderia ser preparada para administração, sugestões de dosagens e possíveis efeitos tóxicos colaterais.

Do ponto de vista histórico, a medicina herbórea situa-se nas próprias raízes da farmacoterapia moderna. As ervas contêm diversas substâncias químicas ativas que exercem determinados efeitos fisiológicos de acordo com a quantidade ministrada. Muitas das drogas atualmente em uso foram extraídas das conhecidas ervas utilizadas no tratamento de doenças pelos primeiros médicos/curandeiros. A pesquisa científica na área da farmacologia confirmou muitos dos efeitos terapêuticos benéficos que têm sido atribuídos às ervas comumente usadas como remédio. Poucas pessoas sabem que a aspirina comum tem sua origem na medicina herbórea. Apenas recentemente os médicos modernos começaram a compreender os diversos mecanismos moleculares através dos quais a aspirina exerce seus efeitos benéficos.

Um bom exemplo de droga moderna tomada por empréstimo da medicina herbática do passado é a folha da dedaleira e a sua principal substância química ativa, a digitalina. Na última década de 1700, os herboristas sabiam que a dedaleira era eficaz no tratamento da retenção de fluidos devida a doenças cardíacas. Posteriormente, já no século XX, os cientistas descobriram que a dedaleira continha um princípio ativo, a digitalina, a qual emprestava à planta seus efeitos cardíacos benéficos. Através de modernas técnicas de pesquisa, os médicos vieram a compreender os efeitos celulares e moleculares que capacitam a digitalina a atuar como tônico cardíaco. Graças aos grandes avanços na tecnologia e na química orgânica, a digitalina (ou, mais exatamente, a sua cópia sintética, a digoxina) agora é produzida em béqueres ou tubo de ensaios. Os médicos modernos substituíram a digitalina de origem vegetal por uma droga sintética. Com o uso da digoxina sintética pode-se administrar doses exatas de acordo com o peso e a idade do paciente. Os níveis sangüíneos da droga podem ser facilmente monitorados para se maximizar a relação entre os efeitos terapêuticos e os efeitos tóxicos. De certa forma, a terapia baseada no uso de drogas é uma forma mais aperfeiçoada de medicina herbática. Isolando-se as substâncias ativas presentes nas plantas medicinais conhecidas, as ervas propriamente ditas são substituídas por pílulas ou "poções" que contêm versões sintéticas dos princípios ativos das plantas.

Uma das críticas que se faz aos medicamentos sintéticos, quando comparados à medicina herbórea, é que existem tantas substâncias diferentes numa planta que às vezes torna-se difícil identificar e isolar todas as substâncias químicas fisiologicamente terapêuticas. Quando um paciente toma uma pílula contendo uma única droga ativa, ele talvez esteja se privando dos benefícios terapêuticos adicionais que obteria se tivesse ingerido a planta curativa original. Esses ingredientes extras contidos na erva talvez pudessem oferecer uma contribuição adicional para a cura do paciente. Infelizmente, existem poucos estudos disponíveis comparando o resultado do tratamento herbático de doenças com o das drogas sintéticas derivadas das mesmas plantas.

Os defensores do uso de drogas na medicina contra-atacam com o argumento de que existe uma considerável variabilidade na concentração de drogas ativas entre diferentes amostras de plantas coletadas. Dispondo-se de uma determinada quantidade de droga pura, torna-se muito mais fácil calcular e ministrar dosagens apropriadas aos pacientes com base em vários parâmetros, incluindo idade, peso, superfície corporal, etc. Também fica mais fácil determinar a previsibilidade dos efeitos da droga e minimizar a toxicidade quando se pode ministrar quantidades conhecidas de uma dada droga. Ambas as escolas de pensamento poderiam dispor de argumentos válidos se, de fato, estivessem estudando apenas os efeitos das drogas em relação à dose ministrada. A homeopatia, um ramo colateral da medicina herbática, talvez nos possa sugerir razões adicionais para que a planta original possa ser mais eficaz do que a droga sintetizada quimicamente.

Medicina Homeopática:
Um Passo Radical que Vai Além das Ervas

A descoberta e o desenvolvimento da homeopatia são creditados a Samuel Hahnemann (1755-1843), um brilhante médico alemão.[2] Em virtude de sua desilusão e insatisfação com as práticas médicas do seu tempo, ele desenvolveu um sistema de tratamento baseado no extraordinário princípio de que o "semelhante cura o semelhante". Este princípio foi descoberto nos primeiros escritos médicos gregos e subsistia na medicina popular alemã na época de Hahnemann. O seu novo método de cura baseava-se numa descoberta a respeito dos efeitos da casca de quina sobre a malária.

Na época em que Hahnemann clinicava, a quina era o tratamento preferido contra a malária. Um dos primeiros sintomas da malária são as febres intermitentes. Hahnemann experimentou tomar diversas doses de quina durante vários dias. Para sua surpresa, a quina fez com que ele apresentasse todos os sintomas das febres intermitentes da malária. Em outras palavras, o tratamento da malária reproduzia os sintomas da doença num indivíduo sadio. Foi esta descoberta que o levou a esquadrinhar os diversos textos da literatura médica do seu tempo em busca de informações a respeito do princípio de que o "semelhante cura o semelhante". As suas conclusões foram posteriormente formalizadas num conceito conhecido como a *Lei da Similitude*.

Hahnemann argumentou que a quina conseguia curar a malária porque produzia uma doença artificial semelhante à malária, estimulando os mecanismos de defesa do corpo a entrarem em ação. Essas defesas corporais eram ativadas através de um princípio conhecido na escola de medicina hipocrática como *Vis Medicatrix Naturae*, o qual poderia ser traduzido como "os poderes curativos da natureza". Se a quina curava de acordo com o princípio de que "o semelhante cura o semelhante" (tratamento de doenças com remédios que se sabia reproduzirem os sintomas da própria doença), então outras drogas também poderiam ser usadas da mesma maneira, uma vez que seus efeitos sobre uma pessoa sadia houvessem sido determinados.

No jargão homeopático contemporâneo, Hahnemann havia realizado a prova de uma substância vegetal, a quina. Os sintomas que se manifestaram com mais freqüência depois da ingestão da quina eram as febres intermitentes. Portanto, febres intermitentes e outros incômodos induzidos pela quina constituíam o resultado do teste da droga. Outro termo que tem sido usado para descrever esse conjunto de sintomas comuns é o "quadro homeopático da droga". O quadro da droga é uma descrição das reações de uma pessoa idealizada que tenha ingerido a droga em questão. Ele engloba todo o complexo de sintomas do indivíduo, incluindo as perturbações físicas, emocionais e mentais. Geralmente o quadro da droga é resultado da compilação dos sintomas que se manifestaram com mais freqüência entre um grande número de indivíduos nos quais a droga foi ministrada. Chega quase a ser engraçado observar que os médicos ortodoxos considerariam isso uma compilação de efeitos colaterais! Em conformidade com a *Lei da Similitude*, Hahnemann deduziu que seria possível curar a doença de um paciente casando o seu complexo de sintomas com o quadro da droga de um determinado medicamento. A fim de poder tratar a grande variedade de doenças que existiam no mundo, ele precisaria conhecer os perfis de muitos remédios diferentes. Hahnemann começou a efetuar testes confiáveis de outras substâncias terapêuticas na esperança de estender o seu novo sistema de tratamento a outras doenças.

Na época em que foi professor da Universidade de Leipzig, Hahnemann realizou uma série de testes nos quais pequenas doses de uma determinada planta ou de outra substância eram ministradas a um grupo de estudantes sadios (as eternas cobaias da ciência), cujas reações comuns eram registradas. Cada estudante anotava cuidadosamente suas reações físicas, mentais e emocionais. Os sintomas que se manifestavam com mais freqüência entre o grande número de indivíduos aos quais a substância fora ministrada constituíam a prova da droga em questão. Baseada nas provas das drogas (reações comuns encontradas no caso de cada droga), uma nova *Materia Medica* começou a ser elaborada. *As indicações para uso médico de um determinado remédio de origem vegetal foram definidas pelos sintomas produzidos pela planta numa pessoa sadia.*

De acordo com esse novo princípio de que "o semelhante cura o semelhante", a quina era ideal para o tratamento da malária porque reproduzia os sintomas da malária numa pessoa sadia. Um remédio homeopático era escolhido para tratar uma determinada doença com base na sua capacidade para reproduzir o "complexo total de sintomas" do paciente numa pessoa sadia. Isto não é o mesmo que juntar remédios que em conjunto reproduzem todos os sintomas do paciente. (Esta, como posteriormente veremos, é uma das principais diferenças entre a medicina homeopática e a medicina contemporânea ou alopática.)

Uma coisa interessante a respeito do complexo de sintomas reunidos pelo médico homeopata é que os sintomas mentais e emocionais recebem um peso igual ou maior que os sintomas físicos. Os médicos modernos tendem a fazer exatamente o oposto, atribuindo maior importância aos sintomas físicos do que aos mentais e emocionais. Sob esse aspecto a homeopatia foi uma das primeiras disciplinas médicas holísticas que, em busca de uma cura apropriada, atentou não só para as alterações do corpo como também para as da mente.

Com base na Lei da Similitude, Hahnemann começou a tratar empiricamente os seus pacientes. Em cada um dos casos ele escolhia um remédio baseado no princípio de dar aos indivíduos doentes uma substância que reproduziria os seus sintomas numa pessoa sadia. Muitas vezes os indivíduos sofriam inicialmente um agravamento dos seus sintomas (a assim chamada "crise da cura"), após o que a doença sarava completamente. Esta observação levou Hahnemann a acreditar que seus remédios produziam no paciente uma doença semelhante à que ele já sofria, o que estimulava as defesas naturais do organismo.

Hahnemann tratou muitas doenças com grande sucesso terapêutico utilizando o princípio de que "o semelhante cura o semelhante". No decurso de suas pesquisas, ele fez ainda uma outra descoberta. Depois de experimentar diluir os remédios dados aos pacientes, ele ficou surpreso ao descobrir que *quanto maior a diluição, mais eficaz era o medicamento!!* O processo de diluições sucessivas parecia tornar os remédios mais potentes. Hahnemann chamou essa técnica de "potencialização". Soluções muito diluídas de substâncias homeopáticas foram usadas para recobrir tabletes de lactose, os quais poderiam então ser ingeridos pelos pacientes. Esses remédios homeopáticos eram tão diluídos que em muitos deles *não havia uma só molécula proveniente da erva original!* As observações de Hahnemann acerca de um aumento da eficácia terapêutica em medicamentos cada vez mais diluídos certamente contrariaria muitos dos princípios consagrados da farmacocinética a respeito da relação entre dosagem e efeitos!

A capacidade de os remédios homeopáticos se mostrarem eficazes sem conter a quantidade de substância necessária para produzirem efeitos fisiológicos mensuráveis pareceria à primeira vista impossível. Muitos médicos alopatas, caçoando da falta de eficácia teórica do tratamento de pacientes com essas dosagens tão pequenas, usam zombeteiramente o termo "dosagem homeopática" quando se referem a remédios convencionais ministrados em doses excessivamente pequenas para poderem produzir os efeitos "necessários". A desconfiança dos médicos em relação a medicamentos ministrados em quantidades infinitesimais baseia-se numa crença ainda mais forte nos princípios convencionais da farmacoterapia e da farmacocinética. As observações de Hahnemann não se coadunam com os princípios newtonianos de ação e reação, os quais constituem a base do pensamento médico contemporâneo. Segundo a argumentação farmacocinética, as drogas têm de ser ministradas em quantidades significativas para que sejam produzidos efeitos fisiológicos mensuráveis e reproduzíveis. Os médicos convencionais aprenderam que as drogas só irão gerar efeitos terapêuticos sobre os receptores celulares do corpo se forem ministradas em quantidade suficiente para produzirem níveis sangüíneos mensuráveis.

Uma substância em concentração indetectável pode produzir efeitos sobre um corpo físico. Os homeopatas acreditam que as microdoses interagem com o sistema energético sutil do ser humano, o qual está tão intimamente relacionado com a estrutura física celular. Até o momento, nem mesmo os médicos homeopatas conseguem compreender bem como isso acontece. Embora uma possível explicação para o mecanismo de funcionamento dos remédios homeopáticos seja apresentada neste livro, precisamos antes discutir algumas pesquisas acerca de assuntos que aparentemente não têm relação com a homeopatia. Esse material proporcionará base para uma explicação posterior acerca dos princípios energéticos homeopáticos. Compreendendo-se os mecanismos energéticos que estão por trás da homeopatia, será mais fácil compreender também o modo como atuam os medicamentos "vibracionais", isto é, aqueles que têm por base a utilização das "energias sutis". Surpreendentemente, antes disso precisamos investigar as propriedades energéticas sutis da água comum, a substância mais abundante do nosso planeta.

As Maravilhas da Água:
O que Torna isso tudo Possível

A água é uma substância muito especial. Ela cobre dois terços da superfície do planeta Terra e também representa 99% das moléculas que constituem o corpo humano. Embora as propriedades físicas básicas da água sejam bem conhecidas, até recentemente sabia-se muito pouco a respeito das suas propriedades sutis. Boa parte das evidências preliminares acerca dessas propriedades especiais provém de estudos sobre os efeitos do "toque de mãos com poder de cura", realizados na década de 60. De todas as pesquisas sobre o assunto realizadas nesse período, as mais importantes foram as do Dr. Bernard Grad, realizadas na Universidade McGill, em Montreal.[3]

Grad estava interessado em descobrir se as pessoas que praticam curas psíquicas realmente produziam sobre os pacientes efeitos energéticos maiores do que aqueles que poderiam ter sido causados pela crença ou pelo "carisma". Ele queria separar os efeitos fisiológicos das emoções (o assim chamado efeito placebo) dos verdadeiros efeitos energéticos sutis sobre os sistemas vivos. Para estudar esse fenômeno ele criou uma série de experimentos nos quais os pacientes humanos foram substituídos por plantas e animais, a fim de eliminar os conhecidos efeitos da crença. O trabalho de Grad que mais nos interessa aqui é aquele realizado com sementes de cevada. Para criar uma "planta doente", Grad pôs sementes de cevada de molho em água salgada, o que, como se sabe, retarda o crescimento da planta. Em lugar de trabalhar diretamente com as sementes, Grad fez com que uma pessoa supostamente dotada de poderes de cura fizesse um tratamento de imposição das mãos sobre um recipiente fechado contendo a água salgada que seria usada para a germinação das sementes. As sementes de cevada foram colocadas pelos assistentes de laboratório em água salgada retirada de recipientes tratados ou não tratados, os quais haviam recebido etiquetas que os designavam arbitrariamente como "Um" e "Dois". Somente Grad sabia identificar corretamente as garrafas de água salgada.

As sementes foram separadas em dois grupos, diferindo apenas quanto à água salgada com que cada grupo foi inicialmente tratado. Depois do tratamento salino, as sementes foram colocadas numa estufa, onde o processo de germinação e crescimento foi atentamente acompanhado. A porcentagem de sementes que germinaram foi calculada e fez-se uma comparação estatística entre os resultados obtidos nos dois grupos. Grad verificou que as sementes submetidas à água tratada germinavam com maior freqüência do que aquelas do grupo salino de controle. Depois da germinação, as sementes foram colocadas em potes e mantidas em condições semelhantes de crescimento. Ao término de várias semanas, as plantas foram estatisticamente comparadas quanto à altura, tamanho das folhas, peso e conteúdo de clorofila. Grad verificou que as plantas regadas com a água tratada eram mais altas e tinham um maior conteúdo de clorofila. Seu experimento foi repetido diversas vezes no mesmo laboratório com resultados positivos semelhantes. Depois da publicação do trabalho de Grad outros laboratórios norte-americanos conseguiram reproduzir seus resultados utilizando diferentes pessoas para o tratamento da água salgada.

Em virtude do seu sucesso, Grad utilizou o mesmo procedimento experimental para testar outros efeitos energéticos sutis sobre a taxa de crescimento de plantinhas novas. Particularmente interessante foi o sucesso de Grad em estimular a taxa de crescimento de plantas utilizando água tratada com ímãs comuns! Embora cientistas céticos tivessem levantado a hipótese de que o curandeiro de Grad estivesse escondendo ímãs nas palmas das mãos e trapaceando, magnetômetros sensíveis não foram capazes de detectar a presença desses campos de energia em torno das mãos do curandeiro. Estudos mais recentes, feitos pelo Dr. John Zimmerman, utilizaram SQUIDs (Dispositivos Supercondutores de Interferência Quântica) ultra-sensíveis para medir o magnetismo, detectando aumentos fracos, porém, significativos na emanações magnéticas das mãos do curandeiro durante o processo de cura.[4] Embora os sinais emitidos pelas mãos do curandeiro durante a cura fossem centenas de vezes mais intensos do que o ruído de fundo, esses níveis de magnetismo eram ainda significativamente mais fracos do que aqueles produzidos pelos ímãs que Grad estava usando em seus experimentos. (Mais adiante, quando formos discutir a natureza da energia curativa, essa descoberta será de grande importância.)

Uma outra variação incomum imaginada por Grad consistiu em dar a água para pacientes psiquiátricos segurarem. Essa mesma água foi depois usada para tratar as sementes de cevada. Por incrível que possa parecer, a água energizada por pacientes que estavam seriamente deprimidos produziu um efeito inverso ao da água tratada pelo curandeiro: *ela diminuiu a taxa de crescimento das plantinhas novas!*

Por causa dos efeitos positivos para o crescimento atribuídos à água tratada pelo curandeiro, Grad analisou-a quimicamente para verificar se a energização havia provocado alguma alteração física mensurável. Análises por espectroscopia de infravermelho revelaram a ocorrência de significativas alterações na água tratada pelo curandeiro. Esse teste mostrou que o ângulo de ligação atômica da água havia sido ligeiramente alterado. As pequenas alterações na estrutura molecular da água tratada pelo curandeiro também produziram uma diminuição na intensidade das ligações por pontes de hidrogênio entre as moléculas de água. Os testes confirmaram que a água tratada pelo curandeiro havia apresentado uma significativa diminuição na tensão superficial, resultado das alterações nas ligações por pontes de hidrogênio entre as moléculas de água energizadas. Curiosamente, a água tratada com ímãs apresentou não só diminuições semelhantes na tensão superficial como também efeitos positivos na estimulação do crescimento de plantas.[5] Estudos realizados por Douglas Dean e Edward Brame,[6] e, mais recentemente, por Stephan Schwartz, Edward Brame e outros,[7] confirmaram as descobertas de Grad e constataram a ocorrência de alterações nos resultados da análise por espectroscopia de infravermelho da água tratada por um curandeiro. Os mesmos pesquisadores também constataram que as moléculas da água tratada por um curandeiro apresentavam alterações nos ângulos de ligações atômicas.

Esse material foi apresentado menos pela sua relevância para a cura psíquica do que pela importância dessas descobertas para ilustrar as propriedades energéticas sutis da água. Esse é o ponto crucial que passou despercebido para a maioria dos pesquisadores familiarizados com esses experimentos. Parece que a água tem a capacidade de ser "carregada" com diversos tipos de energias sutis e, em seguida, de "armazená-las" em suas moléculas. As energias sutis, sejam elas de natureza benéfica ou prejudicial, podem ser armazenadas, conforme demonstraram os estudos de Grad utilizando indivíduos com poder de curar e pacientes vítimas de depressão. A água tratada foi capaz de induzir alterações mensuráveis na fisiologia e no crescimento das plantas, embora nenhuma substância física fosse acrescentada a ela ou nela detectada. Durante o processo de energização, os indivíduos dotados de poderes de cura não tiveram nenhum contato físico com a água, a qual estava dentro de frascos fechados. Entre suas mãos e a água havia as paredes de vidro dos recipientes.

Esses experimentos a respeito das propriedades energéticas sutis da água foram relevantes na avaliação da disputa entre os conhecidos princípios da farmacoterapia e os mecanismos desconhecidos da homeopatia. De acordo com a moderna teoria farmacocinética, é importante dar aos pacientes uma dosagem de medicamento suficientemente alta para obter níveis sangüíneos adequados ao tratamento da doença. A maioria das drogas provoca o que é conhecido como efeitos dependentes da dose. Quanto maior a quantidade de droga ministrada, mais potentes os efeitos fisiológicos. Na homeopatia, ao contrário, quanto mais diluída a dosagem da droga, mais potentes são os seus efeitos. Embora as soluções usadas para produzir os remédios homeopáticos sejam tão diluídas que provavelmente não chegam a conter uma única molécula da substância original, ainda assim elas aparentemente têm poderosos efeitos curativos. Isso parece paradoxal, tendo em vista a necessidade física de um número adequado de moléculas para se alcançar o desejado efeito terapêutico.

Embora não tenham sido apresentados aqui casos de tratamentos de doença bem-sucedidos utilizando remédios homeopáticos, muitos médicos já documentaram a ocorrência de curas homeopáticas de males físicos.[8] Supondo que a homeopatia realmente funcione, estamos diante de evidências que não podem ser explicadas pela análise comum de causa e efeito da dinâmica newtoniana, tal como aplicada à farmacologia. A incapacidade das teorias newtonianas explicarem esses efeitos observáveis e reproduzíveis sugere que essas teorias são inadequadas ou incompletas. Voltando à água tratada por um curandeiro, estamos diante de um caso, semelhante à homeopatia, em que um remédio que não contém nenhuma molécula física da droga conserva o seu poder de cura. Seria possível que os benefícios terapêuticos proporcionados pelas soluções homeopáticas ou tratadas por curandeiros sejam devidos a alguma coisa mais além das moléculas de drogas nelas dissolvidas? O modelo einsteiniano ou energético sutil talvez possa sugerir algumas razões para as possíveis propriedades curativas dessas soluções moleculares diluídas.

Um Modelo de Energia Sutil para a Cura pela Homeopatia

Para que possamos compreender como a homeopatia funciona, precisamos antes analisar certos aspectos da teoria e da prática homeopática. Será necessário também reavaliar o(s) nosso(s) atual(is) modelo(s) de doença e bem-estar. O melhor tópico para começar é com a preparação dos remédios homeopáticos (tal como eles são chamados pelos praticantes dessa arte).

Os remédios geralmente são preparados tomando-se uma planta básica (ou outra substância) e colocando-a de molho no álcool. Uma gota da tintura é removida e adicionadas a 10 ou a 100 partes de água. (As diluições usando a proporção 1:10 são designadas como potências de "X". Aquelas que usam a proporção 1:100 são designadas como potências de "C". Logo isto ficará mais claro.) O recipiente contendo a água e a tintura é sacudido vigorosamente num processo conhecido como "sucussão".

Diagrama 7
A PREPARAÇÃO DE REMÉDIOS HOMEOPÁTICOS

		1/100	1/100	1/100	1/100	1/100
ERVA + ÁLCOOL		(H_2O)	(H_2O)	(H_2O)	(H_2O)	(H_2O)
DILUIÇÃO MOLECULAR	1:1	$1:10^2$	$1:10^4$	$1:10^6$	$1:10^8$	$1:10^{10}$
POTÊNCIA HOMEOPÁTICA	Tintura Mãe	1C	2C	3C	4C	5C

AUMENTO DA POTÊNCIA DOS REMÉDIOS →

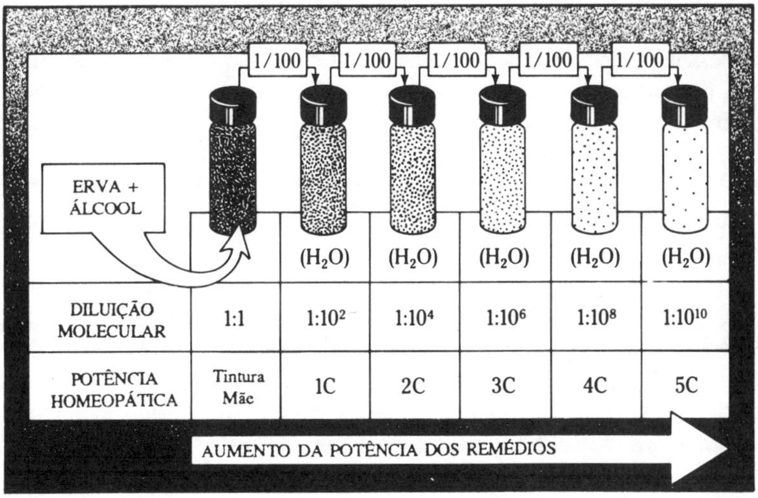

Uma gota dessa diluição é removida e adicionada a 10 ou a 100 partes de água (aqui, como antes, dependendo do sistema de concentração que estiver sendo utilizado). Sempre se usa a mesma taxa de diluição. A mistura é novamente agitada e o processo de diluição repetido diversas vezes. Esta técnica é chamada de "potencialização". O raciocínio que está por trás da terminologia é que os remédios homeopáticos adquirem maior poder de cura à medida que vão ficando mais diluídos. Diz-se que os remédios homeopáticos preparados dessa forma foram "potencializados".

Uma solução que tenha sido diluída 10 vezes usando a proporção 1:10 é chamada de 10X. Uma solução similar diluída 10 vezes usando a proporção 1:100 é chamada de 10C. (A verdadeira concentração molecular de uma potência 10X é de 10^{-10}. Uma potência 10C é na verdade 10^{-20}.) O líquido resultante é adicionado a um frasco contendo comprimidos de lactose para administração aos pacientes.

Se estiver sendo utilizada a diluição 1:100, após 12 diluições sucessivas o boticário homeopata obtém uma mistura com concentração de aproximadamente 10^{-24}. Como o número de átomos contidos num mol (a massa molecular de uma substância química em gramas) é de aproximadamente 6 x 10^{23}, isto significa que a 12ª diluição (ou potência 12C) provavelmente não chegará a ter nem mesmo um único átomo da substância original. A maioria dos remédios homeopáticos vai da 10ª à milésima diluição (de 10X ou 10C a 1M, no jargão da homeopatia), utilizando o processo de potencialização acima mencionado. Os médicos homeopatas descobriram que, quanto maior a diluição, mais potente é o remédio. Em outras palavras, um remédio de potência 100X é considerado mais forte do que um outro de potência 10X. Paradoxalmente, quanto maior a potência homeopática, menor é a probabilidade de que se possa encontrar no remédio até mesmo uma única molécula da substância original. (Este fato torna infinitamente mais difícil a posição daqueles que adotam uma filosofia de tratamento voltada para o uso de drogas, pois é inconcebível que um único átomo de uma droga possa produzir algum efeito fisiológico significativo sobre o organismo humano.)

Examinemos o processo de preparação dos remédios homeopáticos à luz do que acabamos de aprender a respeito das propriedades energéticas sutis da água. Sabemos que a água tem a capacidade de extrair e armazenar certos tipos de energias sutis que produzem efeitos mensuráveis sobre os organismos vivos. Os estudos de Grad com água tratada por pessoas com poderes curativos mostraram isso de forma bastante engenhosa. No processo de potencialização homeopática, a diluição progressiva remove os elementos moleculares da planta física e deixa na água apenas as qualidades energéticas sutis da planta. A parte ativa do remédio nem sequer tem existência física, conforme nossa argumentação matemática demonstrou. Os remédios homeopáticos são medicamentos que contêm a freqüência energética ou "assinatura vibracional" da planta a partir da qual foram preparados.

Como esses "remédios vibracionais" produzem os seus efeitos sobre as pessoas? A fim de compreendermos isso precisamos reexaminar o significado da doença do ponto de vista energético. Hahnemann argumentara que os remédios homeopáticos tinham eficácia porque criavam uma doença artificial (semelhante àquela que se queria tratar) dentro do corpo a fim de estimular as defesas naturais do organismo. Uma extrapolação puramente física dessa técnica está por trás do processo de imunização, no qual diminutas quantidades de um vírus ou de um componente viral são ministradas a um indivíduo a fim de fazer com que ele adquira imunidade contra uma determinada doença. Em vez de provocar uma reação física celular, como no caso da imunização, os remédios homeopáticos talvez atuem induzindo uma forma vibracional da doença. Como esse tipo de vibração pode fazer com que uma pessoa doente se cure? Para compreendermos o fundamento lógico desta espécie de terapia energética precisamos examinar os conceitos de doença e bem-estar com base nos postulados a respeito da estrutura energética do corpo humano, discutidos no primeiro capítulo deste livro.

Como você se recorda, o corpo físico está associado a um molde holográfico de energia conhecido como "corpo" etérico.[9] Essa matriz energética contém os dados estruturais relativos à morfologia e à função do organismo. O nosso molde etérico é um padrão de crescimento que dirige os processos celulares a partir de um nível energético superior. Certas pesquisas, a serem discutidas posteriormente com mais detalhes, sugerem que as alterações no corpo etérico *precedem* a manifestação das doenças no corpo físico.[10]

A estruturação anormal do molde etérico acarreta inevitavelmente alterações disruptivas no corpo físico em nível celular. Portanto, as doenças físicas podem se manifestar primeiramente no nível etérico antes que as alterações físicas celulares tenham sequer se iniciado. O câncer e a baixa resistência a infecções podem ser parcialmente devidos a uma debilidade energética sutil do sistema nos níveis etérico e superiores.

Tomando como base essa suposição, uma medicina verdadeiramente preventiva se basearia na análise das alterações funcionais do corpo etérico *antes* que elas se manifestem na forma de doenças físicas. A medicina só seguirá nessa direção quando a ciência tiver desenvolvido instrumentos de diagnóstico satisfatórios, que permitam aos médicos observar e identificar com precisão as alterações do corpo etérico. A fotografia Kirlian e as várias técnicas dela derivadas podem, não obstante, expressar esse potencial futurístico de diagnóstico na medicina. Visto que as doenças do corpo físico se iniciam no nível etérico, não seria possível começar o tratamento também nesse nível? Talvez seja possível tratar as doenças físicas corrigindo os padrões etéricos anormais.

Por ser constituído de matéria, o corpo físico tem ao mesmo tempo propriedades de partículas e propriedades ondulatórias. As propriedades ondulatórias da matéria conferem singulares características de freqüência aos nossos corpos físico e etérico. A bem da simplicidade, suponhamos que o corpo físico de um indivíduo, quando sadio, ressoe numa freqüência energética ou vibração dominantes. A título de exemplo, vamos atribuir uma freqüência de 300 Hz (ciclos por segundo) a João da Silva. Quando o Sr. Silva está doente, é razoável supor que, se isso for possível, seus mecanismos homeostáticos energéticos tentarão fazer seu sistema voltar ao normal.

Supondo que tenha sido infectado por bactérias patogênicas, o sr. Silva poderá ter febre e calafrios. Durante muito tempo, os médicos divergiram entre si quanto ao significado positivo ou negativo de sintomas como a febre. Houve época em que a febre foi considerada benéfica por permitir que o paciente pusesse para fora as toxinas da doença, numa espécie de crise que contribuía para a cura. (Alguns médicos desorientados chegaram a inocular malária em indivíduos vitimados por outras doenças, na esperança de induzir uma crise curativa febril!) Posteriormente, a febre passou a ser considerada ruim para o sistema, e drogas como a aspirina eram receitadas para acabar com ela.

De um ponto de vista puramente celular/fisiológico, a impressão que se tem atualmente é a de que a febre pode ser benéfica para indivíduos com problemas de infecção bacteriana. Já foi demonstrado que os glóbulos brancos, os nossos defensores imunológicos, fagocitam e destroem as bactérias de forma mais eficiente em temperaturas corporais mais elevadas. (Descobriu-se recentemente que os glóbulos brancos liberam uma substância chamada "pirogênio leucocitário", a qual *provoca* febre alta.) O que importa nesta discussão a respeito da febre é que esse sintoma talvez seja produzido pelo corpo como uma estratégia adaptativa para fazer o sistema voltar a um estado de saúde e de equilíbrio homeostático.

Do ponto de vista energético, poder-se-ia considerar que um indivíduo como João da Silva, atormentado pelo seu "resfriado", estaria vibrando numa freqüência diferente daquela na qual ele está normalmente sintonizado (300 Hz). Suponhamos que a freqüência na qual o Sr. Silva vibra quando está tentando livrar-se do seu resfriado seja de 475 Hz. Se ele for capaz de produzir mais energia no nível de 475 Hz, isso talvez lhe permita livrar-se de sua doença mais rapidamente e voltar a ter boa saúde.

Hahnemann, teorizando sobre a homeopatia, presumiu que os remédios estavam produzindo uma doença similar àquela que o corpo estava tentando eliminar. Ele tentou empiricamente casar os sintomas das doenças que estava tentando tratar com aqueles produzidos pelo teste de um remédio numa pessoa sã. Seria possível que, ao ser dado a uma pessoa um determinado remédio homeopático, os sintomas apresentados por ela se devam ao fato de o seu campo de energia ter sido induzido a vibrar na freqüência dominante da substância vegetal utilizada para preparar o remédio? De acordo com esse raciocínio, cada espécie de planta deveria ter a sua própria assinatura de energia. Essa assinatura energética talvez fosse complexa, constituída por uma multiplexagem de várias freqüências. Diferentes partes da planta, como a casca de uma árvore, por exemplo, podem ter assinaturas energéticas diferentes daquelas produzidas pelas suas raízes, folhas ou flores. *Nos preparados homeopáticos de origem vegetal, as propriedades físicas da droga existente na erva são removidas, restando no remédio apenas as propriedades energéticas sutis absorvidas pela água.*

O que Hahnemann realmente talvez tenha feito foi *casar empiricamente a freqüência do extrato da planta com a freqüência da doença*. Ele o fez combinando os sintomas físicos e emocionais da doença do paciente com os sintomas que se sabia serem produzidos pelo remédio. A observação física dos pacientes era, afinal de contas, o único método de diagnóstico ao alcance dos médicos na época de Hahnemann, antes do advento das técnicas modernas de contagem dos constituintes do sangue e dos perfis multifásicos de separação. Embora Hahnemann não o soubesse, o casamento do quadro total de sintomas do paciente com o complexo de sintomas produzidos por um determinado remédio foi um método engenhoso de combinação de freqüências energéticas. Utilizando a Lei da Similitude, Hahnemann pôde ministrar a seus pacientes a dose da energia sutil de que eles precisavam exatamente na faixa de freqüência que era necessária. É por causa disso que na homeopatia clássica não se pode misturar remédios diferentes para tratar sintomas diferentes. A cura será proporcionada pelo remédio que melhor expressar o quadro total de sintomas do paciente. A comparação entre o quadro de sintomas do paciente e o complexo de sintomas produzidos pelo remédio permite que o médico homeopata faça a combinação empírica de freqüências que irá neutralizar a doença.

A teoria energética homeopática sugere que os seres humanos assemelham-se de certa forma aos elétrons de um átomo. Os elétrons ocupam casulos de energia ou regiões do espaço conhecidos como *orbitais*. Cada orbital apresenta determinadas características de energia e freqüência, dependendo do tipo do átomo e de seu peso molecular. A fim de fazer com que um elétron passe para o próximo orbital superior é preciso transmitir-lhe energia de uma determinada freqüência. Somente um quantum da energia exata necessária fará com que o elétron salte para um orbital superior. Isto é também conhecido como o princípio da ressonância, de acordo com o qual osciladores regulados só irão aceitar energia de uma estreita faixa de freqüência. Através do processo de ressonância, a energia de freqüência adequada irá excitar o elétron e fazer com que ele passe para um nível energético mais elevado na sua órbita em torno do núcleo.

Os seres humanos talvez se assemelhem aos elétrons no sentido de que seus subcomponentes energéticos ocupam diferentes modos vibracionais, os quais poderíamos chamar de órbitas de saúde e órbitas de doença. No caso dos seres humanos cujos sistemas energéticos estão numa órbita de doença, somente uma dose de energia sutil da freqüência apropriada poderá ser aceita e fazer com que o corpo passe para uma nova órbita ou *steady-state* de saúde. Os remédios homeopáticos têm a capacidade de injetar a quantidade necessária de energia sutil no sistema humano através de uma modalidade de indução de ressonância. Essa injeção de energia etérica faz com que o sistema passe do modo vibracional da doença para a órbita da saúde.

A injeção de freqüência energética da homeopatia é provavelmente a causa da exacerbação inicial dos sintomas observada pelos médicos quando o remédio correto é ministrado. (Essa assim chamada "crise da cura" geralmente ocorre antes da resolução completa da doença.) Os pacientes recebem uma dose de energia sutil de freqüência específica, a qual irá ajudar seus corpos a vibrarem no modo necessário para que seus sistemas retornem a um estado de saúde ou bem-estar. O modo vibracional curativo, intensificado pelo remédio, produz um agravamento dos sintomas da doença, o qual é sentido pelo paciente durante a crise da cura. A homeopatia utiliza o diversificado espectro de freqüências da natureza para eliminar a toxicidade das doenças. Esse método permite que a ordem e o equilíbrio sejam restaurados no sistema energético humano. *Do ponto de vista das freqüências específicas da homeopatia, isto significa que "na natureza existe tratamento para TODAS as nossas doenças"*.

Isso também traz à baila uma interessante questão mencionada no início do capítulo, quando nos referimos aos conflitos entre a medicina alopática e a homeopática. Foi Hahnemann quem cunhou os termos homeopatia e alopatia.[11] Como já vimos, a homeopatia, que em grego significa "tratamento semelhante à doença", baseia-se na Lei da Similitude, de acordo com a qual uma pessoa doente deve receber um tratamento que produza sintomas semelhantes aos da doença. A alopatia, do grego "allos", significando um sistema terapêutico que consiste em tratar as doenças por meios contrários a elas, refere-se a quaisquer outros métodos de cura que não o homeopático. A alopatia, embora signifique na verdade "sistemas de tratamento não homeopáticos", veio a tornar-se sinônimo de "medicina ortodoxa centrada no uso de drogas".

Examinemos, a partir de uma perspectiva simplista, a diferença entre os tratamentos alopático e homeopático do resfriado comum. Como os resfriados freqüentemente vêm acompanhados de febre, tosses e coriza, um médico alopata receitaria um antipirético (como a aspirina), um descongestionante (como o Vick VapoRub) e um remédio contra a tosse (como um xarope contendo codeína). Obviamente, cada um desses medicamentos modernos é, na verdade, a combinação de muitas drogas numa única mistura. O médico homeopata, por outro lado, receitaria um único agente: neste caso, *Allium cepa* (que em latim significa "cebola"). Experimentos com *Allium cepa* indicaram que, em indivíduos sadios, ele produz tosse seca, lacrimejamento, espirros, coriza e outros sintomas familiares relacionados com o resfriado. Porém, quando o *Allium cepa* é ministrado a um indivíduo que já apresenta os sintomas de resfriado, o paciente sente um alívio e um abrandamento quase imediato dos sintomas do resfriado.

São evidentes as diferenças entre a abordagem da medicina alopática contemporânea, que favorece o uso de múltiplas drogas, e o tratamento homeopático, que lança mão de um único agente. A *homeopatia tem por objetivo casar um único e correto remédio com a totalidade do paciente*. Isso inclui não apenas os sintomas *físicos* mas também os *emocionais* e os *mentais*. Isso permite uma "combinação vibracional" mais precisa entre a doença e a cura. Como a homeopatia leva em consideração tanto os distúrbios da mente quanto os do corpo, ela poderia ser considerada uma das primeiras abordagens realmente holísticas da medicina. Este exemplo relativo ao tratamento do resfriado comum realça as diferenças filosóficas entre a administração de múltiplas drogas, que atuam no nível celular, e o uso de um único agente vibracional atuando no nível energético sutil.

Com relação aos corpos físico e etérico, não está inteiramente claro em que nível o remédio homeopático exerce o seu efeito primário ou inicial. Certos dados sugerem que os remédios homeopáticos são um tanto "físicos" no que diz respeito aos seus efeitos energéticos diretos sobre a estrutura molecular do corpo físico. Talvez a fotografia Kirlian e outras técnicas eletrográficas possam eventualmente mostrar-se úteis no estudo dos efeitos dos remédios homeopáticos sobre os corpos etérico e físico.

Os remédios homeopáticos representam um ramo de desenvolvimento alternativo na aplicação de terapias baseadas no uso de ervas medicinais. Enquanto os farmacologistas optaram por isolar os agentes moleculares ativos individuais a partir das ervas, os homeopatas preferiram trabalhar com a essência vibracional de toda a planta. O processo de preparação dos remédios homeopáticos libera as propriedades energéticas sutis presentes nas plantas e as utiliza para carregar a água, de onde são transferidas para os comprimidos de lactose com que são ministradas as doses individualizadas. Portanto, os remédios homeopáticos diferem dos agentes farmacológicos no sentido de que são medicamentos "eterizados". A rude natureza molecular da planta física foi separada de suas qualidades etéricas ou energeticamente sutis usando a água como veículo intermediário da armazenagem. É por isso que quanto mais alta a diluição, maior a potência do remédio homeopático. Quanto mais alta a potência homeopática, menor o conteúdo molecular e, conseqüentemente, mais etéricas as características do remédio.

Uma outra abordagem vibracional, representando uma ramificação radical da medicina herbática, baseia-se na administração de essências florais. Tal como no caso dos remédios homeopáticos, a preparação dessas essências depende das propriedades que permitem à água armazenar energia sutil. As essências florais também utilizam os atributos sutis da luz solar para deixar gravadas na água as propriedades vibracionais das flores. As essências são usadas de forma diferente dos remédios homeopáticos e produzem efeitos energéticos em níveis muito mais elevados do que os que estudamos até agora. (As essências florais e seus efeitos serão tratados num capítulo à parte no final deste livro.) Os clínicos que usam essências florais receitam seus medicamentos de acordo com outros princípios da medicina vibracional que não a Lei da Similitude (que orienta o procedimento dos médicos homeopatas). Como podem atuar em níveis energéticos mais elevados, as essências florais de uma dada planta muitas vezes produzem efeitos terapêuticos muito diferentes dos remédios homeopáticos preparados com folhas da mesma planta. Isto tende a confirmar a hipótese de que diferentes partes da mesma planta podem conter diferentes propriedades energéticas.

Um conceito fundamental que devemos ter sempre em mente em qualquer discussão a respeito de remédios homeopáticos e essências florais é que a diversidade da natureza esconde muitos agentes de cura que ainda estão por serem descobertos e plenamente estudados. A farmacoterapia transformou-se na ramificação cientificamente mais aceitável da medicina herbórea porque se baseia na lógica newtoniana das interações moleculares. O problema com a validação dos mecanismos energéticos dos agentes homeopáticos é que, no atual estágio de desenvolvimento das tecnologias médicas, as energias sutis, responsáveis pelos seus efeitos terapêuticos, são difíceis de medir. Além do mais, para que se possa compreender a eficácia dos remédios homeopáticos no tratamento das doenças, é preciso aceitar os conceitos energéticos sutis a respeito da saúde e da doença. O fato de a medicina ortodoxa somente poder aceitar dados médicos consistentes e os modelos convencionais da patofisiologia, faz com que os médicos modernos tenham dificuldade para aceitar a idéia de que microdoses de alguma coisa qualquer possam ter eficácia terapêutica.

Utilizando-se o princípio da potencialização via diluição e sucussão, pode-se preparar remédios homeopáticos a partir de praticamente qualquer substância, seja ela orgânica ou inorgânica. As propriedades de absorção de energia sutil exibidas pela água tornam possível a extração de qualidades vibracionais específicas, as quais podem ser usadas para recobrir comprimidos de lactose para posterior administração aos pacientes. Muitos dos remédios usados pelos médicos homeopatas são na verdade derivados de substâncias inorgânicas. Cada remédio contém as propriedades vibracionais específicas do material básico numa forma potencializada para o tratamento homeopático. A Lei da Similitude é usada pelos médicos para combinar as queixas do paciente com um remédio que produza os mesmos sintomas. Dessa maneira, o médico homeopata consegue obter empiricamente a melhor correspondência de freqüência vibracional entre o paciente e a cura. Somente a combinação correta de freqüências será eficaz na homeopatia. Ao fornecer a freqüência apropriada de energia sutil, o remédio homeopático faz com que os sistemas energéticos do corpo ressoem no modo vibracional correto. Quando o corpo é, dessa forma, energeticamente ativado, isso o ajuda a eliminar a toxicidade da doença.

> Os remédios homeopáticos são produzidos a partir de material inorgânico mais denso, ao passo que as essências florais têm uma concentração muito mais elevada de força vital. Os remédios homeopáticos muitas vezes reproduzem vibracionalmente a doença física para fazer o corpo retornar a um estado de equilíbrio. Embora a homeopatia unifique os corpos sutis, ela ainda assim atua no nível vibracional da estrutura molecular. A homeopatia é uma ponte entre a medicina tradicional e a medicina vibracional.[12]

O importante é que está começando a ser desenvolvido um modelo para a compreensão dos métodos "alternativos" de cura. A compreensão do funcionamento desses sistemas de cura por parte do cientista espiritual dependerá de um conhecimento prático da anatomia energética sutil do ser humano. O corpo etérico é apenas um dos muitos níveis de *input* para dentro dos nossos sistemas de energia sutil. Como esses componentes estão intimamente ligados ao corpo físico, as terapias que atuam sobre os níveis energéticos superiores podem eventualmente passar para níveis inferiores e afetar a estrutura física celular.

O modelo newtoniano de medicina não explica e tampouco acredita nesses outros sistemas energéticos. É muito mais fácil negar a eficácia dos sistemas alternativos de cura, sob a alegação de que cientificamente eles não fazem sentido, do que ampliar um modelo ultrapassado de compreensão do universo para incluir nele os fenômenos energéticos superiores. Fenômenos como a medicina homeopática e a cura de doenças pela imposição das mãos submetem à consideração da ciência observações repetíveis que não podem ser invalidadas por meio de explicações. Eles não podem ser todos casos de delírios ou mistificação, como querem os críticos de espírito científico.

Não se pode invocar o efeito placebo para explicar todas as interações curativas que a ciência não consegue explicar. O efeito placebo demonstra a existência dos poderes curativos ocultos da mente (dependentes da fé do paciente), os quais são enormemente subestimados pelos médicos. O trabalho do Dr. Grad mostrou que os efeitos da crença poderiam ser separados dos verdadeiros eventos energéticos sutis que ocorrem entre o curandeiro e o paciente. Embora desconhecido de muitos, o trabalho de Grad a respeito da cura pelo toque das mãos foi reconhecido e Grad recebeu um prêmio da Fundação CIBA: paradoxalmente, uma organização científica fundada por um grande laboratório farmacêutico!

Somente nas últimas poucas décadas a tecnologia evoluiu o suficiente para que cientistas esclarecidos como o Dr. Grad iniciassem o processo de validação e mensuração desses sistemas de energia sutil. Com tempo e esforço, eles conseguirão dissipar a aura de mistificação que paira sobre as pessoas que praticam essas terapias vibracionais. O restante deste livro será dedicado à tarefa de construir um modelo através do qual a homeopatia e outros sistemas de cura ainda mais estranhos poderão ser aceitos e reconhecidos pelas suas contribuições para uma melhor compreensão dos homens enquanto seres multidimensionais.

Pontos Fundamentais a Serem Recordados

1. A abordagem farmacocinética utiliza quantidades cuidadosamente dosadas de medicamentos para influenciar os sistemas físico/celular do corpo. O modelo farmacocinético baseia-se nas interações newtonianas no nível molecular, as quais podem ser exemplificadas pela ligação droga-receptor no nível da membrana celular, cuja intensidade é proporcional à dose do medicamento.

2. A abordagem homeopática utiliza diminutas quantidades de substâncias medicinais para produzir alterações fisiológicas terapêuticas através de interações com os campos energéticos sutis.

3. Nos remédios homeopáticos, a assinatura energética de uma substância medicinal é primeiramente transferida para um solvente, como a água, e depois para um comprimido neutro de lactose. É a assinatura vibracional da substância, e não as suas propriedades moleculares que são utilizadas para os propósitos de cura.

4. Na homeopatia, quanto mais diluída for a concentração molecular de um remédio, maior será a sua potência. Isso contrasta nitidamente com o modelo farmacocinético centrado no uso de drogas, no qual há uma maior potência em concentrações moleculares mais elevadas.

5. A homeopatia baseia-se na Lei da Similitude, de acordo com a qual um remédio é escolhido pela sua capacidade de reproduzir os sintomas apresentados por uma pessoa doente num indivíduo normal e sadio. Fazendo-se corresponder o quadro de sintomas do paciente com a descrição previamente conhecida dos efeitos do remédio em indivíduos sadios, pode-se obter uma combinação vibracional correta entre o paciente e o remédio.

6. Na homeopatia, um remédio é escolhido com base na sua capacidade de estimular e reequilibrar o corpo físico proporcionando-lhe uma dose de energia sutil da freqüência necessária. Se a freqüência do remédio combinar com o estado de doença do paciente, uma ressonante transferência de energia permitirá que o sistema bioenergético do paciente realmente assimile a energia necessária, livre-se das toxinas e desloque-se rumo a um novo ponto de equilíbrio de saúde.

Capítulo III

Os Primórdios das Abordagens Médicas Energéticas:

O NASCIMENTO DA MEDICINA VIBRACIONAL

Em determinadas subespecialidades da medicina convencional está sendo atualmente construída a base que permitirá a substituição da abordagem farmacocinética newtoniana pela cura energética einsteiniana. A troca da terapia farmacológica e cirúrgica convencional pela cura eletromagnética representa o início de uma revolução na consciência da classe médica. Na Nova Era que se avizinha, os médicos/curandeiros começarão a compreender que o organismo humano é constituído por uma série de campos de energia multidimensionais interativos.

A visão dos sistemas vivos a partir de uma perspectiva energética nos proporcionará o impulso evolutivo necessário para a realização de grandes avanços na compreensão médica das dimensões superiores da saúde e da doença humanas. Novos métodos de diagnóstico rápido irão tornar-se disponíveis. Serão criados novos sistemas especializados de cura energética, os quais se mostrarão menos tóxicos e mais eficazes do que as abordagens cirúrgica e farmacológica atualmente aceitas. Lenta e cuidadosamente, os médicos vêm abandonando o velho modelo newtoniano-mecanicista da medicina em favor de uma apreciação eletromagnética da vida. Para compreendermos a transição do pensamento médico newtoniano para o ponto de vista einsteiniano precisamos reconstituir o desenvolvimento histórico das aplicações do eletromagnetismo na medicina.

A Descoberta e o Desenvolvimento dos Raios X:
Os primeiros Modelos Médicos de Uso de Energia para
Diagnóstico e Tratamento

Uma descoberta que contribuiu para o aperfeiçoamento da medicina moderna e abriu novas janelas para uma observação mais profunda da anatomia humana foi a da possibilidade de utilização dos raios X para a realização de diagnósticos. Os raios X nos permitiram enxergar um mundo antes oculto no interior do corpo humano. Junto com o desenvolvimento de aparelhos de diagnóstico baseados no uso dos raios X ocorreu uma evolução nos nossos conhecimentos relativos à biofísica das radiações eletromagnéticas. Os primeiros experimentos feitos com campos magnéticos levaram os pesquisadores a deixar um pouco de lado o mundo das reações físico-químicas celulares, trocando-o pelo dos sistemas biológicos em contínua interação com um ambiente radiacional. A aplicação dos raios X para diagnóstico transformou numa coisa corriqueira a utilização de campos eletromagnéticos na medicina. Os raios X nos permitiram estender a nossa visão para uma nova esfera de freqüência, expandindo assim nossas capacidades perceptivas para além dos seus alcances normais.

Todavia, junto com essa extraordinária dádiva que nos permitiu perscrutar o interior do corpo humano, vieram os efeitos colaterais destrutivos da radiação. Ironicamente, madame Curie, a descobridora do rádio, morreu em conseqüência dos efeitos deletérios da radiatividade. No final das contas, porém, os raios X acabaram sendo utilizados para fins terapêuticos e se transformaram numa poderosa arma contra doenças como o câncer. A radiologia terapêutica (e sua subespecialidade, a radiologia oncológica) se desenvolveram a partir dessas primeiras descobertas. A radiologia terapêutica é uma disciplina que se baseia no conhecimento do modo como as radiações eletromagnéticas afetam as células vivas. Quando essas radiações são aplicadas ao tratamento do câncer, a questão do dano causado às células é de importância fundamental. Para que os médicos possam aplicar uma dose de radiação terapêutica a um tumor maligno eles precisam conhecer não apenas os efeitos da energia sobre o câncer mas também a tolerância à radiação dos tecidos normais em torno do tumor.

A procura de meios para direcionar essa energia especificamente para as células anormais levou os especialistas em radiação oncológica a procurarem formas mais exóticas de emissão de energia. Partindo da máquina de cobalto simples e chegando ao acelerador linear, os novos meios de emissão de doses terapêuticas de energia tornaram-se cada vez mais sofisticados. Mas os raios X constituem apenas uma parte do processo de transição para o uso de energia na medicina. Um estudo dos usos terapêuticos da eletricidade complementa o nosso modelo de compreensão e tratamento dos seres humanos a partir de uma perspectiva energética.

Eletroterapia:
Da Eliminação da Dor à Cura de Fraturas

O uso terapêutico da eletricidade não é recente na medicina. Desde a antiguidade tem-se tentado usar a eletricidade para curar doenças. Diversos compêndios médicos antigos, por exemplo, mencionam o uso de peixes elétricos e de enguias como formas aceitas de terapia. O tratamento recomendado envolvia a aplicação de peixes elétricos diretamente no corpo do paciente. Verificou-se que a tosca porém eficaz emissão de uma descarga elétrica para o corpo humano tinha valor terapêutico numa variedade de condições. Somente no século XX a eletricidade tornou-se prontamente disponível, permitindo que suas aplicações terapêuticas pudessem ser amplamente exploradas.

Uma aplicação da eletroterapia desenvolvida recentemente é o uso da estimulação elétrica para aliviar a dor. Os primeiros aparelhos, tais como os Estimuladores da Coluna Dorsal, projetados pelo Dr. Norman Shealy,[1] um neurocirurgião do Wisconsin, foram implantados no interior da medula espinal de pacientes vítimas de dores rebeldes a qualquer tratamento. Esta poderia ser considerada uma abordagem ao mesmo tempo newtoniana (cirúrgica) e einsteiniana (energética). Coluna dorsal é o nome dado aos longos feixes nervosos existentes no interior da medula espinal, os quais transmitem sensações de dor e informações sensoriais do corpo para o cérebro. A explicação geralmente aceita para a eficácia desses eletroestimuladores espinais está relacionada com uma teoria proposta para a compreensão da analgesia produzida por acupuntura. A assim chamada "Teoria do Portão de Controle", proposta por Melzack e Wall,[2] sugere que a estimulação acupuntural dos nervos periféricos num nível *acima* da entrada do impulso doloroso na medula espinal provoca o fechamento de um portão de retransmissão da dor. Os impulsos nervosos elétricos que passam por esse "portão" transportam a sensação de dor e outras informações sensoriais até o cérebro. Com o fechamento do portão, os impulsos dolorosos são impedidos de subir até o sistema nervoso central, onde são interpretados. Quando implantado num nível da medula espinal situado acima da entrada dos impulsos dolorosos, o Estimulador da Coluna Dorsal fecha eletricamente o portão e bloqueia a transmissão das mensagens dolorosas para o cérebro.

A eletroestimulação da medula espinal deu um passo à frente com a criação de sistemas terapêuticos conhecidos como aparelhos ENT (Estimuladores Nervosos Transcutâneos).* Baseados no mesmo princípio da Teoria do Portão de Controle, esses aparelhos elétricos produzem impulsos elétricos fracos que chegam até eletrodos colocados na pele, estimulando os nervos cutâneos que transportam informações sensoriais, via medula espinal, até o cérebro. Em lugar de interagir com o mecanismo de portão por meio de um sistema implantado na medula espinal, os aparelhos ENT conseguem bloquear a condução dos impulsos dolorosos através da estimulação dos nervos cutâneos que entram na coluna em níveis situados acima dos pontos de entrada dos impulsos dolorosos. A aplicação de correntes elétricas à pele, para o controle da dor, representa um procedimento mais simples e seguro do que a realização de uma neurocirurgia. Os eletroestimuladores ENT colocam ao nosso alcance um tratamento puramente energético para os sintomas da dor física e constituem um sistema de tratamento que transcende a farmacoterapia e a cirurgia convencionais.

A pesquisa voltada para o controle da dor através de aparelhos ENT resultou numa interessante descoberta. Os pesquisadores verificaram que as correntes elétricas fracas aplicadas à pele poderiam controlar a dor de forma mais eficaz se os eletrodos fossem colocados em determinadas regiões da pele. Essas áreas especiais, como posteriormente se verificou, eram os clássicos pontos de acupuntura nos quais a estimulação com a tradicional agulha de acupuntura também produzia alívio da dor. Depois disso, ficou demonstrado que a analgesia obtida através da acupuntura era, ao menos parcialmente, mediada pela liberação, no sistema nervoso central, de substâncias analgésicas naturais conhecidas como *endorfinas.*[3]

As endorfinas, morfinas produzidas endogenamente, são os analgésicos opiáceos do próprio cérebro. Verificou-se que essas substâncias químicas, descobertas apenas em meados da década de setenta, eram um analgésico poderoso. Drogas como a morfina e a heroína têm efeitos analgésicos sobre o sistema nervoso porque se ligam aos receptores "opiáceos" especializados existentes no cérebro. Existem muitos receptores opiáceos ao longo dos circuitos cerebrais que transmitem a dor. A ativação desses receptores pelas

---

* Em inglês TNS = Transcutaneous Nerve Stimulators. (N.T.)

endorfinas produzidas internamente ou por narcóticos ministrados externamente inibem a transmissão dos impulsos dolorosos para o sistema nervoso central. Os antagonistas de narcóticos, como a naloxona, por exemplo, conseguem inibir os efeitos das endorfinas, bloqueando a capacidade de elas se ligarem a esses receptores opiáceos. As experiências têm demonstrado que agentes bloqueadores de endorfinas, tais como a naloxona, reduzem a eficácia da analgesia induzida por agulhas de acupuntura ou por eletroestimulação de *baixa freqüência* dos pontos de acupuntura. Os resultados desses experimentos sugerem que o alívio da dor obtido pela acupuntura clássica, que utiliza agulhas, ou pela eletroestimulação dos pontos de acupuntura envolvem a liberação de endorfinas no sistema nervoso. Mas as endorfinas não explicam tudo. Curiosamente, a estimulação elétrica de *alta freqüência* dos pontos de acupuntura, visando o alívio da dor, parece ser relativamente *pouco afetada pela naloxona*, embora seja inibida pela administração de antagonistas da serotonina.

Os mecanismos do portão espinal e a manipulação de substâncias neuroquímicas, tais como as endorfinas e a serotonina, acrescentam novos fragmentos para a solução do complexo quebra-cabeça representado pelo sucesso da eletroterapia na supressão da dor. Essas abordagens elétricas procuram ativar os extraordinários mecanismos corporais de cura e de alívio da dor. Qualquer que seja a explicação, a modulação e o direcionamento especializado da eletricidade através de sistemas ENT demonstram a capacidade de os médicos manipularem um grande espectro de energias eletromagnéticas e utilizá-las na cura e no alívio dos sofrimentos.

Talvez a aplicação mais revolucionária da eletroterapia seja a estimulação da capacidade inata do corpo para a regeneração dos tecidos. Pesquisas realizadas primeiramente pelo Dr. Robert O. Becker, um ortopedista de Nova York, nos proporcionaram fascinantes informações a respeito do modo como correntes elétricas presentes no interior do sistema nervoso mediam a regeneração dos tecidos. A aplicação mais comum dos resultados dessa pesquisa tem sido na área da aceleração da cura de fraturas ósseas através de campos magnéticos aplicados externamente.

O trabalho original de Becker tratava de um fenômeno conhecido como "corrente de lesão". Um exemplo dessa corrente de lesão é o potencial elétrico que pode ser medido através do coto de um membro amputado de um animal experimental. Becker descobriu que podia remover cirurgicamente o membro de um animal e medir as alterações nos potenciais elétricos do coto nos dias subseqüentes, durante o processo de cura e regeneração. Ao estudar o complexo processo de regeneração dos tecidos, Becker examinou as diferenças existentes entre os mecanismos de regeneração nas rãs e nas salamandras. As rãs e as salamandras estão em estágios evolutivos diferentes; assim, as salamandras podem regenerar completamente os membros amputados, ao passo que as rãs não têm essa capacidade. As rãs parecem ter perdido esse potencial evolutivo em algum lugar ao longo de sua ascensão genética pela árvore genealógica dos anfíbios. Becker estava profundamente interessado nas pequenas diferenças elétricas entre as correntes de lesão medidas nos cotos de salamandras, que podiam dar origem a novos membros, e nas partes correspondentes das rãs, que não tinham a capacidade de fazer isso.

Becker amputou cirurgicamente os membros de salamandras e de rãs e, em seguida, usou eletrodos para medir os potenciais elétricos no local de regeneração dos tecidos. As rãs representaram um potencial elétrico positivo, o qual gradualmente, tornava-se neutro à medida que o coto ia sarando. As salamandras, porém, depois de produzirem inicialmente um potencial positivo semelhante ao das rãs, *apresentaram uma reversão na polaridade e geraram um potencial negativo.* Esse potencial de lesão negativo voltou gradualmente a tornar-se neutro ao cabo de um certo número de dias, à medida que a salamandra produzia um novo membro.

Diagrama 8
MONITORAÇÃO DA CORRENTE DE LESÃO NUMA AMPUTAÇÃO EXPERIMENTAL

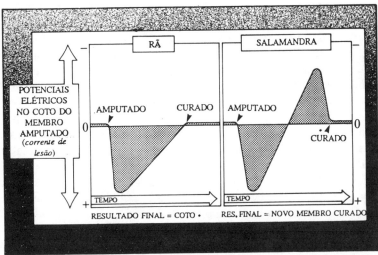

A única diferença aparente entre as duas correntes de lesão era que a salamandra, um animal, podia produzir um novo membro, apresentava uma alteração no potencial elétrico, passando de positivo para negativo. Becker teve vontade de saber se a produção artificial de um potencial negativo através do coto da rã afetaria o resultado final. Ele fez isto e, para a sua surpresa, *a rã produziu um membro inteiramente novo!*[4]

A idéia de se usar a eletroestimulação para induzir a regeneração de membros ou órgãos é uma concepção revolucionária. Não se pode dizer por enquanto se a estimulação elétrica afeta primordialmente os mecanismos de regeneração celulares ou se libera o potencial holográfico do corpo etérico. Becker tentou utilizar as técnicas de Kirlian para fotografar o correspondente animal do Efeito da Folha Fantasma em membros animais depois da amputação. Infelizmente, suas tentativas nessa área até hoje não foram bem-sucedidas. As possíveis razões para isto serão examinadas mais adiante neste livro, quando examinarmos com mais detalhes as implicações dos sistemas fotográficos Kirlian.

O trabalho de Becker também levou à descoberta de novos mecanismos de transmissão de informações no sistema nervoso, dos quais talvez façam parte um laço de realimentação curativo. Esse sistema parece envolver a rede de células gliais e de Schwann que circunda a maioria dos nervos do corpo. As células de Schwann formam uma bainha isolante em torno da maior parte dos nervos periféricos. Os corpos das células de Schwann são separados a intervalos regulares por pequenas fendas (chamadas de nódulos de Ranvier), ao longo das quais os potenciais de ação se propagam. (Os potenciais de ação são os impulsos elétricos nervosos que viajam ao longo das fibras nervosas ou axônios, transportando mensagens). Inicialmente pensava-se que as células gliais e de Schwann tinham unicamente a função de alimentar os nervos adjacentes. O trabalho de Becker, porém, sugere que ambos os tipos de células podem transmitir informações. Os estudos de Becker também indicam que as informações são transmitidas pelas células gliais e de Schwann por meio de lentas alterações analógicas na corrente direta e não através de modificações rápidas no código digital de pulsações dos potenciais de ação, como tradicionalmente tem sido observado na transmissão dos impulsos nervosos.[4, 5]

As importantes descobertas do Dr. Becker e, mais recentemente, do Dr. Andrew Bassett,[6] resultaram numa grande disseminação do uso de aparelhos eletromagnéticos para acelerar a cura de ossos fraturados. Os primeiros estudos feitos em animais utilizaram o implante cirúrgico de eletrodos em membros de cavalos com ossos quebrados. Os eletrodos, ligados a uma fonte especial de alimentação, eram implantados no interior dos ossos e emitiam correntes elétricas fracas, em forma de impulsos, através do local da fratura. A obtenção de notáveis curas de fraturas difíceis em animais levou à aplicação bem-sucedida dessa técnica em seres humanos, especialmente em situações nas quais a amputação de um membro pela ausência de união das fraturas constituía a única alternativa. Assim como no caso do Estimulador da Coluna Dorsal, o implante cirúrgico dos eletrodos mostrou-se desnecessário. A aplicação externa de campos eletromagnéticos de baixa intensidade através do local da fratura parece ser suficiente para a obtenção dos benefícios desejados. Eletrodos especializados são colocados sobre o aparelho de gesso por períodos de semanas ou meses, em geral durante as horas de sono, até que os raios X indiquem uma cura completa.

Algumas das notáveis descobertas que surgiram a partir desses estudos a respeito de regeneração de tecidos derramaram uma nova luz nos mecanismos "energéticos" celulares de cura e regeneração. Becker foi um pioneiro do recém-desenvolvido campo da "bioeletrônica". Ele estudou os mecanismos celulares, considerando-os como sistemas cibernéticos e eletrônicos, e descobriu que, no nível de uma célula individual, microcristais e outros elementos celulares podem estar envolvidos na modulação de correntes elétricas intracelulares, de maneira semelhante ao que acontece num circuito semicondutor. Pode-se considerar que certos elementos celulares, como as membranas, por exemplo, atuam como capacitores. Outras estruturas internas, incluindo os mitocôndrios e suas cadeias transportadoras de elétrons, podem ser encaradas como minúsculas pilhas ou fontes de energia elétrica. Isso significa que pode haver sistemas eletrônicos de comutação e transmissão dentro das células e entre elas.

Nas condições biológicas atuais, o desenvolvimento de corpos vivos orienta-se desde o início pela semicondutividade unicelular, como uma matriz piezelétrica viva. Os tecidos primitivos básicos (células glia, satélite e de Schwann) dão sustentação aos neurônios no sistema humano, cuja fonte primária de alimentação é de natureza elétrica. Isso tornou-se especialmente evidente no crescimento ósseo em resposta a tensões mecânicas e a fraturas, demonstrando ter características de sistemas elétricos de controle.

A estimulação da regeneração de cartilagens através de correntes magnéticas, a restauração parcial de membros por meio de correntes diretas de baixa densidade, a estimulação do crescimento dos ossos por campos elétricos, a inibição do crescimento de tumores implantados em mamíferos com o uso de correntes elétricas — tudo isso pertence ao campo da eletromedicina. A eletromedicina é a ciência que tira proveito das energias eletrofisiológicas celulares através da utilização do campo eletromagnético apropriado.[7]

Os controles da replicação celular talvez envolvam também esses mecanismos bioeletrônicos de comutação. O câncer é um bom exemplo de doença na qual a replicação celular se desregula e ocorre uma maciça reprodução de células cancerosas anormais. Estudos sobre os efeitos da eletricidade em tumores (melanoma B-16) implantados em ratos, realizados na Faculdade de Medicina Monte Sinai, sugeriram que correntes elétricas podem intensificar os efeitos anticancerígenos da quimioterapia convencional. A sobrevida de ratos portadores de melanoma submetidos a correntes elétricas especiais e à quimioterapia foi quase duas vezes mais longa que a de ratos em idênticas condições expostos apenas à quimioterapia.[8] Albert Szent-Gyorgyi, o descobridor da vitamina C, está pesquisando as implicações do modelo bioeletrônico para a compreensão do câncer. Szent-Gyorgyi acha que o problema com o câncer não é o fato de as células se reproduzirem, visto que a reprodução é um fenômeno natural. A anormalidade das células cancerosas talvez esteja relacionada com defeitos nos mecanismos eletrônicos de comutação, os quais não conseguiriam interromper o processo de replicação. Os experimentos com ratos portadores de melanoma sugerem que as correntes elétricas e os campos eletromagnéticos talvez tenham a capacidade de influenciar esses mecanismos eletrônicos de comutação, constituindo-se numa abordagem energética para o tratamento do câncer.

Outro cientista que pesquisa as abordagens eletrônicas para o tratamento do câncer é o Dr. Bjorn Nordenstrom, chefe do departamento de Diagnóstico Radiológico do Instituto Karolinska de Estocolmo. Ao longo das últimas décadas, o Dr. Nordenstrom estudou o uso de aplicações especiais de correntes elétricas para tratamento do câncer. Em certo número de pacientes, o Dr. Nordenstrom conseguiu obter a cura completa de diversos tipos de câncer.[9, 10] Além disso, Nordenstrom é reconhecido como uma das primeiras pessoas em todo o mundo a realizar biópsias do pulmão utilizando um aparelho de raios X para orientar o posicionamento da agulha. Ele utilizou os raios X de forma semelhante para ajudar na colocação de eletrodos constituídos por agulhas de platina no interior de tumores pulmonares isolados. Correntes elétricas com intensidade de até 10 volts eram a seguir aplicadas nos eletrodos de platina durante variados períodos de tempo. Utilizando esses sistemas de eletroterapia, Nordenstrom conseguiu produzir a regressão de tumores e a cura completa num significativo número de casos considerados intratáveis por meio de terapias anticâncer convencionais.

Nordenstrom postulou a existência de diversos mecanismos para explicar por que a eletroterapia podia obter sucesso na eliminação dos tumores. Ele descobriu que os glóbulos brancos do sangue tinham uma carga elétrica negativa. Nordenstrom sugeriu que esses linfócitos — que atacavam as células cancerosas — eram atraídos para o local do tumor pelas cargas elétricas positivas dos eletrodos de platina colocados no centro da lesão metástica. Um segundo eletrodo negativo é colocado no tecido normal em torno do tumor. O campo elétrico assim produzido induz alterações iônicas nos tecidos e o acúmulo de ácidos no local do tumor, o que prejudica as células cancerígenas. Esses efeitos são semelhantes ao acúmulo de ácido nos eletrodos de uma bateria de automóvel. A acidez mais elevada também destrói localmente os glóbulos vermelhos ou danifica a sua hemoglobina, privando as células cancerígenas do oxigênio vital. Além do mais, Nordenstrom aventou a possibilidade de que o campo elétrico positivo retire água do tumor, reduza o seu tamanho e provoque um inchaço nos tecidos circundantes. Esse tecido inchado pressionaria os vasos sangüíneos locais, bloqueando o fluxo de sangue para o tumor.

Os novos modelos para a compreensão das doenças, tais como o modelo bioeletrônico, talvez nos proporcionem novas e extraordinárias maneiras de reverter o desenvolvimento das doenças através de intervenções no nível celular básico, onde estão as suas causas. Embora assemelhe-se, de certa forma, ao modelo alopático da interação entre drogas e receptores, o modelo bioeletrônico pode nos proporcionar métodos exclusivamente energéticos para o tratamento de doenças no nível celular. Seria possível que os campos eletromagnéticos — tal como são utilizados para acelerar a cura de fraturas, destruir células cancerosas e ajudar na recuperação dos tecidos — sejam eficazes por fazerem uso dos mecanismos bioeletrônicos de defesa e regeneração existentes no interior das células? Ao menos no nível do tecido físico, isso provavelmente é o que acontece.

Curiosamente, a freqüência da energia utilizada no tratamento parece ser fundamental para o sucesso da terapia. Em relação à cura de ossos fraturados, os pesquisadores descobriram que é de crucial importância a freqüência dos campos eletromagnéticos pulsáteis aos quais o osso é exposto. Mesmo uma pequena alteração na freqüência pode significar a diferença entre fazer com que os osteócitos depositem uma nova matriz de cálcio ou reabsorvam e removam o osso. Assim, uma ligeira diferença na freqüência da energia aplicada pode fortalecer ou prejudicar o tecido ósseo.

Além do uso de campos eletromagnéticos para aliviar a dor, reduzir tumores e acelerar a união de ossos quebrados, existem outras formas de tratamento que utilizam apenas campos magnéticos para a obtenção de curas. Há pouco tempo, médicos poloneses comprovaram a eficácia do uso de campos magnéticos de alta freqüência para o tratamento de artrite reumatóide e degenerativa.[11] Estudos realizados no Hospital Sniadecki, de Wloszczowa, Polônia, confirmaram que a terapia com campos magnéticos constitui um novo e importante acréscimo aos métodos fisioterapêuticos para o tratamento da artrite. Na maioria dos casos, a terapia com campos magnéticos foi capaz de diminuir a intensidade da dor, reduzir o inchaço e melhorar a mobilidade das articulações.

Ao longo de um período de dois anos, reumatologistas e especialistas em reabilitação trataram 189 pacientes sofrendo de artrite reumatóide (AR) e de doenças degenerativas nas articulações (DDA) usando campos magnéticos pulsáteis de alta freqüência produzidos por um aparelho Terapuls GS-200, de fabricação polonesa. A dose aplicada variou de paciente para paciente, dependendo do tamanho da articulação, da espessura da camada de gordura que a recobria e das particularidades do desenvolvimento da doença em cada indivíduo. Os pacientes receberam de uma a duas aplicações de 20-25 minutos por dia durante cerca de dez a quinze sessões. Os pesquisadores descobriram que 73% dos pacientes com AR e 67% dos pacientes com DDA apresentaram melhoras significativas depois da terapia magnética, ao passo que no grupo de controle, tratado apenas com diatermia de ondas curtas, somente 44,6% dos pacientes haviam melhorado. Pesquisadores europeus, indianos e norte-americanos também relataram ter obtido sucesso com o uso de diferentes formas de terapia para o tratamento de diversas doenças. Conforme iremos ver em outros capítulos, a eficácia curativa dos campos magnéticos tem notáveis implicações para as formas menos convencionais de terapia energética.

O advento da eletromedicina e da terapia com campos magnéticos não só colocou ao nosso alcance novas maneiras de tratar a dor e as doenças, como também nos proporcionou novos conhecimentos a respeito dos mecanismos celulares de cura. Trata-se apenas de uma mudança gradativa na qual o modelo alopático tradicional, que recomenda o uso de drogas e a realização de cirurgias para o tratamento das doenças humanas, é substituído por uma abordagem mais energética. As aplicações da energia eletromagnética no tratamento das doenças humanas, acima mencionadas, talvez comecem a despertar a atenção dos cientistas do *establishment* médico para as possibilidades da cura pela energia. Quando começarmos a estender a nossa compreensão a respeito do espectro das energias conhecidas ficará claro que muitas das assim chamadas "áreas marginais" da medicina estão na verdade aplicando princípios ligeiramente diferentes da "medicina energética". *As energias que estão sendo utilizadas aqui, porém, são as energias sutis da própria força vital e suas diversas oitavas e harmônicos.*

A chave para se convencer os cientistas da existência e aplicabilidade dessas energias vitais sutis podem muito bem estar relacionada com o considerável problema de torná-las detectáveis para estudo e diagnóstico. Embora a fotografia Kirlian tenha uma utilidade potencial no diagnóstico de doenças, em seu atual estágio de desenvolvimento ela está longe de ser amplamente aceita pela maioria dos médicos. No âmbito da medicina convencional estão sendo desenvolvidos métodos de diagnóstico que poderão, a seu tempo, atender a essa necessidade. Para compreendermos como isso está acontecendo precisaremos retornar ao ponto de partida deste capítulo e à descoberta e aplicação dos raios X.

Novas Aplicações dos Raios X: O Desenvolvimento do Tomógrafo Axial Computadorizado

Os primeiros métodos de emprego dos raios X para a visualização de ossos no interior do organismo utilizavam simples tubos de raios X, colocados acima do corpo, e uma tela fluorescente ou chapa fotográfica na parte de trás. Com o aperfeiçoamento dos aparelhos e a possibilidade de um controle mais preciso da emissão dos raios X, os médicos adquiriram maior flexibilidade e domíno sobre a dose de radiação do que anteriormente era possível. Além do mais, as imagens projetadas sobre as telas fluorescentes, inicialmente fracas, puderam ser avivadas por intensificadores eletrônicos de imagens, tornando possível assim o uso prático do fluoroscópio para observação dos movimentos em tempo real. As imagens dos ossos, porém, vistas em contraste com os quase transparentes tecidos permaneciam as mesmas — a não ser quando se utilizava um veículo especial de contraste para realçar tecidos moles, tais como vasos sangüíneos ou o aparelho gastrointestinal.

O mais revolucionário desenvolvimento na área do diagnóstico por imagens talvez tenha surgido a partir da combinação da tecnologia computacional com as fontes de raios X. O tomógrafo axial computadorizado emite um tênue feixe de raios X para dentro do indivíduo que estiver sendo submetido ao exame. O feixe faz um lento giro de 360º em torno do indivíduo e tira uma rápida "fotografia" a partir de todos os ângulos. Um computador acoplado ao aparelho analisa matematicamente e junta as diversas "fotografias" para reconstituir uma imagem que se assemelha a uma seção transversal do corpo humano. Os tomógrafos computadorizados mais modernos produzem imagens que permitem visualizar a região do corpo submetido ao exame como se ela fosse dividida em delgadas fatias. As imagens produzidas incluem os tecidos moles, antes quase invisíveis para os aparelhos de raios X. O advento da tomografia computadorizada revolucionou o diagnóstico na neurologia. Anteriormente, existiam apenas métodos indiretos de visualização do cérebro e, às vezes, havia necessidade de se fazer uma neurocirurgia exploratória. Como a tomografia computadorizada nos permite examinar os tecidos do cérebro e do corpo, torna-se possível um diagnóstico mais fácil e precoce de diversos tumores e anormalidades estruturais nos tecidos.

As metodologias matemáticas e computacionais que se desenvolveram a partir da construção do tomógrafo computadorizado parecem ser ainda mais importantes do que o próprio aparelho. Agora é possível transformar dados analíticos obtidos a partir de diferentes equipamentos exploratórios em reconstituições de partes do corpo como, por exemplo, uma cabeça.

Enquanto os tomógrafos computadorizados de raios X podem exibir imagens bastante detalhadas apenas dos ossos e das estruturas constituídas por tecidos moles, os novos aparelhos de exploração têm a capacidade de evidenciar as funções fisiológica e celular. Dentre os aparelhos desenvolvidos a partir dessa nova tecnologia, o primeiro a gerar informações úteis a respeito do funcionamento celular básico do tecido cerebral foi o tomógrafo de emissão de pósitrons. Este aparelho é resultado da combinação de duas tecnologias de diagnóstico distintas: a medicina nuclear e a tomografia computadorizada. Na medicina nuclear, substâncias radioativas de vida curta e que apresentam a propriedade de se concentrarem ativamente num determinado órgão do corpo (como na tireóide ou no fígado, por exemplo) são injetadas por via intravenosa em pacientes que irão submeter-se ao exame. Depois disso, o paciente é levado para perto de um detector de cintilação, o qual mede a emissão de partículas radioativas pelos rastreadores localizados no órgão em questão. O detector produz uma imagem plena bidimensional do contorno e da forma do órgão, dando o tamanho, a localização, etc.

A tomografia por emissão de pósitrons é utilizada basicamente no estudo do funcionamento do cérebro. Uma certa quantidade de glicose marcada radioativamente (o principal combustível do cérebro) é injetada no organismo por via intravenosa e absorvida pelo cérebro. A glicose radioativa emite pósitrons e, portanto, é a fonte de pósitrons nesse tipo de tomografia. Uma série de detectores de cintilação é colocada estrategicamente em torno da cabeça do paciente. Graças à adaptação de programas matemáticos de computação usados na tomografia de raios X, essa nova técnica consegue reconstituir a imagem de um corte transversal do cérebro com base nos pósitrons emitidos pela glicose radioativa que foi ativamente absorvida pelas células do cérebro. A quantidade de glicose utilizada varia de acordo com o grau de atividade das diferentes regiões do cérebro. *A tomografia por emissão de pósitrons produz, com base na atividade celular de diferentes partes do cérebro, uma imagem semelhante à de uma tomografia computadorizada da cabeça.* Com esse equipamento, os cientistas estão atualmente estudando diferenças na atividade regional do cérebro entre indivíduos normais e portadores de doenças mentais como esquizofrenia e psicose maníaco-depressiva. Em alguns casos, uma modificação no tratamento farmacológico, orientada pelos resultados da tomografia por emissão de pósitrons, produziu uma melhora no estado do paciente. Os cientistas também estão estudando as áreas do cérebro relacionadas com certas atividades como a leitura, o uso de uma ou outra mão e a audição da fala e da música. Enquanto os tomógrafos computadorizados nos proporcionam informações úteis a respeito de possíveis deformidades estruturais no tecido cerebral, a tomografia por emissão de pósitrons permite que os cientistas estudem as propriedades dinâmicas e funcionais da própria consciência humana.

Embora os resultados iniciais indiquem que a tomografia por emissão de pósitrons é uma técnica de grande valor, as limitações impostas pelo seu custo, tal como a necessidade de um acelerador linear para produzir a glicose radiativa, irão limitar a sua utilização generalizada para fins de diagnóstico no âmbito da comunidade psiquiátrica. O uso deste tipo de tomógrafo na pesquisa básica, porém, talvez possa confirmar a eficácia de determinadas drogas e outros tratamentos para a cura de doenças mentais.

Depois do advento da tomografia por emissão de pósitrons foram desenvolvidas novas substâncias radioativas. Agora existem, por exemplo, um marcador que se liga aos receptores de dopamina. Pela primeira vez na história da medicina, os elementos que constituem as células, tais como os receptores de dopamina — relacionados com a esquizofrenia e com distúrbios motores, como o mal de Parkinson — foram efetivamente visualizados no interior do cérebro vivo. Anteriormente, os componentes celulares eram estudados através do exame, feitos ao microscópio, de tecido cerebral especialmente tratado proveniente de cadáveres de pacientes que apresentavam uma determinada doença. A tomografia por emissão de pósitrons promete nos trazer novas e interessantes informações a respeito do cérebro. Todavia, há no horizonte uma nova técnica ainda mais promissora para a compreensão do corpo humano.

Formação de Imagens por Ressonância Magnética: Um Passo a mais Rumo à Compreensão do Corpo

Como já vimos, a tomografia computadorizada de raios X nos proporcionou pela primeira vez a possibilidade de visualizar uma seção transversal do corpo humano. Nos últimos anos testemunhamos a lenta incorporação de um novo equipamento aos departamentos de radiologia dos hospitais: um aparelho de formação de imagens por ressonância magnética. Três vezes mais caro do que o tomógrafo computadorizado, o qual pode substituir, o aparelho só recentemente obteve a aprovação do *Food and Drug Administration* dos Estados Unidos. À medida que os estudos preliminares a respeito do potencial de diagnóstico da formação de imagens por ressonância magnética começam lentamente a surgir na literatura médica, cresce o interesse e a excitação dos profissionais da área por essa nova técnica. A razão desse crescente interesse está na natureza das imagens corporais que esse novo equipamento é capaz de produzir. A formação de imagens por ressonância magnética possibilitou a visualização de tumores que não podiam ser detectados pela tomografia computadorizada convencional.

A formação de imagens por ressonância magnética é diferente de tudo o que foi discutido até aqui, pois não envolve o uso de raios X e nem tampouco a injeção de substâncias radioativas. A formação de imagens por ressonância magnética é um sistema que utiliza os agora familiares programas de computador da tomografia computadorizada para produzir imagens do corpo humano com base em suas reações a campos magnéticos de alta intensidade. Especialmente interessante é o fato de as imagens atualmente obtidas por este método se basearem na distribuição e nas propriedades estruturais da água presente nos tecidos humanos. O modo como o equipamento de formação de imagens por ressonância magnética consegue realizar essa proeza é bastante complicado. Esses aparelhos produzem suas imagens graças ao fenômeno da Ressonância Magnética Nuclear (RMN), uma técnica analítica conhecida pelos químicos orgânicos desde os anos 60 mas que só na década de 70 foi adaptada aos sistemas médicos de formação de imagens.

Os equipamentos de formação de imagens por ressonância magnética utilizam as propriedades magnéticas dos prótons (átomos de hidrogênio presentes na água) para visualizar os tecidos vivos. Os prótons parecem se comportar como diminutas Terras magnéticas dotadas de movimento giratório. Elas possuem eixos que dão origem a pólos magnéticos norte e sul. Na presença do intenso campo magnético produzido pelos equipamentos de formação de imagens por ressonância magnética, a distribuição aleatória dos pólos norte e sul se modifica. Todos os prótons alinham seus eixos na direção do campo magnético. Um segundo estímulo — um feixe de ondas de rádio — é então aplicado. A freqüência desse feixe é igual à freqüência inerente ao próton. Quando o feixe é ativado, os prótons — alinhados pela influência do campo magnético — começam lentamente a girar em torno dos seus eixos. O feixe de ondas de rádio é então subitamente interrompido. Os prótons excitados liberam energia na faixa da freqüência das ondas de rádio, a qual é captada pelos detectores colocados em torno do paciente. A análise matemática dos dados, feita com a ajuda de programas de computação desenvolvidos para a tomografia computadorizada, permite que se possa reconstituir uma imagem de uma determinada área do corpo a partir de mensurações obtidas através de diversos detectores. O equipamento de formação de imagens por ressonância magnética tem a capacidade de proporcionar a imagem de um corte transversal do corpo muito mais detalhada do que a produzida por qualquer aparelho anterior. A qualidade das informações sobre os tecidos vivos proporcionada pelo equipamento de formação de imagens por ressonância magnética fica pouco a dever aos excelentes detalhes anatômicos vistos em cortes preparados a partir de cadáveres humanos. Utilizando um equipamento de formação de imagens por ressonância magnética, podemos observar a estrutura de um órgão vivo a partir de uma perspectiva que antes estava ao alcance apenas do cirurgião e do patologista.

Os atuais aparelhos de formação de imagens por ressonância magnética utilizam os prótons excitados como fonte emissora de energia. Eles dependem da água existente no corpo (a principal fonte de prótons). A água, como você sabe, entra na composição de 99% das moléculas que constituem o corpo humano, além de ser produzida pelo metabolismo celular.

O princípio fundamental por trás do processo de formação de imagens por ressonância magnética é o fato de os átomos em estudo (hidrogênio) estarem sendo estimulados pela transferência de energia de uma freqüência específica. Neste caso, a energia está na faixa das ondas de rádio. *A energia só é absorvida pelo átomo se estiver vibrando numa determinada freqüência.* Uma vez mais, temos aqui uma situação análoga ao modelo de orbitais eletrônicos ou camadas de energia no átomo. Somente um fóton de energia de uma freqüência específica poderá fazer com que um elétron passe de uma órbita mais baixa para uma mais elevada. Se o elétron descer para uma órbita mais baixa, isto é, para um nível de energia inferior, ele irá liberar um fóton de energia da mesma freqüência daquela que foi captada quando passou para um nível mais elevado. A característica da energia que faz os elétrons passarem de um nível para o outro é a freqüência de vibração. O aparelho de formação de imagens por ressonância magnética faz uma coisa semelhante com os átomos de hidrogênio ao emitir energia de uma freqüência que ressoa apenas com os prótons.

Em virtude desse princípio da "especificidade de ressonância", os pesquisadores estão tentando aplicar ao estudo de outros átomos, incluindo o sódio e o fósforo, a janela eletrônica proporcionada pelos aparelhos de formação de imagem por ressonância magnética. O fósforo é um dos componentes do ATP — a moeda energética da célula — e entra também na composição da creatina fosfoquinase — uma enzima muscular específica. Os cientistas envolvidos com pesquisas a respeito dos equipamentos de formação de imagens por ressonância magnética esperam poder visualizar ativamente as trocas químicas energéticas em nível celular através da utilização de uma fonte de energia que vibre na mesma freqüência que a molécula de fósforo. Além do mais, os médicos talvez possam aprender a diagnosticar doenças musculares (tais como a distrofia muscular) sem a necessidade de se fazer uma biópsia nos tecidos musculares. Os sistemas de ressonância magnética talvez se revelem uma ferramenta através da qual possamos medir o metabolismo celular de uma forma não-agressiva.

Os aparelhos de formação de imagens por ressonância magnética têm a capacidade de usar os campos magnéticos para visualizar a distribuição celular e as qualidades estruturais da água. Assim, à luz do que sabemos sobre as propriedades energéticas especiais da água, seria interessante especular a respeito das possibilidades de se utilizar aparelhos de formação de imagens por ressonância magnética para realizar diagnósticos através da observação de alterações no padrão de energia sutil do corpo humano. Os estudos de Bernard Grad sobre a cura psíquica (capítulo 2) mostraram que os curandeiros podiam alterar as propriedades energéticas e moleculares da água e afetar a sua capacidade de promover o crescimento das plantas em condições adversas. Se as propriedades moleculares da água fossem alteradas pelos campos etéricos do curandeiro, os aparelhos de formação de imagens por ressonância magnética talvez pudessem ser usados para estudar os efeitos magnéticos sutis dos curandeiros sobre o corpo humano e sobre a estrutura inerente da água no interior dos tecidos vivos. No capítulo 8, examinaremos com mais detalhes as alterações energéticas produzidas por pessoas dotadas da capacidade de realizar curas psíquicas.

A formação de imagens por ressonância magnética promete produzir a respeito do corpo humano muitas informações que podem vir a ser úteis para o diagnóstico de doenças. Foi aberta mais uma janela para o corpo, desta vez produzindo uma imagem ainda mais detalhada da estrutura e do funcionamento das células. Apesar disso tudo, ainda estamos presos ao nível da formação molecular de imagens físicas, uma sofisticada análise newtoniana. Embora as informações obtidas a partir dessa abordagem sejam altamente úteis e significativas, precisamos ainda atravessar mais uma ponte para podermos considerar a estrutura humana a partir de sua perspectiva verdadeiramente energética. Os princípios aprendidos a partir da técnica de formação de imagens por ressonância magnética, combinados com as informações proporcionadas pela fotografia Kirlian, talvez possam produzir dentro de pouco tempo uma das maiores revoluções na área da realização de diagnósticos: a formação de imagens da anatomia energética sutil humana.

Um Passo Além: Aparelhos de Ressonância Magnética e Eletrografia: No Limiar do Etérico

O próximo grande passo no desenvolvimento de sistemas de diagnóstico talvez seja a extrapolação e a aplicação dos princípios fundamentais descobertos em cada um dos sistemas acima mencionados. Conforme já dissemos, um dos avanços mais significativos na área da formação de imagens de seções transversais do organismo foi o desenvolvimento de programas matemáticos aplicados à tomografia computadorizada. O computador nos permite interpretar em questão de segundos uma enorme quantidade de dados. Ele transforma grande quantidade de informações numa imagem que pode ser interpretada pelo olho e pelo cérebro humano. A mente humana ainda é o elemento mais importante no reconhecimento de um padrão significativo. É o médico — e não o computador — que faz o diagnóstico. Os computadores podem apenas produzir imagens sofisticadas. Todavia, o que torna o computador tão importante para o desenvolvimento de sistemas de diagnóstico é a sua capacidade de produzir imagens que poupam horas de maçantes cálculos matemáticos.

Num futuro próximo, os cientistas irão tirar proveito do trabalho básico realizado pelas pessoas que desenvolveram os tomógrafos computadorizados e os equipamentos de formação de imagens por ressonância magnética. É possível que dentro em breve os sistemas eletrônicos computadorizados de formação de imagens permitam que os médicos estudem detalhadamente o corpo etérico. A ressonância magnética será a chave que irá abrir essa porta para o mundo, em grande parte oculto, dos processos vitais. A ressonância é o princípio mais importante utilizado pelos criadores dos sistemas de formação de imagens por ressonância magnética. Esses sistemas emitem energia de uma freqüência específica, a qual excita de forma seletiva os componentes celulares. Esses componentes, por sua vez, emitem energia que pode ser utilizada para criar imagens das estruturas celulares. Através do exame dos diversos componentes moleculares, celulares e corporais iluminados por esse processo energético pode-se literalmente transformar as pessoas em "seres transparentes". A capacidade de estimular apenas um sistema molecular permite que os cientistas sejam seletivos em relação ao que querem examinar. Conforme já dissemos anteriormente, a estimulação de átomos de fósforo talvez se revele de grande interesse para neurologistas que estejam estudando doenças musculares. Do mesmo modo, a formação de imagens por estimulação vibratória dos átomos de hidrogênio (relacionado com a estrutura e distribuição da água pelos tecidos) talvez se mostre mais valiosa para oncologistas à procura de tumores cancerosos.

Embora os sistemas de formação de imagens por ressonância magnética sejam uma aplicação revolucionária do princípio da ressonância, os médicos ainda estão limitados ao estudo dos componentes físicos e bioquímicos da estrutura celular humana. Os aparelhos de formação de imagens por ressonância magnética são basicamente uma ferramenta para o exame das estruturas moleculares e da distribuição da função bioquímica no corpo humano. O que se faz necessário agora é um sistema de formação de imagens que permita aos médicos examinar as causas energéticas das doenças, e não apenas as anormalidades bioquímicas associadas a esse estado. Os inevitáveis sucessores dos aparelhos de formação de imagens já existentes acabarão capacitando os médicos a encontrar os verdadeiros precursores da doença e da saúde, e não mais apenas as conseqüências de um destruidor processo de doença. A medicina verdadeiramente preventiva aguarda o desenvolvimento de sistemas de formação de imagens que mostrem aos médicos que os seres humanos não são constituídos apenas por carne, sangue, membranas e receptores.

A fotografia Kirlian nos proporciona interessantes indícios quanto às maneiras pelas quais os cientistas da Nova Era poderão finalmente detectar os precursores das doenças através do estudo dos padrões das energias vitais ocultas que levam saúde ou doença à mente e ao corpo dos seres humanos. No atual nível de desenvolvimento das pesquisas com as técnicas de Kirlian, eletrografias das pontas dos dedos indicaram a presença de doenças como o câncer e a fibrose cística. Entretanto, as eletrografias da ponta dos dedos, feitas de acordo com as técnicas de Kirlian, ainda não são suficientemente precisas para convencer os médicos a respeito da existência de procursores energéticos das doenças. Faz-se necessário um sistema baseado nas tecnologias de diagnóstico Kirlian e que possa produzir imagens do corpo todo, e não apenas dos dedos. Existem indicações de que alguns pesquisadores romenos e soviéticos estão fazendo progresso nesse sentido. O fenômeno da ressonância talvez seja a chave que capacitará os pesquisadores a visualizar os campos bioenergéticos sutis existentes nos seres humanos. Graças aos aparelhos de formação de imagens por ressonância magnética, os médicos estão usando os princípios da ressonância energética para visualizar os órgãos do paciente durante os estados de doença. Uma combinação dos sistemas de formação de imagens por ressonância magnética, tomografia computadorizada e fotografia Kirlian talvez nos permita ir além das atuais tecnologias de ressonância e penetrar ainda mais no fundo na estrutura energética sutil dos seres humanos.

Para que possamos compreender por que os sistemas Kirlian talvez contenham a solução para os problemas relativos à formação de imagens do corpo etérico e de outros sistemas energéticos sutis, precisamos examinar o processo eletrográfico de forma mais pormenorizada. Para os propósitos da nossa discussão a respeito dos campos de energia sutil, nós nos concentraremos no fenômeno mais importante demonstrado pelos sistemas Kirlian, ou seja: sua capacidade de captar o Efeito da Folha Fantasma. O Efeito da Folha Fantasma, visto através da fotografia Kirlian, demonstra de forma reiterada a existência de um componente energético holográfico nos sistemas vivos. A folha faltante, que aparece nas eletrografias Kirlian, aparenta ter uma estrutura idêntica à de uma folha verdadeira. Esse fantasma faz parte do corpo etérico da folha (um molde de crescimento), o qual contribui para a expressão da força vital através do potencial genético da planta. Temos de nos perguntar, por um momento, como a fotografia Kirlian consegue revelar o fantasma etérico. Trata-se de uma façanha que, literalmente, torna visível o invisível. O que vem a seguir é uma interpretação dos mecanismos pelos quais a fotografia Kirlian tem a capacidade de registrar esse fenômeno.

O princípio básico por trás da capacidade de a fotografia Kirlian provocar o aparecimento de imagens num filme é o fenômeno do efeito de corona. A maioria dos cientistas que estudaram os sistemas Kirlian concordam quanto a isto. No aparelho eletrográfico comum existe uma fonte de energia de alta freqüência ligada a um eletrodo situado embaixo de um filme fotográfico. A corrente de alta freqüência, dirigida para o eletrodo oculto, cria um campo elétrico que envolve o filme. A superfície deste fica carregada com um alto potencial elétrico. Quando um dedo ou outro objeto ligado ao solo é colocado sobre o filme, isto proporciona uma via através da qual os elétrons de alto potencial (situados sobre a superfície do filme) migram para um local de baixo potencial (o chão... o melhor dissipador de elétrons).

A energia sempre flui de um potencial mais alto para um mais baixo. As trilhas de elétrons, criadas pelas torrentes de elétrons que saltam do filme para o objeto ligado ao solo, produzem o lindo efeito corona que é registrado (em total escuridão) pelo filme fotográfico. A imagem produzida por meio dessa técnica é chamada de fotografia Kirlian. Tanto o padrão das raias luminosas produzidas pelos elétrons em torno do objeto como as cores registradas pelo filme parecem conter quantidades variáveis de informações de valor diagnóstico acerca do indivíduo fotografado.

Diagrama 9
O TÍPICO EFEITO DE CORONA DE UMA IMPRESSÃO DIGITAL KIRLIAN

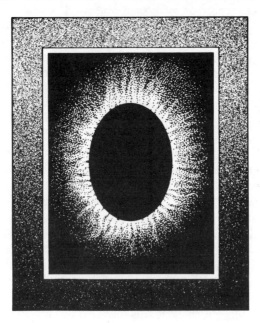

Diferentes pesquisadores procuraram demonstrar, com variáveis graus de sucesso, a possibilidade de se obter informações fisiologicamente significativas através de fotografias Kirlian. A razão das diferentes taxas de sucesso entre os pesquisadores é um fator fundamental para compreendermos por que a técnica Kirlian tem a capacidade de nos proporcionar informações biologicamente significativas. Muitos pesquisadores amadores presumiram que qualquer aparelho elétrico capaz de criar uma descarga de centelha e, portanto, uma fotografia Kirlian, deveria ter a capacidade de reproduzir os efeitos relatados por outros pesquisadores empenhados no estudo das fotografias Kirlian. Esta é uma supersimplificação gritante que gerou muita confusão e conclusões equivocadas entre as pessoas que trabalham nesse complexo campo.

Sabe-se, por exemplo, que alguns aparelhos Kirlian registram imagens de impressões digitais que estão correlacionadas com a presença de câncer no corpo. Muitos pesquisadores tentaram reproduzir esse efeito com variáveis graus de sucesso. Aqueles que obtiveram apenas resultados aleatórios freqüentemente concluíram que todos os sistemas Kirlian eram inúteis, servindo apenas para a determinação do teor de umidade. Conquanto alguns aparelhos possam produzir imagens interessantes, ainda que desprovidas de significado, um pesquisador persistente poderá passar para um sistema Kirlian diferente e ficar surpreso por obter imagens que proporcionam importantes informações a respeito da presença de doenças. Por que um aparelho Kirlian consegue diagnosticar o câncer e outro não?

A variável taxa de sucesso da fotografia Kirlian parece ter relação com a freqüência da fonte de energia. Quando se tira a impressão digital de uma pessoa num aparelho Kirlian, existe um certo grau de ressonância entre o equipamento e a pessoa que estiver sendo fotografada. Embora quase todas as fontes de tensão de alta freqüência possam produzir uma descarga de centelha sobre o filme, *apenas aqueles sistemas que geram freqüências que ressoam juntamente com as freqüências naturais irão produzir imagens que contenham informações importantes para o diagnóstico.* Esta situação é análoga à da energia de ressonância necessária para a visualização das estruturas nos aparelhos de formação de imagens por ressonância magnética. Visto que a quantificação dessas freqüências celulares inerentes nunca foi realizada de forma completa, provavelmente devido à ignorância de sua existência, as combinações de freqüência bem-sucedidas nas unidades Kirlian foram, em grande parte, resultado de tentativas e erros.

A maioria dos pesquisadores que estudam a fotografia Kirlian não têm consciência da necessidade de haver ressonância biológica entre a fonte de energia e o indivíduo em estudo. Muitos deles simplificaram excessivamente um assunto complexo, agrupando indiscriminadamente sistemas produtores de descarga de centelha de diferentes freqüências como se fossem aparelhos Kirlian com capacidades de diagnóstico equivalentes. Como os pesquisadores dessa área tendem a comparar os resultados diagnósticos obtidos a partir de aparelhos que geram tensões de diferentes freqüências, tem havido dificuldade para reproduzir certas descobertas. Existe uma tremenda falta de padronização dentro desse campo. As diferenças nas características de freqüência das fontes de energia talvez possam explicar a razão de haver tamanha variabilidade entre os resultados de pesquisadores que procuram reproduzir efeitos eletrográficos importantes, tais como a detecção de doenças e o registro do fenômeno da folha fantasma.

Os sistemas Kirlian que produzem freqüências que ressoam juntamente com os fenômenos biológicos em estudo têm mais chance de obter sucesso na formação de imagens de indicadores de doenças. Este mesmo princípio também é fundamental para a compreensão do sucesso das técnicas de formação de imagens por ressonância magnética. Somente conseguem captar imagens biologicamente significativas os aparelhos de formação de imagens por ressonância magnética que emitem ondas de rádio de freqüências que excitam os átomos de hidrogênio do corpo humano. Analogamente, sistemas de ressonância magnética que emitem ondas de rádio de freqüências que estimulam os átomos de sódio, em lugar dos de hidrogênio, irão revelar níveis diferentes — embora significativos — de informações biocelulares. Sondas de energia de freqüências diferentes estão permitindo que os cientistas criem janelas seletivas para a observação dos fenômenos bioquímicos específicos, bastando para isso que as freqüências emitidas pelos aparelhos de exploração sejam apropriadas. Não se poderá obter imagens biologicamente significativas se as freqüências de rádio dos aparelhos de formação de imagens por ressonância magnética estiverem numa faixa incapaz de ressoar com os componentes celulares integrais do corpo. Os mesmos princípios relativos à ressonância provavelmente também se aplicam aos sistemas de diagnóstico Kirlian. Tal como no caso dos aparelhos de formação de imagens por ressonância magnética, existem muitas freqüências diferentes de ressonância que talvez nos permitam otimizar a observação de um determinado fenômeno bioenergético através de aparelhos Kirlian.

Ao tentar produzir imagens do Efeito da Folha Fantasma, estamos trabalhando com variações ligeiramente diferentes desses mesmos princípios de ressonância magnética. Em lugar de tentar produzir freqüências que estimulam os átomos físicos da folha, os fotógrafos Kirlian estão tentando estimular os átomos etéricos do seu molde etérico. Embora as estruturas etéricas se situem num espectro de freqüência mais ele-

91

vada do que a da matéria física, os campos etéricos têm a capacidade de influenciar o comportamento de partículas subatômicas da matéria física, tais como os elétrons. A base do fenômeno de formação de imagens na fotografia Kirlian é efeito de corona (os padrões de fluxo de elétrons em torno de um objeto ligado ao solo). Induzindo alterações nos padrões de fluxo de elétrons em redor do sujeito eletrográfico, *a fotografia Kirlian usa elétrons etericamente estimulados para registrar os delicados contornos associados ao corpo etérico da folha.*

Numa imagem bem-sucedida de uma folha fantasma, os elétrons são desviados pelas linhas de força dos campos etéricos ressonantemente estimulados de maneira semelhante a partículas de tinta *spray* aderindo à superfície de um homem invisível. A imagem da folha fantasma é produzida por elétrons excitados que traçam um mapa do padrão espacial do molde etérico. Para reproduzir esse fenômeno de forma consistente, é necessário dispor de uma fonte de energia Kirlian capaz de emitir freqüências de energia que excitem ressonantemente o corpo etérico. *As energias empregadas no processo Kirlian não têm a mesma freqüência que as do corpo etérico. Elas são constituídas por harmônicos ou oitavas mais baixas dessas energias vibracionais mais elevadas.* Esta é uma das principais diferenças entre os aparelhos de formação de imagens por ressonância magnética e o que chamaremos de sistemas de formação de imagens por ressonância eletromagnética, tais como a fotografia Kirlian.

As energias sutis do nível etérico estão apenas uma oitava acima que as do nível físico. A título de exemplo, comparemos as diferenças entre as oitavas no teclado de um piano. O primeiro conjunto de teclas na extremidade inferior do piano produz uma escala musical constituída por notas graves. As teclas adjacentes a estas produzem uma escala musical numa oitava ligeiramente mais alta. Juntas, essas teclas poderiam representar as duas oitavas de freqüências que constituem os domínios físico e etérico. No piano, existem oitavas mais altas no lado direito do teclado. O mesmo acontece com as oitavas mais altas da energia sutil que constitui os nossos corpos de freqüência mais elevada, incluindo os nossos veículos mental e astral. Nossa anatomia energética sutil é constituída por muitos desses corpos trabalhando em harmonia. Eles formam uma orquestração de energias de freqüências mais altas e mais baixas, compondo sinfonias multidimensionais de expressão da singularidade de cada ser humano. Esses corpos de freqüência mais alta serão discutidos com mais detalhes no próximo capítulo.

A idéia de que há harmonias e ritmos que permeiam toda a criação é tão importante para a matemática comum quanto esta para a eletricidade. Existem oitavas de energia, ondas e ritmos definidos, que podem ser medidos, freqüências, amplitudes e assim por diante. A partir desses simples elementos, são produzidos um número quase ilimitado de variações... do muito sutil ao muito denso... da energia pura à forma física densa... Como existem diversas oitavas de energia na criação, há contrapartes sutis de tudo o que existe na oitava física...

Aplicando-se uma carga de energia externa a um sistema relativamente fechado, pode-se energizar seletivamente uma dada oitava de energia... Este é o princípio básico da ressonância. Ao aplicarmos seletivamente uma vibração específica, é possível produzir uma ressonância numa dessas faixas de energia sutil. Isso estimula a oitava inferior, a qual, por sua vez, estimula uma oitava ainda mais baixa, até que uma imitação da oitava superior de energia sutil — normalmente invisível ao olho humano — torna-se visível. *É isso o que acontece na fotografia Kirlian,* embora nesse caso a energia desça apenas um nível.

Um determinado tipo de energia é aplicado a uma faceta das energias etéricas... Isso estimula as energias etéricas, de modo que torna-se possível fotografá-las.[12] (*os grifos são nossos*)

Pode-se compreender melhor esse processo de estimulação ressonante de diferentes oitavas de energia retomando-se a analogia com o piano. Quando se pressiona uma tecla do piano, a corda metálica vibra numa determinada freqüência numa única oitava de notas. Enquanto a corda está vibrando, a energia sônica provoca vibrações correspondentes naquela mesma tecla, embora em outras oitavas. Ou seja: quando se toca uma nota dó grave num piano produz-se também uma estimulação ressonante das notas dó mais altas.

Este tipo de harmonia ressonante representa o mesmo processo básico que ocorre quando se fotografa o Efeito da Folha Fantasma através da técnica Kirlian. A energia elétrica vibra na oitava da matéria física, mas também toca uma nota ressonante na oitava etérica mais alta. A diferença entre a fotografia Kirlian e os sistemas de formação de imagens por ressonância magnética é que este último procura utilizar o processo da ressonância para estimular apenas os átomos do corpo físico. O sistema Kirlian vai um passo além porque estimula ressonantemente os átomos do corpo etérico e permite que eles sejam visualizados através de suas interações com os campos elétricos produzidos pela câmara Kirlian. Utilizando-se esse mesmo princípio básico da ressonância, talvez seja possível descobrir freqüências que nos permitam visualizar oitavas de matéria e energia situadas além do nível etérico.

Quando se utiliza a técnica Kirlian, no seu atual estágio de desenvolvimento, pode-se ocasionalmente registrar no filme essas energias etéricas. O problema com o processo Kirlian, no seu nível de compreensão atual, é a existência de tantos fatores físicos que podem interagir com a imagem final. Isso dificulta a distinção entre os efeitos físicos e os etéricos. Cada imagem Kirlian, até mesmo uma impressão digital, é resultado de muitos fatores físicos e não-físicos. Os sistemas atuais não nos proporciona nenhum método simples para determinar quais efeitos são físicos e quais etéricos. A única maneira segura de se conseguir isto nos dias de hoje é eliminando por completo todos os efeitos físicos através da remoção do corpo físico (como no caso da amputação da parte superior da folha para se obter o fantasma). Existe um outro método para se evitar essa interferência física às vezes significativa (como na detecção do câncer) porém involuntária. Para que possamos compreender de que forma isso pode ser feito, precisamos antes analisar uma aplicação pouco conhecida da tecnologia Kirlian.

Harry Oldfield, um pesquisador inglês que se dedica ao estudo da fotografia Kirlian, utilizou com sucesso impressões digitais Kirlian para a detecção do câncer. No decorrer dos seus estudos com o equipamento Kirlian, ele descobriu que o impulso eletromagnético que fluía para o eletrodo que ficava embaixo do filme também era transmitido para o corpo do indivíduo cujo dedo se apoiava sobre a chapa fotográfica. Os padrões de freqüência energética transmitidos pela fonte de energia Kirlian para a pele podiam ser captados a uma distância de várias polegadas do corpo do paciente utilizando-se detectores eletromagnéticos na faixa das ondas de rádio e ultra-sons. Desenvolveu-se uma sonda detectora conhecida como canhão Kirlian, a qual foi acoplada a um osciloscópio a fim de exibir as energias captadas em torno do corpo do paciente. Oldfield usou uma fonte de energia Kirlian modificada, a qual foi ligada diretamente ao corpo do paciente através de um eletrodo colocado no pulso. Depois disso, ele passou o canhão Kirlian sobre o corpo do paciente (a uma distância de várias polegadas) para detectar eventuais emissões de energia enquanto ele se mantinha ligado a uma fonte de energia Kirlian. Sempre que a sonda passava sobre tecido normal, a freqüência e a polaridade do sinal visto no osciloscópio casava perfeitamente com os sinais emitidos pelo gerador Kirlian.

O sr. Oldfield descobriu que, quando a sonda passava sobre uma área do corpo onde havia um tumor, a polaridade e a freqüência do sinal sofriam forte distorção. Isso aconteceu tantas vezes que foi realizado um estudo-piloto com pacientes vítimas de câncer no hospital Charing Cross, em Londres, para avaliar o valor de diagnóstico desse sistema. Os resultados preliminares sugeriram que o canhão conseguia indicar com exatidão a presença e a localização dos tumores cancerosos no organismo humano. Utilizando diversas sondas em diferentes ângulos em torno do corpo, o sr. Oldfield descobriu que poderia calcular, através de triangulação matemática, a profundidade do tecido canceroso e as ordenadas tridimensionais exatas do tumor.

A descoberta de Oldfield foi importante. Ele descobriu uma maneira de usar uma fonte de energia na freqüência Kirlian para obter a distância informações úteis para o diagnóstico. Os resultados não foram influenciados por fatores como a pressão atmosférica e a umidade do ar. É provável que Oldfield tenha tido sucesso em suas pesquisas relacionadas com a detecção do câncer porque a freqüência da sua fonte de energia produzia uma ressonância com algumas freqüências celulares naturais (o fator freqüência talvez seja a principal diferença entre os procedimentos experimentais bem-sucedidos e aqueles fracassados. Infelizmente a descoberta dessa fonte de energia muitas vezes depende da sorte, além do que, as razões do sucesso freqüentemente não são perfeitamente compreendidas nem mesmo pelos próprios pesquisadores).

O trabalho de Oldfield fez com que a tecnologia Kirlian se desenvolvesse, passando do estágio da simples impressão digital para um nível no qual ela talvez possa ser mais útil na detecção de doenças. São várias as aplicações sugeridas pelo trabalho do sr. Oldfield. A aplicação diagnóstica mais óbvia é na área da detecção do câncer. Utilizemos, porém, a sua descoberta e levemo-la um passo adiante. Se Oldfield conseguiu fazer diversas medições em torno do corpo e calcular matematicamente a profundidade e localização dos tumores, imagine só o que poderia ser feito se esse tipo de detector fosse usado juntamente com os programas matemáticos desenvolvidos para a tomografia computadorizada!

Existem interessantes semelhanças entre o trabalho de Oldfield e os princípios que estão por trás da formação de imagens por ressonância magnética. Oldfield usou energia elétrica com características específicas de freqüência para excitar os tecidos do corpo e induzi-los a emitir sinais secundários na faixa das ondas de rádio e ultra-sons. Os sinais energéticos resultantes dessa estimulação do corpo tinham características de emissão notavelmente diferentes, conforme proviessem de tecidos normais ou cancerosos. Oldfield analisou a energia emitida pelos pacientes usando uma sonda portátil (o canhão Kirlian) e um osciloscópio. Tirando várias medidas a partir de diferentes ângulos em torno do corpo, ele pôde calcular a posição aproximada do tumor. Com a adaptação da tecnologia Kirlian a um sistema computadorizado, seria possível tirar muitas medidas individuais e calcular instantaneamente as distorções em emissões de sinais feitas em diferentes ângulos em relação ao corpo. Com o emprego de um *software* desenvolvido para a tomografia computadorizada, seria possível criar a imagem de uma seção transversal do corpo e apresentar visualmente as informações numa única figura. Os aparelhos de formação de imagens por ressonância magnética e os tomógrafos computadorizados têm em comum o fato de utilizarem computadores para a geração de imagens.

Assim como os aparelhos de formação de imagens por ressonância magnética podem produzir imagens a partir da excitação do sódio ou do hidrogênio, conforme a freqüência de ressonância, um aparelho que utilizasse o princípio da ressonância eletromagnética poderia produzir imagens seletivamente a partir da excitação de diferentes componentes moleculares. Não seria possível usar a ressonância eletromagnética para produzir imagens das estruturas moleculares etéricas, em vez de fazê-lo com as estruturas moleculares físicas? A extrapolação de dados obtidos a partir de experimentos relativos ao Efeito da Folha Fantasma indicam que certas fontes de energia Kirlian podem produzir imagens do corpo etérico porque criam efeitos de ressonância eletromagnética que excitam a substância etérica. *As freqüências elétricas desses sistemas Kirlian parecem ser harmônicos inferiores das freqüências etéricas.* Se houvesse possibilidade de usar freqüências semelhantes num aparelho de exploração baseado na ressonância eletromagnética, do tipo derivado dos experimentos de Oldfield, seria possível produzir uma imagem de uma ação transversal do corpo etérico.

Avanços recentes na área da produção de imagens a partir de dados obtidos por tomografia computadorizada permitiram que os médicos juntassem diversas imagens de cortes transversais de estruturas internas para criar representações tridimensionais de órgãos e estruturas ósseas. Essa nova tecnologia computacional poderia ser acoplada aos aparelhos de exploração baseados na ressonância eletromagnética para gerar imagens tridimensionais do corpo etérico, as quais então seriam interpretadas como um todo ou estudadas em seus detalhes, para que se pudesse detectar alterações relacionadas com as doenças e outros tipos de modificações.

O corpo etérico é um molde holográfico de energia que orienta o crescimento e o desenvolvimento do corpo físico. Distorções no padrão normal de organização da energia sutil no molde etérico podem resultar num crescimento celular anômalo. Pelo que se sabe a respeito do corpo etérico, nele as doenças se manifestam semanas ou meses antes de seus sintomas se tornarem visíveis no corpo físico. A possibilidade de se chegar a uma medicina verdadeiramente preventiva depende de um aparelho de exploração não-invasiva que possa detectar as doenças no nível etérico antes que elas se manifestem no corpo físico. Através do estudo de imagens etéricas dos estágios que precedem a doença talvez seja possível utilizar diversos tipos de terapias energéticas sutis para corrigir as tendências para um mau funcionamento do sistema. A correção da doença num nível pré-físico poderia evitar a necessidade de se recorrer a custosos métodos de tratamento físico alopático. Talvez a ação energética sutil das terapias homeopáticas ou alternativas também pudesse ser monitorizada através da observação direta do corpo etérico por meio de um aparelho ideal de exploração energética não-invasiva. Os médicos poderiam estudar o corpo etérico dos pacientes para determinar os efeitos energéticos das vitaminas e condições de nutrição, da luz, das cores e de muitas outras modalidades vibracionais que teriam necessidade dessas tecnologias para a comprovação científica da sua eficácia. Outra aplicação poderia ser o estudo dos efeitos a longo prazo das terapias farmacológicas convencionais sobre os corpos físico e etérico.

Embora tenhamos atualmente a capacidade potencial de construir um aparelho de exploração não-agressiva baseado no uso da ressonância eletromagnética, as pessoas que dispõem do conhecimento necessário para a criação de um aparelho para exploração da energia do corpo etérico precisam coordenar e unificar seus esforços. O aparelho de exploração baseado no uso da ressonância eletromagnética será a primeira janela realmente aberta para o domínio das energias etéricas que fazem parte da nossa estrutura expandida de energia sutil. Fazendo com que as energias sutis possam ser visualizadas para estudo de forma mais fácil e reprodutível, começaremos a encontrar uma melhor aceitação da "ciência das energias sutis" por parte da comunidade científica tradicional. No futuro de diagnóstico e cura que a medicina vibracional nos promete, os métodos de prevenção e tratamento não estarão mais restritos às limitadas raízes newtonianas da medicina tradicional.

Pontos Fundamentais a Serem Recordados

1. A medicina ortodoxa começou a estudar gradualmente o emprego de energia para o tratamento de doenças. As aplicações incluem o uso de radiação no tratamento do câncer, de eletricidade para aliviar a dor e reduzir o tamanho de tumores, de campos eletromagnéticos para apressar a cura de ossos fraturados e de campos magnéticos para aliviar a dor e a inflamação produzidas pela artrite.

2. O corpo físico possui certos laços de realimentação elétricos autocurativos, tais como as "correntes de lesão", que tendem a promover a regeneração celular depois de o corpo ter sido mutilado. Talvez haja sistemas eletrônicos semelhantes a semicondutores entre as células e dentro delas, os quais participariam dos processos normais de crescimento e reprodução celulares.

3. A ciência está desenvolvendo rapidamente novas tecnologias de formação de imagens, tais como a tomografia computadorizada, a tomografia por emissão de pósitrons e a formação de imagens por ressonância magnética, as quais proporcionam ao médico novas janelas para o conhecimento da estrutura e função do cérebro e do corpo.

4. Certos sistemas fotográficos Kirlian foram capazes de demonstrar de forma consistente um fenômeno conhecido como Efeito da Folha Fantasma, o qual talvez seja o que mais se aproxima de uma fotografia do corpo etérico de um organismo.

5. Tanto o sistema Kirlian quanto os aparelhos de formação de imagens por ressonância magnética têm a capacidade de visualizar importantes fenômenos celulares e bioenergéticos porque produzem freqüências que ressoam com os componentes naturais celulares e energéticos do corpo.

6. Talvez um dia seja possível criar um aparelho semelhante a um tomógrafo computadorizado que possa produzir imagens de todo o corpo etérico. Essas imagens de cortes transversais poderiam então ser unidas por computador para criar uma representação tridimensional do corpo etérico. A base desse sistema poderia ser um gerador de freqüência que estimularia o corpo etérico através de uma freqüência de energia ressonante subarmônica, a qual teria a capacidade de excitá-lo a fim de produzir efeitos ressonantes eletromagnéticos. Um aparelho desses poderia detectar perturbações no corpo etérico antes que elas se manifestassem na forma de alterações celulares significativas no corpo físico.

Capítulo IV

Os Domínios de Freqüência e os Planos Sutis da Matéria:

UMA INTRODUÇÃO À ANATOMIA MULTIDIMENSIONAL HUMANA

Uma das principais diferenças entre as abordagens das medicinas newtoniana e einsteiniana são os seus pontos de vista a respeito do corpo humano. Os pensadores mecanicistas newtonianos, embora sofisticados na forma de enfocar a biologia molecular, vêem o corpo humano como uma série de sofisticados sistemas químicos que fornecem energia a uma estrutura constituída por nervos, músculos, carnes e ossos. O corpo físico é visto como um notável mecanismo, uma intricada maquinaria física até mesmo no nível da estrutura celular. Discutimos no capítulo I um considerável volume de evidências indicando que, no nível subatômico, a natureza física da matéria torna-se indistinta. A solidez da matéria física é apenas uma ilusão dos nossos sentidos. A nova perspectiva vê a matéria como uma substância composta de partículas que, em última análise, são constituídas de luz congelada. A dualidade onda/partícula da matéria sugere a possibilidade de que a estrutura física humana possua novas propriedades, antes não levados em consideração, que possibilitem a construção de um novo modelo de corpo físico.

Neste capítulo, iremos estudar o prolongamento dos nossos sistemas físicos através de sistemas superiores de energia. Esses sistemas de energia sutil desempenham um papel essencial no ser humano. O sistema físico, longe de ser fechado, é apenas um dos diversos sistemas interativos que coexistem num equilíbrio dinâmico. O que talvez pareça ser um radical desvio do pensamento convencional é a proposição de que todos esses sistemas estão fisicamente sobrepostos um ao outro exatamente no mesmo espaço. Esses sistemas energéticos superiores, chamados de corpos sutis, são na verdade constituídos de matéria com características de freqüência diferentes daquelas do corpo físico.

Conforme discutimos no Capítulo 2, é provável que a matéria -- sendo uma espécie de luz congelada -- tenha, portanto, características específicas de freqüência. A diferença entre a matéria física e a matéria etérica é uma questão apenas de freqüência. Sabe-se que energias de freqüências diferentes podem coexistir no mesmo espaço sem que se produza uma interação destrutiva. Este princípio é demonstrado diariamente pela salada eletromagnética dentro da qual trabalhamos e vivemos. Somos constantemente bombardeados por ondas de rádio e televisão que passam através de nossas casas e corpos. Essa energia eletromagnética não pode ser detectada pelos nossos olhos e ouvidos porque se encontra numa faixa de freqüência energética situada além do limite de percepção dos nossos órgãos sensoriais. Se acontecer de ligarmos o televisor, porém, essas energias normalmente invisíveis são transformadas em energias nas faixas de freqüência da luz visível e dos sons audíveis, as quais estão dentro dos nossos limites de percepção. Quando ligamos o televisor não vemos as imagens do canal 2 misturadas com as do canal 7. Como as energias são de freqüências ligeiramente diferentes elas podem coexistir no mesmo espaço sem que uma interfira com a outra. É apenas por intermédio do nosso aparelho de televisão, atuando como um prolongamento dos nossos sentidos, que podemos chegar a dizer que essas energias estão presentes.

O princípio segundo o qual energias de freqüências diferentes podem ocupar o mesmo lugar no espaço, sem se destruírem mutuamente, tem implicações teóricas para as matérias de freqüências diferentes. Em virtude de suas freqüências inerentemente distintas, as matérias física e etérica podem coexistir no mesmo espaço, da mesma forma como ondas de rádio e televisão atravessam o mesmo espaço sem que uma interfira com a outra. A matriz energética do corpo etérico, isto é, o molde holográfico do campo de energia, está superposta à estrutura do corpo físico. É por isso que o Efeito da Folha Fantasma sempre aparece no espaço antes ocupado pela porção física da folha. O princípio das diferenças de freqüências entre os diversos tipos de matéria também se aplica a matérias com freqüências ainda mais altas que as do corpo etérico. Os corpos de freqüências energéticas mais altas estão ligados ao corpo físico e interagem dinamicamente com ele. Este capítulo tem o propósito de ilustrar a natureza e os princípios que regem esses corpos sutis mais elevados e discutir suas inter-relações com o corpo físico. Eles se combinam sinergicamente para criar a maior parte da nossa estrutura energética expandida.

A Interface Físico-Etérica:
A Próxima Grande Descoberta no Desenvolvimento da Medicina Vibracional

Conforme discutimos no capítulo 1, existe uma considerável quantidade de evidências sugerindo a possibilidade da existência de um molde holográfico de energia associado ao corpo físico. Esse corpo etérico é bastante parecido com o corpo físico ao qual está sobreposto. O mapa energético etérico contém informações que governam o crescimento celular da estrutura física do corpo. Ele encerra as informações espaciais a respeito do modo como o feto deve desenvolver-se no útero e também dados estruturais relativos ao crescimento e reparação do organismo adulto, na eventualidade da ocorrência de ferimentos ou doenças. É o molde do membro da salamandra que permite o o crescimento de uma nova pata no caso de amputação da antiga. Essa estrutura energética trabalha de comum acordo com os mecanismos genéticos celulares estudados pela biologia molecular ao longo das últimas décadas de pesquisa médica. O corpo físico está tão intimamente ligado ao corpo etérico em termos energéticos, e tão dependente dele para a orientação da atividade celular, que o primeiro não poderia existir sem o segundo. Se o corpo etérico sofre uma deformação, a doença física logo se manifesta. Muitas doenças se iniciam primeiramente no corpo etérico e só posteriormente se manifestam no corpo físico, na forma de uma patologia orgânica.

Conforme já mencionamos, o corpo etérico é na verdade um corpo constituído de matéria, a qual recebe o nome de "matéria etérica" ou "matéria sutil". A denominação matéria sutil é usada como um termo geral referente aos tipos de matéria associados às nossas contrapartes invisíveis e energeticamente mais elevadas. A única diferença entre o corpo etérico e aqueles corpos de níveis mais elevados (que logo serão discutidos) diz respeito às características de freqüência. Os corpos de energia mais elevada só são invisíveis porque as tecnologias que tornam essas energias visíveis a olho nu ainda estão em sua maior parte no estágio de desenvolvimento. O mundo da astronomia das ondas de rádio e dos raios X também foi um universo invisível, até que se tornou possível desenvolver as tecnologias apropriadas para estender os nossos sentidos nessas direções energéticas. No caso das energias sutis, portanto, faz-se muito necessário no momento um esforço de pesquisa semelhante para tornar visível o invisível.

O corpo etérico não está completamente separado do corpo físico, com o qual interage. Existem canais específicos de troca de energia que tornam possível o fluxo de informação energética entre um sistema e outro. Embora até recentemente esses canais não fossem conhecidos ou discutidos pela ciência ocidental, muito já se escreveu sobre eles na literatura esotérica oriental.

Um sistema que só recentemente foi estudado pelos cientistas ocidentais é o sistema de meridianos acupunturais. A antiga teoria chinesa afirma que os pontos de acupuntura do corpo humano situam-se ao longo de um sistema invisível de meridianos que atravessa todos os tecidos do corpo. Através desses meridianos, passa uma energia nutritiva invisível que os chineses chamam-se de "ch'i". A energia ch'i penetra no corpo através dos pontos de acupuntura e flui até os órgãos mais profundos, levando-lhes um alimento vital de natureza energética sutil. Os chineses acreditam na existência de doze pares de meridianos ligados a sistemas de órgãos específicos no interior da estrutura humana. Os chineses também acham que, quando o fluxo de energia para os órgãos é bloqueado ou sofre algum desequilíbrio, o funcionamento do sistema de órgãos fica prejudicado.

Muito se escreveu nos últimos anos no Ocidente a respeito do uso da acupuntura para aliviar a dor. Os médicos ocidentais só aceitaram a acupuntura pela sua capacidade de aliviar diversos tipos de dor e pela sua utilidade como analgésico cirúrgico. Em virtude desse limitado reconhecimento da acupuntura, as teorias usadas para explicar seus efeitos analgésicos, tais como a Teoria do Portão de Controle, de Wall e Melzack, dependem fortemente de modelos que envolvem estimulação nervosa e, mais recentemente, liberação de endorfinas no sistema nervoso central. A maioria dos médicos ocidentais rejeitou a hipótese da existência de meridianos através dos quais fluiria a energia ch'i e preferiram optar por modelos anatômica e fisiologicamente mais familiares. Parte dessa rejeição deriva da falta de evidências anatômicas na literatura médica ocidental em favor da existência desses meridianos no corpo humano.

Na Córeia, durante os anos 60, uma equipe de pesquisadores chefiada pelo professor Kim Bong Han realizou uma série de estudos sobre a natureza anatômica do sistema de meridianos em animais.[1,2] Kim trabalhou com os meridianos acupunturais de coelhos e de outros animais. Ele injetou P^{32} radioativo (um isótopo de fósforo) num ponto de acupuntura de um coelho e acompanhou a absorção da substância pelos tecidos circundantes. Utilizando a técnica da microauto-radiogradia, ele descobriu que o P^{32} era absorvido ativamente ao longo de um delgado sistema tubular (com cerca e 0,5 a 1,5 mícrons de diâmetro) que seguia o traçado dos clássicos meridianos acupunturais. Eram desprezíveis as concentrações de P^{32} no tecido imediatamente contíguo aos meridianos ou nas proximidades do local de injeção. Quando o P^{32} era deliberadamente injetado numa veia vizinha, a quantidade da substância que podia ser detectada na rede de meridianos era pequena ou nula. Essa descoberta sugere que o sistema de meridianos é independente da rede vascular.

Estudos mais recentes, realizados pelo pesquisador francês Pierre de Vernejoul e seus colaboradores, confirmaram as descobertas de Kim em seres humanos.[3] Eles injetaram tecnécio radioativo 99m nos pontos de acupuntura dos pacientes e acompanharam a absorção do isótopo através de uma câmara gama. De Vernejoul verificou que o tecnécio radioativo 99m migrava ao longo do traçado dos clássicos meridianos da acupuntura chinesa, percorrendo uma distância de 30 centímetros em quatro a seis minutos. A injeção do isótopo em pontos aleatórios da pele nos sistemas venoso e linfático não produziu resultados semelhantes, sugerindo que os meridianos constituem uma via morfológica distinta.

Os estudos histológicos de Kim sobre os sistemas de dutos em coelhos mostraram que esses sistemas de meridianos tubulares parecem estar divididos em um sistema superficial e outro profundo. O sistema profundo foi posteriormente subdividido em vários subsistemas. O primeiro desses sistemas meridianos profundos foi chamado de Sistema de Dutos internos. Descobriu-se que esses dutos flutuam livremente no interior dos vasos linfáticos e vasculares, penetrando nas paredes dos vasos em pontos específicos de entrada e saída. Geralmente os fluidos presentes no interior desses dutos deslocavam-se na mesma direção do fluxo de sangue e linfa dos vasos dentro dos quais eles foram descobertos, embora em certas circunstâncias tenha sido observado um fluxo no sentido oposto. O fato de esses dutos internos penetrarem e saírem das paredes dos vasos e de seus fluidos às vezes se deslocarem no sentido oposto ao fluxo de seus "vasos transportadores" sugere que sua origem é diferente da dos sistemas vascular e linfático e, possivelmente, cronologicamente anterior à deles. Em outras palavras, é possível que, no decorrer da embriogênese, os meridianos tenham sido formados antes do desenvolvimento das artérias, veias e do sistema linfático. Os meridianos talvez atuem como indicadores espaciais que orientam a formação e o desenvolvimento da rede dos sistemas vascular e linfático. À medida que os vasos sangüíneos se desenvolvem, eles vão crescendo em torno dos meridianos, dando a impressão de que estes entraram e saíram dos vasos.

Foi descrita também uma segunda série de túbulos: o Sistema de Dutos Intra-Externos. Estes dutos são encontrados ao longo da superfície dos órgãos internos e parecem formar uma rede inteiramente independente dos sistemas vascular, linfático e nervoso. Descobriu-se ainda uma terceira série, o Sistema de Dutos Externos, que se estende ao longo da superfície externa das paredes dos vasos sangüíneos e linfáticos. Esses dutos também são encontrados na pele e, nesse caso, chamados de Sistema de Dutos Superficiais. É com este último que os acupunturistas clássicos estão mais familiarizados. A quarta série de túbulos, conhecida como Sistema de Dutos Neurais, está distribuída pelos sistemas nervoso central e periférico.

Todos os dutos estão interligados, de modo que a continuidade do sistema é mantida. Os vários sistemas de dutos ligam-se através dos dutos terminais dos diferentes sistemas. Essa ligação é semelhante à que ocorre entre as artérias e veias, no nível dos capilares. Curiosamente, Kim descobriu que *os dutos terminais chegam até o núcleo das células*. Ao longo desses meridianos, a determinados intervalos, ele também encontrou pequenos corpúsculos espaciais. *Esses corpúsculos do Sistema de Dutos Superficiais parecem localizar-se abaixo dos clássicos pontos e meridianos acupunturais do corpo humano.*

O fluido extraído desses túbulos apresentou elevadas concentrações de DNA, RNA, aminoácidos, ácido hialurônico, dezesseis tipos de nucleotídeos livres, adrenalina, corticosteróides, estrógeno e outras substâncias hormonais em níveis muito diferentes daqueles comumente encontrados na corrente sangüínea. A concentração de adrenalina no fluido meridiano foi duas vezes maior que na corrente sangüínea. Num dos pontos de acupuntura encontrou-se uma concentração de adrenalina dez vezes maior que a dos níveis sangüíneos. A presença de hormônios e adrenalina no fluido contido nos dutos certamente sugere a existência de alguma ligação entre o sistema meridiano e as glândulas endócrinas do corpo. Kim descobriu que os dutos terminais do sistema meridiano profundo também chegam até os núcleos das células, onde se situam os seus centros de controle genético. Em vista da presença tanto de ácidos nucléicos e de hormônios como de estrógenos e corticosteróides no fluido meridiano, torna-se claro que existem importantes inter-relações entre o sistema de meridianos da acupuntura e a regulação endócrina nos seres humanos.

Kim realizou diversos experimentos para confirmar a importância de um contínuo fluxo meridiano para órgãos específicos através de sistemas meridianos profundos. Ele seccionou o meridiano que vai até o fígado de uma rã e estudou as alterações microscópicas subseqüentes no tecido hepático. Pouco depois de o meridiano do fígado ter sido cortado, os hepatócitos aumentaram de tamanho e seus citoplasmas ficaram muito túrbidos. Ao cabo de três dias, ocorreu uma séria degeneração vascular em todo o fígado. A repetição desses experimentos confirmou os resultados obtidos inicialmente. Kim também estudou as alterações produzidas nos reflexos neurais pela secção dos dutos meridianos perineurais. Trinta minutos depois do corte dos dutos perineurais, o tempo de reflexo foi prolongado em mais de 500%, situação que persistiu durante mais de 48 horas, com pequenas flutuações apenas. Esses estudos tendem a confirmar a clássica teoria chinesa da acupuntura segundo a qual os meridianos fornecem um fluxo nutritivo especializado aos órgãos do corpo.

Com base em muitos experimentos, Kim chegou à conclusão de que o sistema meridiano não apenas estava completamente interligado como também parecia estar em contato com todos os núcleos celulares. A fim de descobrir em que altura da embriogênese surgia esse elo nuclear/celular, Kim começou a estudar, em diferentes espécies, o momento em que esses meridianos eram formados. Consultando os estudos embriológicos do Dr. Burr, Kim descobriu que no embrião da galinha *os dutos meridianos formavam-se dentro de quinze horas depois da fecundação!* Isso é extremamente interessante porque nesse estágio nem sequer os órgãos mais rudimentares estavam formados. O fato de a completa orientação espacial do sistema meridiano ser anterior à formação dos órgãos *sugere que o funcionamento do sistema de meridianos acupunturais exerce influência sobre a migração e a orientação espacial dos órgãos internos.* Como os meridianos estão ligados ao centro de controle genético de cada célula, o sistema de meridianos acupunturais talvez desempenhe também um importante papel tanto na reprodução como na diferenciação (especialização) de todas as células do corpo.

Podemos integrar as pesquisas de Kim com os estudos paralelos desenvolvidos pelo Dr. Harold Burr.[4] Lembremos aqui que o Dr. Burr realizou experimentos de mapeamento dos campos elétricos existentes em torno de embriões de salamandra. No decorrer de suas pesquisas, ele descobriu que no ovo não fecundado da salamandra formava-se um eixo elétrico, o qual correspondia à futura orientação do cérebro e do sistema nervoso central no organismo adulto. A criação desse eixo elétrico ou onda-guia no ovo não fecundado sugere que algum tipo de energia direcional contribui para a orientação espacial das células do embrião em desenvolvimento, as quais passam por um processo de rápida divisão e migração. Burr também descobriu que em plantinhas novas o contorno do campo elétrico circunjacente aos novos brotos acompanhava a forma da planta adulta. Se combinarmos os dados acima mencionados com o nosso conhecimento a respeito da capacidade de a fotografia Kirlian registrar o fenômeno da folha fantasma, chegaremos à conclusão de que a *organização espacial do crescimento, desde a embriogênese até a idade adulta, é orientada por um molde holográfico energético conhecido como corpo etérico.*

Kim verificou que a formação do sistema de meridianos acupunturais precedia o desenvolvimento e a disposição espacial dos órgãos embrionários. Ele também descobriu a existência de íntimas relações entre os meridianos e os núcleos das células. Seu trabalho sugere a existência de algum tipo de fluxo de informações dos meridianos para os centros de controle genético das células, proporcionando uma modulação adicional do processo de desenvolvimento embriológico. Como a organização espacial dos meridianos no interior do embrião ocorre antes que as células e os órgãos encontrem seu posicionamento definitivo no corpo, isso poderia sugerir que o sistema de meridianos fornece uma espécie de mapa rodoviário ou sistema de orientação para as células do embrião em desenvolvimento. Em suma, as pesquisas de Burr e Kim *indicam que o sistema meridiano constitui uma interface entre os corpos físico e etérico. O sistema meridiano é o primeiro elo físico entre o corpo etérico e o corpo físico em desenvolvimento.* Assim, a estrutura organizada do corpo etérico precede e orienta o desenvolvimento do corpo físico. A tradução das alterações etéricas em alterações celulares físicas ocorre tanto na saúde como na doença. Esta teoria é consistente com dados provenientes de outras fontes, como, por exemplo, o trabalho do Dr. Shafica Karagulla a respeito de diagnóstico por clarividência,[5] no qual se acham descritos casos de ocorrência de alteração no corpo etérico de indivíduos antes que a doença se manifestasse abertamente no corpo físico.

O sistema de meridianos acupunturais forma o que poderia ser chamado de "interface físico-etérica". As informações bioenergéticas e a energia vital ch'i fluem do corpo etérico para o nível celular do corpo físico através de uma rede especializada de meridianos. Para citar uma fonte de referência de natureza psíquica:

> Existe uma ligação direta entre o sistema de meridianos e os sistemas nervoso e circulatório, em parte porque, muito tempo atrás, os meridianos foram originalmente usados para criar esses dois sistemas do corpo físico. Por isso, qualquer coisa que influencie um desses sistemas tem um impacto direto sobre as outras duas áreas. Os meridianos usam a via de comunicação entre os sistemas nervoso e circulatório para abastecer o corpo de força vital, estendendo-se quase que diretamente até o nível molecular. *Os meridianos são a interface entre as propriedades físicas e etéricas do corpo.*[6] (*os grifos são nossos*)

O sistema de meridianos é não apenas um sistema físico de túbulos que transportam hormônios e nucleotídeos para os núcleos das células, mas também um tipo especializado de sistema de fluido eletrolítico que conduz certas espécies de energia sutil (ch'i) do ambiente externo até as estruturas dos órgãos mais profundos.

A inferência de que certos tipos de energias são transmitidas através dos pontos de acupuntura do sistema meridiano superficial é apoiada por mensurações da resistência elétrica da pele nos pontos de acupuntura e na região circunvizinha. Mensurações quantitativas realizadas por vários pesquisadores comprovaram a ocorrência, nos pontos de acupuntura, de uma queda de quase vinte vezes na resistência elétrica.[7] É fato bem conhecido que a energia tende a fluir pelo caminho que ofereça menor resistência. A água, que constitui a maior parte do corpo humano, é comprovadamente um bom condutor não apenas de eletricidade mas também de energias sutis (conforme demonstraram os estudos de Grad). Os estudos com o uso da fotografia Kirlian também demonstraram que os pontos de acupuntura possuem singulares características eletrográficas. De importância ainda maior é o fato de que, através de aparelhos eletronográficos de exploração do abdômen, pesquisadores como Dumitrescu, especializados em eletrografia, descobriram que alterações no brilho dos pontos de acupuntura precedem em horas, dias ou mesmo semanas as primeiras manifestações de doenças no corpo físico.[8]

Essas observações são consistentes com a suposição de que alterações na estrutura do corpo etérico precedem as alterações patológicas provocadas pelas doenças no corpo físico. Elas também apóiam a teoria chinesa de que as doenças são causadas por um desequilíbrio energético nos meridianos que fornecem as energias nutritivas ch'i aos órgãos do corpo. As alterações nos meridianos refletem uma disfunção que já terá ocorrido no nível etérico. Essas alterações chegam gradualmente até o nível físico através do sistema de meridianos acupunturais. Um exemplo desse princípio segundo o qual alterações nos meridianos acupunturais precedem as disfunções nos órgãos físicos pode ser vista no estudo de Kim a respeito do sistema meridiano do fígado. Quando Kim interferiu experimentalmente com o fluxo de nutrientes dos meridianos para o fígado, as alterações anormais nas células hepáticas só se manifestaram três dias depois.

Assim, a integridade e o equilíbrio energético do sistema de meridianos acupunturais são cruciais para a preservação e a saúde do organismo. O sistema meridiano é a chave, não apenas para as vias terapêuticas de intervenção contra doenças, tais como a manipulação dos pontos de acupuntura através de agulhas, mas também para a detecção precoce da ocorrência de qualquer disfunção orgânica. Em virtude de sua capacidade de registrar alterações nas energias sutis do sistema meridiano, a eletrografia Kirlian e vários outros sistemas eletrônicos relacionados com a acupuntura poderão ter um grande potencial de diagnóstico para os médicos do futuro. Esses aparelhos talvez acabem nos proporcionando instrumentos para detectar os sutis desequilíbrios fisiológicos associados às doenças muito mais cedo de que permitem os métodos atualmente existentes.

O sistema de meridianos acupunturais será discutido com mais detalhes num capítulo à parte. O sistema de meridianos, porém, não é o único elo entre o nosso corpo físico e os nossos sistemas energéticos superiores.

Os Chakras e os Nádis:
Uma Lição de Anatomia Energética Sutil Indiana

Informações provenientes de vários textos antigos da literatura iogue indiana falam a respeito da existência de centros de energia especiais no interior do nosso corpo sutil. Vamos descrever esses sistemas de energia e, em seguida, verificar se existe alguma evidência científica moderna que comprove sua existência. Diz-se que esses centros de energia, denominados "chakras" — que em sânscrito significa "círculo" — assemelham-se a vórtices rodopiantes de energias sutis.[9] Os chakras estão de alguma forma envolvidos na captação das energias superiores e na sua transmutação numa forma utilizável na estrutura humana. Os cientistas ocidentais recentemente voltaram suas atenções para a compreensão e a validação dessas estruturas até então não reconhecidas. No passado, os chakras e os meridianos foram ignorados pelos cientistas ocidentais, que os tinham na conta de construções mágicas produzidas por pensadores orientais primitivos e ingênuos. Atualmente, porém, a existência dos chakras e dos meridianos acupunturais está finalmente sendo confirmada, graças ao desenvolvimento de tecnologias de energia sutil que podem detectar sua presença e mensurar suas funções.

Do ponto de vista fisiológico, os chakras parecem estar envolvidos com o fluxo de energias superiores para as estruturas celulares do corpo físico através de canais específicos de energia sutil. De certa forma, eles parecem atuar como transformadores de energia, reduzindo sua forma e freqüência para adequá-las ao nível de energia imediatamente inferior. A energia, por sua vez, é traduzida em alterações hormonais, fisiológicas e, finalmente, celulares por todo o corpo. Parece haver pelo menos sete grandes chakras associados ao corpo físico.

Anatomicamente, cada grande chakra está associado a um grande plexo nervoso e a uma glândula endócrina. Os grandes chakras estão situados numa linha vertical que sobe da base da espinha até a cabeça. O mais baixo, chamado de chakra raiz, fica perto do cóccix. O segundo chakra, chamado de chakra sacral ou esplênico, situa-se ou logo abaixo do umbigo ou próximo ao baço. Na verdade, esses são dois chakras diferentes, embora ambos tenham recebido a denominação de segundo chakra por parte de diferentes escolas de pensamento esotérico. O terceiro chakra, o do plexo solar, situa-se na metade superior do abdômen, abaixo da ponta do esterno. O quarto, também conhecido como chakra do coração, pode ser encontrado na parte média do esterno, diretamente sobre o coração ou o timo. O quinto chakra, o da garganta, localiza-se no pescoço, próximo ao pomo de Adão. O chakra da garganta fica diretamente sobre a tireóide e a laringe. O sexto chakra, o da testa, chamado de chakra ajna nos textos iogues, situa-se na parte média da fronte, ligeiramente acima do cavalete do nariz. O sétimo chakra está localizado no alto da cabeça.

Alguns textos esotéricos mencionam a existência de doze grandes chakras. Além dos sete acima mencionados, existem dois na palma das mãos, dois na sola dos pés, e um associado à medula espinal e ao mesencéfalo. Existem também numerosos chakras secundários associados às principais articulações do corpo, tais como os joelhos, os tornozelos, os cotovelos, etc. Se contarmos todos os chakras principais e secundários, poderá haver pouco mais de 360 chakras no corpo humano.[10]

Sabe-se também que cada um dos sete grandes chakras está associado a um determinado tipo de capacidade de percepção psíquica. Isto traz à baila o fato de os chakras também terem a função de ser uma espécie de órgão sutil de percepção psíquica. O chakra ajna ou da testa, por exemplo, também chamado de terceiro olho, está ativamente envolvido na percepção clarividente. De origem francesa, a palavra clarividência (*clairvoyance*) significa literalmente "ver com clareza".

Conforme já observamos acima, cada grande chakra está associado a um determinado plexo nervoso e glândula endócrina. As associações aqui relacionadas baseiam-se tanto em ocidentais como em orientais. Há dados sugerindo a existência de diferenças entre orientais e ocidentais, quanto aos esquemas de associações endócrinas dos chakras inferiores. Isso acontece porque na verdade existem dois sistemas de chakras. Foi sugerido ainda que, quando esses dois sistemas de chakras se fundem, um novo sistema de chakra é criado. Os orientais têm o cóccix e as gônadas associados respectivamente ao primeiro e ao segundo chakra, e o timo associado ao quarto chakra. Os ocidentais têm o primeiro e o segundo chakra associados respectivamente às gônadas e ao baço, e o

Diagrama 10
OS SETE CHAKRAS E OS PLEXOS DO SISTEMA NERVOSO AUTÔNOMO

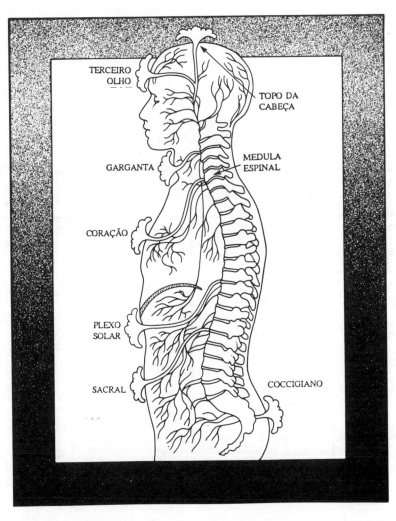

quarto chakra associado ao coração. Além disso, algumas fontes associam o primeiro chakra às gônadas e o segundo chakra às células de Leydig — que produzem hormônios no interior das gônadas — e às glândulas supra-renais.[11] O Diagrama 11 fornece apenas informações gerais a respeito das associações endócrinas do primeiro e segundo chakras. Para aspectos específicos, podem ser consultados os diversos textos de referências relacionados no final do capítulo.

Os chakras transformam energia de dimensões superiores (ou freqüências mais elevadas) em alguma espécie de produção glandular-hormonal que subseqüentemente afeta todo o corpo físico. Pelo que se pode depreender das discussões contidas na literatura esotérica, os chakras parecem ser centros do corpo etérico. Existem centros de energia correspondentes nos veículos de freqüências mais elevadas (como, por exemplo, o corpo astral). Os chakras primários originam-se no nível do corpo etérico. Os chakras por sua vez, estão ligados uns aos outros e a determinadas partes da estrutura físico-celular através de canais energéticos sutis conhecidos como "nádis".

Os nádis são constituídos por delgados filamentos de matéria energética sutil. São diferentes dos meridianos, os quais, na verdade, têm uma contraparte física no sistema de dutos meridianos. Os nádis representam uma extensa rede de energias fluidas que se compara, em abundância, aos nervos do corpo. Na literatura iogue oriental, os chakras foram visualizados metaforicamente como flores. Em termos simbólicos, os chakras representam as pétalas e as finas raízes dos chakras florais, distribuindo a força vital e a energia de cada chakra pelo corpo físico.

Diagrama 11

ASSOCIAÇÕES NEUROFISIOLÓGICAS E ENDÓCRINAS DOS CHAKRAS

CHAKRA	PLEXO NERVOSO	SISTEMA FISIOLÓGICO	SISTEMA ENDÓCRINO
COCCIGIANO	Sacro-coccígeo	Reprodutivo	Gônadas
SACRO	Sacro	Geniturinário	Células de Leydig
PLEXO SOLAR	Solar	Digestivo	Supra-renais
CORAÇÃO	Plexo cardíaco	Circulatório	Timo
GARGANTA	Gânglios Cervicais Medula	Respiratório	Tireóide
TERCEIRO OLHO	Hipotálamo Pituitária	Sistema Nervoso Autônomo	Pituitária
CABEÇA	Córtex Cerebral Glândula Pineal	SNC Controle Central	Glândula Pineal

Com base em informações provenientes de diversas fontes, foram descritos mais de 72.000 nádis ou canais de energia etérica na anatomia sutil dos seres humanos. Esses singulares canais estão intimamente ligados ao sistema nervoso físico.[12] Em virtude dessa intrincada ligação com o sistema nervoso, os nádis influenciam a natureza e a qualidade da transmissão dos impulsos nervosos numa extensa rede constituída pelo cérebro, medula espinal e nervos periféricos. Assim, uma disfunção patológica no nível dos chakras e nádis pode ser associada a alterações patológicas no sistema nervoso. Essa disfunção pode ser não apenas quantitativa, envolvendo o volume absoluto do fluxo energético sutil para a substância do nervo físico, mas também qualitativa, em termos de coordenação entre o sistema nervoso e os chakras e nádis. Em outras palavras, existe um alinhamento especial entre os grandes chakras, as glândulas e os plexos nervosos, alinhamento que é necessário para a otimização da função humana.

Além disso, a ligação hormonal entre os chakras e as glândulas endócrinas sugere novas e complicadas possibilidades quanto à maneiras pelas quais um desequilíbrio no sistema energético sutil pode produzir alterações anormais nas células de todo o corpo. Uma diminuição no fluxo de energia sutil através de um dos chakras pode provocar uma diminuição de atividade em qualquer das glândulas endócrinas fundamentais. Uma diminuição no fluxo de energia através do chakra da garganta, por exemplo, poderia provocar um hipotireoidismo.

Tendo sido apresentados os aspectos principais do sistema chakra-nádis, temos de nos perguntar se há alguma evidência convincente que possa confirmar a existência dessa rede energética sutil. Pesquisas realizadas pelo Dr. Hiroshi Motoyama, do Japão,[13] produziram resultados experimentais que tendem a confirmar a presença do sistema de chakras nos seres humanos. Conforme mencionamos anteriormente, acredita-se que os chakras sejam transformadores de energia. A energia pode fluir através dos chakras em duas direções diferentes: isto é, do ambiente energético sutil para dentro do corpo, e vice-versa, do interior do corpo para o exterior. Esta última capacidade parece ser uma propriedade do nível de ativação dos chakras. A capacidade de ativar e de transmitir energia através dos chakras é um reflexo de um nível razoavelmente avançado de desenvolvimento de consciência e concentração por parte do indivíduo.

Motoyama argumentou que, se um indivíduo iluminado podia realmente ativar e direcionar energia a partir dos chakras, então talvez fosse possível medir algum tipo de emissão bioenergética/bioelétrica nesses centros. Embora a energia básica conduzida pelos chakras possa ser de natureza energética sutil, reverberações secundárias de energia numa oitava harmônica inferior, como os campos eletrostáticos, talvez sejam mensuráveis. Uma linha de raciocínio semelhante tem sido usada para ajudar a explicar de que modo os elétrons uma oitava inferiores da fotografia Kirlian podem ser usados para registrar visualmente fenômenos etéricos de dimensões superiores, tal como o Efeito da Folha Fantasma. *Embora os campos eletrostáticos sejam apenas efeitos secundários produzidos pelas energias etéricas de oitavas superiores, eles podem ser mensurados mais facilmente pelos equipamentos eletrônicos convencionais de detecção.*

Motoyama construiu uma cabine registradora especial, feita com fios de chumbo, cujo interior estava protegido das perturbações eletromagnéticas externas. Dentro da cabine havia um eletrodo móvel de cobre que era posicionado no lado oposto ao dos diversos chakras do indivíduo que estiver sendo testado. O eletrodo media a intensidade do campo bioelétrico humano a uma determinada distância da superfície do corpo.

Ao longo do tempo, Motoyama efetuou múltiplos registros elétricos dos chakras de diversos indivíduos. Muitos dos indivíduos testados eram praticantes avançados de meditação e pessoas que já haviam tido experiências psíquicas. Quando o eletrodo era colocado diante de um chakra que o indivíduo afirmava ter sido estimulado (geralmente através de anos de meditação), a amplitude e a freqüência do campo elétrico sobre o referido chakra eram significativamente maiores que os valores registrados nos chakras dos indivíduos de controle. Motoyama descobriu que certas pessoas tinham a capacidade de emitir energia conscientemente através de seus chakras. Quando o faziam, Motoyama podia detectar significativas perturbações do campo elétrico, que emanavam a partir dos chakras ativados. Ao longo de diversos anos de experimentos, esse fenômeno manifestou-se diversas vezes no laboratório de Motoyama. Utilizando um equipamento semelhante, Itzhak Bentov, um pesquisador que se dedicou ao estudo das alterações fisiológicas associadas à meditação, também reproduziu as experiências de Motoyama a respeito da emissão de energia eletrostática pelos chakras.[14]

Um outro trabalho interessante, conduzido pela Dra. Valerie Hunt, da Universidade da Califórnia, em Los Angeles,[15] utilizou um equipamento de mensuração um pouco mais convencional para o estudo dos chakras e do campo de energia humano. Hunt usou eletrodos de eletromiograma (normalmente utilizados para medir os potenciais elétricos dos músculos) para estudar as variações de energia bioelétrica nas áreas da pele que correspondiam às posições dos chakras. Esses eletrodos estavam ligados a equipamentos de telemetria que transmitiam dados para uma cabine registradora, onde vários tipos de oscilógrafos registravam as flutuações energéticas que ocorriam nesses pontos do corpo. O mais curioso é que Hunt observou a emissão de oscilações elétricas regulares sinusoidais de alta freqüência a partir desses pontos, fato que anteriormente jamais fora registrado ou relatado na literatura científica. A faixa de freqüência normal das ondas cerebrais está compreendida entre 0 e 100 ciclos por segundo (cps), com a maioria das informações ocorrendo entre 0 e 30 cps. A freqüência muscular vai até cerca de 225 cps e a cardíaca chega a mais ou menos 250 cps. As leituras dos chakras geralmente estão numa faixa de freqüência que vai de 100 a 1600 cps, números muito acima dos valores tradicionalmente encontradas paras as formas de energia radiante originárias do corpo humano.

As pesquisas originais da Dra. Hunt foram realizadas com o objetivo de estudar os efeitos terapêuticos e energéticos sobre o corpo humano de uma técnica física de manipulação conhecida como técnica Rolfing. Além dos registros elétricos, a Dra. Hunt obteve também a ajuda de Rosalyn Bruyere, uma observadora psíquica treinada que tinha a capacidade de perceber por clarividência as alterações que ocorriam no campo da aura de um indivíduo. Bruyere estava incumbida de observar os campos energéticos sutis dos indivíduos enquanto os chakras eram monitorados eletronicamente. Durante o período em que esteve observando a aura, ela não teve acesso imediato aos registros da atividade elétrica proveniente dos eletrodos de eletromiograma fixados aos locais dos chakras.

Os resultados do seu estudo causaram grande surpresa à Dra. Hunt. Ela descobriu que as observações da aura feitas por Bruyere, relativas a mudanças nas cores dos campos energéticos dos indivíduos, tinham uma correlação *perfeita* com os registros do eletrodo eletromiográfico. Com o tempo, Hunt descobriu que cada cor de aura estava associada a um padrão de onda diferente, registrado nas regiões da pele que correspondiam aos chakras dos indivíduos. Os padrões de onda foram batizados de acordo com as cores da aura às quais estavam associados. Quando Bruyere dizia ver a cor vermelha na aura de um indivíduo, o equipamento de registro, sem que ela soubesse, sempre apresentava o padrão de onda posteriormente associado ao vermelho, o mesmo ocorrendo com as outras cores. O mais curioso é que, quando cores como o laranja eram vistas no campo da aura, o equipamento de registro captava os padrões de onda correspondentes ao vermelho e ao amarelo — duas cores primárias que, combinadas, formam o laranja — em diferentes chakras ao mesmo tempo. Quando cores como o branco eram vistas no campo da aura, a freqüência do sinal medido era aproximadamente 1000 cps. Hunt levantou a hipótese de *que esse nível de alta freqüência é, na verdade, um subarmônico de um sinal original de freqüência na faixa de muitos milhares de ciclos por segundo: um subarmônico da energia sutil original do chakra.*[16]

Os dados provenientes dos experimentos realizados por Motoyama e Hunt parecem confirmar a existência do sistema de chakras. Conforme já dissemos, as energias medidas nos chakras em cada um dos experimentos eram constituídas de harmônicas inferiores das energias sutis originais de alta freqüência. Todas essas energias são apenas oitavas do espectro eletromagnético. As energias sutis parecem ocupar uma faixa de freqüência que antes não era reconhecida pelos cientistas ocidentais.

O importante é que existem vários sistemas complexos, tais como as redes de meridianos e de chakras-nádis, que ligam o corpo etérico ao corpo físico. Embora aspectos específicos desses sistemas tenham sido descritos durante muitos anos, na literatura relativa às modalidades de cura e práticas meditativas do Extremo Oriente e da Índia, eles foram ignorados pelos médicos e pelos pesquisadores ocidentais devido à falta de evidências conclusivas que os apoiassem. Para citar uma fonte psíquica:

> As forças emitidas por um centro (chakra) afetam a contraparte etérica de toda a intrincada rede de nervos que constitui o sistema nervoso. Essas contrapartes, que apresentam uma perfeita correspondência subjetiva, são chamados de "nádis" na filosofia hindu. Elas constituem uma extensa e complexa rede de energias fluidas, a qual forma um sistema interior, sutil e paralelo aos nervos corporais. Esse sistema é, de fato, uma externalização dos padrões interiores de energia. Por enquanto não existe nenhuma palavra na língua inglesa, ou em qualquer idioma europeu, que corresponda à antiga palavra "nádi", uma vez que a existência desse sistema objetivo ainda não foi reconhecida. O conceito materialista dos nervos, vistos como um sistema que surgiu em resposta a um ambiente palpável, ainda domina o pensamento ocidental. A idéia de que esses nervos possam ser o resultado físico denso de um aparelho sensitivo interior ainda não foi definida nem reconhecida pela moderna ciência ocidental. Quando for reconhecida a existência dessa substância sutil (composta por raios de energia) subjacente aos nervos mais palpáveis, teremos dado um passo à frente no sentido de compreender de forma integral o problema da saúde e da doença e estaremos mais próximos de entender as causas desses estados.[17]

Atualmente, talvez a tecnologia já esteja avançada para permitir a confirmação da existência e o estudo dessas ligações energéticas sutis com a nossa anatomia física. A confirmação inicial desses antigos sistemas de energia sutil descritos nos textos da literatura esotérica leva-nos a discutir aquela parte da anatomia sutil humana que se estende imediatamente além do corpo etérico.

O Corpo Astral:
A Sede das Nossas Emoções e um Mecanismo para a Consciência Desencarnada

Até aqui descrevemos apenas sistemas que se ligam ao corpo físico, a fim de energizá-lo, estabilizá-lo e proporcionar-lhe mecanismos de crescimento e regeneração celular num nível primário. Temos discutido a nova fronteira de exploração e entendimento por meio de uma abordagem energética ou einsteiniana da medicina. Através do reconhecimento e da compreensão do que foi descrito como interface físico-etérica, talvez possamos descobrir uma nova maneira de considerar os sistemas fisiológicos humanos a partir de uma perspectiva mais ampla. Reconhecendo essas partes da anatomia humana, a medicina pode tentar compreender e aplicar os extraordinários e eficazes métodos energéticos sutis de tratamento de doenças. Além do sistema meridiano, que constitui a interface físico-etérica, nós também examinamos outros sistemas que se originavam no corpo etérico. Tanto na doença como na saúde, o sistema chakra-nádi é tão importante quanto os meridianos para a manutenção de um correto equilíbrio fisiológico e endócrino no corpo físico.

Na sua expressão total, o corpo etérico é um molde energético que nutre e energiza todos os aspectos do corpo físico. *Um entendimento mais completo a respeito do modo como o corpo etérico afeta e se inter-relaciona com a expressão da doença no corpo físico irá proporcionar valiosas informações para um novo gênero de médicos que, na tentativa de criar novos e mais eficazes métodos de cura das doenças humanas, está procurando superar os dogmas convencionais da medicina.* O *establishment* médico terá a ganhar se começar a inteirar-se das verdadeiras causas subjacentes da saúde. A aceitação gradual desse novo conhecimento acabará inevitavelmente estimulando a criação de uma abordagem energética para a "medicina preventiva".

Temos agora de começar a discutir o que só pode ser chamado de uma grande "área cinzenta" na mente da maioria dos cientistas ocidentais. A não aceitação dessa dimensão específica da nossa anatomia sutil deriva principalmente de um conflito entre os sistemas de crença oriental e ocidental e da separação entre realidade e ciência, ocorrida há milhares de anos.

O exame da anatomia energética sutil humana nos leva a discutir o que, na literatura esotérica, tem sido chamado de corpo astral. O corpo astral é constituído de matéria astral, uma substância sutil que apresenta freqüências energéticas ainda mais elevadas que as da matéria etérica.

Diagrama 12
ANALOGIA ENTRE O TECLADO DE UM PIANO E O ESPECTRO DE FREQÜÊNCIA HUMANO

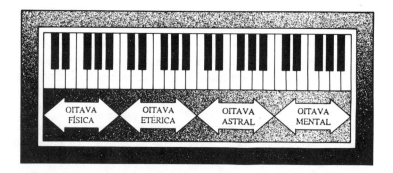

Voltando à nossa analogia com o teclado de um piano, observou-se que havia uma semelhança entre as oitavas das notas musicais e as oitavas de energia eletromagnética. As teclas mais baixas, no lado esquerdo do teclado, foram comparadas ao espectro das freqüências físicas. Indo para a direita, o próximo conjunto de teclas forma a escala energética da esfera etérica. Mais para a direita, depois das freqüências do etérico, está a próxima oitava superior, correspondente à esfera da matéria e das energias astrais. Embora essa analogia estenda-se ainda mais, englobam ao todo sete oitavas de veículos de freqüências superiores, nós nos deteremos rapidamente aqui para examinar o fenômeno do corpo astral e a esfera da matéria astral.

A literatura esotérica contém muitas informações relativas ao corpo astral ou emocional. Essa parte da anatomia sutil humana é conhecida desde as primeiras dinastias egípcias. O corpo astral é um componente do ser humano integral e multidimensional e, assim como o corpo etérico, geralmente se soprepõe à estrutura física. Essas oitavas são bem definidas, porém não separadas, dentro do nosso ser. O corpo astral é constituído por matéria de freqüências energéticas situadas bem além da faixa normal de percepção humana e são visíveis apenas para os olhos de um observador clarividente treinado. (Como veremos mais adiante, o olho clarividente treinado é, na verdade, o chakra ajna ou terceiro olho do corpo astral, o qual já está ajustado para transmutar e transmitir energias dessa faixa específica de freqüência.) Já nos referimos à função dos chakras como órgãos estendidos de percepção. Como a matéria astral existe numa faixa de freqüência bem acima das matérias física e etérica, ela tem a capacidade de ocupar o mesmo espaço que os corpos físico e etérico. Essa coexistência ilustra um princípio da matéria que poderia ser chamado de Princípio da Coexistência Não-Destrutiva. Este princípio estabelece que matérias de freqüências diferentes podem ocupar o mesmo espaço simultaneamente e de forma não-destrutiva.

Observou-se que o corpo astral "geralmente" se sobrepõe à estrutura física. O que acontece quando ele não se sobrepõe à estrutura do corpo humano? A resposta a esta questão é difícil mas não impossível. Antes de nos aprofundarmos nessa tantalizante questão, porém, precisamos tratar de algumas das funções mais fisiológicas do corpo astral.

Segundo as fontes de referência esotéricas, o corpo astral, da mesma forma que o corpo etérico, também tem sete chakras principais. Eles são chamados de contrapartes astrais dos chakras. Assim como os chakras etéricos, eles também transformam energia e são parte integrante do nosso sistema energético sutil expandido. Os centros astrais são transmissores e receptores de energia astral; esta, por sua vez, é reduzida e passada para os chakras etéricos, onde, através dos nádis, as energias são traduzidas em função nervosa e glandular. Como o corpo astral está envolvido na expressão das emoções, os chakras astrais proporcionam uma ligação de energia sutil através da qual o estado emocional de uma pessoa pode prejudicar ou fortalecer a sua saúde.

A literatura esotérica reconhece que os efeitos das funções glandulares e hormonais ocorrem no nível da atividade celular e que os hormônios também constituem um fator importante na expressão emocional da personalidade. A medicina convencional também reconhece as influências da oitava astral sobre a saúde. Os médicos, por exemplo, há muito tempo reconhecem a personalidade hipercinética do hipertireoidismo, em contraste com a personalidade astênica do hipoadrenalismo. Os endocrinologistas reconheceram determinados padrões de expressão emocional relacionados com tipos de disfunção na atividade glandular. O que passou despercebido para a maioria dos endocrinologistas, porém, é o fato de que *a atividade hormonal das principais glândulas endócrinas depende da influência energizadora dos chakras a elas associados.*

O corpo astral, algumas vezes chamado de corpo emocional, é considerado a sede das emoções humanas. Nossas emoções têm origens mais profundas e sutis do que a ciência moderna atualmente reconhece. Nas últimas décadas, a medicina começou a reconhecer e a esclarecer as relações existentes entre o *stress* emocional e a doença física. Como o corpo astral está fortemente ligado ao nosso lado emocional, na expressão das doenças físicas e emocionais há um elo poderoso e não reconhecido entre a mente, o corpo físico e o corpo astral. Os desequilíbrios emocionais podem ser causados tanto por distúrbios neuroquímicos na atividade cerebral como nos padrões anormais de fluxo de energia no corpo astral e nos seus chakras.

> *Os centros (chakras) e glândulas...basicamente determinam o estado de saúde — bom, indiferente ou ruim — e as condições psicológicas de um indivíduo.* O efeito mais imediato da atividade glandular é psicológico... *No plano emocional e mental, um homem é aquilo que o seu sistema glandular faz com que ele seja e, incidentalmente, o mesmo acontece no plano físico, uma vez que este freqüentemente é determinado pelo seu estado mental e emocional.*[18] (*Os grifos são nossos*)

O corpo astral também tem sido chamado de corpo do desejo ou corpo emocional. A literatura descreve o corpo astral como a sede dos nossos desejos sexuais, anseios, disposição de espírito, sentimentos, apetites e temores. Surpreendentemente, o medo é uma das energias astrais que mais nos influenciam atualmente. *O grau em que as pessoas são afetadas por esses temores e desejos determina a extensão e a natureza da expressão de suas personalidades no plano físico.*[19] Embora a maioria dos médicos e cientistas ocidentais considere a expressão emocional humana uma característica da atividade neural do sistema límbico cerebral,[20] este é apenas um sistema auxiliar em relação às energias de dimensões superiores que também penetram no sistema. O cérebro físico é visto pelos mecanicistas newtonianos como um complexo biocomputador neuroquímico. Os mecanicistas acham que o cérebro se assemelha a um sofisticado servomecanismo. O cérebro vivo é, na verdade, uma interface para que a alma se expresse na forma de vida física ativa. Se o sistema nervoso for debilitado pela doença, a personalidade pode ficar aprisionada num vínculo não expressivo (é o que acontece na Síndrome do Homem Trancado Dentro de Si). Assim, por exemplo, vítimas de derrame cerebral que sofrem uma grave diminuição da capacidade motora, sem perda cognitiva, podem estar plenamente conscientes e, não obstante, serem incapazes de se comunicar com aqueles que as cercam.

A programação desse biocomputador pode provir de muitos níveis diferentes de *input*. Os cientistas ocidentais atualmente só reconhecem a influência de fatores físicos sobre o sistema nervoso. As energias astrais afetam o cérebro físico e o sistema nervoso através de suas ligações sutis com o corpo etérico e de suas interligações com o corpo físico. Diferentemente do corpo etérico, que sustenta e energiza o corpo físico, o corpo astral também opera como um veículo de consciência que pode existir independentemente do corpo físico, embora não deixe de estar ligado a ele. A consciência móvel do indivíduo pode deslocar-se e interagir com o ambiente através do corpo astral enquanto o corpo físico permanece inativo ou adormecido. Embora isso possa parecer estranho, essa função do corpo astral é importante para a explicação de um interessante fenômeno humano que só recentemente foi reconhecido: a Experiência de Proximidade da Morte (EPM).[21]

Descrições de experiências relatadas por indivíduos que estiveram clinicamente mortos durante um determinado tempo têm sido objeto de uma série de livros escritos pelo Dr. Raymond Moody[22] e, mais recentemente, pelo Dr. Kenneth Ring.[23] Entrevistas com centenas de indivíduos que foram temporariamente classificados como clinicamente mortos produziram descrições semelhantes de experiências nesse misterioso estado. Uma das experiências mais comuns vividas por pessoas que estiveram próximas da morte é a sensação de flutuar acima do corpo físico e de olhar para baixo. As pessoas muitas vezes descreveram corretamente detalhes das tentativas de ressuscitação efetuadas pelos paramédicos, tais como as roupas usadas pelos membros da equipe de socorro, as palavras ditas e as drogas ministradas. Na falta de explicações lógicas, os médicos contemporâneos têm procurado invocar mecanismos bioquímicos relacionados com a anoxia cerebral (falta de oxigênio no cérebro) para explicar essas aparentes alucinações. Muitos dos que estiveram próximos da morte descreveram a sensação de serem puxados para cima, em direção a uma luz no fim de um túnel, enquanto flutuavam acima da mesa e olhavam para os seus próprios corpos, que estavam embaixo. As experiências de proximidade da morte são representativas de um estado conhecido como uma Experiência de Viagem Fora do Corpo (EVFC). A EVFC talvez seja uma descrição mais precisa do que acontece ao indivíduo porque, durante a EPM, a pessoa na verdade está fora do seu corpo físico. Neste caso, então, a partir de que ponto a pessoa vê o que se passa? A resposta para esta pergunta é que ela está vendo o mundo através dos olhos do seu corpo astral!

Outro sinônimo de EVFC e, possivelmente, uma designação mais precisa, é o fenômeno conhecido como projeção astral. A projeção astral envolve a projeção da consciência do indivíduo para fora de seu envoltório físico através do seu veículo de expressão astral. Durante a vida, diz-se que o corpo astral mantém-se ligado ao corpo físico através de uma espécie de cordão umbilical às vezes chamado de cordão de prata. Supõe-se que, no momento da morte física, esse cordão é rompido e o corpo astral deixa para trás o envoltório físico-etérico em decomposição. A literatura esotérica afirma que durante o sono todas as pessoas abandonam o corpo físico e viajam pelo reino astral, interagindo com seus componentes e habitantes. Obviamente, como a maioria das pessoas não se lembra do que lhes acontece durante o sono, é extremamente difícil provar que alguma experiência astral tenha ocorrido . Na maior parte dos casos as pessoas tendem a considerar essas experiências como sonhos, eles próprios um estado de consciência imperfeitamente compreendido por muitos. Quando o indivíduo se lembra de ter passado por uma projeção astral, isso geralmente acontece durante ejeções traumáticas do corpo físico, como em acidentes violentos e em Experiências de Proximidade da Morte. Parece que nessas circunstâncias a dissociação entre o molde astral e o corpo físico é uma manifestação de algum tipo de reflexo energético primitivo que protege nossa consciência contra experiências traumáticas. Todavia, foram descobertos alguns indivíduos bem-dotados que têm a capacidade de se autoinduzirem repetidamente a essas experiências de viagens para fora do corpo e de projetarem seus seres astrais para locais remotos. Depois de voltarem ao estado de vigília, muitos desses EVFC conseguem lembrar-se de extraordinárias visões e de importantes informações relativas às suas jornadas astrais.[24, 25]

Tanto no passado como no presente, houve diversos esforços de pesquisa que tentaram confirmar a existência do corpo astral e de suas experiências no domínio do plano astral, o plano da matéria de que o corpo astral é composto. Experiências pioneiras realizadas pelo Dr. Robert Morris na Fundação de Pesquisa Psíquica, em Durham, Carolina do Norte, tentaram reunir evidências físicas que confirmassem a presença do corpo astral em lugares remotos.[26] Morris trabalhou com Keith Harary, um estudante de psicologia que afirmava ser capaz de projetar sua consciência para fora do seu corpo físico e para dentro de seu corpo astral.

Morris idealizou um método incomum para detectar a presença do molde astral de Harary, que em seu estudo foi chamado de "segundo corpo". Ele primeiramente tentou utilizar um detector vivo; isto é, o gatinho de estimação de Harary. Verificou-se que, quando o corpo astral de Harary estava presente na sala, o gatinho — normalmente ativo e irriquieto — deitava-se e ficava quieto. A fim de quantificar a atividade do gato, ele foi colocado num compartimento aberto dividido em 24 quadrados numerados com 25 centímetros de lado. O número de quadrados que o gato percorria num determinado espaço de tempo podia ser usado como um índice de movimentação. O gato foi filmado durante os períodos de controle e nos períodos experimentais, quando Harary tentava projetar sua consciência para dentro da câmara especial de experimentação. Durante os períodos de controle (sem EVFC), o gato mantinha-se bastante ativo e miava freqüentemente. Ele cruzava um grande número de quadrados e tentava sair do compartimento. Em contraste, verificou-se que, quando o "segundo corpo" de Harary estava supostamente presente, o animal ficava extremamente calmo e quieto. Esse resultado repetiu-se durante quatro sessões experimentais.

Por mais irrelevantes que esses dados possam parecer, os resultados sugerem que o gatinho conseguia detectar a presença do aparentemente invisível corpo astral de Harary. Em outro experimento, no qual foi utilizada uma cobra como detector vivo, houve alterações semelhantes no comportamento do animal durante as tentativas EVFC bem-sucedidas de Harary. Infelizmente, os animais tendiam a se adaptar rapidamente ao ambiente experimental e logo transformavam-se em indicadores pouco confiáveis da projeção astral.

Uma outra abordagem interessante, descrita pelo Dr. Karlis Osis na Associação Norte-Americana para a Pesquisa Psíquica, em Nova York, utilizou os dons do psicólogo Alex Tanous, também dotado da capacidade de viajar fora do corpo. Como é teoricamente impossível obter informações a respeito de locais distantes através da clarividência ou do uso de processos psíquicos que não a projeção astral, Osis criou um dispositivo especial que apresentava diferentes imagens a um observador dependendo da posição a partir da qual ele era visto. Várias figuras foram colocadas numa caixa, de tal modo que uma extraordinária ilusão de ótica só poderia ser vista por um observador que a olhasse por uma vigia situada numa de suas paredes laterais. Se o arranjo dos elementos contidos no interior da caixa fosse observado a partir de cima ou de dentro, a pessoa veria uma figura geométrica diferente daquela visualizada a partir da vigia. Além disso, Morris colocou detectores de tensão elétrica dentro da caixa para determinar se havia efeitos energéticos mensuráveis no momento em que o corpo astral estivesse observando o seu interior. Nas vezes em que Tanus foi bem-sucedido ao projetar-se, ele disse ter visto imagens que estavam correlacionadas com a visão da ilusão de óptica. Além do mais, durante essas projeções bem-sucedidas, os detectores de tensão elétrica registraram importantes flutuações na saída de energia, indicando que havia ocorrido alguma espécie de perturbação energética associada à presença do corpo astral.

Uma abordagem um pouco mais sofisticada, com resultados igualmente postivos, foi levada a a cabo no Instituto de Pesquisa Stanford pelos físicos Targ e Puthoff,[27] que fizeram uso de um magnetômetro blindado supercondutor. Esse aparelho pesadamente blindado, também conhecido como detector quark, era na verdade parte de um experimento que estava sendo realizado pelo departamento de física da Universidade Stanford. Foi solicitado a Ingo Swann, uma das pessoas dotadas da capacidade EVFC que participaram do estudo de Targ e Puthoff, que tentasse concentrar-se e projetar sua consciência para dentro do magnetômetro blindado. O aparelho propriamente dito era fisicamente inacessível por estar enterrado numa galeria subterrânea situada abaixo do edifício do Departamento de Física, e blindado por camadas de alumínio, cobre, e até mesmo por um revestimento supercondutor. Antes do experimento, foi produzido um campo magnético declinante no interior do magnetômetro. Isso proporcionou um sinal de fundo para calibração, o qual era registrado numa tira de papel como um traço senoidal oscilante. Durante os períodos em que Swann sentia estar fora do seu corpo e olhando o interior do magnetômetro, o sinal registrado apresentou durante cerca de trinta segundos uma duplicação na freqüência da onda senoidal. Observaram-se também várias outras perturbações no campo magnético nas ocasiões em que Swann dirigia sua atenção para o aparelho. Além do mais, Swann conseguiu desenhar com exatidão as camadas interiores do magnetômetro com base nas observações que realizou durante sua viagem fora do corpo. Diversos cientistas do departamento de física do Instituto de Pesquisa Stanford acharam essas observações muito significativas, embora não as considerassem um experimento cuidadosamente controlado.

Esses experimentos, vistos em conjunto, indicam que o fenômeno da projeção astral realmente existe. Além disso, as evidências indicam que o corpo astral pode criar perturbações magnéticas nas energias de oitavas harmônicas inferiores, as quais podem ser detectadas por equipamentos eletrônicos sensíveis. Embora até o momento não tenha sido possível fotografar o corpo astral, esse feito pode vir a se tornar possível no futuro com o desenvolvimento de equipamentos como os aparelhos de formação de imagens por ressonância magnética mencionados no capítulo anterior.

Se o princípio subjacente às fotografias do corpo etérico envolve a manipulação de freqüências energéticas em ressonância harmônica com as energias etéricas, então esse mesmo fenômeno talvez possa ser utilizado para captar imagens do corpo astral. A única diferença entre os aparelhos de exploração do corpo etérico e do corpo astral seria a freqüência de energia necessária para excitar ressonantemente o corpo astral. Se o corpo astral realmente existir, tal como acontece com o corpo etérico haveria modelos científicos que pudessem explicar a existência e, até mesmo, o comportamento desses fenômenos de dimensões superiores?

Um Modelo Científico dos Domínios de Freqüência: O modelo Tiller-Einstein do Espaço/Tempo Positivo-Negativo

Embora os cientistas ocidentais aceitem a suposição de que dentro da teoria eletromagnética atualmente não existe nenhum modelo matemático que explique a existência das formas etérica e astral, há alguns pesquisadores pioneiros que examinaram essa questão mais de perto. Um desses pesquisadores é o Dr. William Tiller, professor da

115

Universidade Stanford e ex-chefe do Departamento da Ciência dos Materiais dessa instituição. Ao longo da última década, ou ainda há mais tempo, o Dr.Tiller tem procurado utilizar os modelos científicos atuais para explicar certos fenômenos energéticos sutis, sem rejeitar a estrutura científica já existente.

A razão pela qual chamo esse modelo de Tiller-Einstein é que suas descobertas são fundamentais para a equação einsteiniana, que estabelece a relação entre a matéria e energia e da qual o modelo é derivado. Embora a forma mais conhecida da equação de Einstein seja $E = mc^2$, essa não é a expressão completa. A equação reduzida é modificada por uma constante de proporcionalidade conhecida como Transformação de Einstein-Lorentz. Essa constante transformacional é o fator relativístico que descreve o modo pelo qual diferentes parâmetros de mensuração, da distorção do tempo a alterações no comprimento, largura e massa irão variar de acordo com a velocidade do sistema que estiver sendo descrito. A verdadeira equação einsteiniana está ilustrada no Diagrama 13.

A interpretação clássica da famosa equação de Einstein é a de que a energia contida numa partícula é equivalente ao produto da multiplicação de sua massa pela velocidade da luz ao quadrado. Isto significa que existe uma enorme quantidade de energia potencial armazenada numa minúscula partícula de matéria. Os físicos nucleares norte-americanos foram os primeiros a começar a entender como utilizar a revolucionária informação contida nessa notável equação. As primeiras tentativas bem-sucedidas de liberar esse potencial resultaram nas bombas atômicas lançadas no final da II Guerra Mundial. A energia potencial armazenada em algumas colheres de chá de urânio foi o suficiente para arrasar as cidades de Hiroshima e Nagasaki.

Com o passar do tempo, desenvolveu-se uma compreensão mais complexa da equação de Einstein, o que talvez possa ajudar os cientistas a começarem a entender a natureza multidimensional do universo. *A equação de Einstein indica que a matéria e a energia são interconversíveis e interligadas.* A matéria subatômica é, na verdade, uma forma particular e condensada de energia, isto é, um minúsculo campo de energia congelada. A bomba atômica é apenas um exemplo a demonstrar que a matéria pode ser convertida em energia. Quando se examina a equação ampliada que apresentamos abaixo, na qual a expressão $E = mc^2$ é modificada pela Transformação de Einstein-Lorentz, pode-se apreciar novos dados a respeito dos aspectos dimensionais da matéria, seja ela grosseira ou sutil. Se uma partícula é levada a se deslocar cada vez mais rápido, até

Diagrama 13
A TRANSFORMAÇÃO DE EINSTEIN-LORENTZ

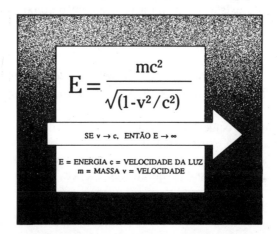

$$E = \frac{mc^2}{\sqrt{(1-v^2/c^2)}}$$

SE $v \to c$, ENTÃO $E \to \infty$

E = ENERGIA c = VELOCIDADE DA LUZ
m = MASSA v = VELOCIDADE

Diagrama 14
RELAÇÃO ENTRE ENERGIA E VELOCIDADE

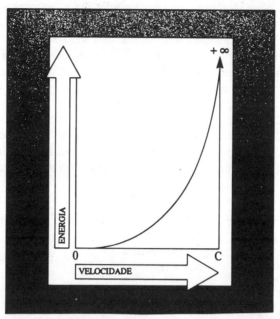

aproximar-se da velocidade da luz, sua energia cinética aumenta exponencialmente, de acordo com a equação: Energia Cinética = $1/2\ mv^2$, na qual v representa a velocidade. O significado visual desse relacionamento é apresentado no Diagrama 14.

O diagrama ilustra o relacionamento exponencial entre matéria e energia conforme as velocidades se aproximam da velocidade da luz. As pessoas que se dedicarem a interpretar esse relacionamento teriam a impressão de que é fisicamente impossível acelerar partículas além da velocidade da luz. A curva ascendente aproxima-se da velocidade da luz (c), embora nunca chegue a atingi-la, e prossegue em direção ao infinito. Os físicos especializados em partículas de alta energia sabem que é necessário uma enorme quantidade de energia para imprimir uma velocidade cada vez maior a uma partícula subatômica e fazer com que ela se aproxime da velocidade da luz. A razão desse estranho fenômeno é que a massa relativa de uma partícula cresce exponencialmente à medida que sua velocidade se aproxima da velocidade da luz, até que a energia necessária para uma aceleração adicional se torne tremendamente grande. Esta é, obviamente, a energia necessária para acelerar uma partícula física de matéria.

Por enquanto, a maioria dos físicos tem aceitado a aparente impossibilidade de se acelerar a matéria para além da velocidade da luz. Esta pressuposição está parcialmente ligada ao fato de que, quando se insere números maiores que os da velocidade da luz na Transformação de Einstein-Lorentz, chega-se a soluções que contêm a raiz quadrada de -1, a qual é considerada um número imaginário. Como a maioria dos físicos não acredita em números imaginários, eles presumem que a velocidade da luz é a velocidade máxima em que a matéria pode se deslocar.

Certos matemáticos pioneiros, como Charles Muses,[28] por exemplo, consideram que a raiz quadrada de -1 pertence a uma categoria de números chamada de "hipernúmeros".

Ele acredita que esses hipernúmeros são necessários para o desenvolvimento de equações que descrevem matematicamente o comportamento de fenômenos de dimensões superiores (tais como as interações energéticas sutis dos sistemas vivos descritas ao longo deste livro). Embora à primeira vista números imaginários, como a raiz quadrada de -1, possam parecer impossíveis de compreender, Muses observa que eles são necessários para a resolução de equações teóricas quânticas e eletromagnéticas. Talvez seja bastante apropriado que os assim chamados números imaginários venham a desempenhar um papel fundamental na descrição dos fenômenos de dimensões superiores, que os cientistas conservadores durante muito tempo consideraram pertencer à esfera do imaginário.

Se admitirmos, por um momento, que as soluções que contêm a raiz quadrada de -1 talvez sejam válidas para a descrição de fenômenos de dimensões superiores, então poderemos começar a compreender todo o poder preditivo inerente à equação einsteiniana transformada. O Diagrama 15 é uma representação gráfica da energia de uma partícula em relação à sua velocidade, desde um estado teórico de repouso até e além da velocidade da luz (c). (No apêndice que existe no final deste livro pode ser encontrada uma descrição matemática mais extensa e complexa a respeito do modo como este gráfico foi obtido.)

Diagrama 15
MODELO ESPAÇO/TEMPO POSITIVO-NEGATIVO

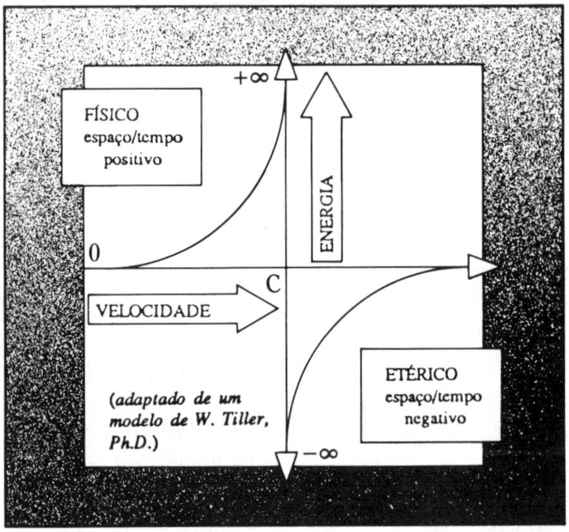

A não ser por uma diferença muito importante, à primeira vista trata-se de um gráfico semelhante ao do Diagrama 14. Além da curva que leva até a velocidade da luz, existe uma segunda curva, invertida, do lado oposto da linha que representa a velocidade da luz (c), a qual é uma imagem ao espelho da primeira. O Dr. Tiller refere-se à esfera que fica à esquerda do limite da velocidade da luz como espaço/tempo positivo, também conhecido como universo do espaço/tempo físico. Conforme o modelo indica, a matéria espaço/tempo positivo só pode existir em velocidades inferiores à da luz. A curva invertida à direita de c, relativa a partículas que se deslocam com velocidades maiores que as da luz, descreve a esfera do *espaço/tempo negativo* (-E/T). Esse universo do espaço/tempo negativo e de partículas que se deslocam em velocidades maiores que as da luz é uma área com a qual a física moderna não está familiarizada. Diversos físicos propuseram a existência de uma partícula conhecida como "taxion", a qual teoricamente existiria apenas em velocidades maiores que a da luz.[29]

As propriedades dessas estranhas partículas que se deslocam com velocidades maiores que as da luz são bastante interessantes. *Enquanto a matéria espaço/tempo positivo está associada às forças da eletricidade e da radiação eletromagnética (EM), a matéria espaço/tempo negativo está associada principalmente ao magnetismo e a uma força que Tiller chama de radiação magneto-elétrica.* Sabemos, por exemplo, que as partículas que constituem o átomo físico têm carga elétrica positiva, negativa ou neutra. A teoria eletromagnética prevê que monopolos magnéticos — partículas com cargas magnéticas norte ou sul — devem existir na natureza. Até o momento, ninguém conseguiu isolar os monopolos magnéticos ou detectá-los de forma consistente. Se essa partícula pertencer à esfera dos domínios taquiônicos, como aqueles do modelo tilleriano espaço/tempo negativo, então é possível que nossos equipamentos de detecção sejam inapropriados para a tarefa em questão.

Existem outras interessantes propriedades das partículas do espaço/tempo negativo que são relevantes para as nossas discussões a respeito das energias sutis. Como todas as soluções da Transformação Einstein-Lorentz para velocidades maiores que as da luz são negativas, então as partículas do espaço/tempo negativo devem ter massa negativa. *Além dos mais, uma das propriedades apresentadas pela matéria do espaço/tempo negativo deveria ser uma entropia negativa.* A entropia é um termo que descreve a tendência para a desorganização de um sistema. Quanto maior a entropia, maior o grau de desordem de um sistema. De maneira geral, a maioria dos sistemas do universo físico caminha rumo a uma entropia positiva crescente e a um maior grau de desordem: isto é, as coisas tendem a se desintegrarem.

A exceção mais notável desse regime entrópico do sistema físico é encontrada no comportamento dos sistemas vivos. Os sistemas biológicos assimilam matéria-prima (alimento) e organizam esses componentes simples, transformando-os em complexas estruturas macromoleculares (tais como proteínas, DNA, colágeno, etc). *Os sistemas vivos apresentam a propriedade da entropia negativa, ou seja: tendem para um grau decrescente de desordem.* Eles incorporam substâncias que são decompostas em elementos menos organizados e, em seguida, utilizam-nos para a síntese de sistemas mais organizados. Os sistemas vivos absorvem matéria-prima e energia e fazem com que elas se auto-organizem em complexos subcomponentes estruturais e fisiológicos. *Poder-se-ia dizer, portanto, que a força vital parece estar associada a características entrópicas negativas.* (Quando o corpo morre e a força vital abandona a forma física, o envoltório vazio remanescente é novamente transformado, através dos microorganismos do solo, em seus constituintes básicos, num claro exemplo de processo entropicamente positivo.) *O corpo etérico, um molde holográfico de energia auto-organizado, também parece apresentar propriedades entrópicas positivas.* O corpo etérico provê aos sistemas celulares do corpo físico suas propriedades organizativas espaciais. Essa característica entrópica negativa das energias vitais sutis e do molde etérico parece satisfazer pelo menos a um requisito da matéria espaço/tempo negativo de Tiller.

Além disso, *a matéria espaço/tempo negativo é de natureza basicamente magnética.* Nos experimentos de Bernard Grad acerca dos efeitos sobre os sistemas vivos da cura por imposição das mãos, foi descoberto que a taxa de crescimento de plantas podia ser acelerada tanto por água tratada com ímã quanto por água tratada por uma pessoa dotada de poderes curativos. Foram também encontradas diversas outras semelhanças entre águas tratadas por ímãs e por pessoas com poder de cura. O químico Robert Miller descobriu que sulfato de cobre dissolvido em água destilada comum forma cristais monoclínicos verdejade quando se precipita. Se a solução de sulfato de cobre é exposta às energias das mãos de um curandeiro ou a um forte campo magnético, sempre se formam cristais azulturquesa, de granulação mais grosseira, em lugar das caraterísticas estruturas verde-jade.[30] Esta talvez seja uma propriedade de pontes de hidrogênio modificadas e de subseqüentes alterações na coordenação de complexos químicos.

Estudos realizados pela Dra. Justa Smith[31] demonstraram que *os curandeiros podem acelerar a atividade cinética das enzimas de uma forma semelhante aos efeitos produzidos por campos magnéticos de alta intensidade.* A Dra. Smith mediu os efeitos produzidos pelas energias das mãos de um curandeiro sobre tubos de ensaio contendo a enzima tripsina.

Smith pediu a um curandeiro que se concentrasse em enviar energia a um paciente imaginário — um tubo de ensaio contendo enzimas seguro em suas mãos. Os controles experimentais eram representados por pessoas normais que também seguraram tubos de ensaio contendo enzimas a fim de simular possíveis efeitos ativadores produzidos pelo calor das mãos. Utilizando métodos espectrofotométricos padronizados, ela mediu alterações na atividade de pequenos volumes de enzima retirados dos tubos de ensaio expostos ao curandeiro e de tubos de controle. Trabalhos anteriores haviam demonstrado que campos magnéticos de alta intensidade podiam acelerar as taxas de reação enzimática. Verificou-se que apenas nos tubos submetidos às energias do curandeiro ocorria uma aceleração linear nas taxas das reações enzimáticas ao longo do tempo. O experimento foi feito com diferentes enzimas. Numa determinada enzima as energias do curandeiro provocaram uma *diminuição* das atividades enzimáticas; numa terceira, não houve alteração. Quando a enzima cuja atividade diminuiu (NAD-ase) foi considerada a partir da perspectiva do metabolismo celular, descobriu-se que a redução na sua atividade resultava numa maior reserva de energia para a célula. *As energias do curandeiro pareciam afetar as enzimas sempre no sentido de proporcionar ao indivíduo uma melhor saúde geral e uma atividade metabólica mais equilibrada.*

A dra. Smith tentou outra variação do experimento. Ela expôs a tripsina à luz ultravioleta, a qual, como se sabe, prejudica a atividade enzimática através da desnaturação das proteínas (desenrolamento). Anteriormente havia sido demonstrado que campos magnéticos de alta intensidade tinham a capacidade de restaurar a atividade enzimática. Verificou-se que, quando o curandeiro segurava as enzimas danificadas, estas recuperavam sua integridade estrutural e tornavam-se ativas. Depois de ativadas sua atividade enzimática continuou aumentando linearmente ao longo do tempo, dependendo da extensão do período em que o curandeiro segurou o tubo de ensaio contendo as enzimas danificadas. Assim, os campos energéticos das mãos dos curandeiros tinham uma capacidade semelhante à dos campos magnéticos para reparar enzimas danificadas por ultravioleta. *Os campos energéticos dos curandeiros preenchiam os critérios do Dr. Tiller relativos à substância espaço/tempo negativo — ou energia magneto-elétrica — no sentido de que eles manifestavam certas semelhanças qualitativas com os campos magnéticos e também tinham propriedades entrópicas negativas, ou seja: tinham a capacidade de tornar a reagrupar moléculas desagregadas (como as enzimas, por exemplo).*

As evidências experimentais proporcionadas pelos estudos acima mencionados sugerem que as energias dos curandeiros parecem ser de natureza magnética. Todavia, os campos dos curandeiros apresentaram propriedades inteiramente diferentes daquilo que se sabe a respeito de campos magnéticos convencionais. Tanto as mãos dos curandeiros como os ímãs conseguiam acelerar a taxa de crescimento de plantas e produzir a cristalização azul do sulfato de cobre. Além disso, os campos magnéticos e as mãos dos curandeiros também podiam aumentar as taxas de reação das enzimas. Curiosamente, os primeiros estudos com detectores magnéticos não conseguiram registrar a existência de qualquer campo magnético significativo em torno das mãos dos curandeiros. Pesquisas mais recentes, porém, realizadas pelo Dr. John Zimmerman, na Faculdade de Medicina da Universidade do Colorado, reuniram evidências adicionais para sugerir que a energia curativa é realmente de natureza magnética. Utilizando um ultra-sensível detector de campos magnéticos chamado SQUID (Dispositivo Supercondutor de Interferência Quântica),* o Dr. Zimmerman demonstrou a existência de significativas elevações na intensidade dos campos magnéticos emitidos pelas mãos dos curandeiros.[32] O aumento na intensidade dos sinais produzidos pelos campos magnéticos das mãos dos curandeiros foram centenas de vezes maiores que o ruído de fundo. Todavia, os níveis de intensidade desses campos magnéticos eram muito menores que os necessários, para produzir alterações enzimáticas em condições laboratoriais. Em seus experimentos com enzimas, a Dra. Justa Smith utilizou campos magnéticos de 13.000 gauss, os quais são pelo menos 26.000 mais poderosos que o campo magnético da Terra. Se os curandeiros estivessem empalmando ímãs, a fim de fraudar os experimentos, não há dúvida que se deveria esperar encontrar campos magnéticos razoavelmente intensos em torno de suas mãos!

Além do mais, as energias dos curandeiros provocaram diversas alterações nas taxas de reação de diferentes enzimas, ao passo que os campos magnéticos podiam causar apenas um aumento não específico na atividade. *O rumo da alteração na atividade enzimática sempre parecia refletir a inteligência celular natural!* Os curandeiros também tinham uma capacidade de restaurar enzimas danificadas semelhante à dos campos magnéticos de alta intensidade. *Isto sugere que as energias vitais sutis dos curandeiros parecem ter principalmente propriedades magnéticas!* Esta é uma revelação verdadeiramente fascinante quando se considera que, na época dos experimentos curativos de Franz Anton Mesmer, realizados no século XVIII, na França, essa prática era chamada de *"cura pelo magnetismo"*. Obviamente, tanto naquela época como agora, nenhum campo magnético podia ser detectado (uma exceção é o recente trabalho do Dr. Zimmerman, no qual foram utilizados detectores SQUID). As energias dos curandeiros diferem dos campos magnéticos convencionais pelo fato de seus efeitos serem qualitativa e quantitativamente diferentes. Embora sejam extremamente fracos, os campos magnéticos associados aos curandeiros produzem poderosos efeitos químicos e biológicos. A insólita natureza magnética dessas energias sutis satisfaz um dos principais critérios de Tiller para a substância espaço/tempo negativo.

O Dr.Tiller teoriza que o espaço/tempo negativo é a esfera do etérico. Foi aventada a hipótese de que uma terceira substância, chamada "deltron", atuaria como elemento de ligação energética entre os universos físico e etérico. Tiller achou necessário pos-

---

* SQUID: em inglês, *Superconducting Quantum Interference Device*. (N.T.)

tular a existência desse deltron intermediário em vista da impossibilidade de haver modos vibracionais ressonantes entre as energias físicas e etéricas, uma vez que não há sobreposição de freqüências entre o espaço/tempo positivo e o negativo. (Esse talvez não seja realmente o caso, pois sabemos que, tal como no caso da fotografia do Efeito da Folha Fantasma, podem ocorrer interações entre energias de oitavas inferiores e superiores, possivelmente através de efeitos harmônicos ressonantes.) A revelação importante é que temos um modelo teórico dos relacionamentos entre matéria e energia que começa a nos proporcionar um fundamento matemático para que possamos compreender o universo físico, a interface físico-etérica e o mundo da substância etérica. *O aspecto mais interessante de todo o diagrama espaço/tempo positivo é que este modelo foi previsto pela equação relativística de Einstein!* Também sugiro que o universo sutil da matéria astral situa-se dentro da esfera do espaço/tempo negativo, vibra numa velocidade maior que a da luz e tem certas propriedades magnéticas semelhantes à da matéria etérica. Alguns dos trabalhos mais recentes do Dr. Tiller consideram a possibilidade de que as energias astrais possam operar em velocidades 10^{10} a 10^{20} vezes maiores que a da luz!

O modelo Tiller-Einstein tem implicações interessantes para a interpretação do comportamento da matéria etérica e astral. A esfera astral apresenta algumas propriedades notáveis, uma das quais é o princípio de que os pensamentos astral ou emocionalmente carregados possuem vida própria. No nível energético astral, certos pensamentos, tanto conscientes como inconscientes, podem existir como campos de energia distintos ou corpos de pensamento,[33] com formas, cores e características singulares. Alguns pensamentos, especialmente aqueles carregados de *intensidade emocional*, possuem uma identidade à parte, independente da de seus criadores. Certos pensamentos podem na verdade estar carregados de substância energética sutil e existirem (inconscientemente) como corpos de pensamento nos campos energéticos de seus criadores. Esses corpos de pensamento muitas vezes podem ser vistos por pessoas clarividentes muito sensíveis aos fenômenos energéticos superiores. O fato de a nossa consciência poder influenciar os campos de energia da nossa anatomia energética sutil tem importantes implicações tanto para a medicina como para a psicologia.

A matéria sutil e, especialmente, a matéria astral, são muito magnéticas. O movimento nesse nível é relativamente fluido em comparação com o denso plano físico. Embora existam formas, elas são inconstantes. Elas tendem a pulsar, e o movimento pode se dar em mais de uma direção ao mesmo tempo. Trata-se, no final das contas, de uma outra dimensão da existência, a qual tem que ser compreendida em seus próprios termos....

Uma das descobertas que os pesquisadores na área da psicologia e da medicina acabarão por fazer algum dia é que a *matéria não-ferrosa também possui as propriedades magnéticas da matéria ferrosa. Isto inclui a matéria de que são constituídos o pensamento e o sentimento humanos.* Embora não seja obviamente o tipo de magnetismo que atrai limalhas de ferro, trata-se sem dúvida de uma espécie de magnetismo. Esse magnetismo não só atrai outras substâncias que estejam em harmonia com ele como também repele matéria com a qual não esteja em harmonia. Os pesquisadores a seu tempo irão descobrir que as emoções têm de ser tratadas não só como um aspecto da consciência mas também como uma forma de substância não-física altamente magnética. Muitas doenças emocionais são difíceis de tratar porque as emoções que causam esses problemas tendem a ser magneticamente sensíveis a uma espécie de matéria astral que facilmente se "gruda" tanto nos nossos sentimentos quando em outras matérias astrais semelhantes a ela. A força magnética faz com que seja extremamente difícil eliminar a matéria astral "ruim" e o problema emocional.

A medicina realmente se encontra num estágio em que necessita analisar mais atentamente alguns dos notáveis resultados produzidos pela aplicação de métodos heterodoxos de cura (tais como a medicina herbática e a homeopatia). Os médicos precisam aprender mais a respeito do lado oculto da vida — os assim chamados domínios invisíveis, planos sutis e graus de matéria. Existe sobre esses assuntos um grande volume de material que é passível de ser investigado cientificamente... tal como o fato de pequenas quantidades de matéria vegetal ou mineral, essências florais ou remédios homeopáticos produzirem um poderoso efeito no tratamento de doenças humanas.

Determinados tipos de matéria física sutil ou etérica parecem atrair doenças específicas para o corpo físico. *O tipo correto de magnetismo, ministrado na forma de tratamento herbático ou homeopático, deveria ter a capacidade de dispersar a matéria "ruim", promovendo a cura...* Na verdade, existe toda uma ciência do magnetismo esperando pelo momento de ser descoberta e aplicada em benefício da saúde física e psicológica.[34] (*Os grifos são nossos*)

Com base no que foi dito acima, podemos inferir que tanto a matéria etérica como a astral apresentam propriedades magnéticas de dimensões superiores (não-físicas). Se as matérias astral e etérica são compostas de partículas magnéticas, então o movimento ordenado dessas partículas sutis ao longo de um processo linear deve produzir uma corrente magnética. (Tiller refere-se a esse fluxo de energia como correntes magneto-elétricas.) Pelo que se sabe a respeito da eletricidade, uma corrente elétrica se faz acompanhar por um campo magnético. Inversamente, uma corrente magnética deve gerar um campo elétrico. *É possível, por exemplo, que as energias astral e etérica — basicamente de natureza magnética — que fluem através dos chakras produzam campos elétricos.* Isto explicaria as descobertas experimentais de campos eletrostáticos acima dos chakras, medidos pelo aparelho do Dr. Motoyama e, possivelmente, as correntes elétricas oscilatórias detectadas na pele dos chakras pela Dra. Hunt, na UCLA. Os campos elétricos detectados por meio desses diversos sistemas de sensores de energia constituem um efeito secundário — e não primário — desses fenômenos energéticos sutis, conforme foi corretamente intuído pelo Dr. Motoyama e pela Dra. Hunt.

Outra implicação sugerida pela citação acima transcrita é que as diversas terapias energéticas sutis, tais como os remédios homeopáticos, talvez atuem de forma a proporcionar uma dose quântica de energia sutil ou magneto-elétrica aos pacientes, de modo a neutralizar os padrões magnéticos anormais etéricos ou astrais da anatomia energética sutil do paciente.

As essências florais do Dr. Bach, por exemplo, foram usadas durante muitos anos na Inglaterra e nos Estados Unidos para tratar pacientes que apresentavam diversos problemas emocionais. Em muitos pacientes, os efeitos vibracionais desses medicamentos sutis, tais como os remédios homeopáticos e as essências florais, podem ser altamente eficazes no combate ao *stress* emocional. Todavia, uma vez que os efeitos energéticos desses remédios podem se manifestar no nível da estrutura espaço/tempo negativo, isto é, no nível da nossa anatomia etérica e astral, seria difícil medir os benefícios fisiológicos imediatos através de exames médicos convencionais.

O modelo espaço/tempo positivo-negativo parece ser muito útil no sentido de demonstrar que a física moderna talvez já esteja de posse das ferramentas matemáticas necessárias para começarmos a compreender esses fenômenos energéticos sutis. Essa compreensão energética multidimensional da medicina einsteiniana pode acabar modificando os nossos pontos de vista futuros a respeito de nós mesmos e das artes curativas.

O Corpo Mental, o Corpo Causal
e Nossos Corpos Espirituais Superiores

Até aqui descrevemos a substância energética sutil dos corpos etérico e astral com a ajuda de algumas evidências científicas experimentais que confirmam a sua existência. Além disso, examinamos um modelo, baseado na equação da relatividade de Einstein, que poderá começar a promover a incorporação desses fenômenos energéticos sutis à física atual. Infelizmente, à medida que passamos a investigar matérias de freqüências mais elevadas que as da matéria astral, somos forçados a abandonar as mensurações científicas, já que os instrumentos para isso ainda estão por serem criados. Para obtermos mais informações a respeito dessas longínquas esferas do desconhecido, temos de recorrer, como já fizemos anteriormente, aos olhos do observador clarividente e às literaturas teosófica e esotérica, nas quais as discussões a respeito desses fenômenos é mais freqüente do que no mundo da ciência *hard*.

O primeiro dos corpos sutis que se estendem por uma faixa de freqüência que fica além do corpo astral é conhecido como corpo mental. Este corpo, tal como o astral, é constituído de matéria com freqüência mais elevada que a da matéria física. Ele ocupa a próxima oitava de freqüências na escala energética, à direita do corpo astral. Assim como o corpo astral às vezes se constitui no veículo da expressão do lado emocional do ser humano, o corpo mental é o veículo através do qual a personalidade se manifesta e expressa o intelecto concreto. Assim como o corpo astral, o corpo mental também possui chakras que, em última análise, estão ligados ao corpo físico. Tal como suas partes correspondentes nas esferas vibracionais inferiores, os chakras do veículo mental estão concentrados nos principais centros endócrinos e nervosos, circundando e envolvendo os chakras astrais e etéricos. Para que a energia da esfera mental influencie o corpo físico é preciso que ocorra antes uma espécie de efeito cascata. As energias mentais exercerão seus efeitos sobre a matéria do corpo astral, que é particularmente responsiva a esse tipo de estimulação. Depois, através de modificações no veículo astral, as alterações energéticas são transmitidas ao veículo etérico e, finalmente, ao veículo físico, por intermédio das conexões etéricas discutidas anteriormente neste capítulo.

Conforme já discutimos, existem formas energéticas de substância sutil que são conhecidas como corpos de pensamento. No nível astral, eles assumem a forma de modelos emocionais de pensamento. No nível mental, essas formas de pensamento podem representar simplesmente idéias nas quais a pessoa tem trabalhado ou irá trabalhar. Um clarividente que tenha a capacidade de observar o campo da aura de uma pessoa no nível do mental poderá ver imagens de idéias, conceitos e invenções que a pessoa tenha estado a desenvolver mentalmente, as quais darão a impressão de flutuarem no campo da aura dessa pessoa como se fossem bolhas. Se o corpo mental estiver funcionando corretamente, o indivíduo poderá pensar com clareza e concentrar suas energias mentais nos objetos apropriados com força, vigor e nitidez. Como o corpo mental introduz no corpo astral/emocional uma energia que se encaminha para os corpos físico e etérico, curar uma pessoa no nível mental é mais eficaz e produz resultados mais duradouros do que a cura nos níveis astral ou etérico.

Subindo para o próximo nível da substância energética sutil, encontramos o veículo conhecido como o corpo causal. Sob muitos aspectos, o corpo causal é a coisa que mais se aproxima do que chamamos de nosso Eu Superior. O corpo causal é constituído por substância sutil com uma freqüência vibracional ainda mais elevada que a do corpo mental. Sua freqüência talvez esteja uma oitava acima na escala harmônica da energia sutil. Enquanto o corpo mental está mais envolvido com a criação e a transmissão de pensamentos e idéias concretos para o cérebro, a fim de que eles possam se manifestar no plano físico, o corpo causal está relacionado com as idéias e conceitos abstratos.

A consciência causal lida com a essência de um tema, ao passo que os estudos do nível mental tratam dos seus detalhes. O corpo mental, situado numa posição inferior, tem a ver com as imagens mentais obtidas pelas sensações e raciocina de forma analítica a respeito de coisas concretas. O corpo causal lida com a essência da substância e com as verdadeiras causas que estão por trás da ilusão das aparências. O plano causal é o universo das realidades. Nesse plano, não lidamos mais com emoções, idéias e conceitos, mas sim com a essência e a natureza subjacente da coisa em questão. *Diferentemente dos veículos etérico, astral ou mental, o corpo causal é mais do que um corpo individualizado.* Além do mais, quando lidamos com o veículo causal não estamos mais tratando especificamente com a personalidade do indivíduo, a qual, enquanto entidade distinta, manifesta-se através do corpo físico. Assim como a influência do corpo mental se faz sentir primeiro sobre o corpo astral, descendo depois para os corpos etérico e físico, a entrada do corpo causal afeta inicialmente o corpo mental e, em seguida, desce a escala energética. Portanto, uma cura realizada no nível causal terá efeitos mais poderosos do que a mesma cura praticada em níveis inferiores.

Acredita-se que acima da substância causal haja dimensões energéticas sutis de freqüências ainda mais altas, as quais também afetariam o sistema energético humano. Essas dimensões estão envolvidas com níveis de energia espiritual mais elevados do que os sistemas que já descrevemos. Não faz parte dos objetivos deste livro discutir em detalhes suas funções específicas. É suficiente dizer que existem outros níveis de efeitos energéticos sutis, com freqüências ainda mais altas que as do corpo causal, e que, em última análise, eles atuam sobre a expressão do físico e da personalidade da forma humana na sua permanência temporária acima do plano físico.

Um Modelo de Freqüência da nossa Anatomia Energética Sutil Expandida: Uma Estrutura para a Compreensão do Ser Humano Multidimensional

Embora as funções dos nossos corpos energéticos superiores tenham sido discutidas apenas de forma superficial, seria extremamente proveitoso examinar agora um modelo operacional a respeito de como esses sistemas energéticos sutis estão integrados num ser humano completo. Estamos mais uma vez recorrendo aos modelos teóricos do Dr.Tiller, Ph.D., talvez um dos principais teóricos no campo das energias sutis. O Diagrama 16 apresenta uma ilustração gráfica de todo o espectro energético humano.

Diagrama 16
MODELO DE FREQÜÊNCIA DOS CORPOS SUTIS HUMANOS

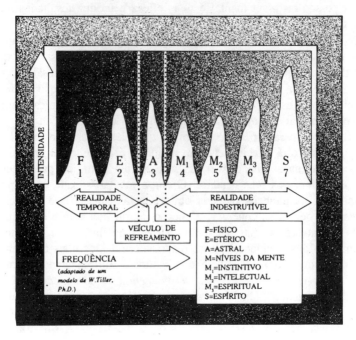

No diagrama, podemos ver uma representação de cada um dos nossos corpos sutis na forma de uma curva de distribuição de energias em forma de sino. No modelo de Tiller, a distinção entre os diferentes níveis da mente divide o corpo mental entre uma porção instintiva (inferior) e outra intelectual (superior), ao passo que a mente espiritual representa o corpo causal. Os níveis energéticos situados acima destes últimos são chamados de espírito (no interesse da simplicidade). Cada curva em forma de sino descreve uma distribuição energética das freqüências da matéria de que são constituídos os diferentes corpos energéticos sutis de uma pessoa.

No caso do corpo físico, a freqüência predominante da matéria física é aquela que está diretamente sob o pico da curva. (As formas exatas das curvas são aproximadas e hipotéticas, especialmente no que tange às intensidades energéticas específicas, uma vez que se trata obviamente de um modelo provisório.) Em outras palavras, embora as freqüências da matéria que constitui o corpo físico sejam predominantemente de um determinado tipo, outras vibrações, com freqüências ligeiramente mais altas ou mais baixas, também podem contribuir para a sua composição. Da mesma forma, existem também freqüências mais altas e mais baixas na faixa astral do espectro. Este conceito também é relevante para a esfera do plano astral a partir da perspectiva das tendências evolutivas referentes aos seres humanos enquanto grupo.

À direita da curva da matéria física, temos a curva de distribuição de freqüência do espectro da matéria que constitui o corpo etérico. Cada uma das curvas subseqüentes situadas à direita tem um significado semelhante ao da distribuição da matéria física: a frequência energética predominante em cada tipo de corpo sutil é aquela que está diretamente abaixo do pico da respectiva curva.

Como as matérias física e etérica são muito interdependentes e estão intimamente ligadas uma à outra, elas constituem o que Tiller chamou de realidade temporal humana. O corpo físico não pode existir sem a nutrição energizadora e a orientação espacial proporcionada pelo corpo etérico. Quando o corpo físico morre, o corpo etérico também deixa de existir e, ao desaparecer, retorna à energia livre do universo. Essas duas formas se combinam para criar a expressão física final do ser humano no plano físico (num espaço/tempo positivo). Em última análise, é através da interface físico-etérica que somos influenciados pelas nossas conexões energéticas superiores.

Devido às limitações perceptuais do cérebro físico, a mente consciente em geral está aprisionada dentro de uma referência espaço-temporal fixa (daí o termo realidade temporal). A realidade temporal tem relação com a estrutura temporal de referência do nosso planeta e com o ponto de observação fixo da nossa perspectiva física da realidade. Os corpos energéticos sutis que se situam além do corpo etérico encontram-se num nível de existência que poderia ser chamado de não-físico, não-espacial e não-temporal. É através das extraordinárias conexões com as nossas contrapartes de energia sutil, por intermédio da interface físico-etérica acoplada ao sistema de chakras, que ocorre um contínuo fluxo de *input* energético superior rumo à expressão final do nosso corpo físico e da nossa consciência. Esses corpos de energia sutil também atuam como múltiplos veículos recipientes para a nossa consciência móvel.

A projeção astral pode ser vista como uma transferência de consciência, que deixa o circuito neuronal e a estrutura temporal fixa da realidade do cérebro físico em vigília e vai para o veículo astral da consciência. Embora muitas pessoas acreditem que o sono seja um período dedicado exclusivamente aos sonhos, na realidade nossa consciência penetra todas as noites no corpo astral para excursões e experiências de aprendizado nesse nível. O corpo físico tem a capacidade de funcionar bastante bem sem a orientação da mente consciente devido ao extraordinário desenvolvimento evolutivo do nosso sistema nervoso autônomo, uma espécie de sofisticado piloto automático.

Quando se está consciente no nível do plano astral, a percepção da realidade é muito diferente daquela de quem está acostumado ao plano físico. Na esfera astral, por exemplo, a percepção da passagem do tempo não se dá da mesma forma que na esfera física. No modelo espaço-tempo positivo-negativo do Dr. Tiller, considera-se que o domínio caracterizado como espaço/tempo negativo apresenta um fluxo de tempo negativo. (Os físicos julgam que as partículas taquiônicas também fluiriam para trás no tempo.) Como o espaço/tempo negativo apresenta entropia negativa, prevê-se que ele também tenha um fluxo de tempo negativo. Na verdade, sob certos aspectos, a esfera astral existe fora da referência convencional espaço/tempo (isto é, não-espaço, não-tempo) com que estamos acostumados a viver no plano físico. Quer o seu fluxo de tempo seja negativo ou apenas diferente, no atual estágio de desenvolvimento do modelo espaço/tempo negativo talvez seja uma limitação de menor importância.

Existe efetivamente uma relação entre o tempo e a freqüência vibracional, o que define com mais precisão as características específicas da estrutura da matéria. Costuma-se dizer que o termo freqüência tem significado ligeiramente diferente nesses dois contextos. Existe um conceito de tempo que tem sido chamado de "eterno agora" (ou presente espacial), segundo o qual o passado, o presente e o futuro podem existir simultaneamente, embora em diferentes estruturas de tempo vibracionais. É possível que, através de uma alteração no foco da sua consciência, uma pessoa possa tornar-se capaz de sintonizar estruturas de tempo específicas, fora do presente. Na verdade, ao modificar o foco da sua consciência, um indivíduo poderá estar deslocando-a do plano físico para os níveis energéticos astral, mental, causal ou superiores que, em conjunto, constituem a nossa expressão energética total.

Se houver um holograma cósmico, ele poderia ser metaforicamente comparado aos padrões magnéticos registrados num videoteipe cósmico da "câmara indiscreta universal". Poder-se-ia considerar que o videoteipe do passado, do presente e do futuro já teria sido filmado em algum nível energético de substância sutil, ou seja: num meio registrador magnético universal. Como estamos lidando hipoteticamente com um videoteipe holográfico, cada indivíduo teria teoricamente a sua própria cópia em cassete do filme universal, de modo que cada parte conteria o todo. Esta é basicamente uma extensão do conceito de holograma universal, discutido no primeiro capítulo deste livro. A única modificação é que agora trocamos por um videoteipe a fotografia que se modificava dinamicamente. Desde que um indivíduo possa aprender a operar adequadamente os mecanismos de sintonia fina da sua consciência, o *hardware* básico dessa mesma consciência lhe proporcionará os meios necessários para que ele possa ver a fita. O fato de esta analogia lidar com fitas pré-gravadas a respeito do modo como o universo irá se comportar não significa necessariamente predestinação e destinos inevitáveis, uma vez que existem coisas como universos prováveis, livre-arbítrio e diferentes ângulos de visão dos hologramas armazenados, o que nos permitirá contornar facilmente esse limitado conceito.

O que a mente consciente define como sendo o presente é aquela parte da fita que está passando pelo cabeçote magnético do videocassete cósmico do cérebro. Como os circuitos neurológicos do cérebro físico são relativamente fixos, ele só pode perceber o filme a partir do ângulo de visão do cabeçote. Num sentido metafórico, a capacidade de um indivíduo sintonizar-se com o passado e o futuro talvez seja uma função da sua capacidade de, psicoenergeticamente, ganhar acesso ao padrão de interferência holográfico já armazenado na fita de vídeo cósmica. Alguns textos esotéricos chamam esses arquivos de registros akáshicos. A capacidade de o indivíduo sintonizar-se com informações armazenadas numa seqüência da fita de vídeo que nesse momento não estiver diante do cabeçote talvez também seja uma função da capacidade de poder alterar a freqüência da sua consciência para uma sincronização espaço/tempo diferente (os detalhes desse processo ainda não estão perfeitamente claros). *A capacidade de ver o universo a partir de diferentes perspectivas talvez seja um reflexo dos diferentes ângulos de percepção dos nossos veículos de expressão de energia sutil, tais como os corpos astral, mental e causal.*

Além da sua perspectiva temporal diferente, a esfera astral, conforme já mencionamos anteriormente, é também o domínio dos aspectos emocionais da personalidade humana. Por causa disso, freqüentemente se descobre que a consciência do indivíduo pode ocasionalmente assumir uma orientação mais emocional quando viaja pelos domínios do astral. Isso também depende de a pessoa estar percorrendo o domínio astral inferior ou superior, como eles têm sido chamados. O fato de haver viajantes percorrendo essas regiões sugere a existência tanto de visitantes (turistas) como de habitantes do domínio astral.

Um dos aspectos interessantes do modelo do Dr. Tiller é o que ele chama de "efeito catraca". Conforme discutimos anteriormente, as interações energéticas que se originam nos níveis sutis superiores, como no nível mental, por exemplo, exercem inicialmente sua influência sobre o veículo astral. Da mesma forma, as alterações no veículo astral são transmitidas ao veículo etérico e, daí, através da interface físico-etérica, para o corpo físico, onde se dá a sua expressão final. Os *inputs* energéticos originários do nível causal também precisam passar pelo nível mental e, em seguida, pelos outros níveis energéticos inferiores. Esse efeito em cascata através de diferentes curvas, desde a extremidade direita do Diagrama 16 até a curva da esfera física, é o que Tiller chama de efeito catraca.

Naturalmente, muito embora estejamos lidando com diferentes níveis de substância energética, precisamos ter em mente que cada um dos corpos está na verdade espacialmente superposto à forma física. A clareza e a definição com que uma pessoa sensível a forças psíquicas consegue perceber o campo da aura de alguém talvez dependa de qual seja o nível mais elevado com o qual sua consciência consegue sintonizar-se. As pessoas supranormais que conseguem ver apenas uma estreita faixa de energia em torno do corpo provavelmente têm capacidade para sintonizar apenas o corpo etérico.

Diagrama 17
O CAMPO DE ENERGIA HUMANO

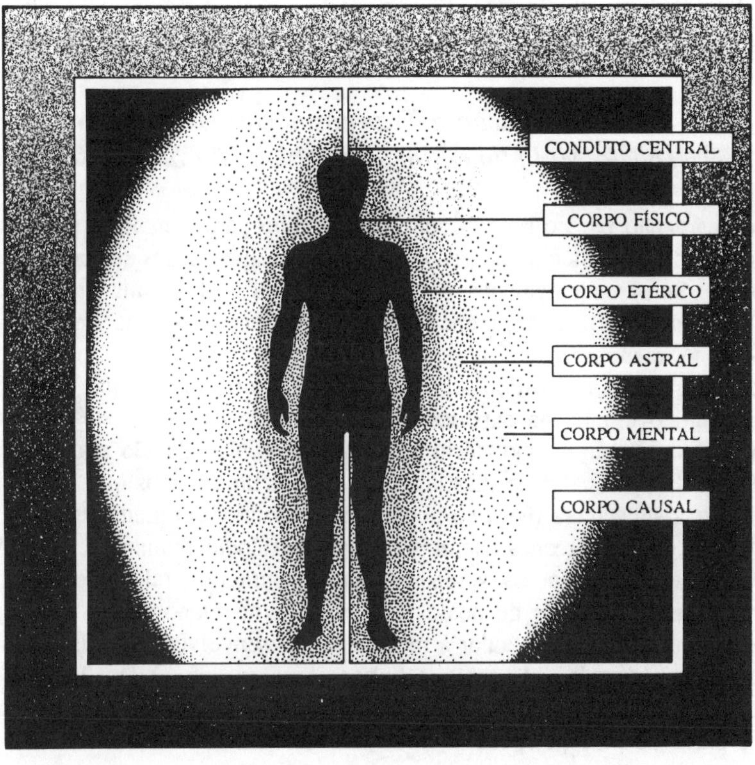

Já os supranormais que conseguem ver não só o corpo etérico mas também as formas ovóides expandidas, cores e imagens (corpos de pensamento) na parte externa do campo da aura têm a capacidade de sintonizar suas consciências com o nível astral, mental e com outros níveis superiores. Nesses níveis superiores de forma e consciência as contrapartes energéticas sutis dos chakras têm a capacidade de perceber e processar energias relacionadas com seus próprios níveis de substância.

No Diagrama 17, podemos ver a expressão energética completa do ser humano multidimensional. Embora talvez nem todos esses corpos sutis superiores possam ser fotografados, é muito provável que o corpo etérico e, possivelmente, o corpo astral possam ser captados e medidos com a ajuda de sofisticados sistemas de exploração, tais como os equipamentos de formação de imagens por ressonância eletromagnética ou seus precursores.

O objetivo deste capítulo tem sido o de discutir o que se conseguiu aprender, por intermédio de várias fontes de informação, a respeito da nossa estrutura energética expandida. As pessoas que possuem uma orientação sensorial predominantemente física poderiam perguntar: "Para que ter todos esses corpos energéticos quando aparentemente tudo que interessa é o corpo físico?"

A existência do corpo etérico pelo menos parece ter uma razão fisiológica, complementando a estrutura e a função do corpo físico. Quando começamos a entrar no corpo astral e nos níveis energéticos superiores, penetramos em regiões da consciência mais difíceis de perceber e de entender. Existe um modelo que dá sentido a esses corpos interligados de energia e que explica por que eles evoluíram como uma complexa parte da expressão do nosso físico e da nossa personalidade.

Reencarnação e Transformação Humana: Um Modelo Multidimensional da Evolução da Consciência

A reencarnação parece ser um conceito estranho para a maioria das pessoas. Muitos a consideram um sistema de crença concernente apenas aos devotos do budismo e do hinduísmo. Surpreendentemente, porém, uma pesquisa de opinião realizada pelo Instituto Gallup, em 1982, mostrou que 23 por cento dos norte-americanos acreditam na reencarnação. A reencarnação é um sistema que explica a função dos nossos diversos corpos de energia e o modo como nos expressamos no plano físico. O plano físico é conhecido como o mundo da experiência. Na literatura esotérica, ele freqüentemente é mencionado como sendo o laboratório da vida, um local onde são realizados os experimentos físicos da personalidade humana. Os experimentos físicos que investigam as leis relativas à nossa substância física só podem ser realizados no plano físico.

Do ponto de vista reencarnacionista, cada existência humana é uma chance para explorar as dimensões da nossa verdadeira natureza interior, tal como elas se manifestam no corpo físico. Através de nossas experiências no plano físico, nós supostamente crescemos em conhecimento e valor à medida que desenvolvemos várias estratégias para lidar com as situações da vida em que fomos reencarnados. O Dr. Tiller tem uma visão bastante apropriada a respeito desse assunto, a qual sintetiza os propósitos da reencarnação a partir de uma perspectiva científica:

O homem se apresenta como um ser cujos níveis básicos de existência são os níveis não-espaço e não-tempo, e que foi ele próprio colocado num veículo espaço-tempo de consciência com o propósito de adquirir uma maior percepção do Verdadeiro Self e de desenvolver coerência no Verdadeiro Self. Nossos mecanismos de percepção no nível do veículo espaço-tempo nos aprisionam numa visão extremamente limitada da realidade e do *Self.* *A desarmonia criada pelo ego nos níveis mais profundos do self materializa-se como um erro ou doença no veículo espaço-tempo, indicando que o erro foi gerado num nível primário.*

Tanto a autocura quanto a cura efetuada por outrem envolvem coordenação de energia em diversos níveis e nos ensinam que o aparato sensorial do veículo espaço-tempo percebe apenas o "Mundo das Aparências" e nada conhece da Realidade. *Elas nos mostram que o veículo espaço-tempo não é a Vida e, sim, apenas um simulador dela, cujo único papel é o de ser uma ferramenta de ensino.* Com os nossos pensamentos e atitudes, reprogramamos continuamente o simulador, a partir do nível da Mente, no universo multidimensional, e continuamente produzimos os nossos futuros individual e coletivo através desse comportamento.[36] *(os grifos são nossos)*

Esta declaração do Dr. Tiller tem muitas implicações e significados em diversos níveis. O mundo com o qual estamos familiarizados é um esboço que criamos com base nas limitadas informações sensoriais de que dispomos. No primeiro capítulo deste livro, vimos que, observando-se a matéria no nível subatômico ou quântico, pode-se perceber que o universo físico é constituído de padrões ordenados de luz congelada. O mundo que percebemos com os nossos cinco sentidos e a verdadeira natureza da realidade são de fato duas coisas diferentes. As limitações dos nossos sentidos físicos e dos mecanismos de consciência restringe a nossa percepção apenas ao "mundo das aparências". O que vemos na superfície nem sempre reflete o verdadeiro comportamento da matéria no nível invisível dos processos e interações. Na literatura esotérica, é grande o número de autores que vêem o plano físico como uma série de ilusões baseadas nos nossos limitados mecanismos físicos de percepção. A verdadeira natureza da realidade está fora do alcance dos nossos canais sensoriais comuns, os quais reúnem informações a respeito de nós mesmos e do mundo que nos rodeia.

Com base nas nossas discussões anteriores a respeito dos diversos sistemas energéticos sutis associados ao cérebro e ao corpo físico, podemos ver o quanto a verdadeira natureza dos seres humanos é desconhecida ou malcompreendida pela atual geração de pensadores científicos. Nossos diversos corpos sutis parecem ter evoluído por razões que não estão relacionadas apenas com a manutenção das funções fisiológicas do corpo físico. Embora tenhamos considerado nossos corpos sutis como campos energéticos associados à dimensão física, esses campos energéticos não são gerados pelos nossos corpos físicos. *São os campos energéticos que dão origem à matéria física e não o contrário!* Embora para muitas pessoas este seja um conceito difícil de entender, durante nossas discussões a respeito da verdadeira natureza da reencarnação seremos obrigados a tentar ter em mente uma representação tão exata quanto possível da realidade. Os campos energéticos sutis precedem e organizam a formação do corpo físico enquanto veículo de expressão das nossas energias conscientes superiores.

O conceito de que os campos energéticos sutis dão apoio e precedem a geração do corpo físico é corroborado pelos dados, anteriormente mencionados, obtidos a partir dos estudos de Kim Bong Han a respeito dos meridianos acupunturais. Kim descobriu que o desenvolvimento do sistema de túbulos meridianos precede a organização dos órgãos físicos. Como o sistema meridiano parece estar ligado à interface físico-etérica, a impressão que se tem é a de que o *input* energético proveniente do nível etérico proporciona a orientação espacial necessária para a organização estrutural do corpo físico.

Certas observações psíquicas realizadas por Geoffrey Hodson, renomado clarividente inglês, reforçam a idéia da existência de um predecessor etérico do corpo físico. Hodson deu uma notável contribuição ao estudo da clarividência por ter trabalhado com diversos cientistas ao longo de toda a sua vida a fim de testar suas habilidades psíquicas especiais em condições controladas. Um dos mais extraordinários estudos realizados por Hodson foi a investigação clarividente do desenvolvimento do embrião humano desde a concepção até o nascimento. Para citar Hodson:

> Examinado por meio da clarividência, *o molde etérico pré-natal — que surge pouco depois da concepção — assemelha-se a um corpo de bebê constituído de matéria etérica*, com certa luminosidade própria, vibrando suavemente, um ser vivo, a projeção etérica do Arquétipo conforme é *modificado pelo karma*.
>
> Dentro do molde etérico podemos ver um esboço de todo o corpo em termos de fluxo de energia ou linhas de força, cada um em seu próprio comprimento de onda. Cada tipo de tecido futuro está representado, diferindo de outros tipos porque a energia da qual ele é um produto final está ela própria em outra freqüência. *Assim, os ossos, músculos, tecidos vasculares, nervos, cérebro e outras substâncias estão todos representados no molde etérico por correntes de energia de freqüências específicas.*
>
> A ação das vibrações emitidas sobre a matéria livre circundante talvez seja o fator que faz com que os átomos se juntem em diferentes combinações moleculares para produzir os diversos tipos de tecidos. *Essas moléculas são atraídas para as linhas de força e se "estabelecem" nos locais apropriados do corpo em crescimento em virtude de vibrações solidárias ou ressonância mútua.* Assim, mais uma vez, todas as partes do corpo físico se adaptam exatamente, tanto em forma como em substância, ao Ego que irá encarná-lo.[37] (*os grifos são nossos*)

Na citação do Dr. Tiller foi dito que os indivíduos da nossa espécie são seres cujo nível primário de existência é o nível do não-espaço e do não-tempo. O nível primário da mente, por exemplo, origina-se no nível mental e acaba penetrando no corpo físico, depois de passar pelas diversas camadas energéticas sutis que o rodeiam. Esses veículos energéticos superiores existem em níveis de freqüência (ou planos de existência) que estão fora da orientação espaço/tempo (positiva) convencional. Isso obviamente está em contradição com as crenças de muitas pessoas.

As experiências de cada existência são processadas inicialmente nos níveis astral e mental mas integradas de forma mais completa no nível causal e nos níveis espirituais superiores. Estes últimos níveis são mais permanentes, ao passo que os veículos energéticos inferiores são dispositivos de aprendizado transitórios. É por isso que o corpo causal às vezes é chamado de Verdadeiro *Self*. Tiller refere-se ao veículo espaço/tempo positivo que chamamos de corpo físico como sendo um simulador, uma ferramenta de aprendizado. O conhecimento adquirido pelo ego durante as experiências vividas no nível do simulador físico são absorvidas e processadas no nível causal e em outros níveis superiores, onde todo o conhecimento empírico das existências anteriores é armazenado. Assim, a visão causal da realidade nos permite ver a vida a partir de uma perspectiva mais ampla do que aquela que nos é proporcionada pelos mecanismos perceptuais do plano físico.

Um dos principais propósitos do sistema reencarnacionista é o de permitir que a alma passe por um largo espectro de experiências de aprendizado através das quais a consciência em desenvolvimento possa tornar-se espiritualmente madura. É a isto que o Dr. Tiller se refere quando fala na geração de uma maior coerência no Verdadeiro *Self*. Quando maior for o número de experiências às quais uma alma possa recorrer, em busca de conhecimento, mais diversificadas e bem-sucedidas serão as estratégias que cada alma poderá desenvolver para lidar com a vida no plano físico e também com os níveis superiores da existência.

O grau de coerência espiritual e de ordenamento gerados nos sistemas energéticos superiores reflete-se, em última análise, nas características das estruturas celulares e nos traços de personalidade dos veículos físico/mental/emocional escolhidos para cada uma das sucessivas encarnações. O crescimento e o desenvolvimento do corpo físico, desde o feto até a idade adulta, são afetados, não apenas pelos padrões genéticos moleculares herdados dos pais, mas também pelos padrões energéticos vibracionais superiores da alma que estiver encarnando. Os padrões energéticos do nível causal são fixados sutilmente nos veículos inferiores, os quais dão continuidade à cadeia e influenciam os padrões de expressão celular.

O sistema encarnacionista não é aleatório. Ele concede à alma a liberdade de escolher as circunstâncias de cada uma das sucessivas encarnações. Tanto as características físicas quanto as influências culturais e sociais são levadas em conta na seleção de um determinado veículo físico para a expressão da alma.

A pergunta que muitas pessoas naturalmente fazem quando se lhes diz que um indivíduo pode escolher o corpo que deseja ocupar é a seguinte: "Por que voltar no corpo de alguém que vive na miséria ou que carrega um grande fardo, como uma doença física, por exemplo?" O sistema reencarnacionista talvez seja uma das poucas filosofias que consegue responder a essa questão. Se a alma sobrevive à morte de cada indivíduo e volta a reencarnar-se sucessivas vezes podemos inferir que ela tem certas qualidades imortais. Suas manifestações no plano físico são acontecimentos transitórios dentro do amplo espectro de encarnações cíclicas.

A escolha de uma existência com um determinado obstáculo, tal como doença ou pobreza, é na verdade vista por alguns como uma dádiva que o indivíduo pode ter escolhido para usá-la em benefício da evolução das suas qualidades espirituais interiores. Pense em alguma ocasião da sua vida em que você conseguiu superar alguma grande dificuldade. Não há dúvida de que, nesse momento, o processo de viver o acontecimento foi muito desgastante. Mas a experiência e a força interior obtidas ao vencer o obstáculo fizeram de você uma pessoa mais forte e sábia. Quando submetido novamente a uma circunstância parecida, o indivíduo que se mostrou capaz de sair-se bem de uma situação estressante estará mais forte e mais apto a lidar com o desafio. Quanto maior for a nossa capacidade de aprender e prosperar com a experiência, mais eficientes serão nossos mecanismos para lidar com situações novas e desconhecidas.

Embora o fato de alguém nascer com uma determinada deficiência, como a surdez e a cegueira, possa parecer um castigo cruel, basta olhar para alguém como Helen Keller para perceber que os obstáculos podem ser ultrapassados e contribuir para o surgimento de uma pessoa extraordinária e talentosa. Vida sem *stress* é coisa que não existe. O *stress* é algo necessário à vida. Se não houvesse dificuldade não haveria crescimento. Até mesmo os ossos necessitam de alguma espécie de tensão para conservar sua forma e resistência. Se uma pessoa nunca sai da cama, seus ossos começam a ser reabsorvidos e a enfraquecer, de modo que até os movimentos mais simples se tornariam dolorosos. Há uma certa quantidade funcional de *stress* que poderia ser chamada de "eustress". Na óptica reencarnacionista, mesmo os períodos de dificuldades podem, a longo prazo, ter qualidades positivas de aprendizado.

Partindo de um ponto de vista semelhante, examinemos agora uma doença como o câncer. Esta talvez seja uma das doenças mais temidas dos tempos modernos. Existe uma extraordinária (e um tanto controvertida) forma de terapia anticâncer que utiliza o poder da mente, através da meditação e da visualização ativa, para obter o controle do sistema imunológico a fim de remover ativamente as células cancerosas. Utilizada pela primeira vez por um oncologista chamado Carl Simonton,[38] especialista no tratamento de câncer através de radiações, esta técnica levou esperança e curou diversos casos de câncer em pessoas que haviam sido consideradas doentes terminais pelos seus médicos particulares. Uma coisa verdadeiramente extraordinária costuma acontecer em muitas pessoas que venceram o câncer através desse método. Elas tendem a mudar o seu modo de viver e de pensar, e freqüentemente passam a ter uma nova qualidade de vida, muito superior à que tinham antes do surgimento do câncer. Algumas passam a dar aconselhamento a pacientes que sofrem de câncer, compartilhando suas forças e verdades recém-descobertas com pessoas que estejam passando por situações semelhantes às que elas vivenciaram.

Poder-se-ia argumentar que, nesses indivíduos, a grave doença transformou-se num marco que permitiu a mudança da consciência e do modo de vida para um novo e superior patamar de função. É somente tomando conhecimento dessas histórias de sucesso que se pode começar a considerar as doenças graves como uma dádiva e um instrumento de aprendizado através do qual a pessoa poderá compreender as questões e problemas mais profundos da vida. Muitas vezes é necessário uma questão de vida ou morte, tal como um câncer terminal, para modificar as convicções mais entranhadas do indivíduo a respeito de si mesmo e das outras pessoas. Além de a morte envolver uma transição da vida para outra dimensão, existem muitas outras razões pelas quais ela é considerada um processo de transformação.

As pessoas tendem a encarar o mundo de forma tão complacente que apenas adquirem a capacidade de parar para reavaliar suas prioridades e objetivos de vida através da intervenção de alguma coisa que ameace modificar a natureza mesma de sua existência.

Ao discutirmos o corpo astral, mencionamos o fenômeno da Experiência de Proximidade da Morte (EPM). Este fenômeno está diretamente relacionado com o problema da reencarnação. A maioria dos indivíduos que passa por isso perde o medo da morte e retorna com a extraordinária experiência de ter visto o mundo a partir de um ponto de observação situado fora do corpo. Muitas pessoas dizem ter se encontrado com parentes que não conheceram em vida ou que haviam morrido quando elas ainda eram crianças. A Experiência de Proximidade da Morte parece ser o fenômeno que temos chamado de projeção astral. Quando a morte efetivamente ocorre, porém, o indivíduo não retorna ao plano físico, como acontece no caso daquelas pessoas que passam pela Experiência de Proximidade da Morte. A consciência deixa o corpo físico em decomposição e passa a residir no nível astral e em outros níveis superiores.

O corpo astral abriga a personalidade depois da transição representada pela morte física. A consciência e a personalidade do indivíduo são transferidas para o veículo astral, tal como acontece durante a vida por ocasião da projeção astral. Nessa altura, o corpo mental ainda está associado nos veículos astral e causal. *O corpo causal é o re-*

positório da soma total das experiências de vida adquiridas ao longo das sucessivas encarnações. O veículo causal é mais semelhante ao que foi chamado de alma grupal do que a uma forma corporal distinta associada à personalidade de um indivíduo. *O Eu Superior, que se manifesta através do veículo causal, é a consciência gestalt de tudo o que a alma aprendeu e vivenciou ao longo de suas várias existências no plano físico.* O corpo causal poderia ser visto como o tronco de um carvalho dotado de muitos galhos. Cada galho da árvore representa uma personalidade distinta e uma experiência de vida da alma. Imagine que uma grande inundação tenha praticamente encoberto a árvore, de modo que somente os seus ramos mais elevados possam ser vistos na superfície. Embora a consciência normal pudesse ter a impressão de que cada ramo acima da água era uma planta distinta, abaixo da água, e fora do alcance visual de um observador situado à superfície, cada ramo é um prolongamento e uma manifestação do tronco e do sistema radicular comuns a toda a árvore.

Para o observador de espaço/tempo positivo aprisionado numa perspectiva de fluxo de tempo linear, cada personalidade e manifestação de vida da alma daria a impressão de ocorrer em pontos bastante distanciados na história. Para a verdadeira consciência da alma no nível causal — onde o tempo é eterno — o passado, o presente e o futuro são percebidos como entidades com existência simultânea. Lá, os ramos das árvores são vistos como coisas intimamente inter-relacionadas. O tempo, tal como o conhecemos, é deixado para trás. Em vez disso, alguns passaram a ver o tempo como algo esférico. No tempo esférico, cada uma das nossas vidas seria vista como pontos distintos sobre a face de uma bola, como cidades na superfície de um globo. A distância geográfica entre os pontos seria análoga ao tempo decorrido entre as existências. Quando estamos vivenciando cada encarnação é como se estivéssemos vivendo nas cidades representadas por pontos no globo esférico do tempo. Se pudermos atingir uma consciência mais cósmica ou causal, podemos elevar o nosso ponto de observação e visualizar o globo esférico do tempo na sua totalidade, além de vivenciarmos simultaneamente todas as existências distintas: passado, presente e futuro.

O banco de dados do corpo causal contém as lembranças de todas as vidas em suas várias reencarnações, armazenadas num nível energético superior de existência. Quando uma pessoa morre, sua personalidade e consciência são preservadas e sobrevivem à dissolução do veículo físico-etérico temporal. Nossos corpos energéticos sutis superiores visam não apenas preservar esse conhecimento acumulado ao longo de muitas existências mas também permitir que a entidade encarnada tenha acesso a esse banco de informações quando estiver sintonizada com os estados de consciência apropriados.

Conforme disse o Dr. Tiller no primeiro texto de sua autoria citado nesta seção, o corpo físico é um simulador da vida. Trata-se de um instrumental de aprendizado. O corpo físico é um traje transitório de tecido físico-químico que vestimos para experimentar e interagir com a vida no nível do plano físico. Através dos nossos vários embates no plano físico, adquirimos mais firmeza, sabedoria e determinação, expressando qualidades interiores que são demasiado numerosas para serem desenvolvidas numa única existência. Além disso, optamos por enfrentar muitas dificuldades e tribulações a fim de podermos testar a capacidade de a alma adaptar-se a situações novas e incomuns.

Ao entrar em cada novo corpo físico, um mecanismo interno de esquecimento apaga todo o conhecimento consciente das nossas existências anteriores. Se mantivéssemos as lembranças e a personalidade das existências anteriores, teríamos os mesmos preconceitos e predisposições que havíamos deixado para trás. Cada existência é uma oportunidade para começar uma nova vida, por assim dizer, deixando para trás os erros cometidos no passado. Na verdade, os erros do nosso passado são esquecidos mas não apagados. Através dos mecanismos do karma, o que fizemos no passado influencia as circunstâncias das nossas encarnações futuras. Este é o verdadeiro significado da expressão "cada um colhe aquilo que semeia". Ao fazer com que nos encarnemos como homens ou mulheres, brancos ou negros, indianos, chineses ou mexicanos, sentindo a vida a partir de todos os pontos de vista possíveis, o sistema reencarnacionista nos permite observar o mundo a partir de todas as perspectivas possíveis. Cada existência permite que a soma total de consciência da alma tire proveito das experiências positivas de aprendizado à medida que prosseguimos na nossa evolução. Como nos desenvolvemos a partir de um estado de desconhecimento e ignorância, costuma-se dizer que a freqüência da consciência torna-se cada vez mais elevada. A freqüência da consciência é proporcional à complexidade com a qual ela pode responder ao seu ambiente.

Conforme podemos ver no Diagrama 18, a flecha evolutiva nos impele em direção à direita e aos níveis espirituais superiores. Ao contrário do que acontece no Diagrama 17, que descreve as características de freqüência do corpo de um único indivíduo, neste diagrama cada curva em forma de sino representa muitos seres. A curva mais escura, à esquerda, representa o espectro da consciência humana. Da mesma forma como a humanidade é constituída tanto por pessoas muito sábias como por outras muito ignorantes, existe uma distribuição em curvas em forma de sino da qualidade da cons-

Diagrama 18
QUANTIDADE *VERSUS* QUALIDADE DE CONSCIÊNCIA

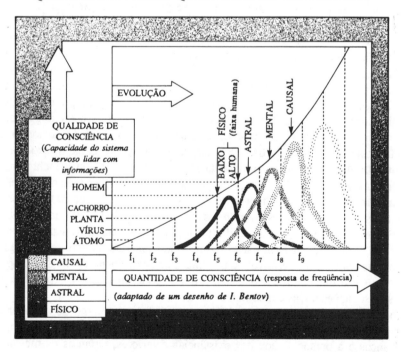

ciência da raça como um todo. Aqueles que estão na média, situam-se debaixo do pico da curva. Os mais inteligentes ficam à direita.

As sucessivas curvas representam a tendência evolutiva em direção às esferas de consciência de freqüências mais elevadas por parte daqueles indivíduos que estão no lado direito da curva humana. Gradualmente, a humanidade como um todo irá galgar a escala evolutiva em direção a esferas vibracionais mais elevadas, adquirindo uma melhor compreensão da realidade multidimensional humana. É apenas através de sucessivas séries de vidas físicas que a alma poderá progredir até os níveis mais elevados de discernimento, o que lhe permitirá transpor os contínuos ciclos de reencarnação. Embora não caiba discutir aqui o que acontece quando evoluímos para além desse ciclo, diversos textos de referência relacionados no final do capítulo poderão fornecer informações adicionais a respeito dessa questão espiritual.

No campo do esoterismo, a consciência muitas vezes é vista como um tipo de energia. A energia da consciência assume diversas formas à medida que evolui para níveis progressivamente mais elevados de freqüência, discernimento e perspectiva cósmica. À medida que a consciência vai interagindo com o seu ambiente e adquirindo experiência, ela se desloca para a frente, ampliando suas dimensões de expressão criativa, e também evolui para cima, na dimensão da freqüência de energia. O modelo apresentado acima sugere que até os elementos mais fundamentais da matéria, os átomos (e mesmo os elétrons), possuem alguns níveis de consciência que evoluem para níveis progressivamente mais elevados de *output* experiencial e repertório comportamental. À medida que a energia da consciência se desloca para níveis de freqüência progressivamente mais elevados, a consciência propriamente dita vai seguindo o seu caminho ascensional através das diversas formas de vida. Em cada novo nível há um grau proporcionalmente maior de complexidade de resposta e de plenitude de expressão, com o qual a consciência em questão poderá expandir-se, criar, evoluir e crescer.

Este capítulo apresenta uma espécie de panorama geral do ser humano multidimensional, incluindo forma e consciência, considerando-o como algo em equilíbrio dinâmico e com diversos níveis de energia sutil existindo simultaneamente. Essas dimensões superiores influenciam a expressão física do ser humano através do que tem sido chamado de interface físico-etérica e do sistema de chakras e nádis. Em virtude das limitadas capacidades sensoriais de nossa maquinaria física, os cientistas que trabalham exclusivamente no nível físico têm se inclinado a ignorar a existência desses *inputs* energéticos superiores no sistema humano. A menos que esses *inputs* energéticos sejam reconhecidos, os médicos ortodoxos nunca serão capazes de compreender a variada gama de terapias energéticas da medicina vibracional, tema que o restante deste livro se propõe a explorar. Ao compreendermos o modo como essas influências energéticas atuam sobre a dimensão física do ser humano, veremos que existem justificadas razões para que os remédios homeopáticos e outras modalidades de tratamento baseado na medicina energética exerçam seus efeitos curativos sobre o corpo físico.

Boa parte das informações apresentadas aqui são de natureza controvertida e não foram comprovadas cientificamente. Deixaremos que cada leitor ou leitora decida individualmente se quer ou não acreditar nelas. O conteúdo deste livro poderá vir a ter grande valor se a humanidade deixar de lado os seus preconceitos e aprofundar as pesquisas no sentido de comprovar ou refutar as idéias aqui apresentadas. Devemos sempre ter em mente que as idéias que estão muito além de sua época muitas vezes são consideradas como ficção científica. Com freqüência cada vez maior, porém, a ficção científica de ontem transforma-se nos fatos científicos de hoje.

Estamos no limiar de uma revolução na consciência e nas formas de tratamento, a qual foi deflagrada por pensadores tão capazes como Albert Einstein e o Dr. William Tiller. Cada um dos modelos, descobertas científicas e idéias apresentados aqui podem ser considerados como ferramentas de transição. Espera-se que a construção desses modelos possa nos ajudar a compreender os seres humanos como seres multidimensionais e a entender a evolução da consciência através dos estados de doença e saúde. Caberá ao restante de nós aplicar essas ferramentas para desenvolver uma nova ciência que trate da cura da mente e do corpo e, esperemos, ampliar os limites do potencial humano. Através da obtenção de novos conhecimentos científicos a respeito da verdadeira natureza da humanidade, teremos feito um progresso equivalente no sentido de reconhecer a nossa verdadeira herança espiritual e evolutiva.

Pontos Fundamentais a Serem Recordados

1. Toda matéria, seja ela física ou sutil, apresenta uma determinada freqüência. Matérias de diferentes freqüências não podem coexistir no mesmo espaço, da mesma forma como energias de freqüências diferentes (rádio e TV, por exemplo) não podem coexistir de forma não destrutiva no mesmo espaço.

2. Os corpos físico e etérico, tendo freqüências diferentes, sobrepõem-se e coexistem no mesmo espaço.

3. O sistema de meridianos acupunturais é uma rede de dutos microscópicos, organizados de forma descontínua, que ligam o corpo físico ao corpo etérico, formando a assim chamada interface físico-etérica.

4. O sistema de meridianos transfere do ambiente para os nervos, vasos sangüíneos e órgãos mais profundos do corpo uma energia nutritiva sutil chamada ch'i. Essa transferência é feita através de portais energéticos da pele chamados pontos de acupuntura.

5. A manifestação físico/celular das doenças é precedida por perturbações energéticas no corpo etérico e no sistema de meridianos acupunturais.

6. Os chakras são centros de energia especializados presentes nos corpos sutis. Cada chakra está associado a um grande centro nervoso ou glandular do corpo físico. Os chakras atuam como transformadores que reduzem as energias sutis e as traduzem em atividade hormonal, nervosa e celular no corpo físico.

7. Os principais chakras, especialmente os do topo da cabeça, das sobrancelhas e da garganta, são também órgãos sutis de percepção e estão associados às faculdades psíquicas da intuição, clarividência e clariaudiência, respectivamente.

8. Os chakras estão ligados uns aos outros, e às diversas partes do plano físico, através de filamentos energéticos conhecidos como nádis. Esse conjunto forma a rede chakra-nádi.

9. O corpo astral é um corpo sutil constituído por matéria de freqüência mais elevada que a da matéria etérica. Da mesma forma que o corpo etérico, ele também está superposto à estrutura físico-etérica. O corpo astral está energeticamente relacionado com a experiência, a expressão e a repressão das emoções.

10. Disfunções no corpo astral causadas por desequilíbrios emocionais podem prejudicar o fluxo de energia através dos chakras, o que pode acabar causando desequilí-

brios hormonais e doenças físicas.

11. A consciência pode penetrar no corpo astral e desligar-se dos veículos físico e etérico. Quando isso ocorre naturalmente, é conhecido como projeção astral ou Experiência de Viagem para Fora do Corpo (EVFC). Quando a separação da consciência se dá de forma traumática, o fenômeno freqüentemente é chamado de Experiência de Proximidade da Morte (EPM).

12. A equação de Einstein prevê a existência de uma forma de energia com velocidade maior que a da luz, chamada pelo Dr. Tiller de energia magneto-elétrica (ME). A energia ME é análoga à energia etérica e, possivelmente, à energia ou substância astral. A energia ME é de natureza magnética, apresenta a extraordinária propriedade da entropia negativa e não pode ser facilmente mensurada pelos detectores de campo magnético convencionais.

13. Experimentos realizados com pessoas dotadas de poderes de cura mostraram que elas possuem campos de energia com características que correspondem exatamente às previsões relativas ao comportamento das energias ME, ou seja: são de natureza magnética e apresentam entropia negativa.

14. Existem outros veículos de freqüência elevada, como os corpos mental e causal, que também fornecem energia ao corpo físico.

15. A reencarnação representa um modelo através do qual a consciência é repetidamente lançada nos veículos físicos com o propósito de adquirir experiência, conhecimento e maturidade espiritual.

16. As experiências e o conhecimento obtidos a partir de todas as existências são armazenados no nível do corpo causal, que às vezes é chamado de Eu Superior.

17. A reencarnação é um dos poucos modelos que explica por que as doenças e também as dificuldades físicas, emocionais e socioeconômicas podem ser vistas como experiências de aprendizado e oportunidades para o crescimento da alma.

18. Considerada a partir de uma perspectiva energética sutil, a consciência é uma forma de energia que evolui continuamente em direção a níveis mais elevados de complexidade e compreensão.

Capítulo V

Os Sistemas de Energia Sutil e Suas Relações com

OS ANTIGOS MÉTODOS DE CURA

Nos quatro primeiros capítulos deste livro examinamos o corpo e a mente humanos a partir de diversos ângulos. A esta altura deve estar claro que os seres humanos são mais do que apenas os seus corpos físicos. Graças à moderna física quântica, sabemos que o corpo físico é, na verdade, um extraordinário agregado de partículas de matéria física que, em última análise, são constituídas de luz congelada. Esse corpo físico de luz está em contato com outros corpos de luz, constituídos de matéria energética sutil, que apresentam níveis de freqüência mais elevados do que aqueles que o olho físico consegue perceber. O mecanismo de contato entre o corpo físico e esses sistemas energéticos superiores constitui um notável elemento da nossa anatomia sutil conhecido como interface físico-etérica. O componente dessa interface com o qual estamos mais familiarizados é o sistema de meridianos acupunturais. Assim, o melhor talvez seja começar a nossa análise dos métodos de cura examinando os mecanismos da acupuntura.

A Acupuntura e a Filosofia Chinesa da Cura:
As Modalidades Modernas de um Antigo Método de Diagnóstico e Tratamento

Dentre os métodos de cura atualmente em uso, a acupuntura é um dos mais antigos e, até recentemente, um dos mais misteriosos. O *Nei Ching* ou *Livro Clássico de Medicina das Doenças Internas do Imperador Amarelo*[1] é, ao que se sabe, o mais antigo texto a respeito da acupuntura. Acredita-se que ele tenha sido escrito no reinado do imperador Huang Ti, entre 2697 e 2596 a.C. No século XVII, missionários jesuítas foram enviados à China a fim de introduzir as doutrinas básicas do cristianismo no Oriente. Embora suas tentativas de converter os chineses tivessem obtido menos sucesso do que o esperado, os missionários trouxeram inacreditáveis relatos sobre curas de doenças através de agulhas inseridas na pele.

Em 1884, o imperador Tao-Kuang proibiu a prática da acupuntura na corte. Posteriormente, essa prática ficou restrita às pessoas comuns, sendo ministrada pelos assim chamados médicos descalços da China. Após um longo período de descrédito, a acupuntura encontrou uma nova e favorável aceitação nos olhos de Mao Tsé Tung. Durante a Longa Marcha (1934-35), o exército vermelho de Mao verificou que a acupuntura era muito útil para manter a saúde de suas vastas legiões. Ela permitiu que os soldados evitassem as principais doenças e pestes apesar de viverem e combaterem nas piores condições. Posteriormente, depois que Mao concluiu que a acupuntura era um passo fundamental rumo ao renascimento de uma nova China, esta venerável arte de cura gradualmente mostrou-se capaz de retornar às correntes de pensamento majoritárias da medicina chinesa.

Embora tenha sido mencionada em alguns antigos manuais da medicina ocidental como uma forma de tratamento da dor ciática, a acupuntura só passou a despertar interesse nos Estados Unidos depois de 1972, quando o presidente Richard M. Nixon visitou a China. Fazia parte da comitiva de Nixon um jornalista chamado Reston, o qual contou histórias extraordinárias a respeito de cirurgias realizadas exclusivamente com a anestesia proporcionada pela acupuntura. Depois de uma fase inicial de entusiasmo e ceticismo entre os médicos ocidentais, a pesquisa na área da acupuntura começou a conquistar o seu espaço nos domínios da medicina científica e essa terapia passou a ser vista como uma forma aceitável de tratamento em determinados casos de síndromes dolorosas.

A acupuntura conquistou maior aceitação entre a comunidade científica como conseqüência direta de pesquisas que indicavam a existência de uma relação entre a analgesia produzida por ela e a liberação de endorfinas no sistema nervoso central. O modelo da endorfina proporcionou aos cientistas teóricos as primeiras evidências experimentais conclusivas em favor da existência de uma ligação entre a acupuntura e os caminhos neurais da dor até então conhecidos no cérebro e na medula espinal.

Foram propostas diversas teorias tentando explicar por que a acupuntura é eficaz no tratamento da dor. A maioria dos médicos ocidentais presumiu que os efeitos analgésicos da acupuntura tinham de ser mediados por alguma forma de estimulação dos caminhos neurais existentes dentro do sistema nervoso. As teorias propostas por Melzack e Wall sugeriram que as agulhas utilizadas na acupuntura estimulavam os nervos periféricos a erguer uma barreira na medula espinal, impedindo assim que os impulsos dolorosos alcançassem o cérebro. Embora a Teoria do Portão de Controle[2] não descreva com exatidão os verdadeiros mecanismos da analgesia produzida pela acupuntura, mesmo assim ela constitui um primeiro passo no sentido da compreensão dos mecanismos de atuação da acupuntura. Aperfeiçoamentos posteriores desse modelo abriram novas linhas de pesquisa na área da neurologia e definiram novos caminhos neurais percorridos pela dor, os quais poderiam ser manipulados por outras formas de tratamento, tais como os Estimuladores Nervosos Transcutâneos (ENT).

Foi sugerido anteriormente que, embora o modelo da endorfina conseguisse explicar de forma satisfatória determinados tipos de analgesia produzidos pela acupuntura (eletroacupuntura de baixa freqüência, por exemplo), ele não obtinha o mesmo sucesso ao tentar arranjar explicação para outras modalidades de tratamento acupuntural. Verificou-se, por exemplo, que a eletroacupuntura de alta freqüência era inibida por antagonistas da serotonina, mas não era afetada por agentes bloqueadores de endorfinas, tais como a naloxona.[3] (A serotonina é um dentre os muitos neurotransmissores encontrados no sistema nervoso central.) O quadro que está sendo formado, sugere que a analgesia produzida pela acupuntura é mediada por mais de uma substância neuroquímica intermediária e influenciada pelo tipo de estimulação aplicada aos pontos de acupuntura.

Portanto, embora tenha sido comum atribuir todos os efeitos da acupuntura à liberação de endorfinas, os dados relativos ao papel desempenhado pela serotonina indicam que a analgesia produzida pela acupuntura é muito mais complexa do que faziam supor os primeiros modelos neuroquímicos criados para tentar explicar o seu mecanismo de funcionamento.

As primeiras teorias criadas para explicar a capacidade de a acupuntura aliviar a dor tiveram um papel importante no sentido de estimular o desenvolvimento de pesquisas científicas a respeito desse extraordinário sistema de cura. O recente incremento no número de pesquisas efetuadas no campo da neuroendocrinologia fez muito em favor de aumentar a confiança nessas insólitas técnicas terapêuticas originadas na antiga China. Na verdade, os modelos teóricos que tratam da analgesia produzida pela acupuntura não chegam a reconhecer o verdadeiro potencial da acupuntura, não só como uma modalidade curativa multidimensional (com outras utilidades que não o tratamento da dor), mas também como um extraordinário sistema de diagnóstico. Para que possamos desenvolver uma melhor compreensão da acupuntura e dar-lhe maior valor, precisaremos estudar um pouco da filosofia chinesa que está por trás dessa antiga arte da cura.

Yin/Yang e os Cinco Elementos: A Visão Chinesa da Natureza

A filosofia da antiga China que está por trás da terapia da acupuntura e de outros aspectos da medicina chinesa é resultado dos pontos de vista dos antigos chineses a respeito das relações entre os seres humanos e o universo que nos rodeia. Os chineses vêem os seres humanos como um microcosmo dentro de um macrocosmo universal. Os princípios que regem o funcionamento da maquinaria interna dos seres humanos se refletem nos relacionamentos universais do fluxo energético. Um dos conceitos básicos do fluxo de energia é a existência do ch'i ou qi, uma singular substância energética que flui do ambiente para o corpo. Os chineses acham que o *ch'i é uma espécie de energia, com função nutritiva e de organização celular, que supera as contribuições energéticas do alimento ingerido e do ar*. O ch'i é uma espécie de energia sutil que impregna o nosso ambiente. Nos antigos textos hindus, ele às vezes é chamado de "prana". Esse tipo peculiar de energia sutil ambiental talvez tenha se originado parcialmente de radiação solar não pertencente à faixa da luz visível. Os seres humanos são continuamente banhados por radiações invisíveis de um ambiente vibracional bastante diversificado, incluindo desde as freqüências mais comuns, como as das ondas de rádio e televisão, até os aspectos mais sutis da energia solar. Vivemos em ressonância com as diversas freqüências de energia que impregnam o ambiente em que vivemos e podemos ser sutilmente afetados por elas. Como muitas culturas antigas adoraram o Sol e os seus raios curativos, devemos nos perguntar se essas culturas tinham conhecimento das influências energéticas sutis do ch'i e do prana.

De acordo com o modelo chinês, a energia ch'i é absorvida pelo corpo humano através de portais de entrada localizados na pele. Esses portais são constituídos pelos pontos de acupuntura, os quais se inserem num sistema especializado de meridianos que se estende bem abaixo da pele e chega até os órgãos mais profundos. Os chineses acham que a energia ch'i flui para o interior dos órgãos do corpo através de doze pares de meridianos, proporcionando ao organismo a energia que mantém a vida. Cada par de meridianos está associado a um diferente sistema de órgãos.

Outro conceito fundamental da filosofia chinesa é a idéia de polaridade energética, expressa pelo yin e pelo yang. O yin e yang da antiga China são de certa forma precursores do moderno conceito de complementaridade. A dualidade partícula/onda da matéria é uma espécie de enigma yin/yang para os físicos modernos. O *Nei Ching* diz que "todo o universo é uma oscilação de forças do yin e do yang". O yang é considerado o princípio masculino: ativo, produtivo, associado ao Sol, à luz e ao princípio criador da vida. O yin é encarado como o elemento feminino: passivo, destrutivo, associado à Lua, à escuridão e à morte. O princípio dualista do yin/yang estende-se para todos os aspectos dos ciclos de vida e processos cósmicos. Os dois aspectos aparentemente contraditórios do yin e do yang refletem uma oscilação energética entre pólos opostos. Ambos são necessários para se alcançar um *steady state* equilibrado, um equilíbrio dinâmico num universo de mudanças constantes. Para que haja nascimento é preciso haver também morte. Antes que se possa renascer, porém, é preciso morrer, tal como acontece nos casos de reencarnação e evolução estelar.

As diversas dimensões complementares — porém diferentes — descritas pelo yin e yang são um reflexo das polaridades positivas e negativas das energias da consciência. Uma interessante demonstração desse princípio pode ser vista nos diferentes — porém complementares — aspectos da consciência que se manifestam nos hemisférios direito e esquerdo do cérebro. O hemisfério esquerdo é a sede do pensamento lógico. Ele representa os aspectos mais analíticos, matemáticos, lineares e verbais da nossa espécie. O hemisfério direito constitui a metade emocional do córtex cerebral, expressando nossas qualidades artísticas, estéticas, espaciais e não-lineares. Ambos os hemisférios são necessários para se obter uma visão holística e equilibrada do universo.

Para a filosofia chinesa, uma vida sadia é aquela que apresenta um bom equilíbrio entre as forças yin e yang. Os chineses acreditam que a manutenção de um perfeito equilíbrio entre o yin e o yang resulta numa igualmente perfeita saúde física, mental e espiritual. Um desequilíbrio nessas energias ou características polares produz uma alteração no equilíbrio do organismo, o qual, em última análise, se cristaliza na forma de padrões de desarmonia e doença do corpo físico. *Uma disfunção energética no nível físico pode ter como reflexo desequilíbrios nos pares de meridianos do corpo.* Para cada órgão há um fluxo energético através de dois conjuntos de meridianos. O fluxo equilibrado de energias ch'i através dos meridianos direito e esquerdo do corpo reflete o conceito básico de yin/yang. Esse princípio enfatiza a necessidade de equilíbrio na polaridade das energias aplicadas a sistemas de órgãos individuais. O desequilíbrio no fluxo das energias dos meridianos faz com que o órgão venha posteriormente a desenvolver uma patologia.

Conforme indicou a nossa discussão a respeito dos níveis etérico, astral e mental, no organismo humano a desarmonia pode ocorrer em diversos níveis de energia que não o físico. O desequilíbrio de energia no nível mental insinua-se através das oitavas inferiores das energias astral e etérica e acaba se manifestando no corpo físico através da interface físico-etérica. O mecanismo físico que permite essa transferência de energia etérica é o sistema de meridianos acupunturais. *Os meridianos distribuem as energias magnéticas sutis do ch'i, as quais contribuem para a manutenção e a organização da estrutura físico-celular de cada sistema de órgãos.*

Nas pesquisas[4] de Kim Bong Han sobre o sistema de dutos correspondente aos clássicos meridianos acupunturais observou-se que, quando os meridianos que se estendiam até o fígado eram cortados, dentro de pouco tempo ocorria degeneração hepatocelular. Este exemplo demonstra de que modo um desequilíbrio no fluxo energético sutil (através de um déficit de energia induzido artificialmente) pode produzir alterações patológicas no nível físico-celular. Embora as energias sutis que os chineses chamam de ch'i sejam difíceis de medir, há evidências indiretas em favor da existência de algum tipo de circuito de energia eletromagnética relacionado com os meridianos e com os pontos de acupuntura.

Os pontos de acupuntura distribuídos pela pele ao longo dos meridianos superficiais apresentam notáveis propriedades elétricas que os diferenciam da epiderme circundante. A resistência elétrica da pele situada sobre os pontos de acupuntura é cerca de 10 vezes menor do que a das regiões situadas em torno desses pontos. Os valores dessa resistência, medidos por um amplificador elétrico especial de corrente direta, mostram que os parâmetros elétricos dos pontos de acupuntura variam de acordo com as alterações fisiológicas e emocionais sofridas pelo organismo. Pesquisadores russos demonstraram que os diferentes estados de consciência, tais como o sono e a hipnose, podem produzir significativas alterações na condutividade elétrica dos pontos de acupuntura. Além disso, os estados de doença produzem perturbações características nos potenciais elétricos dos pontos de acupuntura ao longo de meridianos específicos. Essas alterações elétricas nos pontos de acupuntura, relacionadas com as doenças são importantes para a realização de diagnósticos. É possível detectar doenças utilizando equipamentos que possam medir essas alterações energéticas no sistema de meridianos.

Os meridianos podem ser vistos como circuitos elétricos que ligam os pontos de acupuntura da superfície da pele às estruturas dos órgãos mais profundos do corpo. É essencial para a saúde e o bem-estar do organismo que haja suficiente energia nesses circuitos e que todos eles estejam equilibrados uns em relação aos outros. A energia ch'i apresenta um fluxo rítmico característico à medida que passa através dos doze meridianos que fornecem energia aos órgãos internos. Esse fluxo cíclico de energia reflete ritmos biológicos inatos e ciclos de natureza energética sutil. Esses ciclos bem-definidos, que descrevem o fluxo de energia dentro do corpo, são um reflexo da interação cíclica de energia entre os cinco elementos terrenos (tal como são vistos pela filosofia chinesa). A Teoria dos Cinco Elementos tem importância fundamental no sistema filosófico chinês. Ela relaciona toda energia e substância a um dos cinco elementos: fogo, terra, metal, água e madeira.

Existem dois ciclos básicos que ilustram a interação entre esses elementos. No primeiro ciclo, conhecido como o Ciclo da Produção, cada elemento gera ou produz o elemento subseqüente. Isso às vezes é conhecido como a Lei Mãe-Filho. Um elemento dá origem ao próximo e alimenta-o com um fluxo de energia. Na visão oriental, o *fogo produz a terra* através da queima da madeira, e as cinzas retornam à terra. *A terra produz o metal.* Os minérios metálicos são encontrados no interior da terra. *O metal produz a água.* É comum encontrar uma fonte de água corrente próxima a jazidas de minérios. *A água produz a madeira.* As árvores crescem absorvendo água através de suas raízes. *A madeira produz o fogo e o fogo produz a terra.* E o ciclo mais uma vez recomeça. No ciclo da criação, o fogo é considerado filho da madeira e mãe da terra. (Embora estas relações pareçam ser mais metafóricas do que literais, como logo veremos, elas ilustram claramente os princípios energéticos chineses.)

No segundo ciclo, conhecido como o Ciclo da Destruição, cada elemento destrói ou absorve o elemento subseqüente. Trata-se na verdade de um ciclo de controle, no sentido de representar o processo pelo qual os elementos se refreiam e se equilibram uns aos outros. Se um elemento se torna demasiado forte ou demasiado fraco, ele pode atacar ou ser prejudicado por outro. Assim, a *madeira pode atacar a terra* (as raízes penetram no solo). *A terra controla a água* (por meio de barragens). *A água ataca o fogo* (apagando-o). *O fogo destrói o metal* (o metal pode ser derretido por um fogo forte). *O metal destrói a madeira* (quando um machado corta uma árvore), e o ciclo recomeça. Os ciclos de produção e destruição são importantes porque constituem a base racional para a aplicação da acupuntura como terapia.

Diagrama 19
OS CINCO ELEMENTOS E SUAS RELAÇÕES COM OS FLUXOS DE ENERGIA ENTRE OS ÓRGÃOS INTERNOS

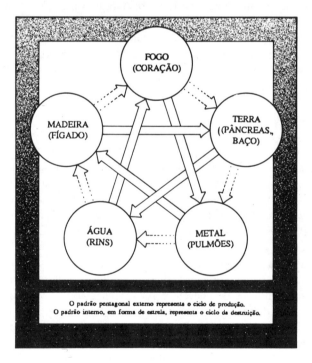

Os chineses acreditam que o indivíduo é um microcosmo, um reflexo do macrocosmo terreno circundante. Considera-se que as interações entre nossas funções corporais internas (e, portanto, entre os nossos órgãos internos) refletem os ciclos de produção e destruição que descrevem os relacionamentos energéticos entre os cinco elementos terrenos. A medicina chinesa associa cada órgão do corpo a um dos cinco elementos. Os chineses também associam cada órgão visceral oco, como o intestino ou a vesícula biliar, aos órgãos sólidos correspondentes a eles.

Diagrama 20
ASSOCIAÇÕES FUNDAMENTAIS ENTRE ÓRGÃOS E VÍSCERAS

ELEMENTO	MADEIRA	FOGO	TERRA	METAL	ÁGUA
ÓRGÃO	Fígado	Coração	Baço/ Pâncreas	Pulmões	Rins
VÍSCERA OCA	Vesícula biliar	Intestino delgado	Estômago	Intestino grosso	Bexiga

Conforme observamos nos Diagramas 19 e 20, no Ciclo de Produção o coração (fogo) dá sustentação ao baço (terra). As energias do baço (terra), por sua vez, fluem para os pulmões e para o intestino grosso (metal). Em seguida, o fluxo segue em direção aos rins e à bexiga (água). Dos rins (água), a energia flui através dos meridianos e alcança o fígado e a vesícula biliar (madeira). Depois de passar pelo fígado, as energias sutis são recicladas através dos meridianos e retornam ao coração, onde o ciclo recomeça.

Se as energias ch'i de um órgão não estiverem equilibradas, esse órgão, incapaz de completar o circuito meridiano natural, poderá afetar de forma adversa os órgãos adjacentes a ele na sucessão de meridianos. Esse padrão de disfunção está representado no ciclo interno (em forma de estrela) do Diagrama 19, o assim chamado Ciclo da Destruição. Assim, se as energias do coração (fogo) estiverem desequilibradas, o distúrbio provocado nos meridianos afetará desfavoravelmente os pulmões (metal). Do ponto de vista clínico, isto efetivamente acontece no caso de um colapso cardíaco congestivo, no qual uma queda no débito cardíaco devido a um problema no coração redunda em alterações desfavoráveis nos pulmões (congestão pulmonar). Afetados de forma desfavorável, os pulmões (metal) irão causar distúrbios energéticos e, posteriormente, celulares no fígado (madeira). Voltando ao ataque cardíaco congestivo, o ventrículo direito defeituoso, tendo de bombear sangue através de pulmões congestionados, cria uma retropressão no sistema venoso e provoca uma congestão venosa passiva do fígado. Partindo do fígado combalido (madeira), a perturbação nos meridianos causa um desequilíbrio ulterior no baço (terra).

Num colapso cardíaco congestivo crônico do lado direito, a contínua congestão hepática acaba produzindo uma condição conhecida como cirrose cardíaca. Essa cirrose agrava a obstrução venosa do sistema porta-caval e produz hipertensão portal, congestão venosa e aumento do volume do baço. É fascinante como a patofisiologia moderna segue os antigos princípios de fluxo de energia representados pelo Ciclo da Destruição. É também interessante observar que esses princípios, existentes há milhares de anos, podem acrescentar informações complementares aos pontos de vista modernos a respeito das causas das doenças.

Segundo os antigos chineses, as interações cíclicas entre os órgãos e as vísceras (órgãos ocos) refletem as interações entre os elementos. Esta é uma antiga demonstração do princípio segundo o qual o microcosmo humano reflete o macrocosmo planetário da Terra. Esses princípios energéticos permitiram que os antigos chineses construíssem uma base lógica (aos seus olhos) para o tratamento de doenças através da acupuntura. No Ciclo da Produção, por exemplo, pode-se ver que a energia flui no sentido dos ponteiros do relógio. A energia ch'i flui do coração para o baço e o pâncreas, do baço para os pulmões, dos pulmões para os rins, dos rins para o fígado, do fígado para o coração e assim por diante, dando continuidade ao ciclo.

Se os pulmões estiverem doentes, eles precisarão usar de toda a sua energia para continuarem funcionando. Como os pulmões são afetados por uma obstrução do fluxo de energia ao longo do circuito, os rins (o próximo elemento no Ciclo de Produção) são necessariamente prejudicados, visto que, nesse arranjo energético dos cinco elementos, eles são sustentados pelos pulmões. Do ponto de vista da medicina ocidental, agora está claro que existem efetivamente mecanismos homeostáticos que ligam a fisiologia dos rins à função pulmonar. Num indivíduo com enfisema, por exemplo, a capacidade de absorção de oxigênio através dos pulmões é prejudicada. Não faz muito tempo descobriu-se que baixos níveis de oxigênio no sangue induziam os rins ·a produzirem um hormônio conhecido como eritropoetina. A liberação de eritropoetina resulta, em última análise, numa elevação no nível de hemoglobina na corrente sangüínea por meio de um aumento do número de glóbulos vermelhos em circulação. Assim, havendo mais hemoglobina, o organismo desenvolve uma maior capacidade de transporte do escasso oxigênio — um processo dirigido por esse laço de realimentação interna entre os pulmões e os rins. (É interessante observar de que modo a fisiologia moderna complementa a antiga teoria energética chinesa.)

Voltando ao nosso exemplo, vimos que um desequilíbrio energético nos pulmões produziria um comprometimento da função renal em virtude de uma perturbação no fluxo de energia do circuito corporal. Para revitalizar os rins seria necessário tratar os pontos de acupuntura situados ao longo dos meridianos que fornecem energia aos pulmões, permitindo que estes possam dar melhor sustentação aos rins.

Os princípios da acupuntura clássica freqüentemente envolvem essa perspectiva de circuito energético cíclico. Esses princípios permitem que se possa visualizar os pontos mais estratégicos para a realização de uma intervenção energética sutil contra a doença a fim de se obter a desejada resposta terapêutica. Segundo a teoria da acupuntura, um desequilíbrio energético pode ser provocado por um fluxo de energia insuficiente ou excessivo através de determinados laços cíclicos nos circuitos meridianos do corpo. A estimulação terapêutica dos pontos de acupuntura pode permitir a entrada de uma carga adicional de energia nos circuitos meridianos em que haja um déficit energético. Inversamente, a estimulação dos pontos de acupuntura pode também contribuir para dar vazão a um excesso de energia, proporcionando uma espécie de válvula de segurança através da qual a energia em excesso possa fluir para longe dos circuitos meridianos sobrecarregados.

A Cronobiologia e o Sistema de Meridianos Acupunturais

Na teoria chinesa da acupuntura, a energia ch'i circula através dos órgãos de acordo com um padrão diário. Considera-se que o fluxo de energia através dos diferentes meridianos e, portanto, dos diferentes órgãos, varia de acordo com a hora do dia. Todos os principais meridianos apresentam dois períodos distintos com duração de duas horas cada. Num desses períodos, a intensidade de circulação de energia atinge um máximo e, no outro, um mínimo.

Diagrama 21
CICLOS BIORRÍTMICOS DOS MERIDIANOS

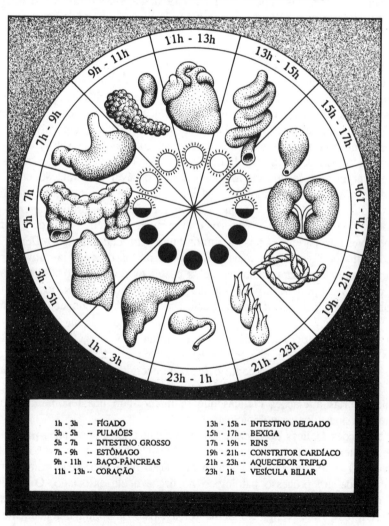

1h - 3h	-- FÍGADO	13h - 15h --	INTESTINO DELGADO
3h - 5h	-- PULMÕES	15h - 17h --	BEXIGA
5h - 7h	-- INTESTINO GROSSO	17h - 19h --	RINS
7h - 9h	-- ESTÔMAGO	19h - 21h --	CONSTRITOR CARDÍACO
9h - 11h	-- BAÇO-PÂNCREAS	21h - 23h --	AQUECEDOR TRIPLO
11h - 13h	-- CORAÇÃO	23h - 1h --	VESÍCULA BILIAR

O período no qual o fluxo de energia através de um determinado meridiano é maior pode definir a hora do dia mais recomendável para se tratar uma doença no sistema de órgãos associados ao meridiano em questão. O horário de pico para o fluxo de energia no meridiano dos pulmões, por exemplo, vai das 3h00 às 5h00 da madrugada. Acredita-se que nesses horários a acupuntura possa ser mais eficaz no tratamento de crises de asma, em virtude da ocorrência concomitante de um pico de atividade nos meridianos associados aos pulmões. Mesmo contando-se com o mais dedicado dos acupunturistas, porém, é evidente que essa teoria dos biorritmos apresenta certas limitações práticas.

Só recentemente a medicina ocidental começou a investigar a possibilidade de que determinados tratamentos possam ser otimizados de acordo com a hora do dia em que são aplicados. O recém-criado campo da cronobiologia está investigando a natureza dos ritmos biológicos internos humanos a partir de diversas perspectivas. Atualmente existem importantes evidências experimentais em favor da existência de um relógio biológico interno. Esse relógio interno — que controla diversas funções corporais, incluindo a atividade enzimática cíclica no interior do cérebro — aparentemente também afeta a expressão da toxicidade das drogas.

Cientistas empenhados em pesquisar o câncer testaram diversos agentes quimioterápicos para determinar se havia um horário ótimo para administração das drogas a fim de minimizar os efeitos tóxicos colaterais nos pacientes. Verificou-se que os efeitos tóxicos dos agentes quimioterápicos eram mínimos quando os medicamentos eram aplicados em cobaias durante as primeiras horas da manhã. Portanto, parece que tanto a quimioterapia como os tratamentos através da acupuntura podem ter sua eficácia otimizada quando aplicados em determinadas horas do dia. Por enquanto, não se sabe se o fluxo cíclico de energia através dos meridianos é o responsável pela relação entre os níveis de toxicidade dos agentes quimioterápicos e a hora do dia em que esses medicamentos são ministrados. Esta é uma idéia que será investigada mais profundamente à medida que a cronobiologia for abordada a partir de um nível energético-sutil de compreensão.

É possível que parte dos nossos ritmos biológicos inatos sejam reflexos de ritmos energéticos sutis de freqüências mais altas. Esses ritmos de energia sutil, por sua vez, estão em sincronia ressonante com os ciclos cósmicos do universo. O elo representado pelos meridianos acupunturais pode ser um dos caminhos através dos quais entramos em contato com as energias dos corpos celestes. É fato bem conhecido que muitos fenômenos biológicos parecem acompanhar os períodos de máxima e mínima atividade solar.[5] O sistema de meridianos talvez seja o mecanismo energético através do qual as alterações na atividade solar são traduzidas em efeitos celulares e fisiológicos. Se os cientistas ocidentais levarem em conta o fluxo de energias cósmicas — relacionado com a hora do dia — através do sistema de meridianos acupunturais, talvez seja possível compreender certas alterações cíclicas que se manifestam nos fenômenos biológicos e são objeto de estudo dos cronobiologistas.

As alterações cíclicas de energia nos meridianos são importantes para os acupunturistas que estejam tentando devolver o equilíbrio a sistemas de órgãos afetados por uma doença. O acupunturista encara uma disfunção num meridiano como um sintoma da ocorrência de um processo patológico no órgão a ele associado. O surgimento de alguma anormalidade no circuito de meridianos reflete um desequilíbrio nas energias polares das forças yin e yang. Nenhuma força existe de forma independente mas sim em relação às necessidades energéticas totais do organismo. A restauração do equilíbrio energético nos circuitos meridianos do corpo, efetuada pela acupuntura produzirá uma melhora nos estados da doença através da correção dos padrões energéticos que precedem a disfunção e a desorganização celular.

Utilizando esta espécie de filosofia energética, os acupunturistas chineses têm sido capazes de tratar com sucesso não apenas as síndromes dolorosas mas também diversas outras doenças em diferentes sistemas de órgãos. Infelizmente, a mentalidade ocidental preferiu concentrar-se nessa dimensão específica da terapia porque, até há pouco tempo, o único efeito da acupuntura que fazia sentido do ponto de vista científico era a analgesia. Esse modo de ver é conseqüência de uma postura que identifica os canais meridianos com o sistema nervoso, em vez de encará-los como singulares sistemas energéticos. A maioria dos físicos ocidentais não consegue aceitar a filosofia metafórica relativa a circuitos de energia fluindo através dos órgãos e se comportando como os elementos terrestres yin e yang.

Para a maioria dos cientistas ocidentais, os meridianos acupunturais são estruturas imaginárias, visto que sua existência não pode ser comprovada por estudos anatômicos publicados em periódicos médicos ortodoxos. Esses pesquisadores preferem acreditar que os caminhos neurais constituem os verdadeiros mecanismos de atuação da terapia acupuntural. Os cientistas ocidentais provavelmente virão a conceituar os meridianos acupunturais, não através da medicina, mas sim da física moderna, já que esta última conceitualiza a energia de uma maneira semelhante.

Os meridianos acupunturais e o sistema nervoso operam de forma complementar. Cada sistema trabalha em harmonia para traduzir os fenômenos energéticos superiores em padrões fisiológicos celulares. As pesquisas de Kim Bong Han sugerem efetivamente a existência de estruturas tubulares meridianas que se estendem através de todo o corpo físico. Os extensos estudos de Kim comprovaram a existência de uma ramificação distinta nesse sistema de meridianos tubuliformes com a função específica de fornecer energia à rede neuronal do corpo. Kim descobriu que a secção dos meridianos que proporcionavam nutrição aos nervos ampliava de forma significativa o tempo necessário para a condução dos impulsos nervosos.

Nesta altura, poderíamos nos perguntar se existe alguma outra evidência experimental, além do trabalho de Kim Bong Han, indicando a possibilidade de existência de uma rede de meridianos acupunturais? Existem outras pesquisas comprovando a correspondência entre o sistema chinês de caminhos meridianos e os órgãos do corpo? A resposta a esta pergunta é positiva. Pesquisas envolvendo medições sistemáticas das características elétricas do sistema de meridianos confirmaram a existência de uma ligação entre os meridianos e os órgãos do corpo. Através de medições desses parâmetros elétricos, talvez seja possível comprovar não apenas a existência dos meridianos mas também a capacidade potencial de se usar a acupuntura para localizar com precisão a ocorrência de doenças em sistemas de órgãos.

O Sistema de Meridianos Acupunturais como uma Interface para a Realização de Diagnósticos

Os pontos de acupuntura apresentam singulares características elétricas que os diferenciam da pele circundante. O fato de os pontos de acupuntura apresentarem uma resistência elétrica mais baixa que a da pele (um reflexo de sua maior condutividade) pode ser usado para se localizar eletronicamente esses pontos ao longo dos meridianos superficiais. Vários estudos experimentais realizados por diversos pesquisadores orientais têm sugerido que os pontos de acupuntura podem ser úteis não apenas no tratamento mas também no diagnóstico dos estados de doença.

O Dr. Hiroshi Motoyama, um pesquisador do Japão (mencionado anteriormente como a pessoa que desenvolveu um equipamento utilizado na detecção dos chakras), também projetou um sistema que mede as características elétricas dos diversos meridianos acupunturais a fim de obter informações fisiológicas. O equipamento — que Motoyama chamou de Aparelho AMI,[6] forma abreviada do Aparelho para Mensuração dos Meridianos e Órgãos Internos Correspondentes — é um sistema computadorizado que pode diagnosticar desequilíbrios fisiológicos em questão de minutos. O Aparelho AMI possui 28 eletrodos que são fixados nos pontos de acupuntura terminais dos meridianos, localizados caracteristicamente nas extremidades dos dedos das mãos e dos pés. Agulhas de acupuntura ou clipes especiais são colocados nesses pontos de acupuntura a fim de obter informações de natureza elétrica. Os dados elétricos provenientes desses pontos são transmitidos a um computador especial que, em seguida, analisa e interpreta as informações.

O Aparelho AMI faz suas mensurações nos pontos terminais dos pares de meridianos. O meridiano dos pulmões, que leva energia ch'i aos pulmões, existe na verdade como um conjunto constituído por dois meridianos. Um dos meridianos estende-se ao longo do lado direito do corpo e o outro ao longo do esquerdo. A base racional para a mensuração dos dados elétricos em cada um dos meridianos dispostos em pares provém da teoria chinesa do yin e do yang. A versão moderna dessa teoria sugere que, quando os órgãos internos estão em estado de equilíbrio energético (ou seja, saúde), os meridianos acupunturais de cada par serão eletricamente semelhantes em valor. No órgão em que um estado de doença já estiver presente ou prestes a se manifestar, haverá notáveis diferenças elétricas entre os dois meridianos do par a ele associado. O Aparelho AMI tem a capacidade de detectar correntes elétricas localizadas provenientes de pontos de acupuntura situados nas extremidades dos meridianos.[7]

Motoyama estudou mais de cinco mil indivíduos, utilizando o Aparelho AMI, a fim de obter dados estatísticos de referência para estabelecer parâmetros elétricos e fisiológicos de normalidade e anormalidade. Quando as diferenças elétricas entre os meridianos da esquerda e da direita apresentavam uma ordem de grandeza maior que a de dois desvios padrões em relação à média, seus valores eram impressos em vermelho pelo Aparelho AMI, a fim de destacar os sistemas de órgãos que estiverem desequilibrados. O *Bob Hope Parkinson Research Institute,* da Flórida, vem utilizando o Aparelho AMI para estudar anormalidades energéticas e desequilíbrios fisiológicos em pessoas que sofrem do Mal de Parkinson (um distúrbio neurológico degenerativo que afeta a coordenação motora). Os primeiros dados obtidos com o uso do Aparelho AMI sugerem que diversos parkinsonianos apresentam anormalidades (previstas com base nos desequilíbrios entre os meridianos) tanto nos intestinos grosso e delgado como no coração. É possível que esse desequilíbrio gastrintestinal reflita um problema funcional relativo à absorção, feita pelos intestinos, dos nutrientes fundamentais envolvidos na síntese de neurotransmissores. Sabe-se que os parkinsonianos apresentam déficits de dopamina em determinadas partes do cérebro chamadas gânglios basais. Os pesquisadores do instituto esperam poder usar o AMI para distinguir os diferentes estágios e tipos de parkinsonismo e, quem sabe, obter maior controle sobre o processo básico da doença.

Uma prefeitura municipal do Japão está usando o Aparelho AMI para verificar as condições de saúde de cada funcionário por ocasião do exame médico anual obrigatório. Apenas aqueles indivíduos cujos meridianos apresentam resultados anormais são solicitados a passar por exames médicos suplementares. Certo número de profissionais da medicina estão usando o AMI nos Estados Unidos com resultados positivos.

O rápido sucesso da tecnologia AMI faz mais do que confirmar a utilidade das tecnologias relacionadas com a acupuntura. O fato de as informações obtidas através do AMI terem correlação com o estado dos órgãos internos confirma a antiga teoria chinesa que associava determinados meridianos a sistemas de órgãos específicos. Além do mais, hoje estamos estudando a teoria da acupuntura a partir de um ponto de vista que leva em conta sua utilidade potencial para a realização de diagnósticos. Os meridianos de acupuntura estão sendo usados não apenas na terapia mas também no diagnóstico.

As teorias ocidentais a respeito dos mecanismos da acupuntura têm se inclinado a enfatizar os caminhos neurológicos de atuação, tais como os mecanismos do portão espinal e a liberação de endorfinas no cérebro. Embora a estimulação nervosa possa ser uma explicação aceitável para cientistas que estejam tentando compreender a analgesia produzida pela acupuntura, é bem mais difícil conceber o modo pelo qual um nervo periférico localizado no dedo de uma mão ou de um pé possa ser capaz de fornecer informações importantes a respeito do estado do fígado ou do pulmão de um paciente.

As informações obtidas através do Aparelho AMI fortalecem a hipótese da existência do sistema de meridianos e as associações previstas entre esse sistema e os diversos órgãos do corpo. Graças a equipamentos como o Aparelho AMI, o sistema de meridianos da acupuntura está começando a encontrar confirmação tecnológica e a ser reconhecido como um modelo válido para explicar os mecanismos de funcionamento fisiológico. Além disso, a capacidade de diagnosticar precocemente e de forma não-agressivas os estados ou tendências para a doença, através da monitoração externa dos pontos de acupuntura, tem uma importância óbvia para a saúde pública.

Outro sistema de instrumentação que contribuiu para dar maior credibilidade à teoria chinesa da acupuntura é a fotografia Kirlian e suas ramificações. Os relatos iniciais a respeito do trabalho de Kirlian na União Soviética sugeriram que os pontos de acupuntura poderiam ser fotografados por meio de aparelhos que produziam descargas de alta freqüência. Alguns desses experimentos foram reproduzidos por diversos pesquisadores norte-americanos, incluindo Pizzo[8] e outros. A abordagem mais sofisticada na área da formação de imagens eletrográficas de pontos de acupuntura talvez tenha sido feita pelo Dr. Ion Dumitrescu, um físico romeno que desenvolveu um processo de exploração do corpo conhecido como eletronografia.

O trabalho de Dumitrescu com a eletronografia é um reflexo de suas pesquisas no sentido de tentar aperfeiçoar o processo Kirlian e conseguir resultados melhores do que aqueles obtidos com os primitivos aparelhos de impressões digitais usados atualmente pela maioria dos pesquisadores. Utilizando computadores e eletrodos especiais, a eletronografia tornou possível a exploração eletrográfica de grandes porções do corpo, tais como o peito e o abdômen. Em suas primeiras pesquisas, Dumitrescu observou determinadas áreas do corpo onde apareciam pontos eletricamente radiantes. Dumitrescu descobriu que havia uma correlação entre muitos desses pontos — que ele chamou de pontos eletrodérmicos — e os clássicos pontos de acupuntura distribuídos ao longo do corpo. Depois de estudar literalmente milhares de indivíduos através do processo eletronográfico, Dumitrescu chegou a algumas conclusões a respeito desses pontos eletrodérmicos (acupunturais).

Ele verificou que esses pontos só apareciam nas eletrografias de indivíduos nos quais um determinado sistema de órgãos estivesse sofrendo (ou na iminência de sofrer) um processo patológico. Verificou-se que os pontos brilhantes coincidiam com os pontos de acupuntura do meridiano associado ao órgão doente. Descobriu-se posteriormente que o tamanho e o brilho dos pontos de acupuntura estavam relacionados com sua atividade elétrica e com a gravidade do processo de doença. Quanto maior os pontos eletrodérmicos, mais grave a patologia. Se não houvesse doenças latentes ou ativas, os pontos eletrodérmicos não apareciam nas eletrografias. Em outras palavras, os pontos de acupuntura só seriam visíveis eletricamente quando houvesse um desequilíbrio nos meridianos que refletisse uma disfunção orgânica. Embora os meridianos propriamente ditos não pudessem ser fotografados por esse processo, freqüentemente verificava-se que os pontos eletrodérmicos ocorriam ao longo de linhas que coincidiam com os clássicos meridianos acupunturais.

Dumitrescu concluiu que os pontos eletrodérmicos eram "poros elétricos"[9] relacionados com a troca de energia entre o corpo e o meio elétrico circundante. Eles constituem pontos de comunicação entre o organismo e os campos energéticos existentes em torno dele. As descobertas de Dumitrescu acerca do comportamento dos pontos eletrodérmicos complementam as informações a respeito da atividade elétrica dos meridianos obtidas através do Aparelho AMI de Motoyama. Trabalhando de forma independente, os dois pesquisadores comprovaram a existência de uma ligação entre um desequilíbrio energético nos meridianos e um processo patológico no órgão associado aos meridianos em questão. A pesquisa de Dumitrescu demonstra de forma mais vívida a natureza das trocas de energia, através dos pontos de acupuntura, entre o ambiente eletromagnético e os meridianos. Ao passo que Motoyama monitorou os pontos de acupuntura específicos para uma determinada doença, nas eletronografias do corpo feitas por Dumitrescu, os pontos de acupuntura que refletissem desequilíbrios energéticos apareciam espontaneamente como locais de perturbação energética.

O sistema de meridianos acupunturais é uma interface de trocas energéticas entre o nosso corpo físico e os campos de energia existentes em torno de nós. Essas energias eletromagnéticas incluem não apenas os fatores locais e cósmicos do ambiente mas também outros tipos de *inputs* energéticos provenientes de corpos de freqüências mais elevadas, tais como os veículos etérico, astral, etc.

Os fenômenos medidos por essas novas tecnologias como, por exemplo, o Aparelho AMI e os equipamentos de exploração eletrográfica, são manifestações elétricas de processos energéticos de freqüências mais elevadas. Conforme vimos anteriormente em nossa discussão a respeito das energias do espaço/tempo positivo negativo, essas energias de freqüências mais elevadas são de natureza basicamente magnética. As pesquisas indicam que *o corpo etérico forma uma espécie de rede magnética holográfica com a matéria e as células do corpo físico através do sistema de meridianos acupunturais.*

Os potenciais elétricos medidos nos pontos de acupuntura refletem as correntes internas sutis que fluem através de todo o sistema de meridianos. Essas correntes internas fluem através de circuitos meridianos especializados que distribuem essas vitais e sutis

154

energias magnéticas para os diversos órgãos do corpo. O sistema de meridianos acupunturais interage com o sistema nervoso através de uma série de etapas de transdução de energia que, em última análise, permite que esses fenômenos energéticos superiores influenciem a eletrofisiologia celular.

A Rede Meridiano-Glial:
Uma Interface Elétrica com o Sistema Nervoso Humano

O fato de os teóricos ocidentais terem descoberto a existência de elos neurais e neuro-hormonais com o sistema de acupuntura não significa que os meridianos sejam nervos. *Isto acontece porque uma ramificação do sistema de meridianos opera em estreita ligação com os sistemas nervosos central e periférico e exerce influência sobre eles.* No sistema nervoso, a comunicação se faz através de potenciais elétricos de ação, os quais transmitem mensagens por meio de uma linguagem especial de freqüência digital. As informações são transmitidas por meio de alterações nas freqüências das descargas dos potenciais de ação. O cérebro consegue interpretar essas informações através da rápida decodificação das alterações nas taxas de descarga dos potenciais de ação (sinais elétricos nervosos) que chegam até ele. Em outras palavras, o sistema nervoso transmite e recebe informações através de mensagens que são codificadas digitalmente no número de descargas elétricas nervosas por segundo. O mesmo código numérico formado por taxas de descarga nervosa terá significados diferentes na medida em que um determinado nervo estiver se comunicando com as áreas do cérebro que processam as informações sensoriais relativas ao tato, olfato, paladar ou a algum outro sentido.

Descobriu-se recentemente que os sistemas constituídos pelas células, gliais e de Schwann — que antes se julgava terem apenas a função de nutrir os nervos que circundavam — também têm uma função adicional de natureza elétrica. As pesquisas indicam que a rede de células gliais tem a capacidade de transmitir informações através de lentas alterações nos potenciais de corrente contínua. Diz-se que esse tipo de transmissão de informações é de base analógica, em oposição ao código de impulsos digitais dos potenciais de ação neurais. O sistema analógico de transmissão de dados opera através de variações na voltagem das membranas celulares (o potencial de corrente contínua da membrana). Um aumento ou diminuição na voltagem das células é transformado num determinado tipo de informação que é retransmitido pelo circuito glial. Embora a transmissão analógica seja consideravelmente mais lenta que a transmissão digital, ela é reconhecida como uma forma alternativa e eficaz de transmissão de dados.

O sistema de corrente contínua das células gliais parece estar envolvido com os laços de realimentação autocurativos de natureza elétrica e relacionar-se com fenômenos como a corrente de lesão. Esse tema foi discutido, juntamente com o trabalho do Dr. Becker, no Capítulo 3. É provável que o sistema de acupuntura produza algum tipo de *input* no sistema nervoso, conforme é evidenciado pela capacidade de a acupuntura de analgesia promover a liberação de endorfina no cérebro. Num certo nível, isto poderia ser conseguido influenciando-se os potenciais de corrente contínua da rede de células gliais, a qual segue os caminhos dos nervos. As correntes elétricas que fluem através do sistema de meridianos acupunturais talvez reflitam os papéis dos meridianos na formação de um extraordinário tipo de sistema circulatório de energia. É possível que *as correntes contínuas associadas à rede de meridianos e de células gliais possam in-*

fluenciar a produção e a transmissão dos potenciais de ação pelos nervos. Certas informações parafísicas tendem a confirmar essa hipótese:

Os potenciais de corrente direta, mensuráveis nas superfícies intactas de todos os seres vivos, demonstram a existência de um complexo que está espacialmente relacionado com o arranjo anatômico do sistema nervoso. Os potenciais de superfície estão associados diretamente aos elementos dos diversos sistemas circulatórios. *O "quinto sistema circulatório" é aquele que está ligado a uma corrente energética interna que flui através das linhas acupunturais. Ele opera continuamente e está o tempo todo disponível para moldar o sistema de potencial de ação utilizado pelas redes de nervos.* Esse sistema de potencial de ação, portanto, existe sobre um substrato de potenciais de corrente direta que, na verdade, precedem o mecanismo de transmissão de dados através de potenciais de ação. Os potenciais de corrente direta preexistentes têm originalmente a função de dirigir os processos biológicos, controlando assim as propriedades básicas dos organismos vivos.

A forma humana é uma rede de campos magnéticos que se movem entre o projeto básico do *Overself* (conjunto formado pelo corpo etérico e outros corpos superiores) e os aspectos típicos dos órgãos humanos (isto é, o relacionamento axial). As linhas que unem esses domínios magnéticos são chamados de "linhas axiatonais". As redes axiatonais (formadas pelo entrecruzamento de linhas axiatonais) formam uma interface com as atividades biológicas do organismo. As redes permitem que haja interação entre as estruturas celulares físicas e as freqüências vibracionais inferiores ou superiores.

A interconexão biológica do homem com as energias de freqüências vibracionais superiores realiza-se através do Sistema de Meridianos Acupunturais, o qual forma uma interface com a Linha e o Sistema de Rede Axiatonais. *A acupuntura e as linhas axiatonais constituem parte de um sistema circulatório pentadimensional que é usado para retirar do* Overself *a energia básica usada para a renovação da estrutura físico-celular*.[10] (*Os grifos são nossos*)

Esses dados parafísicos colocam em perspectiva a ligação neural entre o sistema de meridianos acupunturais, as correntes elétricas detectadas nos pontos de acupuntura e a interface entre os meridianos e as esferas energéticas superiores (chamadas coletivamente aqui de *Overself*). Sugere-se que os *inputs energéticos dos meridianos influenciam a capacidade dos potenciais de ação do sistema nervoso através da variação das correntes contínuas que fazem parte do ambiente elétrico no qual operam os neurônios.* Essa ligação energética indireta com o sistema nervoso explica por que se pode detectar fenômenos neurológicos em resposta à estimulação acupuntural.

O Dr. Bruce Pomeranz realizou estudos a respeito da transmissão dos potenciais de ação através dos caminhos neurais da dor, na medula espinal, durante a analgesia produzida pela acupuntura.[11] Pomeranz descobriu que estímulos dolorosos aplicados na cauda de um rato produziam um aumento significativo na taxa de descarga dos neurônios ao longo do circuito neural da dor na medula espinal. O uso da acupuntura para dessensibilizar a cauda impediu que, em resposta aos estímulos dolorosos, a taxa de descarga neuronal aumentasse além do nível de base. Este resultado, porém, só foi obtido depois de um intervalo de trinta minutos a contar do início da aplicação. Os ratos cujas hipófises haviam sido removidas cirurgicamente foram incapazes de apresentar a mesma resposta. A naloxona, um agente bloqueador da endorfina, também impediu a ocorrência desse fenômeno mediado pela acupuntura. Com base nesse estudo, Pomeranz concluiu que a analgesia produzida pela acupuntura era mediada pelas endorfinas.

Embora a liberação de endorfinas no sistema nervoso seja um fenômeno mensurável, os dados experimentais de Pomeranz não explicam de que modo um estímulo aplicado nos pontos de acupuntura possa levar trinta minutos para chegar à hipófise. Essa demora de trinta minutos sugere a participação de alguma espécie de sinal de transmissão lenta. O mecanismo de transmissão provavelmente envolve lentas alterações analógicas de corrente contínua na rede de células gliais, fenômeno observado pelo Dr. Robert Becker em suas pesquisas sobre a corrente de lesão. Essas alterações de corrente contínua na rede de células gliais são provavelmente influenciadas pelas alterações energéticas que ocorrem nos meridianos depois que os pontos de acupuntura foram estimulados. Posteriormente, as alterações de corrente contínua nas células gliais afetam a atividade dos neurônios que se estendem até o sistema nervoso central. *Assim, a rede de células gliais pode atuar como uma interface entre os meridianos e o sistema nervoso.* É bastante complexa a maneira exata pela qual as alterações nos potenciais de corrente contínua influenciam a taxa de descarga nervosa. Para que compreendamos como isso acontece, precisamos primeiro entender alguns dos aspectos básicos da neurofisiologia.

Pesquisas neuroquímicas recentes permitiram que os cientistas criassem um modelo mais completo do funcionamento de uma célula nervosa. Sabe-se atualmente que os neurônios não ligam e desligam quando estão transmitindo sinais. As células nervosas mantêm-se num constante estado de prontidão e atividade que lhes permite responder aos estímulos em questão de milésimos de segundo. As células nervosas liberam constantemente minúsculas quantidades de neurotransmissores nas fendas sinápticas existentes entre elas e os outros neurônios com os quais entram em contato. Nessas sinapses, a contínua liberação de pequenas quantidades de neurotransmissores mantém o sistema calmamente ativo, embora pronto para a ação — como um carro com o motor ligado e o câmbio em ponto morto. Basta pisar no acelerador para acelerar um motor que já está pronto para responder.

Ao iniciar-se um potencial de ação numa célula nervosa — quando, por exemplo, um nervo periférico retransmite informações sensoriais provenientes de receptores de pressão situados na pele — o impulso elétrico inicia um seqüência de eventos que resulta no envio de uma mensagem ao cérebro. Essa cadeia de eventos é deflagrada por um estímulo aplicado ao receptor de pressão, o qual dispara uma saraivada de potenciais de ação que atravessa toda a fibra nervosa sensorial até alcançar suas extremidades sinápticas. Nessas estações retransmissoras sinápticas, as extremidades ficam uma ao lado da outra, com microscópicas fendas entre elas. O impulso elétrico sofre uma transformação energética na fenda sináptica e é convertido em liberação de neurotransmissores. Cada potencial de ação estimula o nervo pré-sináptico a liberar minúsculas quantidades de neurotransmissores na fenda sináptica, o que induz alterações elétricas na membrana celular do neurônio adjacente. Essas alterações elétricas, por sua vez, são novamente transformadas num código pulsátil de descargas de potenciais de ação, os quais são rapidamente transmitidos para a extremidade desse nervo e para outra fenda sináptica. As últimas sinapses ocorrem depois que os neurônios da medula espinal terem transmitido a mensagem sensorial para o cérebro.

Além dos fatores locais que afetam a membrana pré-sináptica, o processo de liberação de neurotransmissores é influenciado pelo número e rapidez com que os potenciais de ação chegam até ela. Esses fatores locais exercem seus efeitos sobre o potencial elétrico da membrana neuronal. *O potencial elétrico da membrana celular determina a reação de cada neurônio no sentido de liberar pacotes de neurotransmissores no momento certo.* As condições elétricas da membrana neuronal são influenciadas por diversos fatores. O mais importante desses fatores — e que só recentemente foi compreendido — é o efeito de outras substâncias neuroquímicas que estão em contato com uma determinada célula nervosa. Cada célula nervosa está em contato com muitas outras, formando uma rede. Os dendritos de muitos nervos diferentes entram em contato com um único neurônio. Esses dendritos contêm diversos tipos de substâncias neuroquímicas que exercem variados efeitos sobre as membranas das células nervosas com as quais fazem contato sináptico.

Embora pareça haver muitos tipos de substâncias neuroquímicas, sabe-se atualmente que a maioria dos neurotransmissores atua, de modo geral, de duas formas. Um grupo é constituído pelos assim chamados neurotransmissores excitatórios. Essas substâncias químicas aumentam a responsividade dos neurônios à estimulação elétrica. O outro grupo é formado pelos neurotransmissores inibitórios. Eles diminuem a reação dos neurônios que estão em contato com eles, provocando alterações inversas no potencial elétrico das membranas neuronais. Numa membrana celular neuronal isolada, as diversas influências bioquímicas se somam, produzindo uma determinada resultante elétrica. Portanto, as condições elétricas da membrana neuronal mudam de momento para momento. *A reação elétrica de cada neurônio é proporcional ao equilíbrio entre os neurotransmissores inibitórios e excitatórios que, num determinado momento qualquer, chegam até a porção da membrana celular situada perto da sinapse.*

As endorfinas se destacam entre os neurotransmissores recém-descobertos por serem consideradas uma área bastante promissora para as pesquisas médicas convencionais. Elas estão entre o crescente número de substâncias químicas cerebrais recém-descobertas que atualmente estão sendo estudadas pela neuroendocrinologia. Dentre todas as substâncias neuroquímicas, as endorfinas são as que figuram com mais destaque nas teorias convencionais a respeito da analgesia produzida pela acupuntura. *As endorfinas pertencem a uma classe de substâncias neuroquímicas que têm sido chamadas de "neuromoduladoras" ou "neuro-reguladoras".*[12] Essas substâncias químicas modulam os efeitos dos outros sistemas transmissores graças à sua capacidade de influenciar as membranas neuronais. As endorfinas pertencem a uma subclasse de neurotransmissores conhecida como "hormônios peptidérgicos[13] (ou neuropeptídeos). Outros grupos neuroquímicos do sistema nervoso incluem os sistemas adrenérgico, colinérgico e dopaminérgico. Além disso, existem muitos outros neurotransmissores cujas funções por enquanto não estão bem claras. Embora existam muitas substâncias neuroquímicas diferentes, as quais talvez tenham a capacidade de atuar sobre as células nervosas, parece haver fatores adicionais não-neuroquímicos que modulam a transmissão dos impulsos nervosos no nível das membranas. *A transmissão dos impulsos nervosos pode ser particularmente afetada por alterações no campo elétrico do microambiente da sinapse.* Retornemos agora aos estudos pioneiros do Dr. Pomeranz, para que possamos compreender as relações entre esses fatores energéticos da membrana e os efeitos neurológicos da acupuntura.

O Dr. Pomeranz descobriu que a acupuntura analgésica produzia a liberação de endorfinas a partir da hipófise. Verificou-se que a liberação de endorfinas coincidia com a inibição da transmissão dos impulsos dolorosos até o cérebro. Pomeranz observou que, trinta minutos depois do início da aplicação, a acupuntura analgésica impedia que os estímulos dolorosos fizessem a taxa de descarga dos neurônios da medula espinal elevar-se acima dos níveis basais de repouso. Os agentes bloqueadores de endorfinas tinham a capacidade de impedir a ocorrência dessas alterações neuronais induzidas pela acupuntura. Verificou-se que havia uma demora de 30 minutos entre a estimulação inicial de um ponto de acupuntura e a eventual liberação de endorfinas. A demora parece dever-se à lenta transmissão do sinal inicial entre o ponto de acupuntura e a hipófise, necessária para que a liberação de endorfinas possa ocorrer. Este autor sugere que *a liberação de endorfinas não é o resultado final mas sim apenas um evento intermediário de uma complexa cadeia de transmissão.*

O verdadeiro mecanismo de ação da acupuntura, desde a estimulação dos pontos de acupuntura até o resultado fisiológico final, deve ser considerado a partir da perspectiva de estágios seqüenciais de transdução de energia. Esse princípio da transmissão de energia de um nível para outro, numa espécie de efeito cascata, é visto em diversos níveis organizacionais da função biológica. Todavia, existem limitações tecnológicas em relação à capacidade de os cientistas ocidentais investigarem os mecanismos de expressão quando as causas têm origem no nível energético sutil. Nossa capacidade de definir as verdadeiras causas e efeitos (como no caso dos efeitos neuro-hormonais da acupuntura) talvez seja limitada pela sensibilidade dos aparelhos de mensuração escolhidos para monitorar o sistema biológico em questão.

As alterações neuro-hormonais produzidas pela estimulação acupuntural, tais como os níveis de endorfinas no fluido espinal, podem ser facilmente medidas no nível físico. *Essas alterações neuroquímicas são subprodutos secundários da transdução de sinais de energia pela ligação existente entre os meridianos e o sistema nervoso.* O caminho percorrido entre o estímulo e a resposta segue uma rota mais tortuosa do que aquela constituída apenas pelo sistema nervoso. Os nervos são um elo numa cadeia de eventos. Até o momento, o modelo neurológico da acupuntura é apenas parcialmente adequado para explicar a demora de trinta minutos na transmissão do sinal. Se a acupuntura atuasse basicamente através dos nervos, seria de se esperar a ocorrência de um intervalo mais curto entre a inserção das agulhas e o efeito analgésico. O período de resposta dos nervos geralmente está na faixa de milésimos de segundos, e não de minutos. Alguns teóricos sugeriram que a demora entre a inserção das agulhas e o alívio da dor deve-se à lenta liberação de endorfinas pela hipófise e ao gradual efeito dessas endorfinas sobre as fibras nervosas da medula espinal, que transmitem os impulsos nervosos relativos à sensação de dor. Entretanto, uma teoria alternativa, proposta por este autor, talvez nos proporcione uma melhor compreensão a respeito da demora de trinta minutos para iniciar-se o alívio da dor e também sobre a natureza complexa da relação entre o sistema nervoso e a acupuntura.

É provável que parte da demora observada na transmissão do sinal deva-se à participação da rede de células gliais na transdução da energia dos meridianos. As células gliais constituem um exemplo de um método mais lento de transmissão de dados analógicos através de alterações graduais nos potenciais da corrente contínua.[14] Esse sistema de transmissão perineural é composto de células gliais, de Schwann e satélites, as quais formam uma interface eletro-interativa com o sistema nervoso. A rede perineural participa de um passo intermediário numa série de progressivas transduções de sinal através das quais as energias primárias dos meridianos terminam por influenciar o sistema nervoso.

Depois da estimulação inicial dos pontos de acupuntura, as correntes naturais energéticas que fluem dos meridianos para os nervos sofrem uma transformação por etapas. *As correntes energéticas primárias que fluem através dos meridianos são de natureza magnética e apresentam entropia negativa (energia espaço/tempo negativa).*[15] *Essas correntes magnéticas, fluindo pelos meridianos acupunturais, produzem campos elétricos secundários no nível dos tecidos físicos.* São os efeitos desses campos elétricos secundários, associados aos pontos de acupuntura e ao sistema de meridianos, que são medidos por instrumentos como o Aparelho AMI, de Motoyama, e pelo aparelho de exploração eletrográfica de Dumitrescu.

Esses campos elétricos assim induzidos são traduzidos em interações de corrente contínua entre os meridianos e as redes de células gliais. A rede de meridianos forma uma interface com o sistema de grade etérico-axiatonal, uma estrutura energética etérica que capta energias de freqüências superiores e as transmite para o corpo físico. Um ponto de entrada para essas energias superiores, portanto, é a rede formada pelos meridianos e pontos de acupuntura, através de sua conexão com a rede etérico-axiatonal. A rede oferece uma rota de acesso para as energias organizadoras da vida, as quais proporcionam e mantêm a coerência da estrutura físico-celular. Essas correntes magnéticas sutis criam alterações mensuráveis na matriz físico-celular, em parte através da indução de campos elétricos secundários. Esses campos elétricos passam a afetar os processos bioeletrônicos que ocorrem no nível celular.

Diagrama 22
ENERGÉTICA DA ACUPUNTURA E MODULAÇÃO NEUROENDÓCRINA

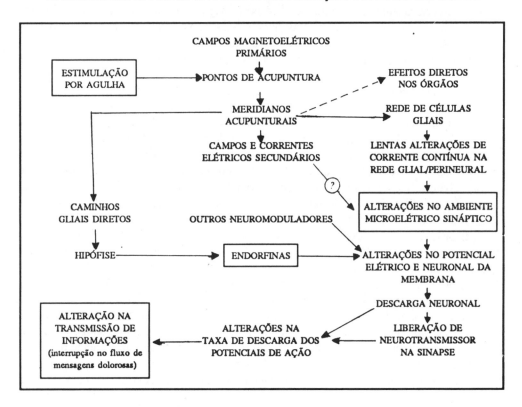

A rede de células gliais integra um sistema de transmissão de informações de corrente contínua e base analógica que toma parte nos processos de restauração celular exemplificados pelo fenômeno da corrente de lesão. Alterando o ambiente energético das células gliais, o sistema de meridianos torna-se capaz de influenciar diretamente os sistemas bioeletrônicos de crescimento e regeneração. Além disso, a rede meridiano-glial também utiliza efeitos de corrente contínua para criar um microambiente eletromagnético em torno dos nervos do corpo. Através da criação, nos sítios pré-sinápticos, de induções microenergéticas especializadas, os potenciais de corrente contínua das células gliais e de Schwann afetam energeticamente os nervos que circundam. Esses fenômenos elétricos modulam a reação neural à estimulação e à condução através de alterações nos potenciais das membranas dos neurônios. Os efeitos do campo de corrente contínua somam-se aos neuromodulares químicos e os dois fatores atuam de forma simultânea sobre a membrana nervosa pré-sináptica. *Os efeitos totais dos neuromoduladores químicos, associados às influências da corrente contínua, atuam no sentido de fazer a sintonia fina da transmissão digital do código de potenciais de ação.* Assim, tanto fatores químicos como energéticos podem influenciar a capacidade de os nervos transmitirem impulsos dolorosos ao cérebro.

Através da rede de meridianos acupunturais, as energias ch'i são transformadas em alterações na corrente contínua, as quais, então, são lentamente transmitidas ao longo dos caminhos perineurais que se estendem por toda a neuroglia. No nível do cérebro, essas alterações nos potenciais de corrente contínua também estão associadas a mecanismos neuroquímicos (liberação de endorfinas, por exemplo), os quais podem preceder ou ocorrer de forma simultânea com as alterações nos potenciais de ação de neurônios isolados. A liberação neuroquímica de endorfinas que, como se sabe, afetam diversas partes do corpo, sugere que a acupuntura possa produzir não apenas uma simples alteração nas taxas de descargas neuronais mas também um grande número de possíveis efeitos hormonais em todo o corpo. Os hormônios da hipófise, tais como as endorfinas e peptídeos semelhantes, são normalmente distribuídos por todo o corpo pela corrente sangüínea. A partir daí, esses potentes hormônios exercem seus efeitos sobre diversos sistemas celulares.

Em vez de serem o elo final, portanto, as endorfinas são na verdade agentes intermediários neste complexo sistema energético corporal. Elas constituem uma etapa passível de ser monitorada através das análises químicas convencionais, da mesma forma como as taxas de descarga dos neurônios na medula espinal podem ser estudadas empiricamente, com microeletrodos, para se efetuar a mensuração dos efeitos indiretos da estimulação acupuntural. *As alterações elétricas e neuroquímicas que ocorrem no sistema nervoso são efeitos secundários e não primários.* Embora sejam uma confirmação objetiva da ocorrência de um processo energético invisível, elas não explicam totalmente os efeitos da acupuntura. *A acupuntura é mediada por um sistema energético sutil primário que influencia a rede de nervos físicos.* Além de influenciar os nervos, a acupuntura também produz diversos outros efeitos terapêuticos sobre os demais componentes celulares da fisiologia, os quais, no atual estágio de desenvolvimento das tecnologias médicas, não podem ser medidos com a mesma facilidade.

O Sistema de Meridianos Acupunturais como uma Interface Terapêutica: Um Retorno ao Conceito da Cura pela Energia

Todos os estudos anteriores a respeito da analgesia induzida pela acupuntura envolveram a clássica estimulação dos pontos de acupuntura por meio de agulhas, a fim de se obter os desejados efeitos terapêuticos. Esse método, ainda·praticado atualmente em toda a China, é o mais antigo da acupuntura. A moxibustão é uma modalidade auxiliar que, utilizada em conjunto com as agulhas de acupuntura, parece aumentar a eficácia do tratamento. Os antigos chineses descobriram que a queima de uma pequena porção de uma planta nativa chamada "moxa", diretamente sobre o ponto de acupuntura ou na extremidade externa de uma agulha acupuntural nele inserida, parecia aumentar a eficácia terapêutica do tratamento.

Aperfeiçoamentos tecnológicos mais recentes desse antigo sistema têm envolvido a aplicação de correntes elétricas fracas nas agulhas de acupuntura, a fim de aumentar sua eficácia. Demonstrou-se que diversas modificações nas correntes elétricas pulsáteis aumentam de forma variável os efeitos terapêuticos da acupuntura, dependendo da freqüência, amplitude e natureza pulsátil das correntes rítmicas aplicadas.

Além da aplicação convencional de agulhas de acupuntura sobre os pontos de acupuntura, uma grande variedade de estímulos energéticos se mostraram eficazes na criação de alterações terapêuticas semelhantes através dos caminhos meridianos. Um método que já foi discutido é a aplicação, nos meridianos, de correntes elétricas de alta e baixa freqüência por meio de eletrodos superficiais em contato com a pele que cobre os pontos de acupuntura (este método também é chamado de "eletroacupuntura"). Além da estimulação elétrica, a simples pressão exercida pelos dados também produz um certo resultado, embora essa técnica seja menos eficaz do que a estimulação através de agulhas.

Diversas outras modalidades energéticas têm sido experimentadas, com variável sucesso terapêutico. Na Califórnia, o Dr. Irving Oyle tem obtido sucesso no tratamento de muitas doenças com o uso de uma técnica que ele chama de sonopuntura,[16] a qual envolve a estimulação ultra-sônica dos pontos de acupuntura clássicos. O Dr. Oyle utiliza um aparelho, dotado de um transdutor cristalino especial, que consegue concentrar *ondas sonoras de alta freqüência* sobre uma pequena área da pele acima dos pontos de acupuntura. O Dr. Oyle afirma ter utilizado com sucesso a sonopuntura para tratar uma variedade de doenças, de reações de ansiedade, dermatite alérgica e dismenorréia até dores lombares. Outros profissionais de saúde têm obtido sucesso semelhante com o uso dessa modalidade de tratamento, a qual é significativamente menos agressiva do que a acupuntura feita com agulhas.

Talvez a abordagem mais futurística envolvendo a estimulação dos pontos de acupuntura tenha sido aquela desenvolvida pelos soviéticos com a técnica chamada de "laserpuntura". A laserpuntura envolve a aplicação de feixes de *laser de baixa energia* sobre os pontos de acupuntura. Os feixes não penetram efetivamente na pele, como o nome da técnica poderia sugerir. Os pesquisadores russos estão usando esta técnica no tratamento experimental da hipertensão, na inflamação dos órgãos, nas doenças metabólicas e nas articulações.[17] Outros relatos indicam que os soviéticos têm conseguido controlar convulsões epilépticas, depois do início de um ataque, concentrando um feixe de *laser* sobre um ponto de acupuntura situado no lábio superior.

O uso da laserpuntura para tratar casos de paralisia facial em crianças tem apresentado resultados interessantes. Os pesquisadores compararam as intensidades das voltagens elétricas entre os pontos de acupuntura do lado direito e do lado esquerdo do rosto dos pacientes. Na paralisia facial houve um desequilíbrio elétrico entre os dois lados, semelhante ao que Motoyama havia medido com o Aparelho AMI. Depois do tratamento a *laser* dos pontos de acupuntura desequilibrados verificou-se que a normalização das voltagens nos meridianos estava associada à cura da paralisia.[18]

Numa abordagem mais sofisticada, alguns cientistas soviéticos, como o Dr. Victor Inyushin, por exemplo, estão usando aparelhos de exploração corporal Kirlian antes e depois da estimulação com *lasers* de hélio e neon, a fim de avaliar o estado energético dos pontos de acupuntura antes e depois do tratamento. Embora essa pesquisa lembre o trabalho de Dumitrescu, com a exploração eletronográfica, os russos fizeram progressos no uso da tecnologia Kirlian para avaliar tanto o diagnóstico como o tratamento.

Em termos de resultados terapêuticos, verificou-se que a laserterapia é ainda mais eficaz do que a estimulação clássica por agulhas ou do que a estimulação elétrica dos pontos de acupuntura. Diversos pesquisadores norte-americanos e italianos também estão começando a estudar os benefícios terapêuticos dessa singular modalidade de tratamento.

A laserpuntura e a sonopuntura são abordagens terapêuticas verdadeiramente singulares por empregarem apenas as freqüências energéticas da luz e do som para curar as doenças humanas. As energias transmitidas aos pontos de acupuntura exercem seus efeitos fisiológicos alterando o fluxo natural de energias sutis através dos meridianos.

Durante o processo de estimulação dos pontos de acupuntura há uma considerável transdução de sinais ao longo dos caminhos energéticos. Os subprodutos intermediários da transdução de alterações de corrente contínua em liberação de hormônios podem proporcionar aos médicos um meio para a monitoração de aspectos da fisiologia e da patologia dos órgãos.

Vimos que as taxas de descarga dos nervos podem ser afetadas tanto pela acupuntura e também pela liberação de hormônio da hipófise, como as endorfinas. Estes são efeitos que as técnicas médicas convencionais podem facilmente medir. Um método muito mais sensível e proveitoso é a monitoração dos campos e correntes elétricas secundariamente associados ao sistema de meridianos. *Medições de mudanças nos parâmetros elétricos dos pontos de acupuntura, realizadas através de instrumentos que utilizem as tecnologias do Aparelho AMI e dos equipamentos de exploração Kirlian, acabarão se revelando os métodos de diagnóstico do futuro.* Conforme veremos em capítulos posteriores, essas tecnologias nos proporcionarão detalhadas informações a respeito das condições fisiológicas do corpo humano e também conhecimentos a serem utilizados na monitoração dos diferentes tipos de terapia.

Como as energias primárias que fluem através dos meridianos são de natureza energética sutil, os parâmetros elétricos dos pontos de acupuntura nos proporcionam as informações indiretas mais exatas que podemos obter com os instrumentos convencionais de que dispomos. Utilizando esses novos sistemas de diagnóstico poderemos compreender melhor os mecanismos de funcionamento e as vantagens dos vários tipos de terapias energéticas sutis que podem se revelar úteis no tratamento das doenças humanas. Será através da exploração da interface físico-etérica, por meio de medições efetuadas no sistema de meridianos acupunturais, que a medicina lentamente evoluirá para formas de diagnóstico e tratamento mais voltadas para as energias sutis.

Pontos Fundamentais a Serem Recordados

1. A medicina chinesa vê os seres humanos como um microcosmo dentro do macrocosmo universal. Assim, considera-se que os princípios que determinam o fluxo de energia através do universo são aplicáveis ao sistema energético humano.

2. Os chineses acreditam que o universo mantém-se num estado de equilíbrio dinâmico entre pólos de natureza oposta cuja essência é chamada de yin e yang. Para a conquista e a manutenção da saúde, é fundamental um correto equilíbrio entre as forças yin e yang no interior do microcosmo representado pelo organismo humano.

3. Os pontos de acupuntura são vias de acesso através das quais a energia pode fluir dos campos energéticos ambientais para os campos sutis dos corpos físico e etérico. Os locais exatos da pele em que se localizam os pontos de acupuntura podem ser determinados a partir de uma de suas características — a baixa resistência elétrica ou, em outras palavras, a alta condutividade — a qual é compatível com o papel de portões de entrada de energia no corpo desempenhado por eles.

4. O ch'i, uma energia vital e nutritiva sutil, é absorvido pelos pontos de acupuntura a partir do ambiente e passa para o sistema de meridianos. Este sistema divide-se em doze grandes conjuntos de meridianos que distribuem a energia para os principais órgãos do corpo.

5. Segundo a filosofia chinesa, o fluxo de energia ch'i através dos doze pares de meridianos segue determinados ciclos bem-definidos que imitam os princípios da natureza. Esses Ciclos de Produção e Destruição demonstram os padrões pelos quais a energia ch'i flui seqüencialmente através dos meridianos e, portanto, até os órgãos do corpo, tanto durante os períodos de doença como nos de saúde.

6. O fluxo de energia ch'i através dos meridianos segue um padrão de biorritmo. O fluxo da energia ch'i num determinado meridiano sempre atinge um valor máximo num determinado momento do dia ou da noite. O conhecimento desse padrão temporal pode ajudar o médico a determinar a hora do dia mais apropriada para tratar um meridiano específico usando a acupuntura. Além do mais, esse fluxo de energias vitais relacionado com a hora do dia pode ser um fator que contribui para influenciar os fenômenos fisiológicos que são fortemente afetados pela hora do dia.

7. A acupuntura leva a energia ch'i até os órgãos através dos pares de meridianos que correm ao longo dos lados direito e esquerdo do corpo. Quando um órgão está doente ou na iminência disso, os pares de meridianos que levam energia até os órgãos demonstram a existência de um desequilíbrio elétrico entre os dois lados do corpo.

8. Esses desequilíbrios nos principais órgãos do corpo, relacionados com doenças, podem ser detectados através de sistemas de diagnóstico tais como o Aparelho AMI, um instrumento computadorizado que mede e compara os pontos de acupuntura terminais de cada um dos principais pares de meridianos.

9. Explorações eletrográficas do corpo demonstram que os pontos de acupuntura têm um brilho intenso quando estão associados a meridianos desequilibrados, o que pode vir a tornar-se um método alternativo de detecção de doenças.

10. A estimulação dos pontos de acupuntura produz alterações no sistema nervoso (liberação de endorfinas e alívio da dor, por exemplo) porque os meridianos influenciam indiretamente os caminhos neurais do corpo. Tais alterações nervosas associadas à

acupuntura são provavelmente mediadas por flutuações nos campos de energia localizados nas proximidades dos nervos e das células gliais que os rodeiam.

11. O sistema de meridianos acupunturais é ao mesmo tempo uma interface de diagnóstico e uma interface terapêutica. As alterações energéticas do sistema meridiano podem ser usadas para se fazer medições nos pontos de acupuntura a fim de detectar a presença de doenças. Inversamente, a energia pode ser introduzida no sistema de meridianos para promover a cura de doenças por meio de diversas modalidades de tratamento, incluindo a estimulação dos pontos de acupuntura através de agulhas, correntes elétricas, ondas sonoras, luz *laser* e pressão exercida pelos dedos.

Capítulo VI

Novas Janelas para um Mundo Oculto:

O DESENVOLVIMENTO DAS TECNOLOGIAS ENERGÉTICAS SUTIS

Conforme começamos a compreender com base no que foi discutido nos capítulos anteriores, os seres humanos são organismos multidimensionais. Em outras palavras, um único ser contém dentro de si muitas freqüências diferentes de consciência. Existem complexas interconexões energéticas entre os corpos físicos visíveis dos seres humanos e seus corpos superiores invisíveis. Embora observações realizadas por pessoas dotadas do poder da clarividência tenham ajudado vários pesquisadores interessados nas questões espirituais a adquirir uma melhor compreensão a respeito da anatomia energética sutil humana, esse tipo de dado muitas vezes é menosprezado pela cética comunidade científica. A possibilidade de alterar os pontos de vista mecanicistas dos médicos de hoje e do futuro dependerá do desenvolvimento de instrumentos que possam expandir nossos sentidos físicos, para que nos tornemos capazes de perceber as energias sutis desse reino invisível. O instrumental necessário para a compreensão da anatomia energética sutil humana já existe. A maioria dos cientistas ocidentais ignora ou menospreza as informações relativas à existência e ao modo de usar esses equipamentos. A fim de proporcionar esclarecimentos adicionais a respeito dos sistemas de diagnóstico energéticos sutis, começaremos por discutir de forma mais pormenorizada os sistemas de meridianos do corpo humano.

Sistemas de Diagnóstico Baseados nos Meridianos: Hahnemann Atualizado com Tecnologias da Nova Era

Conforme foi mencionado no capítulo anterior, a interface físico-etérica é uma das nossas importantes ligações com as energias de dimensões superiores. Essa interface é um sistema de energia que mantém um delicado equilíbrio entre os nossos corpos físicos e sutis. Os meridianos acupunturais são os condutores do fluxo de energia que forma essa rede energética sutil. Os pontos de acupuntura são a porção fisicamente mais acessível da interface físico-etérica. Foi demonstrado que as características elétricas dos meridianos, medidas através dos pontos de acupuntura, contêm importantes informações a respeito dos órgãos internos do corpo.

Embora as energias sutis que fluem através dos meridianos não sejam de natureza elétrica, elas têm a capaciade de induzir a formação de campos e correntes elétricas em virtude de suas propriedades magnéticas. Essa energia, que os chineses chamavam de ch'i, é na verdade uma manifestação da força vital que anima e energiza os sistemas vivos. A energia ch'i é de natureza entrópica negativa. Ela impele o organismo em direção a um estado de maior ordem e equilíbrio energético celular. Quando o fluxo de energia vital para um determinado órgão é deficiente ou está desequilibrado, manifestam-se padrões de ruptura celular. *A capacidade de se medir perturbações eletromagnéticas no sistema de meridianos e de encontrar desequilíbrios no fluxo de energia ch'i permite que se possa não apenas detectar a ocorrência de patogenias numa determinada área do corpo mas também prever a ocorrência de disfunções orgânicas futuras.*

Nos últimos anos foram desenvolvidos diversos sistemas de diagnóstico que usam essas informações energéticas dos meridianos. Um extraordinário sistema que utiliza as informações elétricas associadas aos pontos de acupuntura é o Aparelho AMI,[1] de Motoyama, discutido no capítulo 5. Utilizando eletrodos presos aos pontos de acupuntura terminais (seiketsu) de doze pares de meridianos, o Aparelho AMI tem a capacidade de comparar o equilíbrio elétrico entre os lados direito e esquerdo do corpo. O computador do aparelho analisa as diferenças elétricas entre os meridianos esquerdo e direito que fornecem energia para o mesmo sistema de órgãos internos. Comparando o grau de desequilíbrio elétrico entre dois meridianos, o aparelho AMI consegue fornecer informações detalhadas a respeito do desequilíbrio elétrico no corpo físico. *A presença de pontos de acupuntura eletricamente desequilibrados, diagnosticada pelo Aparelho AMI, parece refletir a existência de doenças nos sistemas de órgãos associados aos meridianos, estejam elas já em curso ou na iminência de se manifestarem.*

O aparelho AMI de Motoyama nos proporciona uma extraordinária abertura através da qual podemos observar e quantificar os fluxos energéticos sutis que organizam e alimentam os biossistemas físicos de crescimento e regeneração celular. Essas energias nos fornecem informações acerca do corpo etérico. Além do mais, as energias etéricas constituem um elo intermediário no fluxo de informações entre os corpos sutis superiores e o nível físico celular. Conforme já vimos, os estudos fotográficos de Kirlian, sobre o Efeito da Folha Fantasma, e as pesquisas do Dr. Harold Burr,[2] a respeito dos campos elétricos presentes em torno de plantas e animais, confirmam a existência do corpo etérico. (O corpo etérico é um molde de energia holográfica que proporciona informações estruturais aos sistemas celulares do corpo físico.) Embora as células do corpo possuam extraordinários sistemas de controle enzimático que permitem a sua replicação e automanutenção, eles são orientados por padrões energéticos de freqüências superiores.

A natureza sutil das energias etéricas e de outras formas de energia que influenciam a rede celular física torna difícil a mensuração direta dessas energias no nosso atual estágio de desenvolvimento tecnológico. Como essas energias possuem características magnéticas especiais (ver o Capítulo 4, na parte que trata das energias[3] espaço/tempo negativas), elas têm a capacidade de produzir campos e correntes elétricas secundários. Embora a mensuração direta das energias sutis primárias tenha se mostrado de difícil execução, os fenômenos elétricos secundários associados a elas são mais fáceis de monitorar. A mensuração de correntes elétricas contínuas nos pontos de acupuntura do corpo nos permite obter informações biologicamente relevantes a respeito das condições energéticas do organismo. *Através da monitoração elétrica dos pontos e meridianos acupunturais é possível reunir informações a respeito dos circuitos bioenergéticos internos especializados que atuam como elemento de ligação entre os campos de energia físico e etérico.*

Pesquisas realizadas com a ajuda de pessoas clarividentes sugerem que as doenças iniciam-se primeiramente no corpo etérico e em outros veículos de freqüências superiores. Se este for realmente o caso, então os sinais de doenças poderão ser percebidos no corpo etérico antes que seja possível detectá-los no corpo físico. O ideal seria que se pudesse detectar as doenças num estágio suficientemente precoce para que a intervenção do médico na verdade impedisse a manifestação física da doença no nível celular. Já dissemos que os meridianos transmitem informações biológicas que se originam no nível etérico. *Uma vez que a manifestação de doenças físicas é precedida por alterações no corpo etérico, as tecnologias relativas à eletroacupuntura podem tornar possível a mensuração efetiva dos desequilíbrios energéticos sutis que precedem as doenças. Além disso, essas mesmas tecnologias podem nos ajudar a descobrir doenças que, embora já estejam presentes no corpo físico, ainda são impossíveis de detectar através dos testes de laboratório convencionais.*

Dito de forma simplista, o uso de sistemas como o Aparelho AMI nos permite monitorar *indiretamente* o fluxo de energias vitais em direção aos órgãos mais profundos do corpo para investigar as condições de saúde de determinadas estruturas orgânicas como o coração, os pulmões e os rins. O aparelho AMI compara as simetrias elétricas dos meridianos esquerdo e direito a fim de obter informações não-específicas a respeito da ocorrência de desequilíbrios nos sistemas de órgãos do corpo. O computador do aparelho de Motoyama consegue indicar com precisão os sistemas de órgãos que estejam sendo afetados por alguma doença, embora não possa identificar a natureza específica da enfermidade. Todavia, existem outras tecnologias relacionadas com os meridianos que podem ser usadas para se obter informações fisiológicas mais detalhadas a respeito das doenças específicas que afetam o corpo físico e de seus pontos fortes e fracos.

Um sistema que está começando a tornar-se popular entre médicos e dentistas é um aparelho conhecido como Dermatron ou Máquina de Voll. O protótipo desse sistema foi desenvolvido pelo Dr. Reinhard Voll,[4] um médico alemão. Esta técnica também é chamada de ESV (Eletroacupuntura Segundo Voll). Em lugar de monitorar apenas os pontos de acupuntura terminais dos meridianos através de medidas tomadas a distância por um computador, como acontece no sistema AMI, o aparelho de Voll permite a quantificação dos parâmetros elétricos de qualquer ponto de acupuntura do corpo. O Dermatron vem com uma espécie de sonda elétrica manual que o médico pressiona contra um determinado ponto de acupuntura que lhe interesse. O paciente segura um tubo de latão numa das mãos, o qual liga-se à máquina de Voll através de um fio. Ao segurar esse tubo, o paciente permite que ocorra um fechamento do circuito elétrico quando a sonda de ponta metálica entra em contato com o ponto de acupuntura. A sonda faz com que informações elétricas de microvoltagens sejam transmitidas dos pontos de acupuntura para a Máquina de Voll, onde são apresentadas automaticamente na forma de uma leitura de voltímetro.

As pesquisas anteriores de Voll haviam definido determinados padrões de normalidade para a atividade elétrica nos pontos de acupuntura. Ao contrário do sistema AMI, a Máquina de Voll é usada para investigar os parâmetros de pontos de acupuntura isolados e não para comparar os pontos de acupuntura de meridianos pareados a fim de verificar se há simetria elétrica. O nível de voltagem elétrica de um determinado ponto de acupuntura reflete o nível de energia do(s) órgão(s) associado(s) ao seu meridiano. O sentido da diferença entre os níveis normais e a atividade elétrica medida nesses pontos de acupuntura pode ter importantes implicações a respeito da natureza dos problemas relativos a um determinado meridiano. Se, por exemplo, a voltagem da atividade elétrica de um ponto de acupuntura estiver abaixo dos níveis normais, isso pode ser um sinal da presença de doenças degenerativas no sistema de órgãos ou de condições que produzem uma baixa vitalidade geral. Inversamente, se a voltagem medida nos pontos de acupuntura estiver acima do normal, é possível que o organismo esteja sofrendo um processo inflamatório. Informações adicionais sobre a natureza da doença — se crônica ou aguda — podem ser obtidas determinando-se a reação dos pontos de acupuntura à estimulação elétrica efetuada pela Máquina de Voll. Quando o Dermatron é ajustado para o uso no tratamento ele se torna capaz de aplicar uma carga de voltagem definida num ponto de acupuntura particularmente enfraquecido e nos meridianos a ele associados. A capacidade de um meridiano assimilar e reter uma carga depende do grau de cronicidade da doença. Indivíduos moderadamente doentes ou com uma vitalidade ligeiramente abaixo do normal geralmente podem ser recarregados usando-se uma sonda elétrica Dermatron para estimular os pontos de acupuntura debilitados. As pessoas que sofrem de doenças mais graves ou de enfermidades crônicas são mais difíceis de recarregar num curto período de tempo.

Além de terem a capacidade de identificar os órgãos que estejam sendo afetados pelas doenças, os sistemas ESV também podem detalhar o tipo e o grau de disfunção de um determinado órgão. Os pesquisadores que utilizam o sistema de Voll afirmam ter encontrado associações entre determinados pontos de acupuntura situados ao longo do meridiano de um órgão e os diversos aspectos funcionais desse órgão. Há um meridiano, por exemplo, que conduz energia ch'i até o pâncreas. Entre os pontos de acupuntura localizados sobre o meridiano pancreático existem pontos específicos que refletem as condições funcionais dos sistemas de enzimas pancreáticas do indivíduo. Um ponto de acupuntura do meridiano pancreático reflete o estado das proteases (enzimas que digerem proteínas) secretadas pelo pâncreas. Acredita-se que outros pontos de acupuntura ligados ao mesmo meridiano sejam indicadores da integridade funcional de diferentes enzimas como, por exemplo, as lipases (especializadas na digestão de gorduras). Analisando-se as voltagens elétricas associadas aos pontos de acupuntura específicos distribuídos ao longo de um meridiano pode-se obter dados pormenorizados a respeito dos diversos parâmetros funcionais do órgão.

A título de exemplo, vejamos de que maneira duas tecnologias baseadas nos meridianos podem ser úteis e complementares no diagnóstico não-agressivo das causas subjacentes ao problema da perda de peso devido à má absorção intestinal. Embora exames convencionais através de biópsia e uso de raios X possam indicar a normalidade da mucosa intestinal, o Aparelho AMI de Motoyama registraria um desequilíbrio na função do pâncreas ao detectar uma assimetria elétrica entre os meridianos pancreáticos direito e esquerdo. Todavia, o sistema AMI não pode nos dizer o que há de errado com o pâncreas. Utilizando-se a Máquina de Voll para fazer um diagnóstico mais acurado, pode-se indicar com precisão a existência de um problema específico na produção pancreática da lipase, um importamente elemento na digestão e absorção de gorduras.

A Máquina de Voll nos permite fazer um inventário bastante detalhado das funções dos diferentes órgãos. As informações energéticas podem assumir a forma de excesso ou de insuficiência de energia elétrica nos meridianos. Esse primeiro passo pode nos fornecer algumas indicações a respeito da presença de alguma doença degenerativa ou processo inflamatório no órgão em questão. Pode-se aprofundar os estudos relativos à natureza e à extensão do problema fazendo-se medições nos diferentes pontos ao longo de um mesmo meridiano. Apesar de a Máquina de Voll envolver um procedimento mais demorado do que o uso do sistema AMI, ela pode nos proporcionar um inventário mais detalhado a respeito do funcionamento de um determinado órgão.

O Aparelho AMI talvez seja mais apropriado para se examinar grande número de pessoas, por ser mais simples e rápido. Trata-se de um sistema não-invasivo ideal para a detecção de doenças — já estabelecidas ou latentes — nos diversos órgãos do corpo. Por outro lado, os órgãos que estiverem em estado de desequilíbrio energético, de acordo com os resultados fornecidos pelo Aparelho AMI, podem ser analisados com mais detalhes através de um sistema ESV. A não ser no caso dos terapeutas mais experimentados, o teste seqüencial dos pontos de acupuntura dos diversos sistemas de órgãos, por meio da Máquina de Voll, é um procedimento um tanto demorado. As informações obtidas, porém, nos proporcionam uma compreensão mais profunda acerca da fisiologia energética do ser humano.

A Máquina de Voll não serve apenas para diagnosticar níveis de desequilíbrio energético em sistemas específicos. Ela muitas vezes consegue descobrir não só as *verdadeiras* causas das disfunções energéticas como também as possíveis curas dos distúrbios. A Máquina de Voll consegue efetuar esse tipo de análise graças à ressonância biológica.

A ressonância é um fenômeno que ocorre em toda a natureza. No nível do átomo, sabemos que os elétrons giram em torno do núcleo em orbitais energeticamente definidos. Para que um elétron salte para um orbital de nível mais elevado, é preciso um *quantum* de energia com características de freqüência muito específicas. Para passar de um nível para outro o elétron só aceita energia de freqüência apropriada. Se um elétron cai para um orbital inferior, ele emite energia nessa mesma freqüência. Essa freqüência atômica específica é chamada de "freqüência ressonante". O fenômeno da ressonância é o princípio em que se baseiam os sistemas de exploração por ressonância magnética e eletromagnética discutidos no Capítulo 3. Os átomos e moléculas apresentam freqüências especiais de ressonância e somente são excitados por energias com características vibratórias muito específicas. Um cantor capaz de quebrar uma taça de cristal com o som da sua voz, por exemplo, só consegue fazê-lo cantando exatamente na freqüência de ressonância do cristal.

Uma outra definição de ressonância está relacionada com o fenômeno da troca de energia entre osciladores afinados entre si. Usemos como exemplo dois violinos Stradivarius perfeitamente afinados e colocados em extremidades opostas de uma pequena sala. Se dedilharmos a corda E de um violino, um observador atento notará que a corda E do outro violino também começará a vibrar em harmonia com a primeira. Isso acontece porque as cordas E dos dois violinos estão perfeitamente afinadas e mostram-se sensíveis a vibrações de uma determinada freqüência. As cordas E dos violinos assemelham-se aos elétrons dos átomos. Eles somente vibrarão num novo nível de energia se forem expostos às energias de suas freqüências de ressonância.

No Capítulo 2 examinamos a prática da homeopatia a partir da perspectiva energética da ressonância. Foi postulado que os remédios homeopáticos continham uma essência de energia da planta ou de outra substância a partir da qual tenham sido preparados. A essência energética dos remédios homeopáticos contém uma espécie de assinatura de energia sutil de freqüência definida. A tarefa do terapeuta adepto da homeopatia consiste em combinar a freqüência do remédio homeopático com as necessidades de freqüência energética do paciente. Do ponto de vista homeopático e energético, a doença é um desequilíbrio do corpo como um todo. O modo vibracional do corpo físico é um reflexo da freqüência dominante em que ele ressoa. Embora o nível energético dos seres humanos varie de momento para momento e de dia para dia, o corpo físico tende a vibrar numa freqüência específica. Existem muitos fatores que contribuem para a expressão total de freqüência do corpo físico (e etérico).

O complexo humano total mente/corpo/espírito é a expressão holística e a soma total de um largo espectro de sistemas de energia interativos. Esses fatores energéticos incluem as correntes bioenergéticas dos semicondutores celulares e também as correntes magnéticas sutis do fluxo primário dos meridianos. As correntes meridianas, por sua vez, são a expressão final de muitas influências energéticas de freqüências superiores.

A expressão final da doença no nível físico parece depender de dois fatores básicos: a *resistência do hospedeiro* e as *influências perniciosas ambientais*. Os fatores ambientais negativos podem variar desde vírus, bactérias, fungos e protozoários até radiações invisíveis e substâncias químicas tóxicas. Os efeitos adversos das radiações podem ser provocados por doses tóxicas de energias eletromagnéticas numa grande variedade de freqüências (ou seja: *overdoses* de raios X, microondas, luz ultravioleta e feixes de radar). As substâncias químicas tóxicas podem incluir não só conhecidos carcinógenos, agentes corrosivos e venenos químicos, como também substâncias ambientais que produzem reações idiossincráticas de sensibilidade no corpo de determinadas pessoas. Esta última categoria está sendo intensamente estudada pelos adeptos da ecologia clínica.

A resistência do hospedeiro parece desempenhar um papel ainda mais importante na causação das doenças. Um fator fundamental que afeta a capacidade de um indivíduo defender-se de um ataque por parte dos agentes prejudiciais acima mencionados é o nível geral de energia e vitalidade do organismo. Alguém que, por diversos motivos, esteja fraco e debilitado terá maior probabilidade de ficar doente quando exposto a fatores ambientais negativos. A vitalidade geral de uma pessoa reflete de forma indireta o nível de eficiência do sistema imunológico. O sistema imunológico é um dos fatores mais importantes no sistema de defesa do organismo humano contra o ataque das doenças. Ele tem a capacidade de reconhecer os elementos moleculares do próprio organismo e distingui-los das proteínas estranhas. Através do reconhecimento e remoção de todas as substâncias estranhas ao corpo o sistema imunológico detecta e destrói elementos que representem uma ameaça potencial para o organismo: vírus, bactérias, fungos e, até mesmo, células cancerosas. Se o sistema imunológico estiver debilitado, porém, todo o corpo torna-se mais suscetível à doença quando exposto a qualquer estímulo adverso. Quando o corpo é debilitado pelo *stress*, pela depressão, pela fome ou por doenças crônicas, a capacidade de o sistema imunológico atuar de forma apropriada fica comprometida. Quando o corpo está num modo vibracional energético saudável, a inoculação de uma pequena quantidade de um vírus é facilmente neutralizada. Se um indivíduo estiver energeticamente desequilibrado e, portanto, imunologicamente enfraquecido, a inoculação da mesma quantidade de vírus poderá provocar uma doença grave sistêmica de caráter virótico. É fato bem conhecido que a depressão emocional, o cansaço físico, a exposição a substâncias químicas tóxicas e as deficiências nutricionais podem afetar de forma adversa as defesas imunológicas do organismo.

De um ponto de vista energético, o corpo humano, quando debilitado ou fora do equilíbrio, oscila numa freqüência diferente e menos harmoniosa do que aquela do estado de saúde. Essa freqüência anormal reflete um estado geral de desequilíbrio energético celular no corpo físico. Quando uma pessoa debilitada é incapaz de alterar o seu modo energético para a freqüência adequada (aquela que possibilita ao sistema imunológico defender eficazmente o corpo), talvez seja necessário aplicar-lhe certa dose de energia sutil. Se for proporcionado a esse indivíduo uma dose de freqüência energética necessária, isso fará com que os seus sistemas bioenergéticos passem a ressoar no modo vibracional apropriado, o que torna possível a eliminação das toxinas da doença. Essa injeção de energia sutil de freqüência específica permite que o corpo físico e os sistemas bioenergéticos a ele associados atinjam um novo nível de homeostase. Um dos princípios fundamentais da terapia homeopática consiste em proporcionar essa injeção de energia sutil de freqüência apropriada através da seleção do remédio homeopático correto.

A homeopatia se desenvolveu em torno de um sistema empírico de combinação de freqüências baseado nas técnicas descobertas por Samuel Hahnemann. O sistema de prescrição homeopática de Hahnemann foi lentamente aperfeiçoado ao longo dos anos por vários médicos homeopatas inovadores. Através de uma cuidadosa análise do histórico do paciente, o médico homeopata procura formar um quadro completo dos sintomas de sua doença a fim de poder receitar-lhe um remédio que, ministrado numa pessoa sadia, produz os mesmos sintomas. Se a combinação de freqüências for feita do modo correto e se o remédio proporcionar ao paciente a energia necessária, a doença será curada. Muitas vezes a resolução definitiva da doença é precedida de uma exacerbação dos sintomas conhecida como "crise da cura". Essa crise é uma indicação de que o corpo físico está ressoando na freqüência energética necessária e de que os principais sintomas da liberação de toxinas estão sendo transitoriamente intensificados. Apenas a combinação exata de freqüências entre o paciente e o remédio promoverá a cura já que, de acordo com o princípio da ressonância, os sistemas biológicos somente aceitarão determinadas freqüências ressonantes que lhes permitam passar para um novo nível de organização e função energéticas.

O conceito de combinação de freqüências só recentemente foi introduzido na história da homeopatia. Assim, os praticantes da homeopatia nunca chegaram a considerar a possibilidade de tentar efetivamente medir as freqüências energéticas associadas às doenças e aos remédios. Atualmente já foram inventados equipamentos que tornam realmente possível a medição desses parâmetros energéticos. Os equipamentos relacionados com os meridianos, incluindo a Máquina de Voll, permitem-nos fazer a correlação entre remédio e doença através do casamento de freqüências energéticas, o qual é realizado na Máquina de Voll com a utilização do princípio da ressonância.

Acoplada à Máquina de Voll, há uma pequena plataforma metálica circular (às vezes chamada de favo de mel), na qual foram perfurados buracos cilíndricos. Cada furo pode receber uma pequena ampola de algum remédio a ser submetido a teste. Essa mesa metálica é ligada ao sistema Voll através de uma conexão elétrica. Os cientistas que trabalham com ESV descobriram que qualquer substância colocada sobre a mesa metálica torna-se parte do circuito energético da máquina de Voll. Quando o terapeuta toca pela primeira vez a sonda do equipamento de ESV nos pontos de acupuntura para afetuar a análise energética, isso é feito com a mesa metálica vazia, a fim de que se possa examinar as condições básicas dos meridianos. Uma vez que as leituras elétricas iniciais tenham sido feitas, o nível absoluto de microvoltagem informa ao terapeuta se o ponto de acupuntura e o meridiano a ele associado estão eletricamente normais ou num estado de desequilíbrio energético.

Se o ponto de acupuntura estiver fora do equilíbrio, o terapeuta poderá então colocar diversos remédios homeopáticos sobre a mesa elétrica para observar as alterações nas leituras elétricas do ponto de acupuntura. Qualquer substância que for colocada na mesa metálica torna-se parte do circuito energético. Acredita-se que determinados aspectos dos padrões energéticos sutis do remédio sejam conduzidos pelos fios elétricos, de forma semelhante com o que acontece com a eletricidade. No caso da maioria dos remédios colocados no circuito elétrico, leituras elétricas adicionais efetuadas nos pontos de acupuntura não revelarão alterações significativas em relação às medições iniciais. Todavia, quando é colocado sobre a mesa metálica um remédio que corresponde à freqüência do desequilíbrio energético do paciente, ocorre um efeito de ressonância e observa-se uma significativa alteração na leitura da atividade elétrica dos pontos de acupuntura.

Com a Máquina de Voll o paciente é ligado à freqüência energética sutil de que precisam através da interface pontos de acupuntura-meridianos. Ocorre um efeito de ressonância entre o paciente e o conjunto de circuitos, de uma maneira semelhante àquela observada entre o equipamento Kirlian e as pessoas fotografadas por ele. No caso da Máquina de Voll, as freqüências individuais são testadas uma a uma colocando-se no circuito uma pequena porção de substância de uma determinada freqüência energética sutil. Na fotografia Kirlian, as freqüências energéticas são produzidas artificialmente por um gerador de freqüências elétricas. Em ambos os casos o paciente é exposto a uma determinada freqüência energética. A única freqüência energética que tem importância para o diagnóstico é aquela que ressoa em harmonia com uma freqüência biológica relevante do organismo que estiver sendo testado. Ambos os sistemas medem variações na saída elétrica. Eles diferem basicamente quanto aos métodos de obtenção de dados. No caso da fotografia Kirlian, as mensurações envolvem o registro dos padrões energéticos da descarga de elétrons sobre um pedaço de filme fotográfico. Com o uso da Máquina de Voll, a mensuração assume a forma de uma leitura de voltímetro efetuada num ponto de acupuntura. Ambos os fenômenos utilizam o fenômeno da ressonância para obter informações biologicamente significativas a respeito do organismo que estiver sendo estudado.

Mencionou-se anteriormente que a Máquina de Voll tinha a capacidade de identificar as *causas* das doenças. Isso é feito testando-se diferentes tipos de bionosodos homeopáticos na plataforma da Máquina de Voll. Os remédios homeopáticos podem ser preparados a partir de qualquer substância animal, vegetal ou mineral. No caso do bionosodo, uma pequena porção de tecido retirado de um órgão doente é moída e usada na preparação de um remédio homeopático. Como não existe nenhuma molécula física no remédio homeopático final, nele permanece apenas a essência energética do tecido

174

e dos patógenos locais. A ausência de patógenos físicos, como bactérias e vírus, no preparado homeopático significa que o bionosodo não tem a capacidade de transmitir diretamente a doença a um paciente que estiver recebendo esse remédio. (Veja o Capítulo 2 para obter maiores informações sobre a preparação dos remédios homeopáticos.) Se a doença foi causada por uma determinada bactéria ou vírus, o bionosodo retém apenas a sua assinatura energética.

Quando um determinado bionosodo produz uma reação de ressonância num ponto de acupuntura, medida pela Máquina de Voll, pode-se inferir que a causa da doença foi descoberta. Vários tipos de doenças causadas por infecções bacterianas podem ser diagnosticadas através do método de Voll. Os bionosodos podem ser preparados a partir de culturas de bactérias específicas. Existe, por exemplo, um bionosodo para a bactéria *Salmonella*. Um terapeuta adepto do método homeopático de Voll poderá diagnosticar um envenenamento alimentar por *Salmonella*, sem recorrer a exames de sangue ou a culturas de bactérias, através do seguinte procedimento:

O médico testaria os pontos de acupuntura localizados ao longo dos meridianos associados aos intestinos grosso e delgado. Se for detectado algum desequilíbrio energético, o terapeuta dará prosseguimento ao exame a fim de determinar a cronicidade da doença. Isso é feito tentando-se corrigir momentaneamente a disfunção energética. O terapeuta adepto da linha ESV utiliza a sonda para carregar ou sedar eletricamente o ponto de acupuntura que estiver fora de equilíbrio e também o meridiano a ele associado. As perturbações energéticas agudas reagem mais facilmente à estimulação elétrica do que os desequilíbrios de natureza crônica. (Essa afirmação, de certa forma, é um tanto simplista.) As informações obtidas através dessa técnica permitem que o terapeuta possa ter uma idéia da natureza crônica ou aguda da perturbação intestinal relatada pelo paciente.

Em seguida, vários bionosodos dos patógenos suspeitos seriam testados seqüencialmente na mesa metálica acoplada à Máquina de Voll. Os cientistas que se dedicam ao estudo da ESV compilaram tabelas de patógenos nas quais estão relacionadas as causas mais freqüentes de desequilíbrio energético em determinados meridianos. Se o patógeno for realmente a *Salmonella*, a colocação na mesa metálica de um bionosodo preparado a partir dessa bactéria produziria uma importante reação de ressonância na leitura elétrica do meridiano quando a sonda fosse novamente encostada no ponto de acupuntura desequilibrado, correspondente ao intestino. Esse tipo de reação confirmaria a presença de uma disfunção patológica nos intestinos grosso e delgado, além de comprovar que o patógeno em questão seria a bactéria *Salmonella*.

Se essa reação ocorrer, sua confirmação será feita examinando-se a reação do ponto de acupuntura a diversas potências homeopáticas do bionosodo, a fim de que se possa encontrar a perfeita combinação de amplitude de freqüências entre o paciente e o remédio. Tendo sido determinada a potência exata do remédio, o bionosodo poderia ser ministrado ao paciente na forma de pílulas, líquido sublingual ou injeções intramusculares. A correta combinação de freqüências seria comprovada pela rápida melhora do paciente depois do início do tratamento homeopático.

Essa técnica de casamento de remédios homeopáticos com pacientes através da Máquina de Voll é objeto de considerável controvérsia entre os adeptos da homeopatia tradicional e os terapeutas que utilizam a tecnologia da Nova Era. Os homeopatas tradicionais não acreditam que essa técnica possa substituir o velho método de casar os principais sintomas relatados pelos pacientes com os remédios listados na sua *Materia Medica* (conforme os procedimentos recomendados pela metodologia tradicional). Uma das diferenças filosóficas entre as duas correntes gira em torno da prescrição de remédios homeopáticos para doenças agudas e para doenças crônicas. Na homeopatia tradicional, a prescrição homeopática aguda envolve a administração de remédios para doenças agudas e ferimentos. A prescrição Crônica ou Constitucional leva em conta um exame de toda a vida do indivíduo desde o nascimento, incluindo tendências específicas, preferências, aversões e fraquezas. Na prescrição constitucional, portanto, todo o histórico do paciente, estudado de forma a acentuar os principais sintomas específicos, é levado em conta na seleção do remédio homeopático apropriado. Os homeopatas acreditam na existência de remédios específicos para determinados tipos de personalidade, o que refletiria o padrão geral dos sintomas físicos, mentais e emocionais do indivíduo.

Na verdade, o método de Voll lida com os níveis superficiais de estratificação energética do organismo, ou seja: o terapeuta consegue casar os remédios homeopáticos com as necessidades de um indivíduo com base nos seus sintomas mais agudos de doença. Diversos terapeutas adeptos do método de Voll descobriram que, embora algumas vezes determinados remédios estejam associados a uma reação de ressonância no ponto de acupuntura, outras vezes o mesmo remédio não produzirá esse efeito. As razões para esse fenômeno podem estar relacionadas com uma espécie de efeito "cebola" ou "alcachofra".

Quando se trata um paciente com um remédio selecionado através do Sistema ESV, determinados sintomas agudos do paciente serão imediatamente atenuados. Depois dessa melhora, ele poderá queixar-se de que os antigos sintomas — que antes pareciam ter sumido — voltaram a incomodá-lo. Examinando-se mais uma vez o paciente com a ajuda da Máquina de Voll, poder-se-á constatar a ocorrência de reações de ressonância com remédios que anteriormente não produziram nenhum efeito. O fato é que o terapeuta que usa o sistema ESV consegue descascar sucessivamente diversas camadas da cebola. Ao longo de suas existências, os seres humanos tendem a acumular em seus corpos pequenos traumas e agressões fisiológicas. Se esses sucessivos agravos não forem inteiramente resolvidos por ocasião do trauma inicial, eles se incorporam à estrutura energética do indivíduo. O organismo gradualmente cria uma estratificação dos níveis de injúria. A profundidade energética em que se descobre uma camada de couraça reativa indica o momento em que ocorreu a primeira agressão na história da vida do indivíduo. Quando a Máquina de Voll descobre um remédio capaz de neutralizar os sintomas agudos, ela retira a camada mais superficial da cebola ou alcachofra. Quando os sintomas agudos se resolvem, um nível ligeiramente mais antigo de desequilíbrio energético volta à superfície e traz consigo os sintomas mais antigos da disfunção. À medida que o terapeuta adepto do método de Voll vai conseguindo remover sucessivas camadas de perturbação, ele torna-se capaz de chegar cada vez mais perto do núcleo central e das mais profundas origens da disfunção energética que afeta o indivíduo (o assim chamado coração da alcachofra).

Essa abordagem terapêutica que implica na remoção de camadas de desequilíbrio através de sucessivos remédios homeopáticos pode ser levada a cabo tanto através das prescrições homeopáticas tradicionais como pelo método ESV. Muitas vezes os homeopatas tradicionais mais intuitivos conseguem enxergar além dos sintomas superficiais e explorar de forma mais profunda a natureza constitucional da pessoa. Ao fazer isso, eles conseguem superar a Máquina de Voll e chegar até as origens mais profundas do desequilíbrio energético da pessoa.

ESV e as Doenças Ambientais: Um Novo Exame da Ecologia Clínica

Embora o aparelho de Voll seja muito importante no casamento de remédios homeopáticos com pacientes, sua utilidade não se restringe a essa aplicação específica. As tecnologias baseadas nos meridianos têm a capacidade de revelar muitas coisas a respeito das condições fisiológicas e energéticas do paciente a partir de várias perspectivas diferentes. Esses sistemas usam o efeito da ressonância nos pontos de acupuntura para examinar uma grande variedade de distúrbios energéticos nos indivíduos. Uma área de crescente interesse tem sido a aplicação das técnicas de Voll no estudo dos efeitos perniciosos de determinados agentes ambientais. Os estudos nesse sentido fazem parte do campo — atualmente em grande expansão — da ecologia clínica.[5]

Os primeiros pesquisadores desse campo fizeram muitos estudos para demonstrar que substâncias ambientais comuns podem produzir efeitos adversos ocultos nos seres humanos. Quando perguntados a respeito de agentes ambientais que possam afetar desfavoravelmente a saúde humana, a maioria das pessoas tende a pensar em resíduos tóxicos e em substâncias químicas utilizadas na indústria. Demonstrou-se recentemente que a lista de substâncias que nos afetam de forma adversa inclui um número de itens muito maior do que o dos subprodutos da produção industrial. À medida que as civilizações incrementam a industrialização e tornam-se tecnologicamente mais avançadas os seres humanos passam a resignar-se a viver num ambiente repleto de substâncias químicas. A maior parte das pesquisas sobre os efeitos adversos das substâncias perigosas que existem no nosso ambiente concentrou-se nas influências carcinogênicas da exposição demorada a substâncias químicas. Os métodos padronizados de pesquisa envolvem a administração, em animais de laboratório, de enormes doses das substâncias químicas suspeitas, num curto espaço de tempo, na esperança de simular os efeitos biológicos a longo prazo de diminutas exposições à substância em questão. Outros testes envolvem a mensuração da mutagenicidade de substâncias químicas suspeitas através de uma avaliação da sua capacidade de produzir alterações cromossômicas em bactérias. A relevância da extrapolação desse tipo de dados para os seres humanos foi trazida à baila por diversos grupos.

Um problema que afeta o estudo dos efeitos fisiológicos adversos das substâncias químicas é a tradicional incapacidade dos cientistas para medir as alterações energéticas sutis nos seres humanos. Certas substâncias químicas podem produzir anormalidades sutis no comportamento e no estado de vivacidade mental. Algumas substâncias químicas podem produzir dor de cabeça, dores no corpo e outros sintomas não-específicos que não podem ser quantificados com a mesma precisão que a tendência para a produção de células cancerosas.

Pesquisas realizadas por cientistas dedicados ao estudo da ecologia clínica demonstraram que muitas pessoas são afetadas, tanto em suas casas como no trabalho, pela exposição despercebida a fatores como plásticos sintéticos e gás natural. Mais recentemente, foi despertado o interesse pelos efeitos adversos produzidos por determinadas subs-

177

tâncias contidas nos alimentos. Corantes alimentares, aditivos e outras substâncias controversas receberam muita atenção por parte dos meios de comunicação de massa. Está se tornando cada vez mais evidente que nossos alimentos contêm diversas substâncias sintéticas e naturais que provocam diversos efeitos fisiológicos anormais. Muitos desses efeitos adversos são sutis e, por causa disso, freqüentemente ignorados pelos médicos, em virtude da sua inexperiência nessa área.

No que tange às alergias alimentares, a maioria dos médicos reconhece apenas os mecanismos fisiológicos relacionados com os clássicos mecanismos do sistema imunológico mediados pela imunoglobina E (IgE). A IgE é um tipo especial de anticorpo que provoca a liberação de histamina e de outros mediadores alérgicos a partir de diversas células do corpo, quando estas são estimuladas por antígenos específicos. Os sintomas mais comuns produzidos pelas alergias alimentares mediadas pela IgE são coceira, respiração difícil e erupções cutâneas, etc. Esses sintomas estão entre as respostas mais comumente evocadas pela histamina e por outros mediadores imunológicos da alergia.

As reações fisiológicas anormais da substâncias contidas nos alimentos representam um problema muito mais importante do que o *establishment* médico admite atualmente. Um dos motivos para a desatenção dos médicos para com esse problema é sua incapacidade de compreendê-lo. A maioria dos médicos não consegue entender como isso é possível e, conseqüentemente, não acredita que substâncias possam evocar reações físicas adversas no corpo sem que haja envolvimento dos conhecidos mecanismos IgE do sistema imunológico. Um instrumento que mostrou-se suficientemente sensível a ponto de poder reunir informações de valor diagnóstico a respeito dessas reações de sensibilidade é a Máquina de Voll.

Um dos pioneiros na aplicação da tecnologia ESV à ecologia clínica é o Dr. Abram Ber,[6] de Phoenix, Arizona. Trabalhando com a Máquina de Voll, Ber conseguiu usar as descobertas de outros pesquisadores da área da ecologia clínica para efetuar um rápido diagnóstico e tratamento das alergias alimentares. Uma das principais fontes do Dr. Ber foi a pesquisa do Dr. Robert Gardner,[7] da Universidade Brigham Young, de Utah. O Dr. Gardner descobriu que muitas alergias eram causadas por sensibilidades a determinados compostos químicos aromáticos encontrados naturalmente em várias espécies de pólens e alimentos de origem vegetal. Outros pesquisadores descobriram posteriormente que esses compostos de origem vegetal, contendo grupos aromáticos ou fenólicos derivados do anel benzênico, estavam presentes em todos os alimentos que causam alergia.

Foi sugerido que esses compostos não são antígenos alérgicos e que, na verdade, eles atuam como *"haptens"*. Um hapten liga-se a outras substâncias que ocorrem naturalmente no corpo e, assim, altera o modo como essas substâncias são percebidas pelo sistema imunológico. As velhas e familiares proteínas ou estruturas membranosas, agora combinadas com um novo *hapten* fenólico, não são mais reconhecidas como parte do organismo e são atacadas pelo sistema imunológico. Um exemplo comum desse tipo de reação é a anemia hemolítica provocada por penicilina. Em certos indivíduos sensíveis, a penicilina, atuando como um *hapten*, liga-se à membrana dos glóbulos vermelhos do sangue, fazendo com que o sistema imunológico não os reconheça mais como parte do organismo. O complexo penicilina/glóbulo vermelho induz uma resposta por parte dos anticorpos, a qual acaba resultando na destruição dos glóbulos vermelhos através da ruptura de suas membranas externas em virtude do ataque do sistema imunológico.

As alterações imunológicas que ocorrem em conseqüência da exposição a compostos fenólicos incluem reduções no número de linfócitos T e de supressores de linfócitos T (um subgrupo dos linfócitos T).[8] Essa redução no número de linfócitos T reflete-se numa mudança na proporção entre os linfócitos T e B. Os linfócitos T são células especializadas que atacam e removem células cancerosas, vírus e fungos. Um tipo específico de linfócito T, conhecido como supressor de linfócito T, trabalha no sentido de impedir que o sistema imunológico ataque as células do próprio corpo. Os linfócitos B são um outro tipo de célula que produz anticorpos. Geralmente existe uma determinada proporção entre os linfócitos T e B, a qual indica se a relação entre os dois tipos de células está nos níveis considerados normais. A eficiência do sistema imunológico depende parcialmente dessa proporção entre os vários tipos de linfócitos. Certos compostos fenólicos têm estado associados a mudanças na proporção entre os linfócitos T e B. Alterações imunológicas semelhantes na proporção entre as células T e B têm sido encontradas na AIDS e em outras síndromes de imunodeficiência. Verificou-se que em determinadas doenças imunológicas ocorre uma redução no número de supressores de linfócitos T. Isso não significa que os compostos fenólicos sejam a causa dessas doenças mas sim que os tipos de alterações imunológicas que se manifestam em resposta à exposição a esses compostos têm estado associados a importantes doenças.

Outras alterações fisiológicas produzidas pelos compostos fenólicos incluem a estimulação cardíaca e a taquicardia. Isso parece dever-se à capacidade de os compostos fenólicos aumentarem a reação do corpo às catecolaminas (uma categoria de neurotransmissores adrenérgicos que incluem a adrenalina e a dopamina). Outras alterações induzidas pelos compostos fenólicos incluem diminuição dos níveis de serotonina, elevação dos níveis de histamina e prostaglandinas e formação de complexos imunológicos anormais. Considerando os fatos a partir de um ponto de vista clínico, as pesquisas a respeito dos compostos fenólicos contidos nos alimentos comprovaram a capacidade de essas substâncias produzirem perturbações comportamentais em crianças, incluindo a síndrome hipercinética.[9]

O método clássico da ecologia clínica testar a sensibilidade a compostos fenólicos envolve uma técnica chamada neutralização sublingual. Nessa técnica, são colocadas sob a língua do paciente diversas gotas de uma solução contendo 1% de compostos fenólicos suspeitos. Depois da exposição aos compostos fenólicos, são testados diversos parâmetros fisiológicos e funcionais. Considera-se que uma resposta positiva seja constituída por uma alteração na taxa de batimentos cardíacos ou na pressão sangüínea, pelo início dos sintomas agudos ou por mudanças no estado mental do paciente.

Uma vez que a substância fenólica reativa seja descoberta, o composto é apresentado ao paciente em diversas diluições a fim de que se possa determinar a concentração que irá neutralizar os sintomas induzidos por ele. São testadas soluções cada vez mais diluídas até que, naquela que é chamada de "diluição de neutralização", ocorra uma reversão dos sintomas. O paciente recebe um frasco contendo o composto fenólico, preparado na diluição de neutralização, e é instruído a colocar duas gotas sob a língua três vezes ao dia. Nessa altura, deve-se proceder a um novo teste, visto que a potência inicial perde a sua eficácia com o passar do tempo. Testes semelhantes realizados numa etapa mais adiantada mostram que é necessário alterar-se a concentração do composto fenólico a fim de que o paciente possa conseguir o mesmo efeito benéfico que desfrutava no início. O paciente passa para uma nova diluição de neutralização de compostos fenólicos e o processo é repetido diversas vezes ao longo de muitos meses. Embora sejam óbvias as semelhanças com o processo clássico de dessensibilização alérgica, os métodos de teste são diferentes e o paciente recebe gotas sublinguais em vez de injeções.

O procedimento do teste inicial pode ser bastante demorado e pode chegar a consumir muitas horas e dias para a conclusão dos testes relativos a uma grande variedade de compostos fenólicos suspeitos. Foi por isso que o Dr. Ber procurou aperfeiçoar a eficiência do diagnóstico utilizando a Máquina de Voll para testar a sensibilidade dos indivíduos aos compostos fenólicos. O procedimento envolvido é bastante singular no sentido de possibilitar o teste de uma variedade de compostos, em diversas diluições, em questão de 20 a 30 minutos.

Os compostos fenólicos são preparados numa série de diluições de acordo com os princípios lógicos da homeopatia. A primeira diluição é uma proporção de 1:5, constituída por uma parte do composto fenólico original e quatro partes de água destilada. A segunda tintura (que recebe o nome de diluição número dois) é uma diluição 1:5 preparada a partir da primeira tintura. A terceira diluição é preparada a partir de uma diluição 1:5 da segunda tintura, e assim por diante. Esse processo continua até a quadragésima tintura, quando as diluições passam a ser feitas na proporção de 1:10 (geralmente até a sexagésima). À medida que as diluições vão sendo feitas, a quantidade física de compostos fenólicos efetivamente presentes torna-se cada vez menor. A quadragésima diluição contém 5^{-40} (ou $1,1 \times 10^{-28}$) vezes o número de moléculas fenólicas que estavam presentes na solução fenólica original. Este valor é consideravelmente menor do que o número de Avogrado ($6,02 \times 10^{-23}$, o número de moléculas contidas num mol, ou seja: a quantidade de substância cuja massa, medida em gramas, é igual à sua massa molecular) e, conseqüentemente, não chega a restar uma única molécula do composto original na altura da quadragésima diluição. As diluições fenólicas preparadas por Ber são na verdade remédios homeopáticos, pois a maioria delas não contém qualquer traço de matéria física e sim, apenas, a assinatura energética do composto fenólico.

O Dr. Ber criou um dispositivo especial para a realização de testes utilizando a tecnologia ESV, que consiste numa mesa de madeira com diversas estantes revestidas de metal. A base metálica de cada prateleira possui um conector onde se pode inserir um fio proveniente da Máquina de Voll. A estante metálica atua de forma semelhante à da mesa metálica do aparelho de ESV. Assim, os diversos remédios colocados sobre a estante metálica podem ser testados simultaneamente. Grupos de remédios do mesmo nível de diluição estão dispostos em seus próprios compartimentos especiais da estante metálica. Ligando-se seqüencialmente o fio da Máquina de Voll às bases metálicas das diferentes estantes, pode-se testar simultaneamente grupos inteiros de remédios quanto à reatividade de ressonância nos pontos de acupuntura. Numa estante em que os testes dos compostos deram resultado positivo, expresso através de reações de ressonância com os pontos de acupuntura do paciente, usa-se um processo de eliminação progressiva. Esse processo consiste em testar-se individualmente cada substância da estante reativa até que seja identificada a substância responsável pela reação positiva. Uma vez descoberta a substância reativa, ela é testada novamente em diferentes diluições, através da ressonância com os pontos de acupuntura, até que se determine exatamente a diluição de neutralização.

Entre as substâncias que fazem parte do primeiro grupo de compostos fenólicos de Ber estão o ácido gálico (encontrado em setenta por cento dos alimentos), o apiol, o ácido cinâmico, a cumadina, os vindóis, o ácido ascórbico e outros. O segundo grupo inclui muitos neurotransmissores ou precursores a partir dos quais eles são sintetizados, tais como a colina, a dopamina, a histamina, a serotonina, a tiramina, a norepinefrina e diversas outras substâncias. No que diz respeito à reatividade aos constituintes do segundo grupo de compostos fenólicos, não está claro se os pacientes são sensíveis a esses agentes contidos nos alimentos ou se a Máquina de Voll está captando algum problema interno relativo a esses sistemas específicos de transmissão. Embora a segunda hipótese talvez seja mais provável, mesmo assim os sintomas associados à reatividade a essas substâncias fenólicas são reduzidos satisfatoriamente através da administração sublingual de diluições de neutralização.

Utilizando a Máquina de Voll, Ber fez a notável descoberta de que uma variedade de síndromes antes consideradas não tratáveis pelas terapias farmacológicas convencionais parecem ser causadas por reações de sensibilidade a compostos fenólicos comuns. A confirmação dessa hipótese é sugerida pelo abrandamento desses sintomas depois do uso de doses sublinguais de diluições de neutralização preparadas a partir do composto fenólico suspeito de ser responsável pelo distúrbio. Por exemplo: a reatividade ao ácido gálico — que talvez seja um dos compostos mais irritantes — foi relacionada com dores lombares, à ciática, à dor crônica forte na parede do peito, a dores musculares e à fadiga crônica. Conforme já dissemos, o ácido gálico é encontrado em quase *setenta por cento de todos os alimentos*. Ele também é encontrado em muitos corantes alimentares e tem sido relacionado com distúrbios de aprendizado e hiperatividade em crianças. Nesses casos, a remoção de corantes e aditivos da alimentação, tais como na dieta de Feingold, pode reduzir a hiperatividade através da evitação do ácido gálico. Ber descobriu que a neutralização sublingual é tão eficaz quanto a dieta que acabamos de mencionar, além de ser mais fácil de a criança seguir.

Quando o composto fenólico irritante é isolado e a diluição de neutralização apropriada é descoberta, o alívio dos sintomas depois da administração sublingual pode ser dramático. Ber descobriu que, se os pacentes estivessem sentindo dor por ocasião do teste no aparelho ESV, a administração sublingual da diluição de neutralização freqüentemente produzia um importante alívio dos sintomas dentro de aproximadamente dez minutos.

Outro problema comum relacionado com os compostos fenólicos é a sensibilidade à cumarina, uma substância encontrada em pelo menos trinta tipos diferentes de alimentos — especialmente no trigo, nos queijos, na carne de vaca e nos ovos. Ber descobriu que a maioria das pessoas asmáticas testadas apresenta sensibilidade à cumarina. A neutralização desse composto fenólico específico freqüentemente produz uma significativa melhora nas reações asmáticas do paciente, evidenciadas pela redução da necessidade de medicamentos broncodilatadores. Descobriu-se igualmente que a cumarina também é responsável em parte pelos sintomas da artrite, das dores lombares e cervicais e dos distúrbios digestivos, especialmente a flatulência. A distensão abdominal provocada pela sensibilidade à cumarina pode ser tão grave que os pacientes talvez não consigam sentir-se confortáveis dentro de suas roupas minutos depois de terem comido um alimento contendo cumarina. (A flatulência depois das refeições é uma queixa que os pacientes comumente fazem aos seus médicos. Estes geralmente têm pouco a oferecer além de substâncias que absorvem o gás, tais como a simeticone, substâncias que muitas vezes não conseguem aliviar eficazmente os sintomas do paciente. A freqüência com que se manifestam os sintomas da flatulência pode indicar o quanto a sensibilidade à cumarina talvez seja comum entre a população em geral.)

Outro composto fenólico que Ber descobriu ser problemático é o aminoácido fenilalanina. Ber acredita que, embora a maioria dos pacientes não apresente a clássica intolerância a esse aminoácido encontrado nos recém-nascidos que sofrem de fenilcetonúria — uma incapacidade genética de lidar com a fenilalanina —, muitas pessoas podem apresentar uma forma subclínica de intolerância que passa despercebida. Ber descobriu que a hipersensibilidade à fenilalanina está associada à hipertensão, dores de cabeça, doenças respiratórias e distúrbios relacionados com o metabolismo do colágeno. O mais interessante é que ele observou significativas reduções na pressão sangüínea de indivíduos hipertensos sensíveis à fenilalanina quando lhes eram ministradas diluições de neutralização do aminoácido.

Essa lista de substâncias irritantes é bastante longa. A grande variedade de doenças comuns, muitas vezes não-específicas, tais como dores de cabeça, fadiga crônica e dores nas costas e no pescoço faz com que nos demos conta do quanto os médicos convencionais podem se ver impotentes quando as farmacoterapias tradicionais não conseguem resolver satisfatoriamente esses problemas. Muitos dos pacientes do Dr. Ber obtiveram um significativo alívio dos seus sintomas através do uso de gotas de neutralização em casos nos quais outros médicos não conseguiram oferecer medicamentos que lhes proporcionassem sequer efeitos paliativos. A grande variedade de substâncias semelhantes a essas no alimento que ingerimos, e as inúmeras maneiras ocultas pelas quais elas nos afetam, constituem um grande estímulo ao uso de aparelhos sensíveis à energia, como a Máquina de Voll, os quais apresentam singulares capacidades de diagnóstico.

Embora as tecnologias baseadas nos meridianos atualmente não sejam aceitas pela maioria dos médicos, lentamente elas estão começando a abrir caminho até os consultórios de muitos médicos e dentistas. Nos últimos anos, a *Food and Drug Administration* emitiu pelo menos 150 licenças de pesquisa experimental para profissionais da área da saúde que desejavam investigar o uso da Máquina de Voll e das tecnologias ESV para diagnóstico e terapia. Isto indica que está ocorrendo uma lenta evolução na medicina e que, nos próximos dez ou quinze anos, aparelhos como a Máquina de Voll podem acabar sendo usados correntemente pelos profissionais da saúde.

Da ESV à Radiônica:
Um Modelo de Diagnóstico e Terapia Baseado Apenas na Freqüência

Existem diversos sistemas eletrônicos, baseados nos meridianos e pontos de acupuntura, que superam a Máquina de Voll em matéria de sofisticação. Um desses sistemas, conhecido como aparelho Mora, funciona segundo o mesmo princípio da ESV, porém usa outro tipo de ligação energética com as substâncias a serem testadas quanto aos efeitos de ressonância nos pontos de acupuntura. O sistema Mora emprega suportes especiais para os remédios, semelhantes às estantes metálicas usadas pelo Dr. Ber, para testar simultaneamente um grande número de remédios. Em vez de o remédio estar ligado ao instrumento através de fios, suas características vibracionais são transmitidas eletronicamente (por meio de ondas de rádio) através da sala para o aparelho Mora, onde a energia entra nos circuitos de teste. Estando o remédio numa conexão energética situada a uma certa distância, o paciente pode ser testado quanto ao fenômeno da ressonância dos meridianos através de uma sonda manual aplicada sobre os pontos de acupuntura. Embora esse aparelho também torne possível a aplicação de diversas formas de sofisticados tratamentos aos pontos de acupuntura, esse tema ultrapassa os objetivos deste texto. Para os nossos propósitos basta dizer que é realmente possível injetar freqüências específicas de energia sutil diretamente nos meridianos do corpo, através de um circuito especial do aparelho Mora.

Outro aparelho baseado nos meridianos, e que chega até mesmo a superar o aparelho Mora, é o Acupath. O Acupath eliminou completamente a necessidade da presença física dos remédios. Dentro da memória eletrônica do Acupath há um banco de referência de energia contendo as assinaturas vibracionais magneticamente codificadas de centenas de remédios homeopáticos. O computador compara automaticamente as reações de ressonância nos pontos de acupuntura provocadas pelos diversos remédios a fim de encontrar aquele que se casa com o desequilíbrio no sistema energético do paciente. Assim como no caso dos sistemas ESV acima mencionados, continua havendo a necessidade de o terapeuta encostar a sonda manual de diagnóstico nos pontos de acupuntura apropriados. Os sistemas Mora e Acupath constituem uma excelente demonstração dos princípios do casamento de freqüências energéticas entre o paciente e o remédio. Em sistemas como o Acupath, pode-se efetivamente lidar com as freqüências de energia dos remédios sem a presença física dos remédios propriamente ditos. Esses aparelhos não são os primeiros a permitir o diagnóstico e o tratamento de doenças humanas a partir da perspectiva de freqüências energéticas. Eles na verdade são primos distantes de um grupo de sistemas de diagnóstico conhecidos coletivamente como aparelhos radiônicos.

Os sistemas radiônicos têm sido desenvolvidos e aplicados na Europa e nos Estados Unidos há várias décadas. Vários aparelhos, freqüentemente chamados de "caixas pretas radiônicas", têm sido usados por médicos e adeptos da medicina alternativa desde o início da década de 1900. Vários precursores desse campo, incluindo Albert Abrams,[10] Ruth Drown, George de la Warr[11,12] e Malcolm Rae,[13] desenvolveram e aprimoraram os princípios básicos da prática e da teoria radiônica desde suas origens mais remotas.

Uma denominação mais apropriada para os sistemas radiônicos talvez seja a de "tecnologias psicotrônicas". Ao contrário dos sistemas de base eletrônica, como a Máquina de Voll, os sistemas radiônicos raramente fazem uso da eletricidade, embora muitos contenham circuitos elétricos e elementos magnéticos. E, o que é mais importante ainda, o uso bem-sucedido de aparelhos radiônicos depende das habilidades psíquicas do operador do sistema. O *feedback* proporcionado por esses sistemas geralmente é feito através de um dispositivo externo que amplifica as alterações fisiológicas externas. As mudanças fisiológicas detectadas pelos dispositivos radiônicos correlacionam-se com as alterações psicoenergéticas sutis que ocorrem no interior do sistema nervoso do operador do aparelho. Os sistemas radiônicos exigem uma singular sensibilidade energética que tem sido chamada de "radiestesia". A radiestesia pode ser definida como a sensibilidade psíquica a radiações sutis de diversas freqüências vibracionais.

Muitas pessoas têm essa capacidade psíquica em maior ou menor grau. Os estudos do Instituto de Pesquisa Stanford, a respeito de visão a distância, por exemplo, concluíram que todos os indivíduos submetidos a testes possuíam essa capacidade em níveis de desempenho variáveis.[14] Alguns estudos parapsicológicos chegaram à conclusão de que todas as pessoas possuem habilidades parapsíquicas em um ou outro grau, embora algumas pessoas possam na verdade reprimir essa capacidade em virtude de sistemas de crenças incompatíveis com ela. Por exemplo: determinados indivíduos testados quanto à PES (percepção extra-sensorial) apresentaram efetivamente resultados estatisticamente significativos de acertos *versus* erros parapsíquicos, embora numa direção negativa. Eles tiveram um índice de acertos inferior ao que se deveria esperar por ação do acaso. A PES ocorre num nível inconsciente em todos nós. Os sistemas radiônicos utilizam mecanismos inconscientes de expressão psíquica existentes no interior do sistema nervoso a fim de obter dados conscientes baseados em coleta de informações extra-sensoriais. Poder-se-ia dizer que eles atuam como amplificadores de PES. Assim, o bom desempenho dos sistemas radiônicos depende da consciência do operador do aparelho.

Os aparelhos radiônicos mais simples geralmente consistem numa caixa preta com certo número de diais na superfície frontal, cada um deles calibrado numericamente. Os diais geralmente estão ligados a resistores ou potenciômetros existentes no interior da caixa, os quais também estão em contato através de fios, com um compartimento circular metálico. Dentro desse compartimento é colocado algum material de origem biológica originário do paciente — uma mancha de sangue ou um cacho de cabelo — junto com um pedaço de papel onde está escrito o seu nome. Esse material biológico é chamado de "testemunha".

Ligado à caixa preta radiônica há um fio isolado que se estende até uma superfície achatada de borracha que constitui a interface entre o operador e o aparelho. Mantendo-se mentalmente sintonizado com o paciente em questão, o operador radiônico passa suavemente o dedo sobre a superfície de borracha enquanto gira lentamente um dos diais localizados na frente do aparelho. O operador registrará uma resposta positiva quando tiver uma sensação de aderência ao tocar na superfície de borracha. Isso pode ser visto como uma reação solidária de ressonância. A ressonância ocorre entre a freqüência energética do paciente e o sistema energético sutil do operador radiônico, o qual se expressa através de alterações no sistema nervoso do operador. O dial é deixado na posição que induziu a resposta de ressonância. O operador passa então para o segundo dial e repete o mesmo procedimento, até que tenha sintonizado todos os diais nas posições apropriadas. Cada dial representa um dígito. Quando combinados em seqüência, esses dígitos produzem um único número constituído por múltiplos dígitos, o qual é chamado de "resultado". O resultado reflete as características de freqüência energética do paciente testado a distância pelo aparelho radiônico.

Fazendo uma comparação entre o resultado de um paciente e uma espécie de "tabela de referência de resultados", o terapeuta adepto da técnica da radiônica consegue fazer um diagnóstico da provável condição patológica do paciente. A comparação entre os resultados de um paciente e as tabelas padronizadas de referência de resultados permite o casamento da freqüência do paciente com as freqüências vibracionais conhecidas associadas a doenças específicas. Isso assemelha-se de certa forma ao que acontece no casamento de freqüências da homeopatia. Na homeopatia, as freqüências das doenças são representadas simbolicamente pelos remédios homeopáticos individuais e não pelos resultados numéricos que descrevem essas mesmas características energéticas. A radiônica procura medir diretamente os distúrbios energéticos primários do paciente em vez de depender do casamento empírico entre o remédio e o complexo de sintomas.

Para um médico ortodoxo, esta descrição não faz nenhum sentido. A despeito da incompreensão dos críticos pertencentes à comunidade científica, porém, os sistemas radiônicos demonstraram ser instrumentos eficazes de diagnóstico e terapia. Os aparelhos radiônicos empregam dois princípios fundamentais a fim de obter informações de valor diagnóstico a respeito do paciente. São eles o Princípio da Ressonância Biológica e o Princípio Holográfico. Poderemos compreender melhor o modo como esses princípios são aplicados aos sistemas radiônicos examinando mais detalhadamente os fenômenos envolvidos na operação do aparelho radiônico elementar.

O elemento fundamental do método radiônico é a testemunha, que geralmente é constituída por uma amostra de material biológico recolhido do paciente em questão. Muitas vezes a testemunha é uma mancha de sangue do paciente num pedaço de papel de filtro ou um cacho do seu cabelo. A mancha de sangue contém elementos bioquímicos e celulares retirados do corpo da pessoa que estiver sendo testada. Segundo o princípio holográfico, cada fragmento do holograma contém as informações relativas ao todo. *Numa perspectiva energética e vibracional, isso significa que uma pequena porção retirada do todo, tal como uma gota de sangue extraída do corpo, reflete a estrutura energética total do organismo.* Para que se obtenha esse efeito não é necessário que as células do sangue estejam vivas. O material orgânico do sangue (ou do cabelo) constitui uma amostra energética do espectro dinâmico de freqüências do paciente.

A mancha de sangue assemelha-se mais a um holograma em processo dinâmico de mutação do que a um instantâneo congelado no tempo. Em vez de registrar apenas as condições energéticas do paciente no momento da perfuração da veia, a testemunha representada pela mancha de sangue permanece num dinâmico equilíbrio ressonante com o organismo do qual provém. A mancha de sangue continua a refletir as condições energéticas do paciente ao longo do tempo em virtude da ressonância energética com a pessoa da qual ela foi extraída. Isto significa que não há necessidade de se coletar várias manchas de sangue em dias diferentes para se fazer um diagnóstico atualizado de um paciente que apresente condições fisiológicas instáveis. Esta é uma diferença em relação ao exame químico do sangue, procedimento que exigiria coleta diária de amostras de sangue para que se pudesse plotar os dados num gráfico e determinar as tendências bioquímicas.

A mancha de sangue permanece em equilíbrio energético dinâmico com a sua fonte independentemente da distância entre ela e o paciente. As características energéticas refletidas pela testemunha irão variar de momento para momento de acordo com o comportamento energético do paciente. Existe uma exceção para esta regra, a qual foi descoberta empiricamente por terapeutas adeptos da radiônica. A conexão radiônica entre o paciente e a mancha de sangue torna-se inútil se o paciente receber diversas transfusões de sangue depois da coleta da amostra. A introdução de múltiplas freqüências no paciente, através de transfusões, parece interferir com a conexão ressonante entre ele e a velha mancha de sangue. Por essa razão, às vezes é melhor usar como testemunha um cacho do cabelo do paciente, pois ele continuará a ser um elo energético válido ao longo de toda a sua existência (independente de transfusões).[15]

No aparelho radiônico, o material biológico a ser usado como testemunha (uma mancha de sangue, por exemplo) é colocado num compartimento metálico cilíndrico especial. As energias sutis da mancha de sangue fluem através dos circuitos elétricos do aparelho radiônico por meio de um fio localizado abaixo do local onde fica a testemunha. A capacidade de essas energias sutis fluírem através de fios elétricos já foi de-

185

monstrada pelas tecnologias baseadas nos meridianos, as quais foram empregadas nos sistemas de ESV e em outros sistemas que utilizam esse fenômeno para a obtenção de diagnósticos energéticos. A partir do compartimento da testemunha e dos fios, a energia sutil flui para potenciômetros variáveis especiais cujos diais são ajustados na parte da frente do aparelho radiônico. Girando-se os diais, a resistência ao fluxo de corrente sutil através do potenciômetro é retardada de forma variável. As correntes sutis, então, fluem dos potenciômetros para a superfície de borracha que está em contato com o dedo do operador do sistema radiônico. Enquanto gira um determinado dial, o operador do sistema passa o dedo sobre a superfície de borracha. Se, ao tocar de leve na borracha, o operador tem uma sensação de aderência, a reação é considerada positiva e presume-se que o dial esteja ajustado na posição apropriada. As posições dos diais indicam o nível de resistência dos potenciômetros, os quais, por sua vez, refletem as características energéticas sutis dos pacientes. Cada potenciômetro atua numa faixa de resistência energética progressivamente maior. Repetindo o processo de sintonizar sucessivamente cada dial, o operador do sistema chega a um número multidigital que representa o resultado radiônico ou a essência energética do paciente com o qual ele está sintonizado. O terapeuta radiônico consegue diagnosticar a doença do paciente através de uma comparação entre o número multidigital, obtido a partir do exame do indivíduo, e os resultados radiônicos conhecidos para as diversas doenças.

Os Mecanismos de Ação na Radiônica e na Radiestesia: Uma Discussão Adicional sobre a Ligação Chakra-Sistema Nervoso

A consciência do operador desempenha um papel fundamental na obtenção de informações através do aparelho radiônico. É através dos canais inconscientes da mente do operador que se consegue sintonizar as energias sutis do paciente. O que torna possível o elo psicoenergético entre o paciente e o terapeuta adepto da radiônica é a intermediação vibracional da testemunha. A referência energética sutil proporcionada pela testemunha radiônica permite que a consciência superior do operador do equipamento radiônico sintonize a distância o paciente.

Esse processo psíquico de entrar em sintonia com os pacientes ocorre no nível dos nossos veículos de expressão de freqüências mais elevadas. Na maioria dos indivíduos, essa ligação energética acontece no nível do inconsciente. A mente inconsciente atua como uma via através da qual os níveis de freqüência mais elevados da consciência podem interagir com o corpo físico. As impressões psíquicas superiores são traduzidas em várias formas de expressão de informações através dos diversos caminhos dos circuitos nervosos corporais. Se a informação psíquica alcança a percepção consciente, ela o faz através do mecanismo de expressão do córtex cerebral. As informações intuitivas inconscientes podem infiltrar-se no hemisfério direito do cérebro e, então, serem transferidas para o hemisfério esquerdo, onde são analisadas e, em seguida, expressas verbalmente. Embora as informações de natureza psíquica nem sempre talvez alcancem o nível da percepção consciente, mesmo assim elas são processadas e expressas através dos caminhos inconscientes das atividades neurológica e motora. Os sistemas radiônicos utilizam o elo psicoenergético entre a mente superior e o sistema nervoso autônomo. Um incremento na atividade do ramo simpático do sistema nervoso autônomo pode refletir *inputs* psíquicos provenientes dos níveis mentais de freqüências mais elevadas.

Vários estudos realizados por parapsicólogos mostram o quanto é comum a ocorrência de percepção psíquica inconsciente. Embora os testes para avaliar a percepção extra-sensorial consciente possam revelar-se não-significativos, mensurações simultâneas da atividade do sistema nervoso autônomo em receptores telepáticos apresentarão correlação significativa com a percepção psíquica inconsciente. Experimentos realizados por Douglas Dean, na Faculdade de Engenharia Newark, produziram algumas informações a respeito da ligação psíquica inconsciente com o sistema nervoso autônomo.[16] Dean mediu as variações no fluxo de sangue através dos dedos de receptores telepáticos, através da pletismografia, a fim de obter parâmetros das funções psíquicas relacionadas com o sistema nervoso autônomo. (É fato bem conhecido que o sistema nervoso simpático afeta o fluxo de sangue através das minúsculas artérias da pele. O sistema nervoso simpático faz parte do sistema nervoso autônomo.) No seu estudo sobre a telepatia, Dean instruiu emissores telepáticos a se concentrarem na transmissão psíquica de diversos nomes a receptores telepáticos presentes no mesmo edifício, a uma certa distância. Forneceu-se aos emissores telepáticos uma lista de nomes de pessoas que estavam emocionalmente próximas dos receptores e também uma lista de nomes escolhidos ao acaso numa lista telefônica. Os emissores foram instruídos a se concentrarem na transmissão de um nome de cada vez, em intervalos predeterminados. Os registros pletismográficos dos receptores telepáticos, efetuados durante esses intervalos, foram estudados a fim de se verificar a ocorrência de alterações na atividade simpática e no fluxo de sangue pelas artérias.

Embora não tenha ocorrido percepção consciente de nomes transmitidos por telepatia, houve alterações claras e estatisticamente significativas no fluxo de sangue através dos dedos dos receptores telepáticos durante os períodos nos quais eram transmitidos os nomes de pessoas emocionalmente ligadas a eles. As alterações estatisticamente significativas no fluxo de sangue arterial através dos dedos dos receptores telepáticos refletiam a ocorrência de um aumento de atividade no sistema nervoso simpático por ocasião do recebimento de mensagens telepáticas de elevado conteúdo emocional. O aumento na atividade simpática provocava constrição nos vasos sangüíneos e, portanto, uma diminuição no fluxo de sangue através dos dedos. *O notável experimento de Dean provou que a telepatia ocorre no nível do inconsciente. Além disso, ele também demonstrou que incrementos na atividade do sistema nervoso simpático refletiam a recepção inconsciente de mensagens telepáticas pelo cérebro.*

Outra importante indicação da hiperatividade do sistema nervoso autônomo em resposta à percepção psíquica é o nível de estimulação nervosa simpática das glândulas sudoríparas da pele. Um estado de hiperatividade simpática freqüentemente é acompanhado de suor frio na palma das mãos e de umidade nos dedos. O frescor da pele é devido à constrição superficial dos vasos sangüíneos. O aumento na atividade dos nervos simpáticos que inervam a pele faz com que ela torne-se úmida em virtude da estimulação autônoma das glândulas sudoríparas. Os aparelhos radiônicos usam o aumento de umidade na ponta dos dedos como um indicador da atividade do sistema nervoso autônomo.

A maioria dos aparelhos radiônicos utilizam uma membrana de borracha especial para a obtenção do *feedback* relativo ao correto ajuste dos diais do equipamento. O ajuste correto desses diais é indicado por um maior jorro de atividade nervosa simpática por ocasião da ocorrência de uma reação de ressonância psíquica. O operador do aparelho percebe que isso aconteceu através de uma sensação de pegajosidade ao passar o dedo sobre a membrana de borracha do sistema de *feedback*. A membrana de borracha atua como um dispositivo transdutor que quantifica a atividade das glândulas sudoríparas na ponta dos dedos, a qual é um indicador autonômico da ocorrência de *inputs* energéticos superiores no sistema nervoso central. A membrana de borracha está ligada energeticamente à testemunha vibracional (uma mancha de sangue, por exemplo) através de fios e de potenciômetros existentes no interior do aparelho radiônico.

O operador do sistema radiônico procura sintonizar o dial do potenciômetro ao mesmo tempo em que tenta sintonizar mentalmente a sua consciência com o paciente através do elo energético representado pela testemunha. A testemunha proporciona um guia energético de ondas que permite ao operador sintonizar a freqüência vibracional do paciente. Enquanto o operador do aparelho radiônico gira os diais do potenciômetro, sua mente superior procura casar a freqüência energética do paciente com o ajuste de freqüência do aparelho radiônico. As energias sutis da testemunha vibracional são retardadas de forma variável pelo ajuste da resistência do potenciômetro. Quando o operador sente uma reação de ressonância é porque o ajuste do dial do potenciômetro permitiu que um máximo de energia sutil de freqüência específica fluísse através do circuito. Essas quantidades máximas de energia são percebidas intuitivamente pelo operador do equipamento radiônico na forma de uma sensação de pegajosidade ao passar o dedo sobre a membrana de borracha. A sensação psíquica primária ocorre num nível psicoenergético mais elevado. O aumento na atividade do sistema nervoso autônomo do operador do equipamento radiônico indica que o ajuste do dial permitiu que se alcançasse um fluxo máximo de energia sutil.

A mente superior do operador do sistema radiônico desempenha um papel singularmente importante na coleta de informações de natureza psíquica. Isto se reflete na variabilidade dos espécimes que podem ser usados como testemunhas vibracionais. Embora a maioria dos terapeutas adeptos do sistema radiônico utilize algum tipo de amostra de material biológico do paciente, tal como um cacho de cabelo ou uma mancha de sangue, outros conseguem sintonizar as energias do paciente com a ajuda de uma testemunha constituída apenas por uma fotografia ou por um pedaço de papel contendo a assinatura original da pessoa que estiver sendo submetida ao teste. A teoria holística de que "cada pedaço contém o todo" consegue explicar apenas parcialmente o modo pelo qual o cabelo ou uma amostra de sangue do paciente é capaz de transmitir informações. A testemunha apresenta a mesma freqüência energética do paciente do qual provém. Existe uma espécie de ressonância energética entre o paciente e a testemunha. As fotografias dos pacientes podem efetivamente captar a essência vibracional desses indivíduos, fato evidenciado pela capacidade de os terapeutas adeptos da radiônica as utilizarem como testemunhas. Em lugar de sintonizar o pequeno holograma representativo do paciente, codificado na amostra de sangue ou cabelo dele retirada, é possível que a consciência do terapeuta radiônico consiga sintonizar o holograma cósmico a fim de obter, a distância, informações de natureza psíquica a respeito do paciente.

O processo de sintonização radiônica talvez seja semelhante aos mecanismos subjacentes à visão remota, descritos no Capítulo 1. Nas pesquisas com visão remota, o experimentador humano visita um local qualquer escolhido ao acaso, local que os indivíduos que estiverem sendo testados procuram descrever com detalhes. Embora distante, o experimentador é uma figura familiar para a pessoa que estiver sendo submetida ao teste de visão remota, proporcionando-lhe um ponto focal que sua consciência possa sintonizar-se com o local selecionado. O experimentador proporciona uma espécie de bússola psíquica direcional que torna possível a sintonização da parte relevante do vasto mapa do holograma cósmico por parte do indivíduo que estiver sendo testado. Na radiônica, de forma semelhante, a testemunha pode proporcionar um outro tipo de bússola psíquica direcional que atua como um ponto focal para os níveis superiores da mente do operador. Essa bússola orienta o operador na sintonização da parte relevante do holograma cósmico, permitindo que ele tenha acesso às singulares características de freqüência do paciente.

Outra analogia útil é o conceito de cão de caça psíquico. Quando os rastreadores estão tentando encontrar uma pessoa perdida ou desaparecida, eles geralmente usam cães de caça. Eles deixam que o cão de caça cheire uma peça do vestuário da pessoa desaparecida, como um sapato, por exemplo, para que o animal possa "sintonizar" seus sentidos olfativos com o cheiro da pessoa que se quer encontrar. Seguindo o cheiro, o cão consegue rastrear a pessoa desaparecida e acaba descobrindo onde ela está. Na radiônica, a guia de onda da testemunha atua de forma semelhante para transmitir o "odor vibracional" do paciente aos sentidos superiores do operador radiônico. Ao contrário do cão de caça, que precisa rastrear fisicamente a pessoa, as habilidades psíquicas do operador radiônico permitem que ele sintonize o paciente a qualquer distância e que se mantenha em sintonia vibracional direta com ele.

Embora o operador radiônico talvez não seja capaz de perceber conscientemente os dados energéticos acerca do paciente que estiver tentando sintonizar, os níveis superiores de sua mente têm essa capacidade. Os seres humanos recebem constantemente *inputs* energéticos de freqüências superiores através dos seus sistemas chakra-nádis. Na maioria dos indivíduos, essa percepção ocorre fora dos níveis de consciência. Como os chakras possuem qualidades perceptuais de freqüências superiores e estão intimamente interligados com o sistema nervoso físico, existem mecanismos através dos quais a atividade do sistema nervoso autônomo talvez possa ser modulada pelos *inputs* energéticos sutis. Os sistemas radiônicos, tal como a unidade básica mencionada anteriormente, procuram fazer com que os dados normalmente inconscientes das informações psíquicas superiores sejam traduzidos em dados conscientes passíveis de serem utilizados na realização de diagnósticos. Foram projetados diversos instrumentos radiônicos, permitindo que o terapeuta possa diagnosticar uma grande variedade de distúrbios energéticos e fisiológicos.

O aparelho radiônico é um equipamento passivo. Ele depende inteiramente do sistema perceptivo energético sutil do operador radiônico, o qual fornece os elementos necessários para o sucesso da operação. *A capacidade de diagnosticar corretamente disfunções energéticas em vários níveis de freqüência é um reflexo da sensibilidade energética dos sistemas de percepção dos chakrass de cada terapeuta radiônico.* Portanto, os sistemas radiônicos somente proporcionam diagnósticos consistentemente precisos se o operador tiver alcançado um determinado nível funcional de consciência e os seus chakras principais estiverem atuando de forma adequada. Este, na verdade, é um tipo de instrumento de diagnóstico inteiramente dependente do efeito do experimentador. Assim, os aparelhos radiônicos podem proporcionar níveis de informações ligeiramente diferentes a operadores com níveis variáveis de experiência.

Os sistemas radiônicos utilizam os elos energéticos entre a nossa anatomia energética sutil e o nosso sistema nervoso físico. Sabe-se que os filamentos sutis do siste-

189

ma de nádis, intimamente entrelaçados com os nervos físicos do corpo, retransmitem correntes magnéticas originárias dos chakras em diferentes níveis energéticos. Em muitos aparelhos radiônicos, as correntes energéticas sutis que afetam o sistema nervoso central são traduzidas em percepção consciente por meio de indicadores externos de intensificação da atividade simpática. A ligeira elevação no grau de umidade da ponta dos dedos, provocada por um aumento no tônus simpático, produz na membrana de borracha a sensação de pegajosidade que o operador radiônico interpreta conscientemente como uma resposta positiva. A sensação de pegajosidade é um indicador externo da atividade simpática interna.

Diagrama 23
O SISTEMA ENERGÉTICO MULTIDIMENSIONAL HUMANO

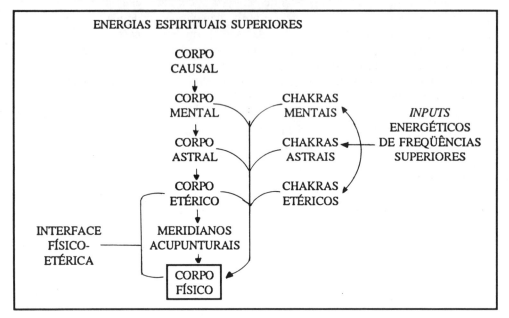

Como vimos nos experimentos do Dr. Dean, flutuações inconscientes na atividade simpática do sistema nervoso central podem refletir com precisão alterações no fluxo de energias sutis para o cérebro. Diversas freqüências de energia sutil penetram no corpo através de vários canais psicoenergéticos, incluindo o sistema chakra-nádis (veja o Diagrama 23). O ato de passar os dedos sobre a membrana de borracha do aparelho radiônico permite que a mente consciente possa usar a atividade nervosa simpática como uma forma de *feedback* psíquico durante o processo de sintonização dos diais radiônicos nas posições apropriadas. Existem explicações alternativas e igualmente interessantes a respeito do mecanismo que está por trás do fenômeno da "pegajosidade" dos dedos, tal como o modelo da ressonância acústica, proposto por Tiller.[17] Saber qual é o verdadeiro mecanismo talvez seja menos importante que o fato de a resposta de pegajosidade nos dedos permitir que informações importantes para o diagnóstico alcancem efetivamente a consciência do terapeuta radiônico.

As posições dos diais radiônicos ligados aos potenciômetros internos atuam como uma espécie de instrumento de contabilidade, efetuando registros quantitativos de dados psíquicos. Números de freqüência — ou resultados — com três a quatro dígitos são analisados psiquicamente, um dígito de cada vez. Os resultados representam freqüências energéticas nas quais o paciente está ressoando em estado de doença ou de saúde. Os resultados descrevem não apenas as condições energéticas do paciente mas também a freqüência de energia necessária para fazer o corpo retornar a um estado de equilíbrio energético e de homeostase. *Os resultados representam perturbações nas freqüências relativas, e não descritores numéricos absolutos.* Podem ocorrer resultados diferentes quando o mesmo paciente é submetido a mais de um aparelho radiônico. Pode haver diferenças de um aparelho para outro no resultado radiônico relativo à pneumonia, por exemplo. Para o mesmo tipo de aparelho radiônico, porém, o resultado relativo à pneumonia será sempre o mesmo. Foram desenvolvidas e padronizadas diversas tabelas de resultados de referência, em estados de saúde e doença, para o caso específico de cada instrumento de diagnóstico radiônico.

Os resultados numéricos são formados por números compostos obtidos a partir do posicionamento dos diais dos potenciômetros, os quais estão adaptados a determinados valores de diagnóstico. Em outras palavras, um dial está ajustado em incrementos de dez, outro em incrementos de cem, etc. Conforme já dissemos, alguns pesquisadores acham que a resistência ajustável dos potenciômetros afeta o fluxo de correntes energéticas sutis que passam para a membrana de borracha a partir dos circuitos do aparelho radiônico. A fixação da resistência em certos valores otimiza o fluxo de correntes energéticas sutis de determinadas freqüências.

Enquanto se mantém sintonizado mentalmente com o paciente, o terapeuta radiônico gira o dial de um único potenciômetro e passa o dedo sobre a membrana de borracha. Esse processo poderia ser comparado ao que acontece quando um arrombador de cofres gira cuidadosamente o dial enquanto procura ouvir os entalhes se encaixarem nas aberturas do ferrolho para poder destravar a porta de uma caixa forte. Quando se consegue otimizar a resistência ao fluxo de corrente sutil, através de ajustes nos diais, acontece uma espécie de reação de ressonância mental. O terapeuta radiônico recebe uma resposta consciente afirmativa, em conseqüência do ajuste correto dos diais, através da percepção de uma sensação de "pegajosidade" no dedo. Utilizando esse mesmo processo, ele sintoniza o segundo, o terceiro e o quarto diais do potenciômetro, até que tenha sido determinado cada dígito do número de três ou quatro dígitos que expressa o resultado do exame das freqüências energéticas do paciente. De forma semelhante, o nosso arrombador de cofres, depois de ter ouvido o primeiro entalhe encaixar-se numa abertura do ferrolho, continua o processo até que todos os entalhes tenham se encaixado e o ferrolho possa girar, soltando as travas da porta.

Embora os sistemas radiônicos tenham se tornado mais sofisticados do que os modelos mais simples aqui descritos, os princípios envolvidos em sua operação continuam os mesmos. A operação bem-sucedida de sistemas radiônicos depende, não apenas de uma capacidade radiestésica desenvolvida, mas também de habilidade e experiência no uso dessa capacidade para a realização de diagnósticos radiônicos. Assim como no caso de qualquer outro sistema de diagnóstico médico, a habilidade técnica e o treinamento são fundamentais para uma interpretação acurada. Os sistemas radiônicos são apenas aparelhos externos que proporcionam um ponto focal de orientação e *feedback* para as habilidades radiestésicas e curativas do terapeuta. Eles transformam dados psíquicos inconscientes em informações conscientes úteis para o diagnóstico. Antes do desenvolvimento dos instrumentos radiônicos, havia outros dispositivos de transdução com a capacidade de decodificar impressões radiestésicas de valor diagnóstico.

Uma das primeiras aplicações da habilidade radiestésica foi o uso de pêndulos no diagnóstico médico, prática adotada por pioneiros como Mermet.[18] O pêndulo fica suspenso por uma mão enquanto o paciente é mantido na consciência do terapeuta. Ao mesmo tempo em que faz mentalmente determinadas perguntas — respondíveis com um sim ou um não — a respeito das condições de saúde do paciente, o terapeuta fica atento ao pêndulo para verificar a ocorrência de movimentos de rotação nos sentidos horário e anti-horário. Perguntas do tipo sim/não semelhantes também são usadas na obtenção de informações através de sistemas radiônicos.

O comportamento mecânico do pêndulo, tal como acontece no aparelho radiônico, depende do *output* nervoso inconsciente produzido pela função perceptual psíquica. No caso do aparelho radiônico, o *output* inconsciente é transmitido pelo sistema nervoso autônomo; com o pêndulo, isso é feito através de diminutos movimentos inconscientes nos músculos do esqueleto. Ambos os sistemas utilizam alterações elétricas do sistema nervoso do corpo físico como uma forma de traduzir dados psíquicos inconscientes em informações energéticas conscientes de valor diagnóstico.

O Diagrama 24 sumariza as relações entre os diversos aparelhos radiônicos e radiestésicos e os percursos do fluxo de informações através dos caminhos conscientes e inconscientes (ou autônomos) do sistema psicoenergético humano. Pode-se notar que o processo básico de recepção de informações ocorre no nível psíquico, via *inputs* através do sistema chakra-nádi. A partir daí, as informações fluem primeiro para um nível de processamento inconsciente do sistema nervoso. Os *outputs* provenientes dessa via de processamento geralmente se manifestam através do sistema nervoso autônomo e de atividades motoras inconscientes. A mente consciente torna-se então capaz de perceber e analisar a informação através das diversas maneiras pelas quais ela se expressa no pêndulo e nos aparelhos radiônicos. O único processo que ocorre num nível consciente é a sintonização com o paciente e a leitura do aparelho radiônico. Todos os processos que desembocam na interpretação do diagnóstico ocorrem em níveis não-conscientes da função energética. Como esses sistemas energéticos sutis possuem uma interface com o sistema nervoso, é possível utilizar indicadores de atividade nervosa inconsciente para acompanhar de forma indireta as atividades psíquicas superiores.

Como a rede de fontes de informações do terapeuta inclui o sistema de chakras, é possível diagnosticar radionicamente enfermidades causadas por desequilíbrios nos corpos sutis. Os progressos nesse sentido devem-se em grande parte às pesquisas do Dr. David Tansley, realizadas na Inglaterra.[19] Determinados desequilíbrios que ocorrem nos chakras podem ser diagnosticados (e tratados) desde que, no paciente que estiver sendo estudado, os processos patológicos estejam relacionados com a hipo ou hiperatividades de um dado centro psíquico. (A questão do relacionamento entre desequilíbrios nos chakras e doenças físicas subjacentes a eles será examinada com maior profundidade num capítulo posterior.)

Diagrama 24
APLICAÇÕES DIAGNÓSTICAS DA RADIESTESIA:
CAMINHOS DO FLUXO DE INFORMAÇÕES NOS SISTEMAS RADIÔNICOS

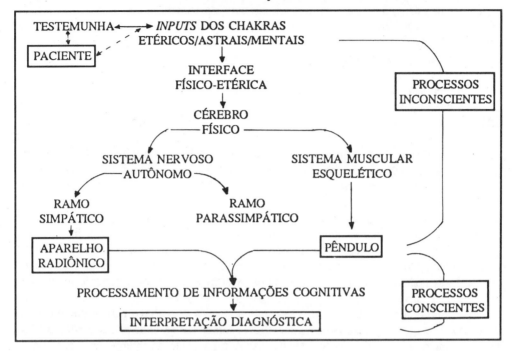

O terapeuta radiônico consegue obter essas informações diagnósticas formando uma ligação mental com o paciente através do veículo representado pela testemunha. Tansley chamou essa ligação de elo mental de ressonância. *A testemunha vibracional é, na verdade, um ponto focal bidirecional de sintonização, pois permite não apenas o fluxo energético de informações do paciente para o terapeuta como também proporciona uma ligação energética sutil com o paciente, tornando possível a terapia a distância.*

Depois de descobrirem a eventual ocorrência de desequilíbrios de freqüências energéticas no paciente através do diagnóstico radiônico, *esses aparelhos permitem que o terapeuta transmita ao paciente as energias vibracionais com as características de freqüência necessárias.* Esse tipo de casamento de freqüências energéticas assemelha-se, em teoria, ao diagnóstico e tratamento realizados pelos terapeutas adeptos do método ESV. Diferentes tipos de terapias de freqüências radiônicas podem ser proporcionadas por várias modalidades energéticas. Uma vez que a testemunha permita que se possa sintonizar a freqüência vibracional de um paciente a partir de qualquer lugar do mundo, torna-se possível o estabelecimento de um elo bidirecional entre o paciente e o terapeuta radiônico. Isto significa que é possível utilizar diversos sistemas radiônicos para emitir freqüências terapêuticas de energia sutil para o paciente, mesmo através de grandes distâncias. Em vez de administrar ao paciente um remédio homeopático contendo uma dose quântica de vibração da freqüência necessária, pode-se utilizar a testemunha e o aparelho radiônico para emitir diretamente a freqüência do remédio homeopático para o paciente. O aparelho Mora, já discutido neste capítulo, consegue transmitir freqüências de energia homeopática terapêutica utilizando princípios energéticos sutis semelhantes aos da transmissão vibracional ressonante a distância. Também é possível, de forma semelhante, transmitir freqüências energéticas aos pacientes utilizando diversos emissores vibracionais, incluindo várias pedras preciosas e cristais, cores, essências florais e até mesmo as freqüências magnéticas sutis claramente definidas produzidas por determinados aparelhos radiônicos.

Os cientistas convencionais geralmente têm dificuldade para aceitar os sistemas radiônicos de diagnóstico e tratamento porque isso implicaria a aceitação da anatomia energética sutil humana. Além disso, a capacidade de transmitir radionicamente a cura de doenças através de grandes distâncias é uma idéia que não faz muito sucesso entre a maioria dos físicos. Conforme veremos mais tarde, há um certo número de interessantes pesquisas científicas comprovando a afirmação de que as energias curativas podem ser transmitidas dos terapeutas para os pacientes através de centenas de quilômetros. No caso da cura radiônica a distância, por exemplo, a testemunha proporciona o guia de onda necessário para dirigir as energias curativas para o paciente. Para que se possa compreender os métodos radiônicos de diagnóstico, é necessário aceitar o fato de que diversos tipos de visão remota são possíveis e que, às vezes, essas capacidades ocultas podem atuar nos níveis inconscientes de percepção. Além do mais, essas habilidades clarividentes podem ser ajudadas e concentradas através de diversos tipos de instrumentos psicoeletrônicos.

As teorias holográficas de realidade talvez encerrem a chave para a compreensão do modo pela qual algumas pessoas conseguem sintonizar-se com locais e pessoas distantes a fim de obter informações detalhadas. A capacidade de interpretar o holograma cósmico talvez seja um pré-requisito necessário para a aplicação dos métodos radiônicos de diagnóstico. É provável que todos nós, em maior ou menor grau, sejamos dotados dessa capacidade.

A sintonização adequada entre o terapeuta e o aparelho talvez seja um pré-requisito necessário para a operação, não apenas dos sistemas radiônicos, mas também dos equipamentos de diagnóstico do tipo ESV. *As habilidades intuitivas do terapeuta irão desempenhar um papel cada vez mais importante à medida que a medicina continua a explorar as abordagens energéticas sutis de diagnóstico e tratamento.*

Alguns têm sugerido que, embora os sistemas ESV sejam realmente uma espécie de sistema radiônico de diagnóstico e tratamento, eles são mais amplificados eletronicamente do que os seus equivalentes genuinamente radiônicos. Os dois sistemas envolvem a transmissão de energias sutis através de fios. O método ESV dá melhores resultados quando se usa uma interface direta com o sistema de meridianos do paciente, através de um contato elétrico com os pontos de acupuntura. O método genuinamente radiônico funciona mesmo sem a presença física do paciente. Os sistemas radiônicos exigem apenas uma amostra vibracional do paciente (a testemunha) para sintonizar a mesma rede energética sutil.

Existem pesquisas clínicas sugerindo que a Máquina Voll é, na verdade, uma espécie de instrumento radiônico ou rabdomântico. Os estudos concluíram que, quando se usava as primeiras sondas de acupuntura ESV, podem ter ocorrido variações nas pressões aplicadas contra os pontos de acupuntura pelo operador do aparelho ESV. Agora já existem sondas de acupuntura mais modernas que proporcionam um *feedback* eletrônico quanto à pressão aplicada, a fim de controlar essa variável. Mesmo quando a pressão é controlada, ainda há alguma suspeita de que o aparelho de Voll possa funcionar melhor quando o terapeuta for sensível às energias envolvidas, fenômeno semelhante ao que ocorre no caso de um operador radiônico. O aparelho de Voll permite que o terapeuta, em vez de trabalhar a distância através de uma testemunha· vibracional, entre em contato direto com a rede de meridianos do paciente. Mesmo sem a conexão radiônico, sistemas computadorizados de eletrodiagnóstico, que não exigem a participação direta do terapeuta, tal como a Máquina AMI, reforçam a importância de se usar o sistema de meridianos como uma interface para diagnóstico.

Os sistemas radiônicos e ESV geralmente empregam o princípio da ressonância para levar a cabo suas funções de diagnóstico e proporcionar aos pacientes terapias energéticas eficazes de freqüências específicas. Os sistemas radiônicos eliminam até mesmo a necessidade da ingestão corporal de remédios, visto que as freqüências necessárias podem ser emitidas a distância para o paciente através do guia de ondas da testemunha. Os dois métodos permitem o diagnóstico de disfunções no nível da anatomia energética sutil do paciente antes que elas se manifestem na forma de uma verdadeira doença física. Os sistemas de diagnóstico radiônico e eletroacupuntural tornam possível a detecção de doenças antes que algum órgão seja lesado. É evidente que a aceitação generalizada do sistema radiônico e das tecnologias baseadas nos meridianos irá exigir uma profunda alteração na consciência dos profissionais da saúde, de modo que eles passem a reconhecer a existência dos sistemas energéticos sutis humanos.

Pontos Fundamentais a Serem Recordados

1. O sistema de meridianos acupunturais, em virtude de suas ligações energéticas com os corpos físico e etérico, é chamado de interface físico-etérica.

2. Os sistemas de diagnóstico eletroacupunturais, tais como os aparelhos de Voll e de Motoyama, detectam desequilíbrios energéticos e fisiológicos no corpo através da mensuração de alterações elétricas no sistema de meridianos. Como o sistema de meridianos faz parte da interface físico-etérica, os desequilíbrios energéticos existentes nos pontos de acupuntura refletem perturbações nos níveis etérico e celular.

3. Enquanto a Máquina AMI examina todos os principais meridianos simultaneamente, a Máquina de Voll é usada para estudar as características elétricas de um único ponto de acupuntura de cada vez.

4. Os desequilíbrios detectados pelo equipamento de Voll em pontos de acupuntura específicos situados ao longo de um meridiano podem refletir perturbações fisiológicas em diferentes níveis do sistema de órgãos suprido por esse meridiano.

5. A Máquina de Voll também pode ser usada para diagnosticar causas específicas de doenças ou para casar remédios específicos com o paciente. O mecanismo energético subjacente a essa aplicação da Máquina de Voll está relacionado com um fenômeno conhecido como reação de ressonância acupuntural. Quando o agente causador da doença ou o remédio vibracional apropriado é colocado no circuito da Máquina de Voll, essa reação produz uma alteração elétrica no medidor de *output* do aparelho (enquanto este se mantém em contato elétrico com o sistema de meridianos acupunturais do paciente).

6. O uso de sistemas de diagnóstico, como a Máquina de Voll, para descobrir e tratar desequilíbrios vibracionais no corpo nos permite penetrar fundo na armadura energética dos indivíduos e sondar suas camadas mais antigas. A remoção de sucessivas camadas dessa armadura, adquirida através da exposição a várias agressões fisiológicas e energéticas, é chamada de "efeito cebola".

7. As alergias alimentares, às vezes chamadas de reação de sensibilidade aos alimentos, freqüentemente são causadas por reações adversas a compostos fenólicos comumente encontrados em muitos alimentos. Os mecanismos de ocorrência dessas reações de sensibilidade incluem uma variedade de respostas imunológicas bem como, provavelmente, determinadas reações energéticas sutis. Essas reações de sensibilidade aos alimentos são provavelmente responsáveis por um número de doenças não-diagnosticadas maior do que atualmente se reconhece.

8. A Máquina de Voll pode ser usada para acelerar o diagnóstico de diversas alergias alimentares e também para efetuar a rápida determinação de dosagens homeopáticas específicas de substâncias alergênicas que possam neutralizar os sintomas alérgicos.

9. Em vez de entrar em contato direto com o sistema de meridianos de um paciente para obter informações energéticas, os aparelhos radiônicos utilizam uma amostra de material biológico ou uma fotografia do paciente para analisar sua constituição energética. A testemunha é um ponto focal energético que a consciência superior do terapeuta radiônico pode sintonizar.

10. Os aparelhos radiônicos também utilizam o princípio da ressonância a fim de obter um *feedback* a respeito do estado do paciente. A reação de ressonância ocorre no interior do sistema nervoso autônomo (inconsciente) do terapeuta radiônico e redunda em uma maior ativação do sistema nervoso simpático. Essa reação é caracterizada por uma maior pegajosidade no dedo do terapeuta quando este o fricciona suavemente contra a membrana de borracha do aparelho radiônico.

11. Os sistemas radiônicos são aparelhos que aumentam a sensibilidade dos sistemas perceptivos energéticos superiores do terapeuta, especialmente o sistema chakra-nádi. Assim, a sensibilidade dos aparelhos radiônicos é um reflexo do desenvolvimento psicoespiritual dos seus operadores.

12. Os aparelhos radiônicos são armazenadores de dados mentais dotados de diais numerados que ajudam o terapeuta a sintonizar a freqüência da doença do paciente. Descobrindo essa freqüência, torna-se possível enviar de volta ao paciente, através do elo energético intermediário representado pela testemunha vibracional, a freqüência curativa apropriada e necessária.

13. Os aparelhos radiônicos e os pêndulos são sistemas que permitem ao terapeuta sensitivo amplificar e trazer para a consciência percepções psíquicas que geralmente operam num nível inconsciente.

14. Como os operadores da Máquina de Voll podem variar inconscientemente a pressão com que sondam os pontos de acupuntura, é possível que o aparelho de Voll também possa atuar como uma espécie de sistema radiônico ou rabdomântico.

Capítulo VII

A *Evolução da Medicina Vibracional:*

APRENDENDO A CURAR COM A SABEDORIA DA NATUREZA

Ao longo deste texto, examinamos com grandes detalhes os relacionamentos entre o corpo físico e os corpos sutis que contribuem para a natureza multidimensional dos seres humanos. Tornou-se cada vez mais evidente que é possível tratar doenças físicas e mentais agindo sobre as estruturas de freqüências superiores que estão em equilíbrio dinâmico com o corpo físico. Nossos corpos de energia sutil desempenham um importante papel na manutenção da nossa saúde. A manifestação de padrões anormais de organização e crescimento celular é precedida de perturbações energéticas no corpo etérico. As doenças se manifestam no corpo físico depois que as perturbações de energia já tiverem se cristalizado nos padrões estruturais sutis dos corpos de freqüências superiores. Uma das melhores maneiras de corrigir disfunções nos corpos sutis é a administração de doses terapêuticas de energias sutis de freqüências específicas na forma de remédios vibracionais.

Quando falamos em vibração, estamos usando simplesmente um sinônimo de freqüência. Diferentes freqüências de energia refletem taxas variáveis de vibração. Sabemos que a matéria e a energia são duas manifestações diferentes da mesma substância energética primária de que são constituídas todas as coisas que existem no universo, incluindo os nossos corpos físico e sutil. A taxa vibratória dessa energia universal determina a densidade de sua manifestação na forma de matéria. A matéria que vibra numa freqüência muito lenta é chamada de matéria física. Aquela que vibra em velocidades maiores que a da luz é chamada de matéria sutil. A matéria sutil é tão real quanto a matéria densa; sua taxa vibratória é simplesmente mais rápida. Para que possamos alterar terapeuticamente os nossos corpos sutis, temos de administrar energia que vibra em freqüências que estão além do plano físico. Os remédios vibracionais contêm essas energias sutis de alta freqüência.

Os remédios vibracionais são geralmente essências ou tinturas carregadas com energia sutil de uma determinada freqüência. Já examinamos um tipo de remédio vibracional quando tratamos da homeopatia. Conforme demonstram os remédios homeopáticos típicos, as características vibracionais são geralmente fixadas no agente universal de armazenamento da natureza: a água. Os padrões energéticos sutis armazenados na essên-

197

cia vibracional podem ser usados para influenciar os seres humanos em diversos níveis interativos.

Existe um grande número de remédios vibracionais obtidos a partir da mãe Natureza. As essências de flores vivas estão entre as mais antigas modalidades naturais de cura. Continuaremos a nossa discussão da evolução vibracional abordando as dádivas proporcionadas à humanidade pelas flores do nosso planeta.

Aprendendo a Curar com os Remédios Florais: O Dr. Bach Descobre as Dádivas Ocultas da Natureza

Dentre os nomes associados ao uso terapêutico de essências florais, um dos mais respeitáveis é o Dr. Bach, da Inglaterra. No início do século XX, o Dr. Bach era um respeitável médico homeopata de Londres. A ele é creditada a descoberta dos agora famosos Remédios Florais Bach, utilizados pelos profissionais da saúde de todo o mundo. Essas essências florais são usadas no tratamento de vários distúrbios emocionais e fisiológicos. Embora contenham minúsculas quantidades de substâncias físicas, as es—sências florais, assim como os remédios homeopáticos, são consideradas remédios genuinamente vibracionais. A aplicação generalizada das essências florais abriu caminho para que essa modalidade de cura se transformasse numa forma singular e especializada de terapia energética sutil. O Dr. Bach foi um pioneiro que descobriu a ligação entre o *stress* e as doenças várias décadas antes que a maioria dos médicos contemporâneos começasse a se dedicar a essa questão. A partir de suas descobertas iniciais a respeito da influência dos fatores emocionais sobre as doenças, Bach procurou encontrar uma maneira simples e natural de fazer com que as pessoas retornassem a um nível de equilíbrio harmonioso. Foi essa busca de uma cura na natureza que acabou levando Bach a descobrir as propriedades curativas dos remédios homeopáticos e, em última análise, das essências florais.

Antes de tornar-se homeopata, Bach era um médico ortodoxo especializado em bacteriologia e trabalhava num grande hospital de Londres. Uma das suas primeiras descobertas nessa área esteve relacionada com a presença de determinados tipos de batérias no trato gastrointestinal de pessoas que sofriam de enfermidades crônicas. Ele constatou a existência de diversas bactérias cuja presença no trato gastrointestinal estava associada de forma consistente ao agravamento de enfermidades crônicas como artrite e doenças reumáticas. Se as bactérias suspeitas estivessem de fato contribuindo para agravar essas doenças reumáticas, então o fortalecimento da capacidade de o corpo rejeitar imunologicamente esses microorganismos proporcionaria uma melhora no estado de saúde dos pacientes, aliviando os sintomas da artrite. Bach presumiu que a inoculação dos pacientes com vacinas preparadas a partir dessas bactérias intestinais produziria o desejado efeito de remover do sistema as toxinas bacteriais que causavam a doença crônica. Com base nessa suposição, Bach produziu vacinas diluídas a partir de patógenos intestinais suspeitos, os quais, como ele constatara, estavam ligados a episódios de agravamento das doenças crônicas. Quando ministradas através de injeções a pacientes que sofriam de diversas doenças crônicas, as vacinas produziram significativas melhoras da artrite e de outros sintomas crônicos.

Pouco depois dessa descoberta, Bach ganhou de presente um livro chamado *The Organon of Medicine*. Esse livro era o famoso tratado de Hahnemann sobre a homeopatia.

Bach sentiu grande simpatia pelos conceitos do sistema homeopático. Sua idéia de ministrar doses diminutas de substâncias tóxicas para curar doenças era semelhante à teoria homeopática de Hahnemann. Bach chegara empiricamente a essa conclusão unicamente através de tentativas e erros. Ele também estava interessado em descobrir um método alternativo de aplicar suas vacinas, pois freqüentemente ocorriam reações locais no local da injeção. Bach resolveu preparar concentrações homeopáticas de bactérias intestinais associadas a doenças e ministrá-las na forma de doses sublinguais. Ele ministrou-as por via oral em alguns pacientes, obtendo resultados muito mais notáveis do que antes havia conseguido com suas vacinas injetáveis. Bach classificou ao todo sete tipos de bactérias associadas a doenças crônicas, e a partir delas elaborou preparados homeopáticos conhecidos como os Sete Nosodos de Bach (veja o Capítulo 6 para uma discussão adicional a respeito dos bionosodos).

Foi nessa época que Bach fez uma interessante descoberta. Ele observou que os pacientes portadores de cada um dos sete tipos de bactérias intestinais patogênicos apresentavam tipos específicos de personalidade ou temperamento. Ele achou que os sete tipos de bactérias estavam associados a sete personalidades distintas. Com base nessa suposição, Bach começou a tratar os pacientes com os nosodos. Ele prescrevia os nosodos tendo por base exclusivamente o temperamento dos pacientes. Bach ignorou os aspectos físicos das doenças que os afligiam e lidou apenas com os sintomas mentais que havia correlacionado com determinados nosodos. Utilizando esse método, Bach obteve resultados clínicos positivos que excederam as suas expectativas.

Depois de aprimorar um pouco suas técnicas e análises de tipos de personalidade, Bach fez outra grande descoberta Ele chegou à conclusão de que indivíduos pertencentes ao mesmo grupo de personalidade não seriam acometidos necessariamente pelas mesmas doenças. Ao se defrontarem com qualquer tipo de agente patogênico, os pacientes do mesmo grupo de personalidade provavelmente reagiram às suas doenças de modo semelhante com os mesmos comportamentos, disposição de ânimo e estado de espírito — independentemente da espécie de doença. Assim, era necessário apenas classificar as características físicas e emocionais do paciente para encontrar o remédio mais apropriado para curar suas doenças crônicas. Bach intuíra corretamente que a predisposição geral para doenças era condicionada por diversos fatores relacionados com a personalidade e a estrutura emocional do paciente. Dentre esses fatores, o mais importante eram as propensões emocionais, tais como o medo e as atitudes negativas. Somente agora a ciência médica está começando a se interessar por estudar os notáveis relacionamentos existentes entre as doenças e as emoções. Bach já havia feito o mesmo mais de cinqüenta anos antes do surgimento de pesquisas na área da psiconeuroimunologia.

Bach não gostava de ministrar nosodos preparados a partir de agentes patogênicos. Ele teve o palpite de que existiam na natureza vários remédios vibracionalmente semelhantes, os quais poderiam duplicar os efeitos de seus nosodos e superá-los em matéria de eficácia terapêutica. Desse modo, começou a procurar agentes naturais que tivessem a capacidade de tratar, não a doença já estabelecida, mas seus precursores emocionais. Posteriormente, ele encontrou esses agentes em essências de determinadas flores. Bach identificou ao todo 38 essências. A 38ª essência era uma mistura floral conhecida familiarmente como Remédio de Salvação.

Bach percebeu acertadamente que a ligação doença-personalidade era provocada por padrões energéticos disfuncionais nos corpos sutis. Ele teve a impressão de que as doenças eram causadas pela desarmonia entre a personalidade física e o *Eu Superior*, ou alma, a qual refletir-se-ia em determinados tipos de peculiaridades mentais e atitudes presentes no indivíduo. Essa desarmonia mental e energética entre a personalidade física e o *Eu Superior* era considerada mais importante do que o processo patogênico propriamente dito.

Bach achou que as energias vibracionais sutis das essências florais poderiam contribuir para realinhar os padrões emocionais de disfunção. O indivíduo poderia gozar de mais harmonia interior através de um aumento no alinhamento da personalidade física com as energias do *Eu Superior*, o que redundaria em maior paz de espírito e expressão de alegria. *Através da correção desses fatores emocionais os pacientes seriam ajudados a aumentar a vitalidade física e mental, o que contribuiria para a cura de qualquer doença física.* Bach estabelece uma ligação entre a personalidade física e o *Eu Superior* por meio de uma filosofia reencarnacionista. Para citar as palavras do próprio Bach:

> *Nunca é excessivamente firme a idéia de que toda Alma encarnada está aqui com o propósito específico de ganhar experiência e compreensão e de aprimorar sua personalidade no sentido daqueles ideais estabelecidos pela Alma. Lembremo-nos todos de que a alma de cada um de nós estabeleceu para cada indivíduo uma determinada missão e que, a menos que essa missão seja cumprida, ainda que talvez de forma inconsciente, haverá inevitavelmente um conflito entre a Alma e a personalidade do indivíduo, acarretando necessariamente doenças físicas...*

> Desde tempos imemoriais sabe-se que a *Providência colocou na natureza meios de prevenção e cura de doenças através de ervas, plantas e árvores divinamente enriquecidas.* Foi dado a esses vegetais o poder de curar todos os tipos de doenças e padecimentos. Na terapia com esses remédios não se atenta para a natureza da doença. Trata-se o indivíduo e, quando ele fica bom, a doença desaparece, expulsa pelo fortalecimento da saúde. A mente, sendo a parte mais delicada e sensível do corpo, indica o início e o curso da doença de forma muito mais clara do que o corpo, de modo que é a observação da mente que orienta a prescrição do remédio ou dos remédios necessários...

> Está diante de nós a aurora de uma nova e mais aperfeiçoada arte de curar. Cem anos atrás, a homeopatia de Hahnemann foi o primeiro raio de luz matutina depois de uma longa noite de escuridão, sendo provável que ela venha a desempenhar um importante papel na medicina do futuro...

> Quando abordarmos a questão da cura, entenderemos que ela também tem de acompanhar o progresso e alterar os seus métodos, trocando aqueles baseados num grosseiro materialismo por uma ciência fundamentada nas realidades da Verdade e regida pelas mesmas leis divinas que governam a nossa natureza...

> Os materialistas se esquecem de que há um fator situado acima do plano físico que, ao longo do curso normal da vida, protege ou deixa suscetível a doenças — sejam elas de que natureza forem — qualquer indivíduo específico. *O sentimento do medo, através de seu efeito depressor sobre a nossa atividade mental, provoca desarmonia nos nossos corpos físico e magnético e abre caminho para a invasão bacteriana. A verdadeira causa da doença está na nossa própria personalidade...*

> [No futuro], a arte de curar abandonará métodos de tratamento do corpo físico em favor das curas espirituais e mentais. Essas modalidades de tratamento produzindo harmonia entre a Alma e a mente, erradicarão a causa básica das doenças e, a seguir, permitirão o uso desses meios físicos à medida que forem necessários para completar a cura do corpo.[1] (*os grifos são nossos*)

Bach compreendeu o relacionamento energético que existe entre a mente superior e as qualidades magnéticas dos corpos sutis superiores. Conforme discutimos nos capítulos anteriores, as faculdades mentais e emocionais que se manifestam através do cérebro e do sistema nervoso físico são produto dos *inputs* energéticos provenientes dos corpos etérico, astral e mental. Graças à capacidade de as essências florais atuarem energeticamente sobre esses corpos superiores, seus efeitos acabam se insinuando até o corpo físico.

Bach descobriu os efeitos das várias flores através da observação do modo como elas o afetavam. O próprio Bach era um "médium sensitivo". Ele era tão sensível que de tempos em tempos tinha de se afastar do caos e das apressadas multidões de Londres, pois a vida na cidade era demasiado agitada e extenuante para ele. Tendo se mudado para a zona rural inglesa, depois de uma doença aguda que quase custou-lhe vida, Bach entregava-se a longas caminhadas à procura de remédios existentes na natureza. A sensibilidade de Bach às energias sutis era tamanha que ele conseguia avaliar os efeitos terapêuticos potenciais de uma planta levando ao lábio o orvalho matinal que recobria a sua flor. Bach era tão sensível que, exposto a uma determinada flor, sentia todos os sintomas físicos e estados emocionais para os quais a essência da flor servia de antídoto. O processo de identificação de todos os 38 remédios florais representou um esforço tão violento para a natureza física e emocional de Bach que ele morreu em 1936, com a idade relativamente prematura de 56 anos.

Bach também procurou encontrar uma forma de preparar essas essências vibracionais sem ter de pulverizar a planta e potencializá-la segundo o trabalhoso método homeopático. (Veja o Capítulo 2 para obter maiores informações a respeito do processo de preparação dos remédios homeopáticos.) Ele coletou amostras do orvalho matinal de certo número de flores que estavam ao sol, e de outras que ainda permaneciam na sombra, e examinou-as em busca de diferenças na capacidade de afetarem os corpos de energia sutil do próprio Bach. Comparando os dois grupos de soluções, ele verificou que a água das flores expostas à luz do sol produziam os efeitos mais pronunciados. Para sua alegria, ele descobriu que poderia colocar flores de uma determinada espécie sobre a superfície de uma vasilha com água e deixá-la durante várias horas sob a luz do sol a fim de obter poderosas tinturas vibracionais. Os efeitos sutis da luz solar eram fundamentais para carregar a água com uma marca energética da assinatura vibracional das flores. Este fenômeno talvez esteja relacionado com as propriedades energéticas sutis da luz solar que os hindus chamam de "prana".

Os remédios florais de Bach foram usados para tratar não apenas as reações emocionais às doenças como também os temperamentos que favorecem o eventual surgimento de patologias celulares no corpo. Se um paciente apresenta uma determinada fobia, por exemplo, lhe é prescrita a essência de *Mimulus*. Indivíduos que sofrem de qualquer espécie de choque recebem uma tintura preparada a partir da flor da *Star of Bethlehem,* os que vivem à voltas com uma constante indecisão encontram alívio numa essência preparada a partir da flor do *Scleranthus*. Os pensamentos de natureza obsessiva parecem acalmar-se quando os pacientes são tratados com essências florais preparadas a partir do *White Chestnut*.

Muitos terapeutas obtiveram sucesso no tratamento de padrões crônicos de perturbação emocional e distúrbios de personalidade utilizando os remédios florais do Dr. Bach. Ao contrário das terapias farmacológicas convencionais, que atuam apenas no nível da patologia física celular, os padrões energéticos contidos nas essências florais operam no nível dos veículos emocional, mental e espiritual. Os corpos sutis influenciam o corpo físico, alterando a suscetibilidade deste último a qualquer agente nocivo interno ou externo. Bach procurou usar suas essências vibracionais para aumentar a resistência dos seus pacientes através da criação de uma harmonia interior e da ampliação dos sistemas energéticos superiores que ligam os seres humanos ao seu *Eu Superior*. Os remédios florais de Bach não produziam um grande efeito direto sobre os sistemas celulares do corpo físico. Existem, todavia, outros tipos de essências florais que, por intermédio de suas interações com os diversos níveis da anatomia energética sutil humana, podem atuar diretamente sobre os desequilíbrios celulares do corpo físico.

Depois da morte de Bach, ocorrida em 1936, o Centro de Cura Dr. Edward Bach, na Inglaterra, continuou a preparar essências florais de acordo com o singular sistema descoberto por esse inovador. Em várias escolas naturopáticas da Europa e dos Estados Unidos os Remédios florais do Dr. Bach foram usados de acordo com os critérios mentais e emocionais estabelecidos por Edward Bach. Embora tenham sido feitos vários tipos de experimentos utilizando diferentes flores encontradas na natureza, somente na década de setenta é que uma série inteiramente nova de essências florais curativas foi desenvolvida.

Em 1979, Richard Katz fundou a Sociedade de Essências Florais (SEF). A Sociedade proporcionou uma estrutura para que pesquisadores e terapeutas da área das essências florais pudessem trocar informações a respeito do uso desses remédios. Além disso, foram também introduzidas diversas novas essências preparadas a partir de flores nativas dos Estados Unidos (especialmente da Califórnia, onde estava sediada a SEF). Os pesquisadores da SEF publicaram dados a respeito dos diferentes métodos de utilização dos Remédios Florais de Bach e das novas essências, que ficaram conhecidas como Essências SEF.

As Essências SEF foram descobertas por Richard Katz, o fundador da Sociedade de Essências Florais. Katz realizou intuitivamente a seleção e a formulação de cada uma das flores, processo que foi modificado pela troca de experiências com um pequeno grupo de terapeutas locais. Os resultados clínicos obtidos por Katz indicaram que as novas essências foram particularmente eficazes nos processos de crescimento interior e de despertar espiritual. Elas pareciam atuar como catalisadores para a transmutação de bloqueios psicoenergéticos específicos, tais como o medo relacionado com a sexualidade e questões relativas ao ato sexual, à sensitividade e ao desenvolvimento psíquico e espiritual. Boa parte dos novos conhecimentos a respeito das essências individuais foram obtidas intuitivamente ou através de diversas fontes psíquicas, bem como por meio do uso, com a ajuda de um pêndulo, da faculdade radiestésica do terapeuta.[2] Através dessa forma de coleta intuitiva de informações acumularam-se muitos conhecimentos sobre a aplicação das essências florais. Embora fragmentos dispersos de informações acerca das essências florais tenham sido publicados de forma intermitente no *Flower Essence Journal*, foi apenas em 1983 que surgiu uma obra de fôlego a respeito dos aspectos terapêuticos energéticos sutis das essencias florais, escrita e compilada por Gurudas, um pesquisador de Boulder, Colorado.

Uma Revolução na Cura pelas Essências Florais:
A Contribuição de Gurudas com vistas a uma Síntese da Medicina Vibracional

No início de 1983, uma companhia chamada Pegasus Products, Inc., distribuiu diversas essências florais entre os centros de cura esotérica. Essas novas essências foram dispostas num arranjo especial, lado a lado com um segundo grupo de remédios vibracionais chamados elixires de pedras preciosas. Acompanhando este singular estojo de apresentação, havia uma nota de uma só página relacionando os usos terapêuticos e energéticos das essências florais e dos elixires de pedras preciosas. Na parte de cima do papel havia uma referência a diversos livros que proporcionariam informações vibracionais mais detalhadas. Dentre todas essas referências, o trabalho mais destacado era um compêndio de medicina vibracional intitulado *Flower Essences and Vibrational Healing* [Essências florais e cura vibracional], de Gurudas.

Vários meses depois, foi distribuído pelas livrarias um livro que continha uma grande variedade de guias de medicina holística já publicados anteriormente. Entre os seus tópicos mais incomuns, havia descrições técnicas cientificamente detalhadas das propriedades físicas e energéticas sutis de 108 novas essências florais. Embora algumas dessas formas já estivessem entre as Essências SEF, elas jamais haviam sido descritas com tanta riqueza de detalhes. Além do mais, o livro continha também descrições técnicas dos relacionamentos energéticos entre as essências florais e os remédios homeopáticos. Nesse compêndio extraordinariamente autorizado a respeito da medicina vibracional, Gurudas compilou e comentou informações adquiridas em palestras de Kevin Ryerson, um notável médium na área das informações técnicas de natureza psíquica com atuação semelhante à de Edgar Cayce. Uma porção significativa do material contido no *Flower Essences and Vibrational Healing* fora obtido por Gurudas em 1980, na cidade de São Francisco, ao assistir a uma série de conferências de Ryerson proferidas junto a um grupo de pesquisas psíquicas. O grupo reunira-se com Ryerson para obter informações técnicas transmitidas por via mediúnica a respeito das aplicações clínicas de diversas essências florais. Entre as pessoas presentes a essa notável reunião estavam Gurudas e Richard Katz, fundador da Sociedade de Essências Florais. Além dessas sessões ocorridas em 1980, Gurudas continuou a coletar junto a Ryerson mais informações psíquicas a respeito de essências florais e a acrescentar detalhes aos dados de natureza psíquica que já haviam sido estudados em reuniões anteriores.

É preciso deixar claro aqui que o material obtido por via mediúnica fornece informações inéditas a respeito do que hoje pode ser considerada uma nova tecnologia de cura, embora as origens desses métodos possam efetivamente ser bastante antigas. Os primeiros avanços feitos no século XX no sentido de transformar as essências florais num método sistemático de cura foram proporcionados pelas pesquisas do próprio Dr. Edward Bach, tanto na condição de sensitivo como na de clínico. As informações mediúnicas obtidas por Kevin Ryerson sugerem não só mecanismos de ação bioquímicos e energéticos sutis das essências florais, e suas aplicações na cura de doenças, como também orientações relativas a pesquisas científicas adicionais necessárias para confirmar as informações que já foram dadas. Sob essa óptica, os efeitos dessas novas essências florais devem ser considerados uma forma experimental de terapia.

O livro *Flower Essences and Vibrational Healing* é uma notável realização no sentido de reunir uma grande variedade de informações de caráter técnico a respeito das aplicações terapêuticas das essências florais e de terapias vibracionais semelhantes. O emprego das essências florais ao longo da história é resumido num capítulo descritivo que relata as descobertas e a inspiração do Dr. Bach. Nesse capítulo, Gurudas chega à interessante conclusão de que Bach pode ter sido inspirado por Rudolph Steiner a investigar as propriedades de cura das flores. Steiner, um famoso metafísico, fizera diversas preleções médicas na Inglaterra, as quais podem ter sido assistidas por Bach na época em que ele estava começando a clinicar.

Discussões adicionais sobre as origens do uso terapêutico das essências florais abordam com grande profundeza de detalhes o seu uso em civilizações antigas descritas em textos esotéricos, tais como Atlântida e Lemúria. Na primeira parte do Livro, Gurudas descreve diversas técnicas de preparação e amplificação das essências florais e também os intrincados mecanismos através dos quais elas influenciam o sistema energético humano. A segunda parte do livro aborda detalhadamente cada essência. O livro transcreve discussões que especificam os níveis energéticos sutis em que cada essência atua e há também listas de doenças que podem ser tratadas de forma mais adequada por uma determinada essência. No final dessa sessão, Gurudas organizou convenientemente os dados em tabelas de relevância clínica, relacionando as aplicações terapêuticas das várias essências e os sistemas energéticos com os quais cada essência interage.

Ao contrário de qualquer texto anterior sobre medicina vibracional, foi dada uma grande atenção aos mecanismos fisiológicos e energéticos sutis através dos quais os remédios vibracionais atuam sobre o organismo humano. As informações mencionadas nesse livro raras vezes foram publicadas ou descritas de forma tão detalhada. Sempre que possível, são fornecidas referências a textos esotéricos que confirmam as informações obtidas por via mediúnica. Os mecanismos através dos quais as energias das flores são transferidas da água para o sistema humano são descritos com elegância e simplicidade. Para citar o texto:

> Neste plano evolutivo, as flores foram e são a própria essência e a maior concentração de força vital contida numa planta. Elas são a experiência que remata o crescimento da planta. As flores são uma combinação de propriedades etéricas (da planta) e possuem o máximo de força vital, de modo que freqüentemente são usadas nas porções férteis do vegetal.
>
> A verdadeira essência, naturalmente, é o padrão eletromagnético da forma da planta. Assim como há em várias plantas elementos que fazem parte do corpo físico, também existem numerosos parâmetros de energias biomagnéticas descarregadas pelas flores e por diversas outras partes das plantas. E a intensidade da força vital aumenta nas proximidades do local de florescimento...
>
> [As essências preparadas a partir de flores são] meramente uma impressão etérica; nenhuma molécula da matéria física é transferida. Nesse trabalho, você lida exclusivamente com a vibração etérica da planta, com a sua inteligência. Ao iluminar a água, o sol mistura a ela a força vital da flor, a qual é transferida às pessoas quando elas assimilam essas essências vibracionais.[3]

Além do carregamento da água com a marca vibracional das flores, Gurudas menciona o uso de exilires de pedras preciosas, os quais são preparados de forma semelhante, usando a luz do sol para energizar a água com as extraordinárias propriedades cristalinas de várias gemas e minerais. Ainda mais fascinante do que a lógica energética que está por trás do método solar de preparação de essências florais é a descrição que Gurudas nos dá sobre o modo como as essências produzem seus efeitos sobre os corpos físicos e sutis das pessoas. A parte que descreve a anatomia sutil incorpora muito do que já foi discutido nos capítulos anteriores deste livro e traz novas informações ainda por serem estudadas. Os padrões energéticos das essências florais dão origem a interações terapêuticas entre o corpo físico e o corpo etérico e os veículos de freqüências superiores. De grande interesse aqui é a descrição de determinadas propriedades cristalinas ou quartziformes do corpo físico e o papel que elas desempenham na formação de um sistema energético sutil especial no nível das estruturas físico-celulares. Em capítulos posteriores, examinaremos com mais detalhes as propriedades energéticas e curativas do quartzo e de outros cristais. Esta descrição das propriedades cristalinas do corpo humano será particularmente pertinente quando estivermos tratando da cura pelos cristais.

As essências florais, remédios homeopáticos e elixires de pedras preciosas, quando ingeridos ou usados como ungüento, percorrem um caminho específico através dos corpos físico e sutil. Inicialmente, eles passam pelo sistema circulatório (a corrente sangüínea). Em seguida, o remédio deposita-se a meio caminho entre os sistemas nervoso e circulatório. Nesse ponto, a polaridade entre os dois sistemas gera uma corrente eletromagnética. Existe na verdade uma estreita ligação entre esses dois sistemas e a força vital e a consciência, ligação essa que a ciência moderna ainda não compreende. A força vital atua mais através do sangue, enquanto a consciência atua através do cérebro e do sistema nervoso. Esses dois sistemas apresentam propriedades quartziformes e uma corrente eletromagnética. As células do sangue, especialmente os glóbulos brancos e vermelhos, apresentam propriedades quartziformes mais destacadas, enquanto o sistema nervoso apresenta uma corrente magnética mais intensa. A força vital e a consciência utilizam estas propriedades para penetrar no corpo físico e estimulá-lo.

A partir da metade do caminho entre os sistemas nervoso e circulatório, o remédio em geral desloca-se diretamente para os meridianos. Saindo dos meridianos, a força vital penetra nos diversos corpos sutis e chakras ou retorna diretamente para o corpo físico, no nível celular, através de vários portais situados a meio caminho entre os sistemas nervoso e circulatório. Seu percurso é determinado pelo tipo do remédio e pelo temperamento da pessoa.

A três principais vias através das quais a força vital do remédio pode reentrar no corpo físico são o corpo e o fluido etéricos, os chakras e a pele, com suas propriedades silícicas ou cristalinas. O fluido etérico é a parte do corpo etérico que leva a força vital para as células do indivíduo. O cabelo, com suas propriedades cristalinas, transporta a força da vida; ele não é um portal. Determinadas partes do corpo físico atuam como portais para as forças vitais de um remédio vibracional apenas porque estão associadas a diferentes chakras ou meridianos. A força vital de um remédio vibracional geralmente tende a dirigir-se para um portal, embora possa reentrar no corpo físico através de diversos portais.

Depois de atravessar um dos portais que acabamos de descrever, a força vital passa a meio caminho entre os sistemas nervoso e circulatório, antes de atingir o nível celular e as áreas desequilibradas do corpo físico. Embora esse processo todo aconteça de forma instantânea, geralmente leva algum tempo para que se possa sentir os resultados.[4]

Segundo esta interpretação, as energias sutis das essências florais passam pelo sistema circulatório e pelos nervos antes de alcançar os meridianos. Uma das interconexões mencionadas parece ser uma espécie de rede eletromagnética de fluxo de energia que existe entre a corrente sangüínea e o sistema nervoso. Essa rede de energia específica era desconhecida pela maioria dos fisiologistas esotéricos. Determinados pesquisadores, como Itzhak Bentov,[5] observaram a existência de vias especializadas de ressonância magnética que ligam o sistema circulatório ao sistema nervoso durante a meditação. O modelo de Bentov será discutido com mais detalhes num capítulo posterior a respeito da meditação. A partir dessa via eletromagnética, as energias vitais fluem para os meridianos. Conforme vimos nos capítulos anteriores, os meridianos constituem um mecanismo fundamental da interface energética entre os veículos de freqüências superiores e o corpo físico.

A partir dos meridianos, as energias alcançam os chakras e os diversos corpos sutis. O fluxo ascendente inicial das energias vitais das essências de flores rumo aos níveis energéticos progressivamente mais elevados é oposto ao fluxo descendente usual de energias superiores em direção ao corpo físico. É como se a energia estivesse, por assim dizer, voltando sobre os seus passos e deslocando-se em direção a níveis progressivamente mais sutis para ser reintegrada aos domínios de freqüência superior apropriados. É como se a força vital das essências e remédios precisasse ser amplificada e processada em pontos especiais de retransmissão, tais como os chakras, para que as energias pudessem ser utilizadas de forma apropriada pelos sistemas celulares do corpo físico.

No nível celular, existem outras estações de retransmissão e processamento de energias sutis relacionadas com a rede cristalina mencionada na última citação. A questão das estruturas cristalinas existentes no interior do corpo humano não foi bem estudada ou compreendida pela maioria dos físicos modernos. Teóricos da área da bioeletrônica, tais como Becker e Szent-Gyorgi, tentaram compreender e interagir terapeuticamente com os sistemas de amplificação energéticos inerentes às redes celulares do corpo através da aplicação de teorias relativas aos sistemas eletrônicos e semicondutores.

Recentemente, os cientistas começaram igualmente a reconhecer a existência de tipos especiais de cristais fluidos ou, como também são chamados, cristais líquidos. Esses cristais líquidos talvez possuam algumas das propriedades energéticas do quartzo sólido mas, ao contrário dos minerais encontrados na natureza, muitos são de origem inorgânica. Parece haver uma rede energética sutil através do corpo que utiliza essas estruturas biocristalinas. Essa rede cristalina está envolvida na assimilação e no processamento das energias sutis dos remédios vibracionais. Na citação que se segue, extraída da obra de Gurudas (que se baseou em material psicografado por Kevin Ryerson), o princípio da ressonância bionergética é mais uma vez mencionado em relação aos componentes cristalinos dos sistemas energéticos sutis que constituem uma parte essencial do corpo humano.

No corpo físico e nos corpos sutis, existem várias estruturas quartziformes *que intensificam os efeitos dos remédios vibracionais*. No corpo físico, essas áreas incluem: sais celulares, tecidos gordurosos, glóbulos brancos e vermelhos, linfa e glândula pineal. *Embora essas estruturas cristalinas formem um sistema completo dentro do corpo, ele ainda não foi isolado e compreendido apropriadamente pela medicina moderna.*

As estruturas cristalinas operam em ressonância simpática. Existe uma sintonia entre as as propriedades cristalinas dos corpos físicos e sutis, dos éteres e de muitos remédios vibracionais, especialmente essências florais e elixires de pedras preciosas. Essas propriedades do corpo intensificam a força vital dos remédios vibracionais para que eles atinjam um nível de intensidade em que possam ser assimilados. Na verdade, *essas propriedades cristalinas são pontos de retransmissão para as energias mais etéricas penetrarem no corpo físico.* Isto permite uma distribuição equilibrada das diversas energias na freqüência correta, o que estimula a eliminação da toxicidade para dar lugar à saúde. Isso assemelha-se ao que acontece quando vibrações na freqüência das ondas de rádio atingem um cristal num aparelho radiorreceptor. O cristal vibra ao absorver as ondas de alta freqüência e produz freqüências audíveis que são percebidas pelo corpo.

Quando os remédios vibracionais são intensificados, a força vital neles contida chega até as partes desequilibradas do corpo mais rapidamente e numa forma mais estável. Os remédios podem purificar a aura e os corpos sutis, de modo que esses desequilíbrios não irão mais contribuir para a má saúde. Se isso lhe parece estranho, lembre-se de que os cientistas demonstraram várias vezes que energias sutis como ultra-sons e microondas podem provocar doenças. Por que outras formas de energia sutil não poderiam produzir saúde?[6] (*Os grifos são nossos*)

Quanto à questão das energias sutis de freqüências específicas induzirem o corpo a eliminar a toxicidade das doenças, devemos nos lembrar das explicações contidas nos capítulos anteriores deste livro, nos quais foram descritos os mecanismos através dos quais os remédios homeopáticos produzem seus efeitos sobre os seres humanos. *A rede cristalina do corpo humano contribui para a transdução e a distribuição das energias sutis dos remédios homeopáticos e das essências florais entre os mecanismos de ação apropriados.*

A influência terapêutica final de um remédio ou essência floral depende do nível energético em que ele produz seus principais efeitos. Embora os remédios homeopáticos pareçam produzir um maior efeito energético sobre o corpo físico, alguns estudos clínicos sugerem que os remédios homeopáticos também têm a capacidade de atuar sobre níveis superiores, tais como os chakras e o corpo astral/emocional. Certos casos de psicose maníaco-depressiva e esquizofrenia, por exemplo, melhoraram dramaticamente com um tratamento à base de remédios homeopáticos. Esses efeitos podem ter sido produzidas pela correção não só dos desequilíbrios neuroquímicos associados a doenças como também de perturbações mórbidas de natureza energética eminentemente sutil.

Embora as essências florais pareçam ser especialmente potentes quando se trata de induzir alterações nos chakras e nos corpos sutis, determinadas essências também curam atuando diretamente no nível do corpo físico. Os remédios homeopáticos emitem *quanta* vibracionais de freqüências específicas que parecem ressoar mais intensamente com a estrutura físico/molecular do corpo físico, embora as homeopatias também afetem os chakras e os corpos sutis. As essências florais contêm uma alta concentração de força vital e possuem qualidades semelhantes à de uma espécie de tintura de energia de pura consciência. Em virtude desta propriedade vibracional sutil, determinadas essências florais talvez tenham efetivamente a capacidade de interagir com os corpos sutis e com os chakras a fim de aumentar a sua coordenação com o corpo físico por ocasião da ocorrência de um padrão disfuncional.

Os remédios homeopáticos geralmente são preparados a partir de material inorgânico mais denso, ao passo que as essências florais apresentam uma concentração muito mais elevada de força vital. Os remédios homeopáticos muitas vezes reproduzem vibracionalmente a doença física numa pessoa a fim de expulsar esse desequilíbrio para fora do corpo. *A homeopatia unifica os corpos sutis mas também atua no nível vibracional da estru-*

tura molecular. Ela representa uma ponte entre a medicina tradicional e a medicina vibracional.

Em contraste, as essências florais regulam o fluxo de consciência e karma que gera o estado de doença. Eles atuam sobre os corpos sutis e sobre as propriedades etéricas da anatomia e, depois, influenciam gradualmente o corpo físico. O fato de essas essências serem provenientes das flores — que são as áreas de maior concentração de força vital nas plantas — é uma das principais razões da presença de maior quantidade de forças vitais nas essências extraídas de flores do que em outras formas de remédios vibracionais.[7] (*Os grifos são nossos*)

Karma, Consciência e a Rede Cristalina: A Ligação entre a Glândula Pineal e o Hemisfério Cerebral Direito

O ponto de vista expresso no material psicografado *sugere que o karma tem um papel na causação de doenças e que algumas essências florais ajudam a pessoa a lidar de forma mais eficaz com esses padrões cármicos de disfunção energética.* Muitos pensadores esotéricos compartilham a opinião de que o surgimento de doenças é influenciado, em parte, por traumas e conflitos não-resolvidos que se originaram em vidas pretéritas. Determinados tipos de técnicas hipnóticas de regressão reencarnacionista têm apoiado esse ponto de vista. Várias fobias crônicas têm sido curadas definitivamente por meio de recordações hipnoticamente orientadas de vidas pretéritas. Quando os pacientes conseguem lembrar-se de acontecimentos traumáticos que deram origem às suas fobias, tenham eles ocorrido na vida atual ou em vidas passadas, o problema tende gradualmente a desaparecer.

Até mesmo Edward Bach achou que as doenças eram causadas por uma incapacidade da personalidade física comportar-se segundo os anseios, desejos e motivações altruístas e prestativas do Eu Superior. O Eu superior (ou causal) guarda o conhecimento de todas as vidas passadas e dos padrões necessários para o posterior desenvolvimento da personalidade encarnada no nível do corpo físico. Uma falta de conexão e de coordenação entre o indivíduo e o seu Eu Superior pode resultar em sentimentos de isolamento em relação às outras pessoas e num comportamento que poderá refletir sentimentos de egocentrismo e alienação.

A personalidade consciente muitas vezes não consegue perceber a interligação de todas as formas de vida nos níveis energéticos sutis. O estudo de Douglas Dean sobre os indicadores anatômicos da telepatia mostrou que a comunicação no nível das freqüências energéticas superiores pode ocorrer constantemente num nível inconsciente.[8] Essa descoberta sugere que, além das interações verbais cotidianas, os seres humanos talvez estejam em constante comunicação psíquica com outros indivíduos nos níveis superiores da consciência. Como essa comunicação ocorre em níveis que estão fora da consciência desperta comum, a personalidade consciente raras vezes toma conhecimento de suas conexões com o Eu Superior. Quando nos sentimos desligados dos nossos eus superiores, a solidão e o desespero freqüentemente são acentuados. Às vezes isso pode nos levar a uma sensação de total isolamento. É fato bem conhecido que estados emocionais depressivos podem causar estafa e prejudicar a eficiência do sistema imunológico. Além do mais, influências kármicas podem interagir inconscientemente com a anatomia sutil do organismo para cristalizar energeticamente e precipitar tendências específicas para a doença. Essas e outras influências energéticas talvez criem padrões que podem enfraquecer cada vez mais a resistência de uma determinada pessoa, prejudicar sua vitalidade geral e reduzir sua capacidade de repelir qualquer tipo de influência deletéria. Certas essências florais (e exilires de pedras preciosas) podem contribuir para a redução das manifestações kármicas negativas da doença por meio da alteração dos padrões energéticos disfuncionais que existem no nível dos corpos sutis. Se mantidos inalterados, esses padrões energéticos sutis anormais podem acabar deslocando-se para o campo biomagnético do corpo físico, onde irão criar alterações celulares anormais.

A capacidade de um indivíduo entrar em contato com o seu Eu Superior depende parcialmente de elos energéticos especializados existentes no interior da rede cristalina do corpo físico. Essa rede cristalina ajuda a fazer a coordenação entre as estruturas energéticas dos corpos sutis superiores e a consciência da personalidade física. Gurudas descobriu novas e importantes informações que talvez possam explicar determinados aspectos do funcionamento das faculdades psíquicas e do hemisfério cerebral direito. As faculdades psíquicas são mediadas por vias cristalinas e bioenergéticas especiais, através das quais o Eu Superior pode interagir com a consciência da personalidade física. Uma estrutura cristalina específica particularmente importante para a nossa receptividade psíquica é a glândula pineal e, mais especificamente, a calcificação pineal: um cristal localizado no centro do cérebro.

Há muito utilizada como um indicador estrutural para a avaliação dos parâmetros de simetria dos raios X no interior do cérebro humano, a verdadeira função da glândula pineal continua desconhecida. Alguns cientistas chegaram a sugerir que, quanto maior a calcificação, menor a capacidade de função fisiológica remanescente na glândula pineal supostamente atrofiada e envelhecida. As pesquisas médicas na área da cronobiologia reconheceram a pineal como um dos relógios biológicos do corpo. Ela também exerce um controle hormonal sobre o processo de maturação sexual e é influenciada pelos ciclos de luz do dia e da noite. A glândula pineal controla o nosso desenvolvimento biológico, inibindo o amadurecimento sexual até a chegada do momento apropriado. Curiosamente, a glândula pineal produz um hormônio chamado melantonina, o qual não apenas inibe o amadurecimento sexual como também parece desempenhar uma função adicional na regulação dos ciclos de sono.

Na literatura esotérica, a glândula pineal há muito tem sido associada ao terceiro olho. Nossos ancestrais biológicos primitivos possuíam efetivamente um terceiro olho funcional — embora rudimentar — que tinha até mesmo lentes semelhantes às que existem no tuatara, um lagarto do hemisfério sul. A glândula pineal está associada ao fenômeno da luz de acordo com diversas perspectivas biológicas e energéticas. Essa associação esotérica da glândula pineal com o terceiro olho em seres humanos deriva da ligação entre o chakra do mesmo nome e a glândula pineal. A glândula pineal está ligada ao sistema de chakras através de um circuito energético especial que se desenvolveu nos seres humanos ao longo do tempo. Esse sistema especializado de energia está relacionado com a ascenção das energias da personalidade para um nível mais elevado e mais espiritual de consciência. Além disso, esse mesmo sistema energético é responsável pela estimulação e balanceamento dos principais chakras do corpo, ao mesmo tempo em que libera todo o potencial criativo e evolucional do indivíduo.

Na literatura hindu e iogue, esse singular sistema que ativa a energia dos chakras e contribui para o despertar da consciência superior é chamado de kundalini. A kundalini é visualizada como uma "serpente enrolada" (a verdadeira tradução da palavra sanscrítica kundalini) que se acha inativa sobre a região coccígea do primeiro grande chakra. Tal como uma serpente enrolada, o kundalini está sempre pronta para entrar em ação; na maioria dos indivíduos, porém, essa serpente de energia repousa tranqüilamente. Quando seu poder é liberado de forma coordenada como, por exemplo, através da meditação, a energia kundalini sobe lentamente pela coluna espinal, ativando seqüencialmente os chakras superiores (especialmente os chakras do terceiro olho e da parte superior da cabeça), a pessoa poderá sentir a luz inundando o seu cérebro e vivenciar uma tremenda expansão de consciência.

Segundo o material contido em *Flower Essences and Vibrational Healing,* o processo de ativação kundalini utiliza os circuitos cristalinos do corpo, particularmente a glândula pineal, e também um arco reflexo especial de energia ressonante que se estende da região do cóccix até a base do cérebro. Embora o fluxo de energia através desse caminho esteja basicamente envolvido com a ascensão da kundalini, parece que esse circuito também atua na nossa vida cotidiana para tornar possível a comunicação com o nosso Eu Superior.

> *A glândula pineal é uma estrutura cristalina que recebe informações a partir da alma e dos corpos sutis,* especialmente do corpo astral. Os corpos sutis muitas vezes atuam como filtros dos ensinamentos provenientes da alma e do Eu Superior. *A partir da glândula pineal, a informação desloca-se para a parte direita do cérebro.* Se houver necessidade de comunicar essa informação superior à mente consciente, ela passará pelo hemisfério cerebral direito na forma de sonhos. Depois disso, o hemisfério esquerdo do cérebro analisa a informação para verificar se ela pode ser compreendida. Isso freqüentemente ocorre no caso de sonhos claros, que transmitem mensagens. A partir do hemisfério esquerdo, as informações atravessam o sistema neurológico, passando especificamente por dois pontos críticos de reflexão — a medula espinal e o cóccix. Há um constante estado de ressonância entre a medula espinal e o cóccix; *as propriedades da glândula pineal ressoam entre esses dois pontos.* Em seguida as informações trafegam para outras partes do corpo através dos meridianos e das estruturas cristalinas já descritas. *A força vital dos remédios vibracionais ativa todo este processo.* Este é um processo fundamental usado pela alma para expressar o karma no corpo físico.[9] (*Os grifos são noss*os)

Os circuitos cristalinos aqui descritos realmente contribuem para a base fisiológica do processo kundalini. Além do mais, este circuito permite a transdução, com redução de tensão, de informações provenientes do Eu Superior para os diversos níveis de consciência vivenciados pela personalidade física. É extremamente interessante que o hemisfério cerebral direito, operando de comum acordo com a pineal, atue como um ponto de retransmissão primário para informações provenientes do Eu Superior que se dirigem para a personalidade desperta. É fato bem conhecido que as imagens mentais do hemisfério direito constituem a paisagem onde se desenrolam os sonhos. Muitas pessoas têm sido da opinião de que o hemisfério cerebral direito parece expressar determinadas funções que refletem o nosso lado mais intuitivo.

Costuma-se dizer que vivemos numa cultura onde predomina o hemisfério esquerdo, aquele que está relacionado com a lógica, com a ciência e a linguagem. A linguagem simbólica dos sonhos representa a forma de comunicação do estado de sono —

controlado pelo hemisfério direito —, o qual ocupa cerca de um terço da nossa vida. Em outras palavras, o hemisfério esquerdo do cérebro só é dominante quando estamos acordados; quando dormimos, passamos para uma modalidade de processamento de informações controlada pelo hemisfério direito. Temos necessidade das faculdades do hemisfério direito para podermos atuar no cenário metafórico dos sonhos.

A interação da consciência dos sonhos (hemisfério direito) *versus* consciência desperta representa uma tentativa da alma no sentido de manter uma expressão equilibrada e integrada da interação entre o Eu Superior e a personalidade física. Já deixamos claro que a comunicação psíquica (por meio da nossa anatomia energética sutil) ocorre de forma contínua nos níveis inconscientes de processamento de informações. Os sistemas perceptivos sutis, tais como os chakras, estão em contato direto com o hemisfério direito através das vias representadas pelos circuitos cristalinos. Essa singular rede biocristalina permite que as informações provenientes do Eu Superior alcancem a consciência da personalidade, controlada pelo hemisfério esquerdo do cérebro. O estado de sonho representa um período especial em que o hemisfério direito, que está ligado mais diretamente ao Eu Superior, pode transmitir mensagens codificadas para a personalidade desperta. A capacidade de um indivíduo decodificar essas mensagens internas depende de sua competência para desvendar os simbolismos contidos em seus sonhos.

O hemisfério cerebral direito também abriga a imagem que cada pessoa faz do seu próprio corpo. Essa auto-imagem é formada a partir das várias experiências de vida, tanto positivas como negativas, que o indivíduo acumulou ao longo do tempo. A auto-imagem das pessoas é criada a partir de mensagens inconscientes contidas em fitas que correm através dos biocomputadores do hemisfério cerebral direito. Essas mensagens falam a cada indivíduo a respeito de suas qualidades humanas, aparência física e senso do seu próprio valor. Como os sonhos são a linguagem do cérebro, eles encerram um grande potencial como ferramentas para a compreensão, não apenas da mente inconsciente, mas também para a decifração da consciência espiritual interior e do autoconhecimento.

Os sonhos formam uma linguagem pictográfica/simbólica que talvez represente uma tentativa do hemisfério direito transmitir importantes informações inconscientes à personalidade desperta e consciente controlada pelo hemisfério esquerdo do cérebro. *Algumas vezes, quando os sonhos são ignorados, o hemisfério direito poderá tentar comunicar mensagens importantes à faceta da personalidade dominada pelo hemisfério esquerdo através da criação de distúrbios simbólicos e de doenças no corpo físico.* Têm-se dito que sempre existe uma determinada metáfora para a doença. A doença física às vezes poderá representar as nossas próprias inadequações e sentimentos íntimos ocultos que estão cristalizados nos padrões simbólicos da linguagem corporal do hemisfério direito do cérebro. A linguagem simbólica de expressão das doenças talvez também esteja relacionada com determinados chakras que apresentam bloqueios energéticos produzidos por disfunções emocionais na personalidade. Quando os chakras ficam bloqueados, o mesmo acontece com os caminhos do fluxo de informações que liga o Eu Superior à personalidade física.

Certas essências florais (e elixires de pedras preciosas) ajudam a fortalecer essas vias naturais do fluxo energético, estabilizando e integrando, assim, a personalidade ao Eu Superior. Esta foi uma das razões para que o Dr. Bach ministrasse aos pacientes os remédios florais. As essências florais constituem um método vibracional de corrigir perturbações nos padrões emocionais da personalidade, fenômeno que Bach acertadamente considerou ser um dos precursores das doenças físicas.

A Questão dos Miasmas:
Nossas Propensões Energéticas para a Doença

Além da capacidade de as essências florais modificarem as conexões energéticas sutis com o Eu Superior, Gurudas menciona muitas novas essências que atuam no nível celular. Algumas dessas essências florais também atuam modificando determinados precursores energéticos das doenças conhecidos como miasmas. Os miasmas são tendências energéticas que predispõem um indivíduo a manifestar uma determinada doença. A maioria dos miasmas são herdados ou adquiridos ao longo da existência do indivíduo. Hahnemann, o pai da moderna homeopatia, achava que os miasmas eram a causa original de todas as doenças crônicas e um fator que contribuía para o surgimento de muitas doenças agudas.

Os miasmas representam um conceito totamente diferente no mecanismo causal das doenças. Embora os miasmas, por exemplo, possam ser adquiridos através de um agente infeccioso, a infecção propriamente dita não é um miasma. Ainda que os organismos patogênicos possam ser eliminados por um tratamento à base de antibióticos, os traços energéticos sutis do agente infeccioso poderão persistir num nível oculto. Esses traços energéticos associados a doenças são incorporados ao campo biomagnético do indivíduo e aos seus corpos sutis superiores. Os miasmas permanecem aí até que o seu potencial tóxico latente seja liberado no nível molecular/celular da pessoa, onde as alterações destrutivas ou doenças podem se manifestar. Todavia, a doença que ocorre de forma retardada é diferente daquela associada ao agente patogênico original. Os miasmas enfraquecem as defesas naturais do corpo em determinadas áreas, criando uma tendência para a manifestação de diferentes tipos de doenças numa ocasião posterior. Os miasmas adquiridos podem ser causados pela exposição a uma variedade de agentes perniciosos, incluindo bactérias, vírus, substâncias químicas tóxicas e até mesmo radiações.

Hahnemann foi o primeiro homeopata a reconhecer a existência e a influência dos miasmas. Entre os miasmas que ele descreveu estavam aqueles causados pela exposição a organismos responsáveis pela sífilis e pela gonorréia. Verificou-se que os miasmas da sífilis (e da gonorréia) provocam manifestações secundárias da doença mesmo depois de a infecção original ter sido curada.

As pesquisas convencionais sugeriram possíveis modelos médicos para as doenças miasmáticas. Por exemplo: certos vírus não só podem produzir sintomas relacionados com doenças como também conseguem fazer o seu DNA incorporar-se aos cromossomos do seu hospedeiro humano. Uma vez lá, o DNA do vírus pode subsistir e até mesmo ser replicado por engano, junto com os cromossomos do próprio corpo durante a divisão celular. Se o DNA viral incorporar-se às células sexuais do corpo (isto é, os espermatozóides e os óvulos), então o DNA viral teoricamente poderá passar para as gerações futuras. Sob tipos específicos de *stresses* fisiológicos internos ou ambientais, o DNA viral poderá ser ativado e o vírus latente emergirá de seu estado de dormência.

Alguns médicos acreditam que esta teoria possa ser útil para explicar o surgimento de determinados tipos de câncer. Quando examinados ao microscópio eletrônico, certos tumores, tais como o carcinoma do seio, ocasionalmente revelaram a presença de partículas virais. Embora essa evidência não confirme necessariamente a existência de uma ligação entre o câncer no seio e um vírus específico, ela sugere que partículas virais podem participar de alguma maneira da formação de certos tumores malignos. Os vírus descobertos em tumores malignos do seio talvez não resultem da infecção mas sejam um produto da liberação de DNA viral latente que possivelmente já existia nas células do corpo. Em outras palavras, o DNA que controla a expressão desses vírus pode ter sido transmitido inocentemente de geração para geração antes que viesse a manifestar-se numa mulher vítima de câncer no seio. A combinação de uma variedade de *stresses* — tanto biológicos e ambientais como emocionais — pode ter atuado em conjunto com o DNA viral para produzir no corpo alterações celulares anormais que acabaram se manifestando na forma de um tumor. Embora o modelo viral sugira maneiras através das quais os agentes tóxicos podem afetar de forma adversa um indivíduo e sua futura descendência, os mecanismos básicos relativos aos miasmas adquiridos e herdados são geralmente de natureza energética sutil e não molecular.

Os miasmas geralmente estão mais relacionados com os efeitos vibracionais dos agentes etiológicos do que com seus efeitos físicos deletérios sobre o organismo. Eles produzem influências energéticas/fisiológicas que predispõem a pessoa a diversos tipos de doenças. Como eles podem ser transmitidos de geração para geração, os miasmas representam uma via energética pela qual acontecimentos ocorridos na vida dos pais podem ser transmitidos para a sua descendência. Os miasmas nos proporcionam uma interessante interpretação do dito: "os filhos herdam os pecados dos pais".

> *Os miasmas ficam armazenados no corpo sutil, particularmente no corpo etérico, emocional, mental e, em menor grau, no corpo astral. Alguns miasmas são transmitidos geneticamente para as gerações seguintes. Um miasma não é necessariamente uma doença; ele é o potencial para a doença. Na verdade, os miasmas são um padrão cristalizado do karma.* A fusão entre as forças da alma e as propriedades etéricas determinam o momento em que um miasma irá manifestar-se no corpo físico para transformar-se numa doença ativa. Isso acontece apenas quando o padrão etérico do miasma penetra no corpo físico a partir dos corpos sutis. Os miasmas podem se manter em estado de dormência no corpo sutil e na aura durante longos períodos. *Eles estão organizados no corpo sutil e, aos poucos, através dos campos biomagnéticos existentes em torno do corpo físico, penetram no nível molecular, depois no nível celular (células individuais) e, finalmente, no corpo físico.*
>
> Existem três tipos de miasmas: o planetário, o herdado e o adquirido. Os miasmas planetários são armazenados na consciência coletiva do planeta e nos éteres. Eles podem penetrar no corpo físico, embora não possam ser armazenados lá. Os miasmas herdados são armazenados na memória celular das pessoas. Os miasmas adquiridos são doenças agudas ou infecciosas ou toxicidade petroquímica adquiridas ao longo de uma dada existência. Depois da fase aguda da doença esses traços miasmáticos se fixam nos corpos sutis e nos níveis celular e molecular, onde podem acabar provocando outros problemas.[10] (*os grifos são nossos*)

Na época de Hahnemann, acreditava-se na existência de três miasmas herdados: o miasma psora (relacionado de alguma maneira com a psoríase e problemas na pele), o miasma sifilítico (parcialmente causado pela sífilis) e o miasma sicótico (parcialmente causado pela gonorréia). O miasma sicótico era associado a doenças reumáticas nas articulações e a distúrbios na região pélvica, na pele e no sistema digestivo. Posteriormente, reconheceu-se a existência de um quarto miasma, relacionado com a tuberculose, que criava uma propensão para problemas respiratórios, digestivos e urinários. Muitos dos sistemas afetados pelas tendências miasmáticas são aqueles mesmos órgãos que constituem locais potencialmente favoráveis para o alastramento de infecções durante os períodos de doença ativa. Costuma-se dizer que essas doenças vibracionais persistem apesar do debelamento da infecção original e da "cura" da doença através de agentes antimicrobianos apropriados. Essa observação aplica-se especialmente aos miasmas sicótico e da tuberculose.

Existem ainda miasmas que são adquiridos devido a influências tóxicas ambientais. Esses miasmas são importantes no estudo das doenças ambientais e da ecologia clínica. Eles representam uma influência energética sutil que, até agora, não foi detectada pela maioria dos profissionais da saúde que tratam de doenças ocupacionais. Os três principais miasmas pertencentes a esta categoria são o miasma da radiação, o miasma petroquímico e o miasma dos metais pesados. Para citar o material contido na obra de Ryerson:

O miasma da radiação está associado ao grande aumento na radiação de fundo, especialmente depois da II Guerra Mundial. Ele contribui para o envelhecimento precoce, retardamento das divisões celulares, deterioração do sistema endócrino, enfraquecimento dos tecidos ósseos, anemia, artrite, perda do cabelo, alergias, inflamações bacterianas (especialmente no cérebro), deterioração do sistema muscular e câncer, principalmente leucemia e câncer da pele. Ocorrem problemas na pele, tais como erupções, lúpus e perda da elasticidade. As pessoas ainda estão sujeitas ao endurecimento das artérias e a toda uma variedade de doenças cardíacas. As mulheres ficam propensas a sofrer abortos e sangramento menstrual excessivo, enquanto os homens enfrentam esterilidade e uma queda na contagem dos espermatozóides...

O miasma petroquímico é causado pelo grande aumento no consumo de petróleo e de produtos químicos pela sociedade. Alguns dos problemas causados por este miasma incluem: retenção de fluidos, diabete, perda de cabelo, esterilidade, impotência, aborto, embranquecimento prematuro dos cabelos, doenças musculares degenerativas, manchas na pele e espessamento dos tecidos cutâneos. Podem ocorrer também desequilíbrios metabólicos que causam um armazenamento excessivo de tecidos gordurosos. Torna-se mais difícil resistir à estafa e às psicoses, especialmente à esquizofrenia clássica e ao autismo. Podem ocorrer também leucemia e câncer na pele e no sistema linfático. Por fim, a capacidade de assimilação de vitamina K é prejudicada, o que provoca problemas circulatórios e desequilíbrios endócrinos...

No momento, os miasmas de metais pesados estão classificados junto com outros miasmas. Os isótopos radioativos, por exemplo, freqüentemente se ligam aos metais pesados. Os elementos que constituem esse miasma incluem o chumbo, o mercúrio, o rádio, o arsênico, o ácido sulfúrico, o carbono, o alumínio e o flúor. O quadro de sistemas relativos a esse miasma incluem alergia (principalmente em relação a substâncias petroquímicas), perda de cabelo, retenção excessiva de fluidos, incapacidade de assimilar cálcio e suscetibilidade às inflamações virais. Este problema está longe de transformar-se num miasma herdado em relação ao planeta porque há milhares de anos esses miasmas existem em quantidades diminutas nas pessoas, nas águas e na atmosfera. Conseqüentemente, desenvolveu-se uma certa tolerância a ele. Essa tolerância, porém, é em relação aos elementos que tradicionalmente existiram na água. *A crescente preponderância desses poluentes na atmosfera é um fator fundamental para que esse problema se transforme num miasma herdado.*[11] (*Os grifos são nossos*)

Vários tipos de poluição ambiental provocados por substâncias petroquímicas, radiação e metais pesados estão se tornando cada vez mais comuns. De um modo geral, a comunidade médica ortodoxa não tem consciência das várias doenças associadas a esses agentes ambientais deletérios, embora reconheça que eles efetivamente representam um certo perigo para a saúde. Embora se admita, por exemplo, que a exposição constante a baixos níveis de radiação esteja ligada à leucemia, outras associações dos miasmas da radiação foram ignoradas pela maioria dos profissionais da saúde. Esses miasmas mostram como são muito raros os níveis seguros de materiais radioativos, substâncias petroquímicas e metais pesados no nosso ambiente uma vez que, como vimos, doses homeopáticas dessas substâncias têm a capacidade de produzir disfunções energéticas sutis no sistema humano.

As essências florais (e outros remédios vibracionais) nos permitem atuar sobre as tendências miasmáticas para a doença. No passado, os remédios homeopáticos foram usados no tratamento de miasmas, e é provável que eles também venham a ser úteis no tratamento dos miasmas mais recentes que acabamos de descrever. Em virtude de seus elevados efeitos energéticos, as essências florais se prestam a uma abordagem ligeiramente diferente com vista à liberação da toxicidade potencial dos miasmas. No caso dos miasmas, o mecanismo de ação das essências florais não consiste em purificar diretamente os corpos sutis mas sim em integrá-los aos chakras superiores do corpo e, assim, permitir que a consciência da pessoa se desloque para um nível em que essas energias possam ser descarregadas do sistema bioenergético.

> As essências florais não neutralizam diretamente os miasmas: elas simplesmente criam um luminoso estado de consciência que, por sua vez, leva a personalidade, o corpo físico e o código genético a eliminarem inteiramente os miasmas do corpo físico e do corpo sutil. As essências florais que influenciam notavelmente o chakra do topo da cabeça e dos corpos sutis enfraquecem todos os miasmas, permitindo que eles sejam descarregados do sistema.[12]

Um Exame mais Detalhado das Novas Essências Florais: Métodos Revolucionários de Cura nos Níveis Físico e Etérico

Em *Flower Essences and Vibrational Healing*, Gurudas descreve 108 novas essências florais divididas em duas categorias distintas. O primeiro grupo é constituído por essências que afetam basicamente o corpo físico. Essas essências são incomuns no sentido de que a maioria das essências florais tem sido usada para influenciar o corpo emocional, como é o caso dos Remédios Florais de Bach. O segundo grupo de essências florais de Gurudas, ao que se acredita, opera basicamente no nível do corpo sutil, dos chakras e dos diversos estados psicológicos. Os remédios de Bach se ajustariam melhor a este segundo grupo.

O mais extraordinário no livro de Gurudas é que suas descrições dos efeitos das essências sobre o corpo humano contêm informações energéticas e bioquímicas extremamente técnicas a respeito dos seus mecanismos de ação. Os dados que Gurudas acumulou e organizou, derivados de informações de natureza mediúnica fornecidas por Kevin Ryerson, não apenas descrevem os efeitos das essências como também preenchem lacunas nos conhecimentos relativos à compreensão do funcionamento sutil do corpo físico.

215

Algumas das essências que, segundo se diz, operam no nível físico, nos proporcionam ferramentas vibracionais que nos permitem atuar de forma terapêutica em áreas tão diversas quanto a potenciação do sistema imunológico, o melhoramento da memória e a estimulação das reconexões neuronais em vítimas de apoplexia. As explicações relativas ao modo como essas essências atuam são tão fascinantes quanto as descrições do funcionamento sutil dos próprios sistemas fisiológicos.

Várias essências parecem contribuir para melhorar a função cerebral em pacientes cujas faculdades motoras e cognitivas estão prejudicadas. O tratamento vibracional dos distúrbios neurológicos é muito importante, tendo em vista as limitações das terapias farmacológicas atuais. Os médicos alopatas dispõem de uma limitada variedade de drogas para oferecer aos pacientes que sofrem de doenças neurológicas. Embora tenham sido feitos grandes progressos no tratamento da epilepsia e da doença de Parkinson, existe um número muito maior de pacientes com distúrbios neurológicos para os quais os médicos dispõem de poucas estratégias de tratamento. Por outro lado, existem numerosas essências florais (e elixires de pedras preciosas) que, segundo se diz, promovem a regeneração neurológica e contribuem para o reequilíbrio dos níveis celular e energético sutil. Seria proveitoso se as informações de natureza mediúnica obtidas por Ryerson fossem submetidas à confirmação experimental através do estudo da eficácia dessas essências na estimulação do crescimento e regeneração dos nervos nos modelos animais de disfunção neurológica hoje existentes. Uma essência floral que talvez contribua para melhorar a função neurológica é obtida a partir da erva-mate, uma pequena planta perene nativa do Paraguai e do sul do Brasil.

> A erva-mate estimula a regeneração das células cerebrais e, na verdade, facilita a reconstrução dos padrões celulares em partes não-utilizadas do cérebro; por exemplo, se houver uma lesão no hemisfério esquerdo do cérebro, o hemisfério direito procura compensá-la. Além do mais, essa essência aumenta a memória, a visualização e a capacidade de concentração...
>
> Ela pode ser utilizada no tratamento de qualquer espécie de doença mental e, principalmente, naquelas causadas por desequilíbrios psicoquímicos. Ela também atua sobre a hipófise, cuja influência na personalidade vai muito além do que a ciência ocidental atualmente consegue compreender. Além disso, ela alivia os problemas causados pelo miasma psora e atua sobre o fluido etérico, acentuando o seu papel de elemento encarregado de circundar as células e nutri-las com força vital.[13]

Uma outra essência que talvez possa ajudar pacientes cujas faculdades cognitivas estejam prejudicadas é feita a partir da artemísia, uma planta encontrada na Europa e no leste dos Estados Unidos. Há muito tempo que a artemísia vem sendo usada como erva medicinal no tratamento da gota, de problemas digestivos, de doenças da pele e de distúrbios nervosos. Embora as essências preparadas a partir de flores de diversas plantas apresentem propriedades terapêuticas especiais, seus efeitos freqüentemente diferem das propriedades das raízes e caules. No caso da artemísia, porém, muitos dos efeitos terapêuticos da erva sobre o tecido nervoso também são compartilhados pela essência preparada a partir de suas flores.

> O efeito mais benéfico da artemísia é a sua capacidade de recompor as sinapses e melhorar a comunicação entre os neurônios do cérebro. Por exemplo: uma pessoa com

lesões de qualquer etiologia no hemisfério esquerdo do cérebro poderá — especialmente se utilizar a visualização criativa, junto com a essência — redirecionar a energia de determinados neurônios de modo que as porções lesadas do cérebro possam ser novamente utilizadas. Essa essência também pode ser utilizada para tratar lesões cerebrais relacionadas com o miasma sifilítico. Ela aumenta o QI do indivíduo e ajuda a pessoa a entrar em estado alfa.

A artemísia é também um tônico universal para todos os corpos sutis, meridianos, nádis e chakras. A artemísia contribui para a assimilação das vitaminas do complexo B e, no nível celular, acentua as propriedades do RNA.[14]

Outra extraordinária essência que talvez possa ser útil no tratamento de distúrbios neurológicos é preparada a partir da rosa de Macartney, uma flor nativa da China central e ocidental. A explicação para a sua eficácia, de acordo com o texto de Gurudas, é realmente interessante, se considerada a partir da perspectiva da eletrofisiologia neuronal. A essência da rosa de Macartney aparentemente pode ser usada para alterar a carga elétrica dos neurônios. Conforme foi discutido no Capítulo 5, a carga elétrica e o potencial da membrana das células ajudam a modular a atividade dos neurônios. Pode-se perceber que os benefícios potenciais proporcionados pelo tratamento de distúrbios neurológicos com essências florais (ou elixires de pedras preciosas) são, possivelmente, bastante significativos. É imperativo que sejam realizadas pesquisas clínicas em modelos animais e humanos a fim de investigar as afirmações de natureza terapêutica contidas no livro de Ryerson.

As essências florais que, segundo se diz, estimulam a regeneração do sistema nervoso poderiam ser utilizadas pelos médicos no tratamento de vítimas de derrame. Atualmente, tudo o que pode ser feito em favor de pessoas que sofreram acidentes vasculares cerebrais (derrames) é a prescrição de intensa fisioterapia, tratamento para corrigir os defeitos da fala e mudanças no modo de vida. Embora o médico possa intervir para tentar controlar fatores de risco que venham a facilitar a ocorrência de um novo derrame, nada realmente pode ser feito para melhorar a recuperação do paciente, a não ser um retreinamento básico do sistema nervoso. Muitos pacientes idosos que sofrem um comprometimento da função cerebral não conseguem recuperar as habilidades perdidas e ficam semiparalisados e presos à cama. É possível que essências florais específicas (e elixires de pedras preciosas) possam ajudar esses pacientes aparentemente desesperançados a recuperar suas funções neurológicas e anatômicas. A essência da rosa de Macartney, por exemplo, quando usada junto com outras essências, como a erva-mate e a artemísia, talvez se revele útil no tratamento de distúrbios neurológicos.

> Esta essência acentua as faculdades telepáticas. Ela melhora o equilíbrio entre os hemisférios direito e esquerdo do cérebro através de um aumento na sensibilidade dos neurônios. Essa maior capacidade telepática também faz com que a pessoa tenha uma melhor compreensão global de si mesma. A rosa de Macartney atenua a epilepsia, equilibra os tecidos motores neurológicos e alivia diversas formas de esquizofrenia, como o autismo, por exemplo.
>
> No nível celular, a rosa de Macartney aumenta a distribuição de RNA e estimula a regeneração de tecidos neurológicos, especialmente no cérebro. Além do mais, ela também aumenta a capacidade de a estrutura celular acumular uma carga elétrica. Isto interfere com a regeneração dos tecidos, já que as cargas elétricas presentes no interior das células ativam a memória celular. Os corpos astral e mental passam a ter um melhor alinhamento, o que também aumenta a capacidade de comunicação telepática.[15]

Um notável ponto mencionado nessa citação relativa aos efeitos da rosa de Macartney foi a informação de que essa essência acentua a capacidade telepática. É interessante observar que essa maior capacidade telepática se deve a alterações produzidas pela essência floral nos níveis celular e sutil. No nível neuronal, a capacidade de comunicação telepática pode ser acentuada aumentando-se a sensibilidade das células nervosas do indivíduo aos estímulos. No nível sutil, as interações telepáticas são intensificadas porque os corpos astral e mental estão mais bem alinhados.

A telepatia é uma forma de comunicação sutil que ocorre entre pessoas. Sugere-se que a telepatia ocorra quando as energias do pensamento são transmitidas de uma pessoa para outra. O efeito telepático assemelha-se um pouco a uma espécie de ressonância energética entre os cérebros e os sistemas de chakras do emissor e do receptor telepático. Os pensamentos são transmitidos mais em termos de conteúdo geral e não de palavras. O cérebro do receptor telepático traduz os padrões de pensamentos recebidos de acordo com símbolos, imagens, palavras e sentimentos comuns aos vocabulários mentais do emissor e do receptor. O fenômeno telepático é um reflexo da ressonância energética entre os campos mentais do emissor e do receptor. Em outras palavras, as ondas de pensamento são recebidas e, a seguir, por indução, parecem ressoar junto com determinados circuitos de memória relativos a imagens, palavras e sentimentos que o cérebro usa para interpretar o pensamento recebido. Quando ocorre a comunicação telepática entre duas pessoas, elas freqüentemente chegam ao mesmo pensamento simultaneamente. Esta é uma conseqüência colateral da indução de ressonância entre os campos mentais. Na telepatia consciente, muitas vezes acontece de nenhum dos indivíduos conseguir saber quem captou primeiro uma determinada idéia.

É mais comum a telepatia ocorrer entre duas pessoas no nível da consciência superior. A transdução de sinais de energias superiores se faz através das interfaces dos sistemas chakra-nádi e meridiano, as quais atuam como elemento de ligação entre o corpo sutil e o sistema nervoso físico. Para que a percepção telepática ocorra num nível consciente, é preciso que haja uma organização equilibrada não apenas do cérebro físico mas também dos sistemas energéticos sutis que abastecem o sistema nervoso com informações de freqüências superiores.

A questão aqui é que as essências florais (e os elixires de pedras preciosas) talvez possam ajudar as pessoas a empreender diversos tipos de desenvolvimento psíquico. As essências mais benéficas sob este aspecto seriam aquelas que atuam basicamente nos níveis etéricos da anatomia sutil humana. Certas essências, como a papoula-da-califórnia, podem ajudar o indivíduo a tornar-se mais equilibrado e psiquicamente mais sintonizado. Essa essência talvez ajude a pessoa a adquirir maior consciência das informações que tiveram origem em vidas passadas, especialmente daquelas vidas que podem ter relação com situações e problemas de saúde da vida atual. O influxo de informações provenientes das vidas passadas é mediado pelo chakra do plexo solar e pelas suas conexões sutis com o corpo astral. A capacidade de o indivíduo ter acesso a vários tipos de informações energéticas superiores, especialmente aquelas que tiveram origem em vidas passadas, depende do bom funcionamento dos chakras e dos corpos sutis e da existência de uma sintonização correta entre eles. A essência da papoula-da-califórnia parece ajudar nossa anatomia sutil a alcançar esse equilíbrio e sintonização.

A necessidade de equilíbrio psíquico e espiritual é a principal indicação para o uso dessa essência. Durante o despertar psíquico, a pessoa conserva um certo senso de equilíbrio interior. As informações provenientes de vidas passadas e as informações mediúnicas de maneira geral são liberadas e apropriadamente integradas. Boa parte dessas informações são liberadas através de sonhos. Quando essa essência é usada por um período superior a seis meses, a pessoa começa a ver auras e espíritos da natureza.

A essência produz esses efeitos porque sintoniza o corpo astral com os corpos mental, causal e espiritual, a fim de liberar de forma coordenada tanto as informações mediúnicas como as informações relativas às vidas passadas. O ponto de integração dessas informações mediúnicas é a região do plexo solar, já que as informações relativas às vidas passadas, normalmente armazenadas no corpo astral, penetram no corpo físico através do plexo solar. Os outros três corpos contribuem para esse processo.

A essência fortalece moderadameante a glândula pineal e a hipófise, embora atue principalmente sobre a porção etérica desses dois órgãos. No nível celular, ela contribui para a oxigenação do sistema circulatório. Além do mais, ela também facilita a assimilação de vitamina A. Como as qualidades psíquicas dos olhos são intensificadas, a visão telepática e a clarividência são estimuladas. Os olhos são o veículo físico envolvido na visão clarividente de auras e de espíritos da natureza.[16]

A questão do alinhamento entre os corpos sutis e os chakras, a fim de se chegar à obtenção de introvisões significativas permeia todo o livro de Gurudas. Torna-se bastante claro no final do livro que a personalidade e o seu corpo físico são incapazes de alcançar a harmonia e o equilíbrio interior, a não ser que ocorra realmente um alinhamento entre os veículos físico e espiritual. Embora o alinhamento energético sutil deva necessariamente envolver um esforço espiritual por parte da pessoa no sentido de alcançar essa integração, as essências florais (e os elixires de pedras preciosas) proporcionam-lhe uma ajuda vibracional que pode aumentar e acelerar esse processo natural de iluminação.

Outra essência que parece complementar os efeitos integradores da papoula-da-califórnia é aquela preparada a partir de flores de uma planta chamada angélica. Esta flor é nativa da Ásia e da Europa e tem sido utilizada para tratar determinadas formas de tensão nervosa. A angélica é um bom exemplo de essência floral que poderia ser usada em conjunto com várias formas de psicoterapia, *biofeedback* e meditação. Ao que se sabe, ela ajuda a pessoa a ter um contato mais significativo com as informações que fluem a partir do Eu Superior. Assim, a pessoa pode conseguir rapidamente uma significativa compreensão a respeito de si mesma através do uso de essências como a da angélica junto com várias técnicas psicoterapêuticas integrativas.

Este é um excelente remédio para ser usado junto com a meditação e com várias formas de psicoterapia. Esta essência nos permite enxergar mais claramente a natureza e a causa dos problemas, porém não traz uma solução. Por exemplo: embora ela ajude um alcoólatra a compreender a natureza do seu problema, outros remédios geralmente são necessários para resolvê-lo ou atenuá-lo...

Quando se está pensando num problema, a angélica nos porporciona informação racional ou intelectual para resolvê-lo, embora a planta propriamente dita não solucione a questão. Isso acontece porque as informações superiores se manifestam na pessoa. Embora essas informações se manifestem porque a angélica integra e alinha todos os chakras, nádis, meridianos e corpos sutis, ela consegue isso sem realmente fortalecer ou alterar essas forças...

A angélica amplia o sistema nervoso, principalmente através de conexões que ligam o sistema nervoso autônomo ao simpático. Muitos distúrbios neurológicos, tais como a epilepsia, podem ser tratados com angélica. Além dos mais, ela aumenta a capacidade de a mente atingir e controlar de forma efetiva todas as partes do corpo físico. Portanto, esta é uma excelente essência para ser usada no *biofeedback*, na hipnose e na hipnoterapia.[17]

As informações transmitidas por Ryerson sugerem que várias essências florais podem aumentar a eficácia de diversas formas de terapia médica e psicológica praticadas atualmente. O uso da visualização para aumentar a resposta imunológica em pacientes vítimas de câncer é comum entre os terapeutas adeptos da medicina holística. Vários tipos de essências florais poderiam ser usados para aumentar a eficácia das técnicas de desenvolvimento psicológico que já estão sendo aplicadas como terapias acessórias. As essênciais florais podem até mesmo ajudar o corpo a tolerar melhor os efeitos dos tratamentos anticâncer. Quanto ao tratamento de pessoas vítimas de câncer, a essência preparada a partir das flores de abeto (uma árvore nativa das Montanhas Rochosas) parece contribuir para aumentar a capacidade de desintoxicação do corpo e prevenir os efeitos colaterais da quimioterapia e das radiações.

É recomendável o uso do abeto durante um tratamento de desintoxicação depois de a pessoa ter sido exposta, por exemplo, a partículas de amianto e a outros poluentes. Trata-se também de um excelente remédio para ser ministrado em pessoas que estejam sendo submetidas a químio ou radioterapia. Ele desintoxica o corpo para prevenir o desenvolvimento de efeitos colaterais. Uma vez que a doença tenha se manifestado no corpo físico, porém, outras essências devem ser usadas...

O uso da essência da flor do abeto deve ser considerado quando a pessoa sofre uma desorientação geral, o que tende a acontecer quando os corpos físico e etérico não estão ligados apropriadamente. Esta essência aproxima o corpo etérico do corpo físico através do aumento do fluido etérico. Isto é importante porque uma ligação frouxa entre os corpos físico e etérico freqüentemente tem como resultado doenças como o câncer, ainda que o corpo sutil externo esteja alinhado. Esse desequilíbrio poderia ser chamado de um estado pré-canceroso no nível do corpo sutil. Quando se tem de conviver com um alto nível de toxicidade, portanto, este pode ser um excelente remédio para evitar o desenvolvimento do câncer.[18]

Está se tornando cada vez mais claro que a única técnica com possibilidade de ter eficácia permanente é uma abordagem multidisciplinar tendo por objetivo a conquista da saúde e de um equilíbrio interior. As essências florais nos proporcionam uma extraordinária ferramenta vibracional que poderá nos ajudar a mobilizar os fatores energéticos ocultos da saúde e da doença no sentido da obtenção de maior equilíbrio e homeostase. Essas essências preparam o caminho para padrões positivos de crescimento e alinhamento. Todavia, as essências florais (e elixires de pedras preciosas) devem operar em conjunto com os sistemas naturais celulares e com os sistemas energéticos sutis a fim de permitir que o corpo, a mente e o espírito readquiram a orientação e o equilíbrio apropriados através dos caminhos mais naturais.

Embora até o momento tenhamos discutido aqui apenas um pequeno número de essências florais, as outras essências mencionadas no livro de Gurudas parecem proporcionar significativos avanços no tratamento de uma variedade de doenças, incluindo muitas para as quais atualmente ainda não existe nenhum tratamento médico ou cirúrgico eficaz. As informações contidas na obra de Ryerson nos proporcionam uma melhor compreensão a respeito das interações energéticas sutis entre a consciência e a doença humana. Com o prosseguimento das pesquisas ao longo dos próximos vinte ou trinta anos, as novas essências florais introduzidas por Gurudas têm a capacidade potencial de revolucionar a arte da cura e a nossa compreensão dos seres humanos enquanto seres espirituais.

Elixires de Pedras Preciosas e Cromoterapia: Incursões Adicionais no Terreno da Cura pelas Vibrações

A propriedade básica da água como meio universal de armazenamento de energia vibracional permite que outros tipos de essências terapêuticas sejam preparadas através do método do Sol. Já nos referimos antes aos elixires de pedras preciosas. Eles são preparados colocando-se uma ou várias pedras preciosas de uma determinada natureza cristalina numa vasilha contendo água destilada ou de fontes naturais e deixando-se a combinação exposta ao contato direto com a luz solar durante várias horas no início da manhã. As forças prânicas das energias solares são mais potentes nas primeiras horas do dia. Tal como acontece com as flores, determinadas propriedades etéricas das gemas são transferidas para a água, a qual fica carregada com suas características vibracionais específicas.

Depois da publicação do primeiro livro de Gurudas, surgiram mais dois volumes dedicados às aplicações dos cristais e dos elixires de pedras preciosas. Essas duas obras *Gem Elixirs and Vibrational Healing*, volumes I e II [Elixires de pedras preciosas e Medicina vibracional] também foram compiladas a partir de informações proporcionadas por Kevin Ryerson e Jon Fox. Ambos os livros fornecem detalhadas descrições das origens históricas e das propriedades vibracionais de diversos elixires de pedras preciosas, além de uma variedade de tabelas compilando suas potenciais aplicações para diferentes enfermidades e desequilíbrios energéticos. Além disso, há uma seção — baseada em informações que Gurudas recebeu de terapeutas que utilizaram seus preparados vibracionais — descrevendo anamneses e sucessos terapêuticos obtidos através do uso de elixires de pedras preciosas e de essências florais no tratamento de vários distúrbios.

Existem notáveis diferenças energéticas entre as essências florais e os elixires de gemas quanto aos seus benefícios terapêuticos na cura de doenças.

Os efeitos das pedras preciosas não-lapidadas são intermediários entre os das essências florais e os dos remédios homeopáticos. Quando uma pedra preciosa é ingerida depois de ter sido esmagada, seu efeito assemelha-se muito ao dos remédios homeopáticos, influenciando de forma notável o corpo físico com suas propriedades medicinais, nutritivas e antibióticas. Todavia, quando uma pedra preciosa é preparada na forma de um elixir, utilizando-se o sol de forma semelhante ao método de preparação de essências florais, os efeitos do remédio assemelham-se um pouco mais aos das essências florais e suas propriedades são mais etéricas.

Qualquer que seja o método de preparação, as pedras preciosas influenciam órgãos específicos do corpo físico, ao passo que os remédios homeopáticos atuam de forma mais ampla sobre todo o organismo. As pedras preciosas contêm o padrão de uma estrutura cristalina que concentra os minerais e as estruturas cristalinas do corpo físico no nível molecular; portanto, as pedras preciosas atuam mais estreitamente com a estrutura biomolecular a fim de integrar a força vital ao corpo. Por fim, as pedras preciosas atuam entre os outros dois sistemas da medicina vibracional porque exercem uma forte influência sobre o fluido etérico. As essências florais provêm dos veículos vivos que conservam o padrão da consciência e as pedras preciosas amplificam essa mesma consciência.[19]

O Diagrama 25 nos proporciona um quadro geral das diferenças energéticas existentes entre as várias modalidades vibracionais quanto a suas capacidades de influenciar os diversos níveis vibracionais da função humana.

Diagrama 25
NÍVEIS DE AÇÃO DAS ESSÊNCIAS VIBRACIONAIS

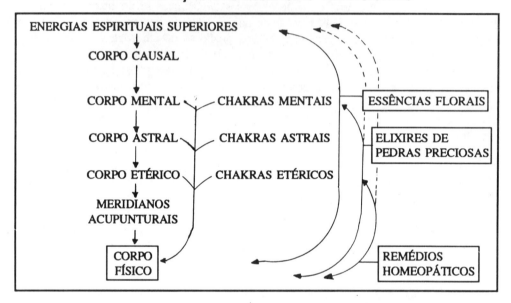

No diagrama acima, as flechas e linhas cheias mais escuras indicam o espectro de áreas nas quais cada remédio vibracional produz seus efeitos com mais intensidade. Conforme foi indicado, várias essências florais podem influenciar fortemente todos os níveis do sistema multidimensional humano, desde os níveis físico/molecular até os níveis sutis superiores e o nível da alma. As linhas e flechas tracejadas do diagrama indicam efeitos significativos de remédios e elixires específicos em níveis energéticos superiores, onde seus efeitos talvez sejam menos intensos. Os remédios homeopáticos mais comuns, por exemplo, operam intensamente no nível dos campos físico/molecular e biomagnético do corpo. Entretanto, muitos remédios homeopáticos podem influenciar níveis superiores, como os chakras e os corpos sutis, ainda que com menos freqüência e de forma menos eficaz do que outras modalidades terapêuticas. Além do mais, determinados elixires de pedras preciosas (e remédios homeopáticos) têm a capacidade de influenciar o corpo causal e os corpos espirituais superiores. Assim, a diferença entre os níveis de atuação energética dos remédios homeopáticos, elixires de pedras preciosas e essências florais é menos precisa do que o diagrama poderia sugerir.

O diagrama nos dá uma idéia dos níveis energéticos nos quais vários remédios e essências vibracionais comumente usados produzem efeito. Deve-se ter em mente que determinados remédios homeopáticos e elixires de pedras preciosas talvez tenham a capacidade de produzir efeitos mais intensos sobre os níveis sutis superiores do que o diagrama à primeira vista poderia sugerir. Talvez seja injusto comparar esses remédios vibracionais quanto à sua eficácia nos diversos níveis da função humana porque cada modalidade diferente tem a capacidade de produzir extraordinárias influências curativas sobre uma variedade de doenças físicas e psicoespirituais. A análise do nível energético de influência é apresentada mais pelo seu valor didático do que pela sua aplicabilidade a cada essência ou remédio considerado isoladamente.

Os elixires de pedras preciosas, usados como uma forma de terapia vibracional, têm a capacidade de amplificar as energias que já estejam se deslocando pelas estruturas da nossa anatomia sutil. Embora os elixires de pedras preciosas contribuam para o estabelecimento de um melhor equilíbrio entre o corpo físico e os corpos sutis, produzindo efeitos bastante semelhantes aos das essências florais, eles não contêm a mesma quantidade de força vital que existe nessas essências. Os elixires de pedras preciosas atuam de acordo com o princípio da ressonância vibracional simpática. As pedras preciosas e os cristais apresentam um notável arranjo molecular geometricamente simétrico. A simetria geométrica das estruturas cristalinas também está associada a singulares propriedades vibracionais, com características específicas de freqüência, que são transferidas para a água durante o processo de captação de energias etéricas através do método solar de preparação dos elixires de pedras preciosas. A regularidade molecular das estruturas cristalinas proporciona uma influência energética estabilizadora nos sistemas celular e biomolecular do corpo físico. Certas pedras preciosas apresentam uma ressonância harmônica especial com pontos específicos da anatomia física humana. Os elixires de pedras preciosas conseguem efetuar curas quando os padrões cristalinos armazenados no elixir são transferidos de forma ressonante para as estruturas biomoleculares existentes no corpo físico doente. À medida que a energia vibracional é transferida para sistemas moleculares específicos do corpo, a estabilização dos processos bioquímicos provoca um aumento da organização celular, uma aceleração do processo de regeneração dos órgãos e uma transformação geral voltada para a saúde física.

Os elixires de pedras preciosas também afetam a dinâmica psicoespiritual das pessoas. Quando atuam nesse nível, eles influenciam mais as estruturas sutis da consciência do que a química molecular do corpo físico. Os elixires de pedras preciosas podem produzir poderosos efeitos sobre os meridianos, os chakras e os corpos sutis. Ao modificar os elementos sutis que contribuem para a percepção consciente, eles podem promover a iluminação que, eventualmente, resulta em alterações comportamentais. A influência dos elixires propriamente ditos sobre o comportamento é menor do que a da consciência na qual o comportamento se baseia. À medida que o processo de iluminação é auxiliado pelo uso de elixires de pedras preciosas, a pessoa vai podendo concentrar-se melhor nos seus problemas internos e na tomada de decisões.

Embora atuem mais perto do corpo físico do que muitas essências florais, mesmo assim os elixires de pedras preciosas ainda conseguem operar em diversos níveis da consciência. Esses elixires, como as essências florais, são tinturas de consciência líqüida que contêm os padrões evolutivos da própria força vital. Quando são ingeridos, eles se transformam numa força evolutiva que pode estimular a inspiração e, eventualmente, alterar a consciência da pessoa. Ainda que os elixires não sejam a força causal que promove a mudança, eles podem ser a inspiração que está por trás dessas forças causais. Ao contrário das essências florais, porém, os elixires de pedras preciosas só podem operar no nível biomolecular do corpo físico e não influenciam diretamente a dinâmica psicoespiritual do indivíduo.

O livro de Ryerson sugere que os efeitos dos elixires de pedras preciosas sobre os meridianos acupunturais do corpo também são ligeiramente diferentes. Quando se usa essências florais, elas tendem a influenciar meridianos específicos do corpo. Os elixires de pedras preciosas, porém, tendem a influenciar todos os meridianos do corpo. Quando esses elixires afetam meridianos específicos, suas influências energéticas tendem a espalhar-se para os outros meridianos através dos pontos de acupuntura terminais localizados nos dedos das mãos e dos pés, um fenômeno que não ocorre com as essências florais. Isso talvez aconteça, em parte, devido aos efeitos vibratórios mais poderosos das pedras preciosas.

Um outro remédio vibracional interessante, que pode ser preparado sem o uso de flores ou de pedras preciosas, são as tinturas de cores. Essas tinturas podem ser preparadas colocando-se água destilada dentro de uma garrafa de vidro colorido ou que tenha sido embrulhada com plástico colorido e, em seguida, expondo-se o recipiente à luz solar direta. Durante a exposição às forças prânicas da luz do Sol, a água fica carregada com as freqüências energéticas do filtro de cor específico utilizado. O uso das cores para a realização de curas é algo singular no sentido de que as energias puras da luz são utilizadas terapeuticamente de diversas formas. A essência assim preparada pode ser ministrada oralmente para o tratamento de uma variedade de distúrbios. A colorterapia ou cromoterapia pode ser dividida em diversas modalidades e apresenta múltiplas aplicações. Embora o uso de tinturas de cores (ou terapia hidrocromática) seja a forma menos conhecida de cromoterapia, ela demonstra o princípio segundo o qual a água pode captar e armazenar uma variedade de características vibracionais e pode utilizá-las com o propósito de curar doenças.

A cromoterapia não foi inventada no século XX. Essa notável arte foi aplicada em épocas remotas nos templos de Heliópolis, no Egito, e também na Grécia, na China e na antiga Índia. Dentre os pesquisadores modernos, Edwin Babbitt[20] e Dinshah Ghadiali[21] estão entre os mais destacados pioneiros mencionados na literatura relativa à cromoterapia. Muitos teóricos esotéricos acham que as cores da luz que pertencem ao espectro visível são oitavas inferiores das energias vibracionais superiores que contribuem para a formação dos corpos sutis e do campo da aura. Os textos esotéricos referem-se a essas oitavas superiores como os sete principais raios que influenciam a natureza da personalidade e o crescimento da alma. Esses sete raios têm origem celestial. Embora uma discussão acerca das características desses raios ultrapasse os objetivos deste livro, referências específicas relacionadas no final deste capítulo poderão ser examinadas pelos que estiverem interessados em obter mais detalhes a respeito deste assunto.

Cada uma das principais cores visíveis possui determinadas qualidades que estão ligadas ao chakra com o qual ela entra em ressonância. Uma compreensão da natureza dos chakras e de suas ligações energéticas superiores com a fisiologia do corpo nos ajuda a compreender as razões que estão por trás do uso de determinadas cores para curar doenças específicas. O vermelho, por exemplo, sendo a energia de freqüência mais baixa, ressoa junto com o primeiro chakra (chakra raiz) da região coccígea. Como o chakra raiz controla a vitalidade do corpo físico, distúrbios como a anemia, que estão associados a uma grave fadiga, algumas vezes podem ser tratados pela exposição do corpo à luz da faixa vermelha do espectro. A ingestão de água carregada com as freqüências da cor vermelha pode substituir a terapia direta com os raios de luz vermelha.

Certos profissionais da saúde adeptos da cromoterapia são de opinião que os dois chakras inferiores, o chakra raiz e o chakra esplênico, refletem os relacionamentos energéticos existentes entre os corpos físico e etérico. Enquanto o chakra esplênico processa energia de freqüência etérica, o chakra raiz ressoa junto com as energias físicas de freqüências inferiores. Enquanto o vermelho estimula o chakra raiz e a vitalidade física, os raios laranja energizam o chakra esplênico e fortalecem o corpo etérico. Como os corpos físico e etérico acham-se tão estreitamente inte-relacionados, esses dois chakras inferiores algumas vezes são tratados como se fossem uma só entidade.

Diagrama 26
EFEITOS ENERGÉTICOS SUTIS DAS CORES

COR	CHAKRA	ENERGIAS	DOENÇAS AFETADAS
VIOLETA	Chakra do Topo da Cabeça	Mente superior	Distúrbios mentais e nervosos
ANIL	Chakra do Terceiro Olho	Visão	Doenças oculares
AZUL	Chakra da Garganta	Auto-expressão	Doenças da tireóide e da laringe
VERDE	Chakra do Coração	Harmonia interior	Doenças cardíacas Hipertensão
AMARELO	Chakra do Plexo Solar	Estímulo intelectual	Doenças do estômago, pâncreas e fígado
LARANJA	Chakra do Baço	Assimilação Circulação	Doenças dos pulmões e dos rins
VERMELHO	Chakra Raiz	Vitalidade Criatividade	Doenças do sangue Anemias

O chakra esplênico também atua como uma espécie de elo intermediário entre as energias etéricas e astrais. Assim, a luz laranja que atua sobre o chakra esplênico também pode modificar a natureza emocional de um indivíduo. Como ela estimula o chakra esplênico, um importante centro que controla o fluxo de prana através do corpo, o uso de raios laranja também pode afetar os processos de assimilação, circulação e distribuição de energia prânica. No nível físico, doenças pulmonares têm sido tratadas com a aplicação de raios laranja. A respiração é um processo de assimilação de energia através dos pulmões. Tanto o oxigênio vivificante quanto o prana vitalizante são absorvidos pelo sistema pulmonar e distribuídos por todo o corpo através da corrente sangüínea. Como os raios laranja parecem ter a capacidade de aumentar a assimilação de energia prânica, as doenças dos pulmões e das vias respiratórias que interferem com esse processo (isto é, asma, enfisema e bronquite) talvez pudessem beneficiar-se da terapia com luz laranja.

O raio amarelo estimula o chakra do plexo solar, o qual está ligado no nível físico ao principal plexo nervoso digestivo, situado na mesma região. O assim chamado gânglio nervoso do plexo solar é na verdade considerado um tipo de cérebro visceral. Acredita-se que essa "mente inferior" do corpo tem a função de regular os processos digestivos, no nível físico, através do sistema gastrintestinal. O chakra do plexo solar está ligado às forças astrais superiores e mentais inferiores. Assim, considera-se que a mente inferior seja uma mente material e objetiva passível de ser afetada por várias influências emocionais. Presume-se que os raios amarelos exerçam um efeito estimulante sobre a nossa natureza lógica, racional e intelectual. No campo da aura, o amarelo geralmente está associado à cor do intelecto e à utilização da mente de forma concreta e erudita. Como muitos indivíduos vítimas de diversos problemas relacionados ao *stress*, como úlceras, por exemplo, tendem a ser do tipo mental e, às vezes, emocionalmente reprimidos, os raios amarelos acabam sendo úteis no tratamento da indigestão e de várias espécies de problemas estomacais.

Os raios verdes ressoam mais intensamente com o chakra do coração. Num nível energético superior, o chakra cardíaco processa não só energias associadas ao corpo mental superior como também energias emocionais superiores, tais como o amor e a compaixão. O raio verde é uma vibração de harmonia e equilíbrio e é emitido naturalmente pelas folhagens verdejantes da natureza. Através de sua influência sobre o coração, os raios verdes também exercem algum controle sobre a distribuição do sangue pelo corpo. Muitas doenças cardíacas têm sua origem na natureza emocional ou no corpo astral. As emoções fortes são um fator agravante em várias espécies de angina. Em virtude de seus efeitos restauradores sobre o coração e de suas influências calmantes sobre o sistema nervoso simpático os raios verdes podem revelar-se úteis no tratamento de doenças cardíacas e hipertensão.

Os três chakras superiores estão estreitamente ligados à natureza espiritual dos seres humanos. Eles mediam a integração das forças espirituais superiores com a personalidade física, enquanto os três chakras inferiores ocupam-se mais do controle da natureza física das pessoas. O chakra cardíaco fica a meia distância entre os mundos do espírito e da matéria. Para que a energia espiritual possa ascender através da via kundalini, desde o chakra raiz até o centro situado no topo da cabeça, é preciso que cada chakra localizado ao longo do caminho da energia ascendente esteja desbloqueado. Assim, não é nenhuma coincidência que a capacidade de expressar livremente o amor e a harmonia através de um chakra cardíaco aberto pareça ser uma importante característica da personalidade para o pleno desenvolvimento das faculdades de percepção psíquica e espiritual de um indivíduo.

O chakra da garganta é o primeiro dentre a tríade espiritual dos centros superiores e ressoa com mais intensidade na presença de raios azuis. O chakra da garganta é a sede da comunicação e da auto-expressão. No nível psíquico, este chakra está associado à clariaudiência, ou seja, à capacidade de ouvir coisas no nível energético sutil. O chakra da garganta é também a sede da devoção religiosa e do instinto místico, em parte devido a sua associação com as energias do corpo causal. Este centro às vezes é considerado a sede da vontade ou do poder. Como o poder pessoal muitas vezes é um reflexo não só de sentimentos interiores verbalizados como também uma aplicação do poder do indivíduo sobre os outros através do uso da voz, a associação parece ser bastante apropriada. Os distúrbios tratados pelos raios azuis são aqueles que envolvem a região da garganta e interferem com a vontade e a expressão verbal dos pensamentos e idéias. Laringite, bócio e dores de garganta podem melhorar significativamente após o tratamento com as energias sutis da cor azul.

As energias do terceiro chakra são assim denominadas por causa da associação entre este centro e a faculdade psíquica da clarividência. Este chakra governa os fenômenos espirituais mais elevados da alma. A abertura e o funcionamento apropriado do chakra do terceiro olho geralmente estão presentes naqueles indivíduos altamente desenvolvidos no nível intuitivo. A cor anil ressoa mais intensamente com este centro. O anil parece controlar a olfação, a audição física e os aspectos físicos e elevados da visão. Vários tipos de doenças oculares, tal como a catarata, por exemplo, podem ser tratadas com as energias dos raios anil. A cor anil também pode ser útil no tratamento de problemas auditivos e no caso da perda do sentido do olfato.

Por fim, os raios violeta estão associados ao chakra do topo da cabeça. Muitos consideram o chakra do topo da cabeça como o santuário do espírito ou uma espécie de porta de entrada para as influências espirituais superiores que podem afetar os seres humanos. As principais áreas sobre as quais os raios violeta parecem exercer influência são o cérebro físico e a natureza espiritual da mente superior. Leonardo da Vinci sustentava que a meditação poderia ter o seu poder multiplicado por dez quando realizada sob a influência de raios violeta passando através de vitrais coloridos de uma tranqüila igreja.[22] Acredita-se que a cor violeta proporciona uma nutrição de natureza energética sutil para aqueles neurônios do córtex cerebral que contribuem para uma maior compreensão da nossa natureza divina. Como os raios violeta produzem efeitos terapêuticos positivos sobre vários distúrbios físicos e mentais, eles talvez possam ser usados com sucesso no tratamento de dores de cabeça, neuroses e, até mesmo, de determinadas formas de esquizofrenia e demência.

Existem complexos métodos de cura pela cor que são utilizados por diversos terapeutas. O esboço geral dos efeitos da cromoterapia apresentado aqui é altamente simplificado. O uso seletivo das vibrações das cores para tratar as doenças humanas é uma arte complexa e intricada. As cores podem ser aplicadas individualmente ou em combinações terapêuticas especiais que tendem a aumentar o potencial curativo das cores através de efeitos sinérgicos. São várias as formas através das quais as freqüências das cores podem ser transmitidas aos pacientes. Esses métodos incluem não só a iluminação direta com luz natural (do Sol) ou artificial (produzida por lâmpadas elétricas) que tenha passado através de diversos tipos de telas e filtros como também a hidroterapia, que utiliza água colorida pelo sol.

Outras formas de terapia incluem a respiração com ar colorido. Um método físico etérico de respiração com ar colorido envolve a inalação profunda de ar que tenha sido pranicamente carregado com as energias de uma determinada cor. Um método mais comum de respiração colorida exige que o indivíduo visualize a si próprio inalando uma determinada cor durante a fase inalatória da respiração. Após a inspiração a cor visualizada é mentalmente direcionada para as áreas de doença, bloqueio e disfunção ou para aqueles sistemas corporais que estejam necessitados de vitalização. Existem muitas variações desta técnica específica de respiração colorida, as quais permitem que as cores visualizadas pelo indivíduo possam ser usadas não só para alterar a sua consciência e purificar os seus chakras como também para a obtenção de determinados tipos de cura. A respiração colorida no nível mental envolve o direcionamento das energias que operam com os chakras e com os corpos mental e astral.

De modo geral, a visualização das cores, pedras preciosas e flores sendo vibracionalmente aplicadas (através de tinturas, essências, etc.) pode aumentar significativamente a eficácia do tratamento. As afirmações mentais — declarações verbalizadas interiormente que reafirmam a desejada modificação física ou emocional — também podem ser úteis na intensificação da eficácia das diversas terapias vibracionais. Muitos dos antigos terapeutas adeptos da utilização das essências florais de Bach solicitavam a seus pacientes que complementassem as combinações de remédios florais que lhes eram prescritas com a repetição de determinadas afirmações. Quanto mais o indivíduo se envolve ativamente na terapia (seja ela vibracional ou alopática), através da prática da visualização ou da repetição de afirmações, maiores são as chances de que ele se cure.

O Poder de Cura da Luz Solar e da Água: Novas Revelações Relativas à Compreensão das Dádivas Vibracionais da Natureza

A realização de curas com o uso de tinturas de cores, elixires de gemas e essências florais é importante porque demonstra a possibilidade do corpo físico ser profundamente influenciado pelos mais simples elementos encontrados na natureza. As plantas e flores campestres são extremamente abundantes no planeta em que vivemos. O subsolo da Terra contém numerosas pedras preciosas e minerais que possuem um potencial de cura energético sutil jamais imaginado. As forças unificadoras — o Sol e a água — que permitem a essas fontes energéticas de cura natural influenciarem o organismo humano estão entre os recursos mais abundantes do nosso planeta.

Combinando as propriedades de armazenamento energético sutil da água com a capacidade da luz solar carregar os objetos com energia prânica, os primeiros pesquisadores da medicina vibracional criaram um método simples porém eficaz de extrair da natureza as freqüências curativas fundamentais. Os efeitos fisiológicos produzidos por esses remédios etéricos são de difícil detecção pela maioria dos sistemas médicos. Os seus efeitos, como o próprio nome sugere, são tão sutis que os atuais métodos de monitoramento são inadequados para a obtenção de evidências suficientemente rigorosas para convencer a cética comunidade científica. É apenas com a aceitação da eletroacupuntura, da radiônica, da fotografia Kirlian e de outras tecnologias de base etérica que a eficácia energética sutil de remédios vibracionais específicos poderá ser mensurada e comprovada.

Conforme discutimos no capítulo anterior, equipamentos como a Máquina de Voll utilizam a rede de pontos de acupuntura para criar uma interface de diagnóstico com os meridianos do corpo físico. O sistema de meridianos faz parte de uma rede energética que promove a transferência das energias da força vital (do corpo etérico para o corpo físico) através de um mecanismo especial conhecido como interface físico-etérica. As energias dos corpos sutis estão intimamente ligadas ao corpo físico por meio dessa extraordinária interface. Em virtude dessa ligação energética natural, a monitorização dos pontos de acupuntura através dos sistemas ESV pode nos proporcionar uma indicação precisa das necessidades específicas do organismo em termos de essências florais e remédios vibracionais.

Diversos terapeutas adeptos das tecnologias ESV pesquisaram a utilização da Máquina de Voll para prescrever essências florais e remédios homeopáticos. Um pioneiro deste campo é o Dr. Abram Ber, mencionado no Capítulo 6. O Dr. Ber fez algumas experiências bem-sucedidas utilizando a Máquina de Voll para prescrever os Remédios Florais de Bach e investigou também a capacidade da Máquina de Voll determinar as necessidades energéticas dos pacientes em relação a algumas das novas essências florais de Gurudas. Ber descobriu empiricamente a existência de forte correlação entre as essências florais que produziam reações de ressonância nos pontos de acupuntura de pacientes asmáticos e as essências relacionadas no livro *Flower Essences and Vibrational Healing* como sendo úteis no tratamento da asma.

Utilizando o método ESV Ber estudou o caso de um garoto que fora enviado a ele com um problema de disfunção na hipófise e nanismo. As tentativas médicas anteriores de modificar a altura da criança haviam fracassado. O Dr. Ber deu ao menino um remédio composto preparado a partir de várias essências florais que haviam produzido reações positivas na Máquina de Voll. Conforme se descobriu posteriormente, essas também eram as essências relacionadas no *Flower Essences and Vibrational Healing* como recomendadas para o tratamento da deficiência de crescimento. Após um período de dois meses usando a mistura de essências florais o garoto havia crescido aproximadamente cinco centímetros. Embora o relato da evolução desse caso tenha um caráter anedótico, ele tende a confirmar a utilidade potencial das essências florais para o tratamento de doenças e também a conveniência de se utilizar a Máquina de Voll e outras tecnologias baseadas no sistema ESV tanto para o diagnóstico médico quanto para indicar com precisão as terapias apropriadas. As tecnologias baseadas nos meridianos representam um extraordinário potencial de diagnóstico para a descoberta de remédios vibracionais que talvez venham a se tornar uma terapia eficaz para pacientes cujas doenças poderiam de outra forma ser consideradas intratáveis. Para citar o material contido no livro de Ryerson:

> Haverá grandes progressos neste campo específico quando surgirem instrumentos — que atualmente estão sendo desenvolvidos e deverão estar mais disseminados dentro de aproximadamente três a cinco anos — para a exploração da nossa anatomia etérica. Esses instrumentos acabarão sendo usados para estudar e delimitar, empiricamente e através do método científico, o impacto de várias formas de terapias vibracionais (incluindo essências florais, remédios homeopáticos e elixires de pedras preciosas) sobre a nossa anatomia sutil. Quando o caráter científico dessas diversas modalidades de tratamento for reconhecido, essas propriedades etéricas irão alcançar o mais alto nível de valorização.
>
> Alguns desses instrumentos já estão sendo parcialmente utilizados, tais como aqueles que medem a atividade das ondas cerebrais, a capacidade dos pontos neurológicos em relação à acupuntura, a resposta galvânica da pele e, acima de tudo, aqueles que medem a pulsação de energia biomagnética liberada pelas divisões celulares. Esses equipamentos tornam possível a mensuração das respostas fisiológicas do corpo físico após o início do

tratamento com as essências. Eles também irão possibilitar a realização de testes de laboratório para determinar o poder das essências e seus efeitos sobre o organismo.

Conforme já dissemos, o uso de essências florais acarreta tremendas implicações, principalmente se elas vierem a se tornar um remédio completo. Utilizá-las como remédio, nos dias de hoje, faria o homem voltar a concentrar-se em suas ligações vibracionais com a natureza através de uma determinada área de estudo, voltada para a cura de doenças. Eventualmente, toda a ênfase deveria voltar a recair sobre a integridade dessas energias.[23]

Uma compreensão mais profunda a respeito do modo como essas abundantes ferramentas de cura vibracional podem produzir efeitos benéficos sobre doenças físicas e emocionais depende do nosso conhecimento da anatomia energética sutil humana. Os chakras, os nádis, os meridianos e os corpos sutis são partes inseparáveis da nossa anatomia expandida. Essas estruturas sutis nos permitem entrar em contato com o universo multidimensional de que fazemos parte. Os corpos sutis têm funções específicas que influenciam o modo como a personalidade do indivíduo se expressa no plano físico. As forças sutis ajudam a determinar a vitalidade, a força de vontade e a expressão criativa dos seres humanos enquanto eles se esforçam por compreender o significado de suas existências na Escola da Vida Terrena na qual optaram por encarnar.

Quando as conexões entre o *Eu* superior e a personalidade física são interrompidas ou bloqueadas, manifestam-se o egocentrismo, a alienação e os sentimentos de isolamento. As essências florais, elixires de pedras preciosas, tinturas de cores e remédios homeopáticos operam tanto no nível das estruturas biomoleculares do corpo físico como sobre os corpos sutis, meridianos e chakras a fim de aumentar a coordenação e a harmonia entre o *self* físico e as influências energéticas superiores que atuam sobre ele. Se utilizados corretamente, esses remédios vibracionais naturais podem alterar o curso das doenças nos níveis físico, emocional, mental e espiritual, além de facilitar a ocorrência de uma cura mais ampla e permanente do complexo mente/corpo/espírito humano. À medida que os médicos e terapeutas da nossa cultura começarem a reconhecer a existência do espectro de energias sutis que influenciam a função humana, haverá uma grande abundância de informações a respeito dessas novas formas de cura, o que, em última análise, elevará o espírito da humanidade.

Pontos Fundamentais a Serem Recordados

1. Os remédios vibracionais (elixires de pedras preciosas, essências florais, remédios homeopáticos, etc.) são produzidos a partir de várias substâncias biológicas e minerais. Esses extraordinários remédios utilizam as propriedades de armazenamento de energia da água para transferir ao paciente um *quantum* de energia sutil de freqüência específica a fim de efetuar a cura nos vários níveis da função humana.

2. O Dr. Edward Bach foi um pioneiro no desenvolvimento das essências florais — os assim chamados Remédios Florais de Bach. Esses remédios são usados basicamente para equilibrar as energias mentais e emocionais do indivíduo, as quais, quando desequilibradas, podem predispô-lo a diversas manifestações físicas de doença ou agravar o estado de saúde do paciente. Bach era um sensitivo e usou as suas habilidades intuitivas para definir as várias propriedades terapêuticas dos Remédios Florais de Bach.

3. As pesquisas mais recentes se concentraram nas fontes de informações intuitivas e tiveram por objetivo investigar as aplicações terapêuticas de várias outras essências

florais. Certas fontes de informação psíquica sugerem que as essências florais talvez possam ajudar a promover a cura tanto no nível físico como nos níveis sutis da função humana.

4. Como as flores contêm a autêntica essência e força vital da planta a que pertencem, as tinturas e essências preparadas pelo método solar na verdade transferem um aspecto dessa força vital para o remédio.

5. Quando os remédios vibracionais — como as essências florais, por exemplo — são ingeridas, as energias neles contidas são potencializadas e assimiladas com o auxílio de um extraordinário sistema de energia biocristalina existente no interior do corpo físico. Esse sistema cristalino apresenta determinadas propriedades semelhantes às do quartzo, as quais tornam possível a transferência ressonante das energias do remédio para o corpo físico, a fim de que elas possam alcançar os corpos sutis.

6. Através de sua ligação com a glândula pineal essa rede biocristalina ajuda a coordenar a transferência de informações das camadas superiores da consciência (isto é, os níveis astral, mental e causal) para a personalidade física, por intermédio do hemisfério direito do cérebro. Essas informações provenientes das nossas dimensões superiores se manifestam na forma de sonhos e de imagens simbólicas (durante a meditação), os quais podem ser analisados pelo hemisfério cerebral esquerdo a fim de se determinar o seu significado. As essências florais podem ajudar a fortalecer essa conexão interior e, assim, ajudar a reconstruir a ligação entre a personalidade e o *Eu* Superior.

7. Certas essências florais, segundo se diz, atuam fundamentalmente no nível celular, ao passo que outras essências afetam principalmente os níveis sutis da função humana, ou seja: os chakras e nádis, os meridianos e os corpos sutis.

8. Os miasmas representam um singular estado energético que, embora não seja ele próprio uma doença, predispõe o indivíduo a ela. Os miasmas mais comuns são adquiridos através da exposição a diversos tipos de bactérias, vírus e substâncias tóxicas. Eles também podem ser herdados através de linhagens familiares. Os miasmas podem ser tratados e neutralizados com o uso de remédios homeopáticos específicos e de determinadas essências florais e elixires de gemas.

9. Além de participar do processo de preparação das essências florais, através do método solar, a água também pode ser carregada com as energias sutis dos cristais ou com as vibrações puras da luz colorida a fim de nos proporcionar uma outra fonte de cura energética. Essas modalidades terapêuticas são chamadas de elixires de pedras preciosas e de tinturas de cores, respectivamente.

10. As energias das cores produzem efeitos basicamente porque certas freqüências de cores ressoam fortemente com determinados chakras. Através de um intercâmbio ressonante de energia as freqüências das cores energizam e reequilibram os chakras que eventualmente estejam bloqueados ou apresentando alguma anormalidade por causa de um processo de doença. Quando o chakra defeituoso é reequilibrado, o fluxo normal de energia para o sistema de órgãos doente é restabelecido.

11. Os sistemas eletroacupunturais (como a Máquina de Voll, por exemplo) podem ser úteis para efetuar o casamento das freqüências sutis das diversas essências vibracionais com os estados de doença e desequilíbrios energéticos específicos. Através de pesquisas e de validações experimentais realizadas com a ajuda de equipamentos como este, as essências florais e outros remédios vibracionais acabarão sendo reconhecidos como modalidades terapêuticas úteis.

Capítulo VIII

O Fenômeno da Cura Psíquica:

EXPLORANDO AS INDICAÇÕES EM FAVOR DA EXISTÊNCIA DE UM POTENCIAL HUMANO OCULTO

Nos últimos capítulos, analisamos vários sistemas de cura através do uso das energias sutis. A maioria desses métodos envolve a aplicação terapêutica de diferentes freqüências de energias vibracionais encontradas na natureza. As propriedades curativas das essências florais, dos elixires de pedras preciosas, das tinturas de cores e dos remédios homeopáticos, por exemplo, são usadas para o tratamento de doenças porque proporcionam ao sistema energético humano freqüências vibratórias das quais ele necessita. Também é possível transmitir energias curativas a pessoas necessitadas sem que seja preciso recorrer a fontes externas de energias vibracionais. O campo de energia multidimensional humano é um excepcional transmissor e receptor de energias vibracionais.

Várias fontes esotéricas há muito sugerem que os seres humanos têm a capacidade de se curarem mutuamente utilizando os potenciais energéticos especiais conferidos a cada existência humana. Essa capacidade de realizar curas tem recebido muitos nomes ao longo dos séculos, tais como imposição de mãos, cura psíquica, cura espiritual e Toque Terapêutico. Somente nas últimas décadas é que a moderna tecnologia e a consciência de cientistas iluminados evoluiu o suficiente para tornar possível a confirmação em laboratório da ocorrência de curas através das energias sutis. Embora determinados aspectos dessas descobertas de laboratório tenham sido rapidamente mencionados nos capítulos anteriores, agora iremos reexaminar essas pesquisas de forma mais detalhada à medida que formos estudando o modo pelo qual adquirimos uma compreensão cada vez maior a respeito da cura psíquica.

A Cura Psíquica como um Aspecto do Potencial Humano: Um Exame Histórico de sua Evolução através dos Séculos

O uso da imposição das mãos para curar doenças humanas já tem milhares de anos. Foram encontrados indícios de sua utilização pelos antigos egípcios no Papiro Ebers, escrito por volta de 1552 a.C. Esse documento descreve o uso da cura por imposição das mãos no tratamento médico. Quatro séculos antes do nascimento de Cristo os gregos já utilizavam o Toque Terapêutico para curar doentes em seus templos asclepianos. Os escritos de Aristófanes descrevem em detalhe o uso da imposição de mãos em Atenas para restaurar a visão de um cego e devolver a fertilidade a uma mulher estéril.[1]

A Bíblia contém muitas referências ao uso da imposição das mãos para fins terapêuticos e espirituais. Sabe-se com segurança que muitas das curas milagrosas de Jesus foram feitas através da imposição de mãos. Jesus disse: "Estas coisas que eu faço, vocês as farão maiores ainda." A cura por imposição das mãos, tanto quanto a pregação e a administração dos sacramentos, foi considerada parte dos deveres dos primeiros sacerdotes cristãos. Nas primeiras igrejas cristãs, a imposição das mãos foi combinada com o uso sacramental da água-benta e de óleos santos.

Ao longo dos séculos seguintes o papel da igreja como agente administrador de cura começou gradualmente a declinar. Na Europa, a administração da cura era realizada pelo toque real. Reis de diversos países europeus eram supostamente bem-sucedidos na cura de doenças como a tuberculose (escrofulose) através da imposição das mãos. Na Inglaterra esse método de cura foi iniciado por Eduardo, o Confessor, e resistiu durante alguns séculos, chegando ao fim com o reinado do cético Guilherme IV. Muitas das primeiras tentativas de cura pela imposição de mãos pareciam basear-se numa crença nos poderes de Jesus, do rei ou de um determinado curandeiro. Na opinião de outros teóricos médicos contemporâneos, esses efeitos curativos eram mediados por forças vitais e influências especiais existentes na natureza.

Vários dos primeiros pesquisadores que se interessaram por estudar os mecanismos de cura teorizaram a respeito da provável natureza magnética das energias nela envolvidas. Um dos primeiros a propor a existência de uma força vital magnética na natureza foi o controvertido médico Theophrastus Bombastus von Hohenheim, também conhecido como Paracelso (1493-1541). Além de descobrir novas terapias farmacológicas, Paracelso fundou o sistema simpático de medicina, de acordo com o qual as estrelas e outros corpos (especialmente ímãs) influenciavam os seres humanos por meio de um fluido ou emanação sutil que impregnava todo o espaço. Sua teoria era uma tentativa de explicar a aparente ligação entre os seres humanos e as estrelas e outros corpos celestes. O sistema simpático de Paracelso poderia ser considerado uma contribuição astrológica pioneira a respeito das influências dos planetas e das estrelas sobre a doença e o comportamento humano.

A ligação que se propunha existir entre os seres humanos e os céus era constituída por um fluido sutil difuso, possivelmente uma espécie de "éter" primitivo encontrado em todo o universo. Paracelso atribuiu propriedades *magnéticas* a essa substância sutil e acreditou que ela possuía notáveis qualidades curativas. Ele também concluiu que, se essa força fosse dominada ou controlada por alguém, então essa pessoa passaria a ter o poder de interromper ou curar doenças que estivessem se desenvolvendo nos outros. Paracelso afirmou que *a força vital, em vez de estar contida dentro de um indivíduo, brilhava dentro e em torno dele como uma esfera luminosa que tivesse a capacidade de funcionar a distância.*[2] Considerando a justeza de sua descrição das energias que envolvem as pessoas, poderíamos nos perguntar se Paracelso tinha a capacidade de observar de forma clarividente o campo da aura humana.

No século seguinte à morte de Paracelso, a tradição magnética foi mantida viva por Robert Fludd, médico e místico. Fludd era considerado um dos mais proeminentes alquimistas teóricos do início do século XVII. Ele enfatizou *o papel do Sol na saúde como fonte de luz e vida. O Sol era considerado a fonte dos raios vitais necessários para todas as criaturas vivas da Terra.* Fludd achava que essa força supracelestial invisível manifestava-se de alguma maneira em todas as coisas vivas e *penetrava no corpo através da respiração.*[3] Isso nos lembra o conceito indiano do *prana,* a energia sutil que existe na luz solar e que é assimilada através do processo da respiração. Muitos esotéricos acreditam que, concentrando mentalmente o fluxo visualizado de prana, os terapeutas conseguem concentrar essa energia etérica em suas mãos e transmiti-la ao paciente. Fludd também acreditava que os seres humanos possuíam as propriedades existentes num ímã.

Em 1778, um curandeiro radical ergueu sua voz para dizer que poderia conseguir notáveis sucessos terapêuticos sem que houvesse necessidade do paciente ter fé nos poderes de cura de Jesus ou dele mesmo. Franz Anton Mesmer afirmava que as curas realizadas por ele resultavam do uso apropriado de uma energia universal que ele chamou de *fluidum.*[4] (Existe uma interessante semelhança entre a terminologia de Mesmer e o fluido etérico mencionado por Ryerson, isto é, a substância de que é composto o corpo etérico.) Mesmer afirmava que o *fluidum* era um fluido físico sutil que preenchia todo o universo e era o meio de ligação entre as pessoas e os outros seres vivos e entre os organismos vivos, a Terra e os corpos celestes. (Esta teoria é bastante parecida com o conceito astrológico da medicina simpática proposto por Paracelso.) Mesmer sugeriu que todas as coisas que existem na natureza possuíam um determinado poder que se manifestava através de influências especiais exercidas sobre outros corpos. Ele acreditava que todos os corpos físicos, animais, plantas e até mesmo rochas estavam impregnadas desse fluido mágico.

Durante suas primeiras pesquisas médicas em Viena, Mesmer descobriu que a colocação de um ímã sobre as áreas do corpo afetadas por uma doença freqüentemente resultava em cura. Os experimentos com pacientes que sofriam de problema nervosos muitas vezes produziam respostas motoras incomuns. Mesmer observou que os tratamentos magnéticos bem-sucedidos freqüentemente causavam fortes espasmos musculares. Ele passou a acreditar que os ímãs usados na terapia serviam essencialmente para conduzir um fluido etérico que emanava de seu próprio corpo e ia produzir efeitos curativos sutis nos pacientes. *Ele achou que essa força ou fluido vital era de natureza magnética e chamou-a de "magnetismo animal"* (para diferenciá-la do magnetismo mineral ou ferromagnetismo).

No decorrer de suas pesquisas, Mesmer passou a achar que esse fluido energético estava de alguma maneira associado ao sistema nervoso, principalmente tendo em vista o fato de que seus tratamentos freqüentemente provocavam espasmos e tremores musculares involuntários. Ele aventou a hipótese de que os nervos e fluidos corporais transmitiam o *fluidum* para toda as regiões do corpo, que ele vivificava e revitalizava. O conceito de *fluidum* de Mesmer lembra a antiga teoria chinesa da energia ch'i, a qual flui através dos meridianos, levando a força vital para os nervos e tecidos do corpo.

Mesmer percebeu que os efeitos reguladores e vivificantes do *fluidum* magnético faziam parte dos processos básicos da saúde e da homeostase. Considera-se que uma pessoa sadia esteja em harmonia com essas leis básicas da natureza, o que se manifesta através de um correto intercâmbio de forças magnéticas vitais. Se ocorre uma desarmonia entre o corpo físico e essas forças sutis da natureza, o resultado final é a doença.

Posteriormente, Mesmer percebeu que a melhor fonte dessa força universal era o próprio corpo humano. Ele teve o palpite de que os pontos de fluxo energético mais ativo eram a palma das mãos. Colocando as mãos do terapeuta sobre o paciente, era possível fazer a energia fluir para o paciente por uma via direta. Devido à influência exercida por Mesmer durante esse revolucionário período da história da França, a técnica da imposição das mãos, também conhecida como "passes magnéticos", veio a tornar-se bastante popular.

Nessa época, infelizmente, muitos observadores científicos consideravam o mesmerismo simplesmente um ato de hipnose e sugestão. (Até hoje muitos cientistas ainda se referem à hipnose como "mesmerismo", originando-se daí o termo "mesmerizado".) Em 1784, o rei da França criou uma comissão de inquérito para investigar a validade dos experimentos terapêuticos de Mesmer. A comissão era constituída por membros da Academia de Ciências, da Academia de Medicina, da Sociedade Real e também pelo cientista e estadista norte-americano Benjamin Franklin. Os experimentos que esses homens planejaram destinavam-se a testar a presença ou não do *fluidum* magnético que Mesmer dizia ser a força curativa que estava por trás de seus êxitos terapêuticos. Infelizmente, nenhum dos testes planejados pela comissão destinava-se a medir os efeitos terapêuticos do *fluidum*. A conclusão dessa prestigiosa comissão foi de que o *fluidum* não existia. Embora não negassem os êxitos terapêuticos de Mesmer com os pacientes, eles foram da opinião de que os efeitos médicos produzidos por Mesmer eram devidos à excitação dos sentidos, imaginação e imitação (de outros pacientes). Curiosamente, um comitê do Departamento Médico da Academia de Ciências da França examinou novamente a questão do magnetismo animal em 1831 e aceitou o ponto de vista de Mesmer. A despeito dessa validação, porém, o trabalho de Mesmer nunca obteve um reconhecimento universal.

Quando recentes pesquisas de laboratório sobre os efeitos fisiológicos da imposição das mãos comprovaram a natureza magnética dessas energias curativas sutis, ficou demonstrado que a interpretação de Mesmer quanto à natureza magnética das energias sutis do corpo humano estava séculos à frente dos seus contemporâneos. Como iremos ver, a mensuração direta dessas energias por meio dos instrumentos convencionais de detecção eletromagnética é tão difícil hoje quanto o foi na época de Mesmer.

Mesmer também descobriu que a água poderia ser carregada com essa força magnética sutil e que a energia armazenada em garrafas de água submetidas à ação do curandeiro poderia ser transmitida aos pacientes por meio de hastes metálicas que os doentes segurariam em suas mãos. O dispositivo de armazenamento usado para transferir a energia curativa da água carregada para os pacientes foi chamado de "bacquet". Embora hoje muitos achem que Mesmer tenha sido um grande hipnotizador, existem umas poucas pessoas que realmente compreendem o pioneirismo de suas pesquisas sobre as energias curativas magnéticas sutis.

Pesquisas Modernas a Respeito da Cura Psíquica: Os Cientistas Estudam os Efeitos Biológicos das Energias Curativas

Ao longo das últimas décadas, as investigações científicas acerca dos efeitos da cura por imposição das mãos derramaram uma nova luz sobre as descobertas de Mesmer. Além de confirmarem realmente a ocorrência de um intercâmbio de energia entre o terapeuta e o paciente, conforme Mesmer e outros haviam sugerido, os pesquisadores também demonstraram a existência de uma interessante semelhança entre os efeitos biológicos produzidos pelos terapeutas e aqueles resultantes da exposição a campos magnéticos de alta intensidade. Os campos magnéticos dos terapeutas, apesar de sua natureza magnética, também apresentaram outras singulares propriedades que apenas recentemente começaram a ser reveladas pela investigação científica.

Um dos estudos mais amplos a respeito das propriedades energéticas da cura por imposição das mãos foi realizada durante a década de 1960 pelo Dr. Bernard Grad, da Universidade McGill, de Montreal.[5] O Dr. Grad reconheceu os poderes terapêuticos potenciais dos assim chamados curandeiros espirituais e psíquicos. Ele sabia que muitos médicos que tentaram explicar os genuínos efeitos terapêuticos produzidos por esses curandeiros freqüentemente os atribuíam ao poder da fé, um fenômeno às vezes chamado de efeito placebo. Grad suspeitou que, além do efeito placebo decorrente da fé do paciente, havia também outros fatores psicoenergéticos que eram mais difíceis de isolar e estudar. Grad procurou delinear um experimento que pudesse fazer uma discriminação entre os efeitos psicológicos da crença do paciente e os verdadeiros efeitos energéticos das mãos do curandeiro sobre a fisiologia celular. Ele queria usar o método científico para descobrir se nisso havia realmente outras forças sutis que não a confiança do paciente num determinado terapeuta. A fim de isolar os efeitos da fé em seus experimentos, Grad resolveu trabalhar com modelos não-humanos de doença e passou a utilizar animais e plantas em seus estudos.

Grad preferiu fazer seus experimentos com ratos. Sob o aspecto financeiro, os ratos ocupavam pouco espaço no laboratório e podiam ser abrigados e alimentados com facilidade. O Dr. Grad escolheu a formação do bócio como doença a ser usada no estudo dos efeitos das energias curativas. Ele foi influenciado pelo fato de um dos curandeiros que participava do estudo ser especialmente bem-sucedido no tratamento desse distúrbio. (Esta é uma questão importante quando se está empenhado no estudo das energias curativas, pois observou-se que determinados curandeiros parecem ter um melhor desempenho quando tratam de determinadas doenças.) Grad decidiu trabalhar com um curandeiro chamado Oscar Estebany, um coronel húngaro com a reputação de ter poderes de cura em seu toque. Em seus experimentos, Grad referia-se a Estebany com Mr. E.

Para produzir a doença nos ratos, Grad submeteu-os a dietas especiais que favoreciam o surgimento do bócio. Essas dietas consistiam em alimentos deficientes em iodo, um elemento necessário para o funcionamento adequado da tireóide. A água oferecida aos ratos continha tioracil, um conhecido agente bloqueador do hormônio da tireóide. A combinação de deficiência de iodo com tioracil foi mais do que suficiente para induzir o bócio nos ratos que tomavam parte no experimento. Esses ratos eram depois separados em dois grupos, à medida que eram ou não submetidos aos cuidados do curandeiro.

O primeiro conjunto de ratos (constituído pelos animais que não haviam sido expostos ao toque das mãos) servia como grupo de controle. Foram criados alguns outros subgrupos para controlar a possível influência de fatores como os efeitos térmicos produzidos pelas mãos do curandeiro e os efeitos comportamentais resultantes do manuseio dos ratos por seres humanos. O primeiro subgrupo de controle não recebia nenhum tratamento. Os ratos do segundo subgrupo de controle foram colocados em gaiolas envolvidas por fitas eletrotérmicas que simulavam o calor produzido por mãos humanas. Os ratos do terceiro subgrupo de controle eram manuseados por pessoas que não tinham poderes de cura e que, enquanto seguravam os animais, tentavam efetuar a cura por imposição de mãos. Além disso, inicialmente, todos os ratos foram manuseados pelo pessoal do laboratório para que se acostumassem a serem pegos na mão e para separar os ratos calmos dos mais nervosos. Os ratos ansiosos não eram apropriados para os experimentos de cura e foram excluídos depois desse procedimento.

Os ratos pertencentes ao grupo que seria submetido ao tratamento foram colocados dentro de um recipiente especial onde o curandeiro poderia tratar vários deles simultaneamente. Os animais eram colocados em pequenos compartimentos individuais de uma bandeja especial, semelhante a uma forma para cubos de gelo feita de tela reticular de ferro galvanizado. O recipiente era grande o bastante para que nove ratos pudessem ser pegos na mão pelo curandeiro simultaneamente. Enquanto estavam dentro de seus pequenos compartimentos de arame, conforme descrevemos, os ratos eram pegos na mão pelo curandeiro durante quinze minutos de cada vez e, em seguida, voltavam para suas gaiolas.

O experimento foi realizado em quarenta dias. No final desse período, todos os ratos foram examinados para que se determinasse quantos animais em cada grupo apresentavam um bócio significativo. Embora todos os animais apresentassem um aumento no tamanho da tireóide ao término do período de teste de quarenta dias, verificou-se que os *ratos pertencentes ao grupo tratado pelo curandeiro apresentavam uma proporção significativamente mais baixa de casos de bócio.* Grad executou uma interessante variação desse experimento ao verificar a possibilidade de eliminar inteiramente o contato com as mãos do curandeiro. Em vez de atuar diretamente sobre os ratos, o curandeiro efetuava a cura fazendo imposição de mãos sobre pedaços de algodão e de lã, na esperança de carregá-los com a energia curativa. Os pedaços de algodão e lã carregados eram postos no fundo das gaiolas dos ratos submetidos a dietas bociogênicas. O material carregado permanecia em contato com o rato durante uma hora, pela manhã, e uma hora, à tarde. Nas gaiolas dos ratos do grupo de controle, submetidos à mesma dieta, foram colocados pedaços semelhantes de algodão e lã, porém não tratados. No final dos períodos de tratamento, observou-se que ratos de ambos os grupos estavam apoiados sobre pilhas de pedaços de lã e algodão.

Grad fez uma análise estatística comparando o tamanho da tireóide entre os ratos dos dois grupos. Ele *verificou que os ratos expostos aos pedaços de lã e algodão carregados com as energias curativas apresentavam uma proporção mais baixa de formação de bócio mesmo quando as mãos do curandeiro não haviam tido contato direto com os animais.* Os dois experimentos de Grad sugerem que um curandeiro pode produzir efeitos energéticos mensuráveis que contribuem para retardar a formação do bócio. Essa incontestável descoberta estava bem de acordo com a reputação que o sr. Estebany tinha de ser uma pessoa dotada da capacidade de minorar os problemas de hipertrofia da tireóide em seres humanos. Uma conclusão mais fascinante, obtida a partir desses experimentos, foi a de que as energias de um curandeiro poderiam ser absorvidas por um veículo orgânico comum de armazenamento, tal como o algodão, e transmitido para os pacientes (no caso, para os ratos com bócio). Estas descobertas irão adquirir outra importância quando estivermos discutindo o uso do Toque Terapêutico pelas pessoas que se dedicam à enfermagem.

Grad estava fascinado pelo seu sucesso em demonstrar a capacidade de o curandeiro impedir o desenvolvimento do bócio. Seu estudo demonstrara que a cura psíquica poderia contrapor-se aos efeitos bociogênicos da deficiência de iodo e do tioracil. *A energia curativa na verdade não fizera desaparecer um estado de doença já existente. Ela apenas impedira o surgimento do esperado distúrbio na tireóide.* A fim de observar os efeitos das energias curativas sobre um processo natural de recuperação de uma doença, Grad selecionou um animal que estava convalescendo de uma cirurgia. O processo fisiológico que Grad desejava estudar era o fenômeno da cura de ferimentos. Ele queria saber se as energias curativas podiam apressar o fechamento de feridas especiais produzidas por cirurgia.

No experimento, depois que os ratos haviam sido anestesiados e suas costas raspadas, um pedaço de pele do tamanho de uma moeda era removida cirurgicamente de cada animal. Para acompanhar a gradual diminuição do tamanho da ferida ao longo do tempo, seus contornos foram marcados num pedaço de plástico transparente com um lápis especial usado em maquilagem para teatro. Em seguida os contornos foram copiados em pedaços de papel e estes pesados numa balança extremamente sensível. O peso do pedaço de papel recortado era diretamente proporcional à área do ferimento existente nas costas de cada rato. Este método original permitiu que Grad fizesse mensurações diárias do tamanho dos ferimentos durante o processo de cicatrização.

Quarenta e oito ratos foram submetidos à cirurgia que produzia os ferimentos e, em seguida, separados em três grupos de dezesseis ratos cada. O primeiro grupo era de controle e não recebeu nenhum tratamento especial. O segundo grupo foi seguro entre as mãos do curandeiro em uma gaiola especial de arame (semelhante à bandeja usada nos experimentos com o bócio). Esse recipiente metálico impedia o contato físico direto entre o curandeiro e os ratos durante os períodos de cura psíquica. O terceiro grupo de ratos foi manuseado de forma semelhante ao segundo, a não ser pelo fato de que a gaiola foi exposta a um calor semelhante à temperatura das mãos humanas. Ao término do experimento, os três grupos de ratos foram examinados para se verificar a possível existência de diferenças estatisticamente significativas entre os tamanhos finais das feridas em processo de cicatrização.

Os registros finais mostraram que os ferimentos dos ratos pertencentes ao grupo tratado pelo curandeiro eram muito pequenos ou tinham sarado completamente. Os ferimentos dos ratos pertencentes aos outros grupos estavam em diferentes estágios de cicatrização. Embora uma rápida inspeção visual dos dois grupos revelasse a existência de diferenças marcantes no tamanho de suas feridas, foram feitas análises estatísticas que confirmaram o que parecia ser óbvio. *Nos ratos pertencentes ao grupo tratado pelo curandeiro, o processo de cicatrização das feridas era significativamente mais rápido.*

Os estudos de Grad a respeito dos efeitos da cura psíquica sobre o processo de cicatrização de ferimentos em ratos foram replicados pelo Dr. Remi Cadoret e por G. I. Paul, na Universidade de Manitoba.[6] Além de usar grupos contendo maior número de ratos (300 em vez de 48), foi acrescentado um outro grupo de controle no qual os ratos eram tratados por indivíduos que não se diziam possuidores de faculdades psíquicas. Os resultados obtidos por Cadoret e Paul foram semelhantes aos de Grad, no sentido de que os ratos tratados por pessoas dotadas de poderes curativos apresentaram uma velocidade de cicatrização significativamente maior.

Os primeiros estudos de Grad com os ratos sugeriram que os curandeiros possuíam efetivamente uma espécie de força bioenergética que atuava sobre a expressão celular dos estados de doença. Essa influência ultrapassava tudo o que poderia ser atribuído aos efeitos da sugestão e da fé. Ainda que o efeito placebo às vezes possa manifestar-se em seres humanos, teria sido difícil sugerir que os ratos do grupo tratado pelos curandeiros melhoraram porque acreditavam nos efeitos do tratamento. Embora os estudos com ratos tenham sido proveitosos, era preciso esperar longos períodos de tempo para que se pudesse observar alterações fisiológicas significativas nos animais. Como o tempo necessário para se observar os efeitos nos ratos era geralmente de três a cinco semanas, Grad procurou um outro modelo biológico que pudesse produzir resultados mais rápidos. Com base nesse critério do tempo, Grad acabou usando um modelo vegetal para estudar os efeitos energéticos dos curandeiros. Ele resolveu usar sementes de cevada em seus experimentos. Para fazer as sementes ficarem doentes, elas foram tratadas com uma solução contendo 1% de cloreto de sódio (o sal de cozinha é um conhecido agente inibidor do crescimento vegetal). Esse tratamento salino foi seguido por alguns dias de secagem, após o que as sementes foram regadas com água de torneira a intervalos apropriados.

Grad separou as plantinhas novas em dois grupos. As sementes que deram origem às plantas do primeiro grupo foram embebidas em solução salina não-tratada e, em seguida, secas e regadas com água de torneira, conforme o procedimento já descrito. As sementes do segundo grupo foram tratadas de forma diferente no sentido de que a solução salina utilizada havia estado entre as mãos de um curandeiro psíquico durante um período de quinze minutos. (Uma vez mais, esse papel coube ao sr. Estebany.) Nos primeiros estudos, os curandeiros seguraram frascos de solução salina abertos. Alguns críticos argumentaram que a solução salina poderia ter sido exposta a algum agente físico proveniente do corpo do curandeiro, tal como o suor ou o dióxido de carbono eliminado pelo organismo. Para tornar ainda mais rígidos os controles, Grad modificou o procedimento e fez com que a solução salina a ser tratada pelo curandeiro fosse acondicionada num frasco fechado com um tampão de vidro.

Foram também tomadas precauções para impedir que os experimentadores soubessem quais eram as soluções salinas tratadas e não-tratadas. Os técnicos embeberam as sementes em soluções salinas numeradas arbitrariamente como 1 ou 2, de modo que apenas Grad sabia qual era o grupo de sementes que havia recebido a solução tratada pelo curandeiro. Após terem sido embebidas em soluções salinas tratadas e não-tratadas, as sementes foram colocadas em potes de terra numerados e deixadas durante 40 horas numa câmara de incubação especialmente aquecida a uma temperatura de 38-40 graus centígrados. Depois desse período de incubação, os potes foram removidos e dispostos em fileiras ao acaso num lugar apropriado, onde eram regados com quantidades iguais de água de torneira até o fim do período de observação experimental. Ao cabo de doze ou quinze dias, o experimento estava terminado e as sementes tratadas e as não-tratadas foram comparadas quanto à porcentagem de germinação, altura da planta e, posteriormente, conteúdo de clorofila.

Depois das análises estatísticas, *ficou demonstrado que as sementes expostas à substância salina tratada pelo curandeiro apresentavam uma maior porcentagem de germinação e haviam dado origem a plantas mais altas que as do grupo não-tratado. As plantas tratadas pelo curandeiro também apresentaram um maior conteúdo de clorofila que as plantas não-tratadas.* Esses resultados foram replicados no laboratório de Grad, com o mesmo curandeiro, e em outros laboratórios, utilizando diferentes pessoas dotadas do poder de curar. Parecia óbvio para Grad que algum tipo de energia curativa havia sido transmitida das mãos do curandeiro para a solução salina, conforme foi demonstrado pelo efeito sobre o crescimento das plantas da solução salina tratada. *O fato de que a água podia ser carregada com energia curativa e transmitida aos organismos vivos é bastante significativo, tendo em mente a afirmação de Mesmer de que o seu bacquet poderia ser usado para tratar pacientes expondo-os às energias armazenadas na água tratada por uma pessoa dotada de poderes de cura.*

Grad levou a cabo outro interessante experimento relacionado com o tema da água carregada com energia psíquica. Ele fez com que uma pessoa com "mão boa" para plantas e um paciente psicoticamente deprimido segurassem e carregassem água de uma maneira semelhante àquela utilizada pelos curandeiros. A água proveniente de garrafas fechadas e tratadas pelos indivíduos com boa mão provocaram um aumento na taxa de crescimento das plantas, ao passo que a água tratada pelo paciente fortemente deprimido produziu uma diminuição na velocidade de crescimento das plantas (em relação aos grupos de controle). Grad havia demonstrado claramente que algum tipo de influência energética curativa podia ser transmitido para a água através do vidro. A energia curativa que estava armazenada na água passava para as sementes de uma forma semelhante ao que acontecia nos seus primeiros experimentos, nos quais ficou demonstrado que pedaços de algodão carregados pelo curandeiro poderiam transmitir uma influência curativa para os ratos com bócio. Essa energia, qualquer que fosse a sua natureza, parecia ter polaridade tanto positiva como negativa em seus efeitos fisiológicos. Os curandeiros e pessoas com boa mão para o cultivo de plantas pareciam possuir uma energia do tipo positivo, ao passo que pessoas gravemente deprimidas davam a impressão de emitirem uma espécie de energia que inibia o crescimento das plantas.

Semelhanças energéticas entre os Curandeiros e os Campos Magnéticos: A Ciência Examina mais Atentamente o Magnetismo Animal

O fato de que a água comum pudesse absorver energia curativa fez com que Grad se perguntasse se ela havia sido de alguma forma alterada em virtude de sua exposição ao campo de energia do curandeiro. Posteriormente, Grad fez análises científicas quantitativas da água para verificar se os curandeiros haviam provocado alguma modificação mensurável em suas propriedades físicas. Utilizando uma técnica baseada na espectroscopia de absorção do infravermelho, Grad descobriu que o ângulo de ligação da molécula de água havia sofrido uma alteração sutil porém detectável. Como as alterações produzidas pelo curandeiro nos ângulos normais de ligação haviam provocado uma ligeira modificação no modo como as moléculas de água se ligavam umas às outras na solução, verificou-se que as pontes de hidrogênio, ainda que indiretamente, também haviam sido afetadas.

As pontes de hidrogênio constituem um extraordinário fenômeno associado à água (H_2O). As pontes de hidrogênio se formam quando o átomo de oxigênio ligeiramente negativo de uma molécula de água é atraído para o átomo de hidrogênio ligeiramente positivo de outra molécula de água. Essa fraca atração entre as moléculas de água é responsável pelo modo como a água sobe pelos sistemas radiculares das plantas (através da ação capilar). A tensão superficial criada pelas pontes de hidrogênio na superfície da água permite que insetos da família dos gerrídeos possam literalmente caminhar sobre a água. A tensão superficial da água é diretamente afetada por ligeiras modifica-

241

ções nas pontes de hidrogênio, como é o caso daquelas induzidas pela exposição aos campos de energia das pessoas dotadas do poder de curar. Grad descobriu que os curandeiros, graças à sua capacidade de enfraquecer as pontes de hidrogênio entre as moléculas de água, podiam produzir uma redução ligeira, porém mensurável, da tensão da superfície.

O Dr. Robert Miller, de Atlanta, Georgia, é um químico que estudou os efeitos biológicos dos curandeiros. Miller conseguiu confirmar experimentalmente a descoberta do Dr. Grad a respeito da capacidade de o curandeiro quebrar as pontes de hidrogênio da água. Miller também descobriu uma importante semelhança entre os efeitos energéticos dos campos magnéticos e os efeitos de campo observados junto às pessoas dotadas de poderes psíquicos.[7] Utilizando um tensiômetro do tipo Du Nouy, o Dr. Miller tentou medir a tensão superficial da água que havia sido exposta às energias dos curandeiros ou a campos magnéticos. O tratamento da água por diversos curandeiros produzia reduções significativas na tensão superficial. *Miller descobriu que a água que havia sido exposta aos campos magnéticos também apresentava significativas reduções na tensão superficial, semelhantes àquelas que foram observadas na água tratada com as energias psíquicas dos curandeiros.* Ele estudou a relativa estabilidade da água energizada para ver quanto tempo a tensão superficial permaneceria prejudicada depois do tratamento.

Os experimentos projetados para testar a estabilidade da água energizada demonstraram que a água tratada com um ímã ou com as energias psíquicas de um curandeiro liberariam gradualmente o excesso de energia para o meio ao longo de um período de 24 horas, após o que a tensão superficial já teria voltado aos níveis normais. Essa liberação gradual de energia podia ser apressada, transformando-se numa rápida descarga, se alguém encostasse uma haste metálica na água magneticamente carregada. Miller também descobriu que, quando a água tratada com ímãs ou com as energias psíquicas dos curandeiros era colocada num repiciente de aço inoxidável, ocorria em questão de minutos uma súbita dissipação da energia armazenada — que passava para o ambiente — e um rápido retorno aos níveis normais de tensão superficial. O metal parecia atuar como uma espécie de sumidouro energético que proporcionava uma via de saída para a energia magnética curativa. As pesquisas do Dr. Miller e do Dr. Grad sugerem que a água podia ser carregada com energias magnéticas e curativas e que os metais e substâncias orgânicas proporcionavam vias de saída intermediárias para essa extraordinária energia, tornando possível direcioná-la para onde fosse necessária.

Miller descobriu que a colocação de hastes metálicas em contato com a água energizada proporcionaria um caminho para que a energia curativa fluísse numa direção específica. Essa descoberta ajuda a confirmar a lógica que está por trás do *bacquet* usado por Mesmer, para tratar seus pacientes há quase 200 anos. O *bacquet* era constituído por diversas garrafas de água magneticamente tratada que estavam em contato com os pacientes por meio de hastes metálicas. As pessoas da primeira fileira circular em torno do *bacquet* freqüentemente estavam ligadas a uma segunda fileira de pacientes por meio de cordas de pano atadas à cintura. A observação, feita por Grad, de que o algodão e a lã poderiam atuar como capacitores orgânicos naturais, armazenando e, posteriormente, transmitindo energia curativa aos ratos, reforça ainda mais a lógica da idéia de Mesmer a respeito da possibilidade de juntar os pacientes num único circuito de cura através de cordas de pano.

Em estudos posteriores, o Dr. Miller descobriu diversas outras interessantes semelhanças entre a água tratada por ímã e a água tratada pelas energias psíquicas de um curandeiro. Ele projetou um notável experimento no qual utilizava o processo natural da cristalização para indicar a ocorrência de alterações energéticas sutis na água. Miller sabia que a adição de sulfato de cobre à água para produzir uma solução supersaturada acabaria possibilitando o crescimento natural de cristais, caso a solução fosse mantida livre de agitação. Com a água não-tratada, o sulfato de cobre geralmente formava cristais monoclínicos verde-jade. Todavia, se a solução de sulfato de cobre fosse pré-tratada mediante a exposição às mãos de um curandeiro, os cristais que se formavam eram sempre de cor azul-turquesa e apresentavam uma granulação mais grosseira. Miller duplicou o experimento com sais de cobre, porém dessa vez substituiu por um campo magnético o campo produzido pelas mãos de um curandeiro. Miller colocou uma solução supersaturada de sulfato de cobre durante quinze minutos num campo magnético de 4.500 gauss. *Quando os cristais finalmente se formaram, Miller verificou que, em vez da variedade normal verde-jade, eles eram do tipo azul-turquesa observado nas soluções tratadas por um curandeiro.* Uma vez mais, vemos aqui uma semelhança qualitativa entre os efeitos das mãos dos curandeiros e dos campos magnéticos.

Miller realizou um outro experimento para detectar outras similaridades fisiológicas entre os efeitos da água tratada com ímãs e os da água tratada pelas mãos de um curandeiro. Assim como nos estudos pioneiros de Grad, Miller decidiu examinar a taxa de germinação de sementes depois da exposição à água tratada por um curandeiro. Miller comparou os efeitos da água normal de torneira, da água tratada por ímãs e da água tratada por um curandeiro sobre o crescimento vegetal. Ele selecionou 75 sementes de centeio e dividiu-as em três grupos com 25 sementes cada. Num dos grupos, as sementes foram regadas com água de torneira comum. O segundo grupo de sementes foi regado com água de torneira que havia sido exposta a um campo magnético. O terceiro grupo de sementes foi regado com água de torneira tratada por um curandeiro. Ao término de um período de espera de quatro dias, ele examinou as sementes de cada grupo para ver quantas haviam germinado. O Dr. Miller verificou que as sementes regadas com água comum de torneira apresentavam uma taxa de germinação de 8%, *ao passo que aquelas regadas com água tratada por um curandeiro exibiam uma taxa de germinação de 36% — um aumento de quatro vezes no número de novos brotos.* Ainda mais surpreendente foi a descoberta de que *as sementes regadas com água tratada com ímãs teve um aumento de mais de oito vezes no número de sementes germinadas (uma taxa de 68%).*

Além de serem determinadas as taxas de germinação, as plantas foram examinadas para se verificar a ocorrência de possíveis diferenças nas taxas de crescimento, as quais foram determinadas a partir da altura final das plantas oito dias depois da germinação. Embora as plantas regadas com água tratada pelo curandeiro fossem apenas ligeiramente mais altas do que as do grupo de controle, que receberam água de torneira, as sementes regadas com água tratada com ímãs produziram plantas que eram aproximadamente 28,6% mais altas ao cabo do mesmo período de tempo. O que o Dr. Grad e o Dr. Miller haviam descoberto em seus respectivos laboratórios foi a extraordinária similaridade qualitativa entre as energias dos curandeiros e dos ímãs, coisa que Franz Anton Mesmer já observara quase 200 anos antes. Os resultados das pesquisas do Dr. Miller e do Dr. Grad proporcionaram novas evidências experimentais em favor da na tureza magnética das energias dos curandeiros, conforme Mesmer especulara anteriormente. Eles também descobriram indicações a respeito dos possíveis mecanismos que estão por trás do *bacquet* de Mesmer, o qual podia curar diversos pacientes ao mesmo tempo distribuindo as energias sutis entre muitas pessoas através do uso de um circuito de cura especial. Tal como Grad, Mesmer havia descoberto que garrafas de água poderiam ser carregadas com as energias dos curandeiros, como se fossem uma espécie de bateria. Esse fenômeno assemelhava-se à utilização de uma garrafa de Leyden para armazenar eletricidade nos primórdios da experimentação científica. Devido a essa tendência de as energias sutis fluírem dos locais de alto potencial para os de baixo potencial, de forma semelhante ao que acontece com a eletricidade, alguns curandeiros, como Ambrose Worrall, denominaram-na paraeletricidade.

Quando o trabalho de Grad foi publicado, muitos cientistas especularam a respeito dos possíveis mecanismos através dos quais os curandeiros poderiam acelerar o crescimento das plantas e o processo de cicatrização de feridas. Uma teoria aparentemente plausível era a de que os curandeiros conseguiam apressar os processos normais de crescimento e cicatrização nos organismos vivos acelerando a atividade das enzimas celulares que executam normalmente essas funções.

Na mesma época em que o trabalho de Grad veio a público, foram divulgados diversos estudos demonstrando que os campos magnéticos de alta intensidade tinham a capacidade de acelerar a atividade das enzimas. Entre os pesquisadores que trabalhavam nessa área estava a Dra. Justa Smith, uma freira e bioquímica que trabalhava no Instituto de Dimensões Humanas, do Rosary Hill College, em Nova York.[8] A Dra. Smith havia confirmado descobertas publicadas por outros pesquisadores indicando que campos magnéticos de alta intensidade tinham a capacidade de acelerar as taxas de reação de várias enzimas, efeito que dependia do tempo durante o qual essas enzimas eram submetidas ao tratamento magnético. O trabalho da Dra. Smith a respeito das relações entre campos magnéticos e enzimas fora o tema de uma tese de doutorado que ela concluíra recentemente. Pouco depois de ter completado seu trabalho, ela tomou conhecimento dos estudos de Grad acerca dos possíveis efeitos biológicos das energias curativas psíquicas. A Dr. Smith supôs que a possibilidade de as energias dos curandeiros acelerarem a atividade enzimática seria a explicação mais plausível para o maior crescimento das plantas e a cicatrização mais rápida dos ferimentos produzidos nos ratos. Como as enzimas são os burros-de-carga celulares que executam todas as funções metabólicas do corpo físico, é natural presumir que a aceleração de suas atividades poderia estimular a cicatrização de ferimentos e fazer com que as plantas crescessem mais rapidamente. Como o laboratório da Dra. Smith já estava aparelhado para medir a cinética das enzimas, sua hipótese poderia ser facilmente testada. As observações anteriores da Dra. Smith sobre os efeitos biológicos dos campos magnéticos de alta intensidade também estavam de acordo com os dados recém-descobertos por Miller, os quais revelaram a existência de surpreendentes semelhanças entre os campos magnéticos e os campos produzidos pelos curandeiros.

A Dra. Smith montou um experimento para comparar os efeitos das mãos dos curandeiros com os campos magnéticos quanto à capacidade de aumentarem as taxas de reação das enzimas. Ela contou com a ajuda do sr. Estebany, um dos curandeiros que participaram das pesquisas de Grad a respeito da cura por imposição das mãos. A Dra. Smith fez com que o sr. Estebany segurasse um tubo de ensaio contendo uma solução da enzima digestiva tripsina, ao mesmo tempo que se concentrava em fazer uma cura por imposição das mãos. A tripsina usada nesse experimento fora comprada de uma firma especializada em produtos bioquímicos e era do tipo puro e cristalino, com atividade padronizada. Enquanto o curandeiro continuava a concentrar-se em sua tarefa, a Dra. Smith fazia coletas periódicas de pequenas amostras da enzima que estava sendo tratada pelas energias curativas. Cada amostra era então testada num espectrofotômetro, o qual registrava o nível de atividade da enzima com base em sua capacidade de catalisar uma reação química. *A Dra. Smith descobriu que o sr. Estebany tinha a capacidade de aumentar a velocidade de reação enzimática e que, quanto mais tempo ele segurasse o tubo de ensaio contendo as enzimas, maior seria a velocidade de reação enzimática. Campos magnéticos de alta densidade haviam produzido efeitos semelhantes sobre as enzimas,* conforme ficara claro num estudo anterior realizado pela Dra. Smith.

A semelhança entre as propriedades das energias dos curandeiros e dos campos magnéticos, no sentido de acelerar a atividade das enzimas, induziram a Dra. Smith a investigar a possibilidade de que os curandeiros pudessem efetuar suas curas irradiando alguma espécie de energia magnética. Para testar essa hipótese, ela colocou aparelhos detectores sensíveis ao magnetismo em torno das mãos do curandeiro durante as tentativas de cura. Ela ficou um tanto desanimada ao descobrir que não foi detectado nenhum campo magnético em torno das mãos dos curandeiros. Para obter os efeitos que haviam sido observados sobre as enzimas, o curandeiro teria de produzir um campo magnético de razoável intensidade. Os campos magnéticos que ela havia utilizado em seus estudos anteriores eram de aproximadamente 13.000 gauss, cerca de 26.000 vezes a intensidade do campo magnético da Terra.

A Dra. Smith decidiu realizar outras variações do experimento com as enzimas a fim de verificar se havia diferença entre o campo magnético e o campo de energia produzido pelas pessoas dotadas de poder de cura. Ela também utilizou vários outros curandeiros em seus estudos a respeito das alterações enzimáticas para verificar se eles produziriam resultados energéticos semelhantes e testou os efeitos energéticos produzidos por cada curandeiro em relação a diferentes enzimas usando o mesmo tipo de procedimento experimental que havia utilizado com a tripsina. Num dos experimentos ela usou a enzima que sintetizava o complexo químico NAD (nicotinamida adenina dinucleotídeo, um elemento importante na cadeia transportadora de elétrons),[9] e descobriu que os curandeiros provocavam uma redução uniforme na atividade dessa enzima. Experimentos com outras enzimas mostraram que, após a exposição às energias das mãos dos curandeiros, ocorriam consistentes aumentos na atividade de algumas enzimas e diminuição na atividade de outras.

Embora inicialmente causassem perplexidade, posteriormente ficou claro que esses dados, aparentemente conflitantes, faziam sentido quando considerados a partir da perspectiva da fisiologia celular. *O tipo de alteração na atividade enzimática observado após a exposição do material aos curandeiros era sempre no sentido de uma melhor saúde celular e, por conseqüência, do organismo.* Examinemos, por exemplo, o caso da NAD-sintetase, uma enzima cuja atividade, conforme se observou, era reduzida pelas energias dos curandeiros. A NAD, a molécula produzida por essa enzima, é um elemento intermediário na cadeia transportadora de elétrons, uma minúscula usina elétrica que existe no interior de cada uma de nossas células. As reações químicas que ocorrem nos mitocôndrios são responsáveis pela extração da maior parte da energia que obtemos dos alimentos. A energia química proveniente do alimento é parcialmente liberada na forma de elétrons que fluem através de uma estrutura mitocondrial semelhante a uma bateria. É no nível dos mitocôndrios que o vivificante oxigênio executa sua mais importante função: acolher os elétrons produtores de energia na cadeia transportadora de elétrons.

A NAD é a precursora da NADH, um elemento energético intermediário que os mitocôndrios utilizam para produzir ATP, a moeda energética da célula. (No nível celular, o ATP equivale a dólares de energia usados para pagar os operários da célula (as enzimas) a fim de que eles permaneçam em seus postos na linha de produção.) Quanto maior a quantidade de NADH existente, maior a disponibilidade de energia (e ATP) para as células, nas quais essa energia será utilizada nos processos de cura e para manter a função metabólica em níveis apropriados. Depois que a NADH liberou sua energia para a produção de ATP, ela é transformada em NAD, um intermediário químico que teve sua energia potencial reduzida. Existe sempre um equilíbrio, conhecido como proporção NAD/NADH, entre a quantidade de NAD e NADH existente na célula. Quanto maior a quantidade de NAD em relação à de NADH, menor a disponibilidade de energia para a manutenção do metabolismo celular. A Dra. Smith descobriu que os curandeiros provocavam uma diminuição na atividade da enzima que convertia a NADH, altamente energética, em NAD, uma molécula de baixa energia. Portanto, a enzima cuja atividade era reduzida pelos curandeiros, conforme descobriu a Dra. Smith, era do tipo que normalmente subtrai da célula a energia de que ela necessita. Assim, um decréscimo na conversão de NAD através da diminuição da atividade da NAD-sintetase, por obra de um curandeiro, teria um efeito energético global positivo sobre o metabolismo celular.

Esse tipo de argumentação baseado no metabolismo celular ajudou-nos a colocar em perspectiva o sentido das alterações enzimáticas produzidas pelos curandeiros. *Qualquer que fosse a enzima utilizada, os curandeiros sempre alteravam sua atividade num sentido que tenderia a criar condições para uma melhor saúde e um equilíbrio energético mais harmonioso no organismo doente.* Assim, foi experimentalmente confirmada a suposição da Dra. Smith de que os efeitos produzidos pelos curandeiros sobre o crescimento das plantas e o processo de cicatrização de ferimentos eram mediados por alterações enzimáticas. Essa energia curativa parecia possuir quase que uma inteligência inata, no sentido de que podia distinguir terapeuticamente entre diferentes tubos de ensaio contendo enzimas. Aos olhos dos curandeiros, os tubos de ensaio pareciam conter apenas soluções transparentes. Além do mais, eles estavam apenas pensando em curar e não tentando produzir uma alteração enzimática numa direção determinada. Isso demonstra uma importante diferença qualitativa entre as energias curativas e os campos magnéticos. *Os campos magnéticos podiam produzir apenas aumentos não-específicos na atividade das enzimas. Os campos energéticos dos curandeiros, por outro lado, podiam produzir alterações variáveis em diferentes enzimas. O sentido da alteração produzida sempre correspondia à maior saúde da célula e do organismo.*

Energias Curativas e Entropia Negativa: A Tendência no Sentido de um Aumento na Organização Celular

A Dra. Smith executou outro experimento com enzimas que acabou demonstrando a existência de uma semelhança ainda maior entre as energias dos curandeiros e os campos magnéticos. Esse experimento foi projetado parcialmente a partir de sugestões apresentadas pelo Dr. Grad, a quem a Dra. Smith havia consultado. Grad disse que em seus experimentos a respeito da mensuração das energias curativas ele nunca pedira a um curandeiro que tratasse de uma pessoa sadia. Já que a Dra. Smith estava fazendo seus experimentos com enzimas intactas, por que não tentar danificá-las primeiro? Seguindo a sugestão de Grad, ela testou a capacidade de os curandeiros atuarem sobre enzimas que tivessem sido danificadas a ponto de perderem parte de sua atividade funcional.

Ela colocou tubos de ensaio com tripsina sob luz ultravioleta, uma freqüência de energia que, como se sabe, quebra a estrutura normal das proteínas. Em conseqüência desse tratamento, os sítios ativos das moléculas da enzima foram destruídos. Depois da exposição ao ultravioleta, a tripsina foi passada ao curandeiro (o sr. Estebany) para que a tratasse da maneira usual. Mensurações da atividade enzimática revelaram que esta fora significativamente reduzida pela luz ultravioleta, devido à ruptura estrutural. A Dra. Smith surpreendeu-se ao descobrir que, depois do tratamento feito pelo sr. Estebany, as enzimas danificadas recuperaram a atividade enzimática e que essa atividade continuou a elevar-se linearmente enquanto durou a exposição do tubo de ensaio às energias curativas. *Depois do tratamento curativo, a atividade enzimática mantinha-se num novo patamar, indicando que o curandeiro havia reparado as enzimas danificadas.* Curiosamente, os campos magnéticos de alta intensidade produziam efeitos semelhantes, reparando enzimas danificadas e acelerando a atividade enzimática. Esta era uma dimensão inteiramente nova da mensuração desses efeitos energéticos. Conforme se descobriu, enzimas que haviam sido fisicamente rompidas pela luz ultravioleta passaram por uma reorganização estrutural após a exposição ao campo de energia produzido pelo curandeiro. Em termos físicos, esse sistema enzimático biológico havia sofrido uma diminuição de entropia.

Conforme mencionamos no Capítulo 4, entropia é um termo que descreve o estado de desordem de um sistema. Quanto maior a desordem, maior a entropia; quanto mais organizado o sistema, menor a entropia. Supõe-se que os cristais, em virtude do arranjo altamente ordenado e matematicamente preciso dos seus átomos, representem os estados de entropia mais baixos possíveis. Acredita-se que a maioria dos processos do universo físico caminhe rumo a uma crescente entropia positiva, ou seja: havendo tempo suficiente, todas as coisas tendem a cair aos pedaços. A única exceção a essa lei da termodinâmica é o comportamento dos sistemas biológicos. Os organismos vivos usam energia para criar níveis cada vez mais elevados de ordem em seus sistemas fisiológicos. Todavia, quando essa energia auto-organizadora, ou força vital, abandona o sistema (isto é, quando o corpo morre), as partes que o constituem retornam ao pó e à desordem.

Conforme discutimos nos capítulos anteriores, a força vital parece possuir características entrópicas negativas. Essa energia impulsiona os sistemas biológicos em direção a níveis cada vez maiores de ordenamento celular e de auto-organização. A mais dramática demonstração desse princípio da vida pode ser vista em seu oposto: a morte. A separação entre essa força vital e o transitório corpo físico que habitou é seguida de poeira, decomposição e desordem.

Na verdade, é o princípio organizador do corpo etérico que mantém e sustenta o crescimento do corpo físico. Por ocasião da morte, o veículo etérico se dissolve e retorna à energia livre do ambiente. Como o envoltório físico está tão entrelaçado com o modelo etérico, nenhuma das duas formas pode existir isoladamente. (Esta é uma das razões pelas quais os praticantes da fotografia Kirlian encontram tanta dificuldade para captar o Efeito da Folha Fantasma. A estrutura etérica da porção amputada tende a dissipar-se rapidamente sem a influência estabilizadora do seu equivalente físico.)

De um extremo ao outro de seu padrão holográfico de interferência de energia, o corpo etérico contém informações estruturais codificadas a respeito da organização espacial das estruturas físicas celulares. Conforme indicaram os experimentos comparativos entre os campos magnéticos e os campos energéticos produzidos pelos curandeiros, mencionados anteriormente, as extraordinárias energias do molde etérico possuem características magnéticas. Essas características magnéticas específicas apresentadas pelos campos de energia das pessoas dotadas do poder de cura psíquica correspondem de forma bastante adequada às previsões do Dr. Tiller sobre as energias etéricas ou pertencentes ao espaço/tempo negativo.

Como já discutimos no Capítulo 4, o Modelo Tiller-Einstein procura descrever matematicamente o comportamento da matéria/energia em velocidades superiores à da luz, a fim de estabelecer um fundamento real para as energias e corpos sutis que estão além da percepção humana normal. O domínio da matéria física, que nos é tão familiar, é o universo do espaço/tempo positivo (+E/T). O domínio das energias superiores à velocidade da luz é o universo do espaço/tempo negativo (-E/T). O primeiro nível das energias que se deslocam mais rapidamente do que a luz é constituído pelas freqüências etéricas da matéria e da energia. Além desse nível está o domínio astral. Embora existam freqüências que estão além do nível astral — as freqüências causal e mental, por exemplo — em seu atual nível de desenvolvimento esse modelo é incapaz de descrever domínios situados além do nível astral.

De acordo com o Modelo Tiller-Einstein, a matéria e a energia do +E/T são de natureza basicamente elétrica (ou seja, a matéria é constituída por partículas como o elétron e o próton, as quais possuem carga elétrica.) O espaço/tempo positivo é o reino da radiação eletromagnética (EM). Do outro lado está a energia do -E/T, a qual se caracteriza pela sua natureza basicamente magnética e é chamada de radiação magnetoelétrica (ME).[10] Como a radiação ME se desloca numa velocidade superior à da luz, ela não sensibiliza os detectores convencionais de energia eletromagnética. Além de sua natureza magnética, a energia do -E/T possui mais uma característica singular (entre outras): *a tendência para a entropia negativa*. Segundo o modelo Tiller-Einstein, a energia etérica possui características magnéticas e está associada a uma tendência negativa entrópica. Ou seja: *as energias do corpo etérico possuem qualidades que impelem os sistemas celulares em direção a estados de maior ordem e organização*. A eliminação dessa tendência entrópica negativa depois da dissipação do veículo etérico, quando a pessoa morre, é a causa da decomposição do corpo depois da morte. Uma vez que a influência etérica organizadora do corpo etérico tenha se dissipado, o corpo segue uma espiral positivamente descendente constituída pelo colapso e dissolução das células. Essas qualidades magnéticas e entropicamente negativas da energia e matéria etéricas são também os mesmos atributos que, conforme se descobriu, estão associados aos campos de energia das pessoas dotadas do poder de efetuar curas psíquicas. Os curandeiros parecem ter uma grande quantidade dessa mesma energia etérica organizadora e, de alguma maneira, conseguem transferir ressonantemente parte dessa energia aos seus pacientes.

Como os campos associados aos curandeiros são provavelmente produzidos por energias pertencentes ao -E/T, eles apresentam semelhanças em relação aos campos magnéticos no que se refere aos seus efeitos qualitativos sobre a água, embora sejam praticamente impossíveis de detectar por meio de aparelhos convencionais para registro de radiações eletromagnéticas. Todavia, desde a época em que a Dra. Smith realizou seus experimentos, foram desenvolvidos novos sistemas de mensuração que ajudaram a confirmar a natureza magnética dos campos de energia produzidos pelos curandeiros. A Dra. Smith, usando gaussímetros sensíveis, foi originalmente incapaz de detectar a presença de quaisquer campos magnéticos em torno das mãos dos curandeiros. Todavia, experimentos recentes realizados pelo Dr. John Zimmerman[11] com o uso de detectores altamente sensíveis — com capacidade para medir campos magnéticos infinitesimais — revelaram a ocorrência de um aumento na emissão de campo magnético pelas mãos dos curandeiros psíquicos durante o processo de cura. Embora os aumentos na intensidade dos campos magnéticos produzido pelas mãos dos curandeiros fossem cerca de cem vezes maiores que os níveis normais do corpo, esses campos magnéticos associados aos curandeiros eram muito mais fracos do que aqueles usados para acelerar a atividade das enzimas nos experimentos da Dra. Smith. Todavia, esses mesmos campos, quase indetectáveis, emitidos pelos curandeiros produziam sobre os sistemas biológicos poderosos efeitos, os quais só poderiam ser comparados àqueles resultantes de um tratamento com campos magnéticos de alta intensidade.

A natureza desses campos etéricos é tão elusiva que mesmo hoje os cientistas ainda têm dificuldade para detectar sua presença, tal como aconteceu com Benjamin Franklin na época de Mesmer. É somente através da observação de seus efeitos secundários sobre os sistemas biológicos (enzimas), físicos (cristalização) e eletrônicos (equipamentos de exploração eletrográficos) que a ciência está começando a reunir dados experimentais que confirmam a existência das energias etéricas. Uma indicação indireta da presença do campo curativo/etérico é o aumento no grau de ordenamento de um sistema, ou seja: uma tendência entrópica negativa.

Diversos pesquisadores chegaram a compreender essa propriedade negativamente entrópica das energias curativas. A pesquisa da Dra. Justa Smith sugeriu que os curandeiros têm a capacidade de atuar seletivamente sobre diferentes enzimas e modificá-las no sentido de um maior grau de organização e equilíbrio energético. Ao acelerar diferentes reações enzimáticas, os curandeiros ajudam o corpo a curar-se. (Este é também um dos grandes princípios não-reconhecidos da medicina. Os médicos somente são bem-sucedidos na medida em que conseguem usar medicamentos, cirurgia, alimentação e vários outros meios para ajudar os mecanismos inatos de cura de seus pacientes a restaurar os seus corpos enfermos.) Os curandeiros fornecem a ajuda energética necessária para empurrar todo o sistema energético de um paciente de volta para um estado de homeostase. Esse impulso curativo energético possui propriedades negativamente entrópicas e auto-organizadoras que ajudam as células a criar ordem e desordem ao longo de rotas de expressão celular seletivamente definidas.

Recentemente foi projetado um experimento para testar essa propriedade negativamente entrópica da energia dos curandeiros. No Oregon, uma equipe multidisciplinar reuniu-se em torno de Olga Worrall, uma pessoa dotada de poderes curativos espirituais e que havia participado dos estudos da Dra. Smith a respeito de curandeiros, campos magnéticos e enzimas.[12] Eles queriam testar a hipótese de que os curandeiros aumentavam a capacidade de o organismo elevar o seu grau de organização. Eles levantaram a possibilidade de que um curandeiro também poderia influenciar as propriedades auto-organizadoras de uma reação química especial conhecida como reação Belousov-Zhabotinskii (B-Z). Na reação B-Z, uma solução química alterna-se entre dois estados, o que é indicado pelo desdobramento de ondas em espiral numa solução rasa colocada numa placa de Petri. Se forem adicionados corantes à solução, pode-se observar uma oscilação de cores que vai do vermelho para o azul e retorna ao vermelho. Essa reação é um caso específico do que é conhecido como "estrutura dissipativa". (Ilya Prigogine ganhou o prêmio Nobel de 1977 por sua Teoria das Estruturas Dissipativas,[13] um original modelo matemático que explica a maneira pela qual sistemas como a reação B-Z evoluem para níveis mais elevados de organização utilizando novas conexões produzidas pela entropia ou desordem.)

Como a reação B-Z é considerada um sistema químico auto-organizativo, a equipe de pesquisas quis saber se as energias da curandeira poderiam afetar o seu estado entrópico. Pediu-se que Worrall tentasse influenciar uma reação B-Z. Depois de tratada por suas mãos, a solução produziu ondas duas vezes mais rápido que a solução de controle. Em outro experimento, as oscilações vermelho-azul-vermelho de duas soluções ficaram sincronizadas depois do tratamento de Worrall. A equipe de pesquisa concluiu que o campo produzido pela curandeira tinha a capacidade de criar níveis mais elevados de ordem em sistemas inorgânicos ao longo de linhas de comportamento entrópico negativo. Esses resultados são condizentes com os de outros estudos, como aqueles realizados pela Dra. Smith, nos quais ficou demonstrado que curandeiros (tais como Olga Worrall) podiam fazer com que enzimas danificadas pela exposição à luz ultravioleta recuperassem sua estrutura e função normais. A aceleração do crescimento em plantas e do processo de cicatrização de ferimentos em ratos constituem outros exemplos dos efeitos dos curandeiros no sentido de aumentar o grau de ordem e organização no interior dos sistemas celulares.

A variada gama de dados experimentais acerca dos efeitos biológicos da cura apóia a hipótese de que os curandeiros realmente exercem uma influência energética sobre os organismos doentes. Os sistemas biológicos estudados nos experimentos anteriores eram todos do tipo não-humano. Utilizaram-se animais, plantas e sistemas de enzimas na tentativa de eliminar qualquer influência de sugestão ou de fé por parte do sujeito experimental. Tendo sido confirmada a existência de um autêntico intercâmbio de energia terapêutica entre os curandeiros e as "cobaias" não-humanas, ficamos a nos perguntar o que realmente acontece entre os curandeiros e seus pacientes humanos.

Se aceitarmos o fato de que os curandeiros têm a capacidade de produzir efeitos mensuráveis sobre os seres vivos, seremos obrigados a formular algumas importantes perguntas a respeito dos curandeiros de maneira geral. Dentro da nossa sociedade, os curandeiros são meramente um grupo de elite constituído por pessoas que nasceram com um raro dom? Ou será que a capacidade de curar é uma habilidade inata que, como qualquer outra, poderia ser aumentada através do aprendizado? Se for este o caso, como se pode ensinar outras pessoas a curar? A capacidade de curar poderia ser ensinada aos profissionais da saúde para que suas habilidades médicas acadêmicas pudessem ser suplementadas pelos métodos energéticos naturais de interação terapêutica? Apenas recentemente essas perguntas começaram a encontrar respostas significativas. O crescente impacto dessas questões reflete uma tendência oculta para uma sutil mudança no decorrer do processo de evolução dos cuidados com a saúde. É realmente fascinante a história de como a cura psíquica começou a insinuar-se lentamente nos currículos acadêmicos das faculdades de medicina e enfermagem.

A Dra. Krieger Estuda os Curandeiros e a Hemoglobina: A Evolução do Toque Terapêutico

Depois da publicação dos trabalhos do Dr. Grad acerca dos efeitos biológicos da cura psíquica, vários pesquisadores começaram a refletir sobre as futuras linhas de pesquisa sugeridas por esses estudos. Entre aqueles que ficaram intrigados com as descobertas do Dr. Grad estava a Dra. Dolores Krieger, na época professora de enfermagem na Universidade de Nova York. Krieger estava particularmente fascinada pela observação, feita pelo Dr. Grad, de que as plantas regadas com água tratada por curandeiros apresentavam um aumento no teor de clorofila de suas folhas.[14]

A clorofila é uma molécula pigmentar bioquimicamente semelhante à hemoglobina humana. Ambas contêm anéis de porfirina em torno de um átomo de metal. No caso da clorofila, o metal existente no centro da molécula é um átomo de magnésio. Na hemoglobina, o átomo metálico central é o ferro. Como a clorofila é estruturalmente semelhante à hemoglobina humana, Krieger argumentou que, assim como as plantas tratadas pelos curandeiros haviam exibido uma elevação no seu conteúdo de clorofila, os seres humanos expostos às energias curativas talvez apresentassem um aumento semelhante na quantidade de hemoglobina existente no sangue. Krieger achou que os níveis sangüíneos de hemoglobina seriam um bom parâmetro bioquímico para se medir em virtude de seu papel em muitos processos vitais.

O heme, o anel central da molécula de hemoglobina, tem três funções principais. No seu papel como parte da molécula de hemoglobina, a função mais importante e bem conhecida do componente heme é o transporte do oxigênio dos pulmões para os tecidos do corpo. Em segundo lugar, ele também faz parte da cadeia de citocromos existentes nos mitocôndrios, e atua como uma molécula mensageira na cadeia transportadora de elétrons. Através de sua função mitocondrial, o grupo heme permite que os elétrons criem novos intermediários de energia metabólica (ATP) num processo que, em última análise, envolve o oxigênio trazido pela hemoglobina. Terceiro, o grupo heme participa do processo conduzido pela citocromo oxidase, no fígado e em outros tecidos, no qual vários metabólitos e substâncias químicas potencialmente tóxicas são degradados e eliminados do organismo. Como o grupo heme é tão importante para a saúde e para o bom funcionamento do organismo, e considerando que é fácil medir diretamente os níveis de hemoglobina, Krieger escolheu essa molécula como um indicador bioquímico das influências das energias curativas sobre os seres humanos.

Krieger queria estudar e confirmar os efeitos dos curandeiros sobre os seres humanos através de um método analítico que deveria isolar a influência da fé. Os experimentos de Grad e Smith haviam-na convencido de que ocorriam realmente efeitos energéticos entre paciente e curandeiro, mesmo quando o primeiro era apenas uma planta doente, um rato ferido ou até mesmo uma enzima danificada. Ela desejava extrapolar as informações já conhecidas a partir de estudos sobre o efeito dos poderes de cura em sistemas não-humanos a fim de planejar um experimento que pudesse confirmar a influência das energias curativas sobre os seres humanos. Em 1971, pouco depois de ter

251

trabalhado com o Dr. Grad, o sr. Estebany (o curandeiro que participou dos estudos de Grad) foi solicitado a colaborar nesse novo experimento. A pesquisa estava sendo conduzida por uma médica (Otelia Bengssten, M.D.) e uma clarividente (Dora Kunz), que estavam empenhadas em estudar o processo de cura. A Dra. Krieger. juntou-se ao grupo como pesquisadora associada e colocou à disposição dele suas habilidades como profissional da saúde.

O estudo foi realizado numa fazenda no contraforte das Montanhas Berkshire, no Estado de Nova York, utilizando um grande grupo de pacientes com diversas doenças.[13] Havia dezenove pessoas doentes no grupo experimental e outros nove no grupo de controle. A distribuição dos pacientes por sexo e faixa etária era semelhante nos dois grupos. O grupo experimental recebeu um tratamento direto por imposição das mãos, efetuado pelo sr. Estebany, e o grupo de controle não. Além do toque curativo do sr. Estebany, os pacientes do grupo experimental também receberam rolos de algodão que haviam sido "carregados magneticamente" pelo sr. Estebany (tal como fora feito nos experimentos de Grad com os ratos com bócio). (Um ano depois do estudo, alguns dos pacientes que haviam recebido esses rolos carregados disseram que ainda podiam sentir um fluxo de energia vindo do algodão.) Krieger mediu os níveis de hemoglobina nos dois grupos de pacientes antes e depois de o grupo experimental receber uma bateria de tratamentos de cura. *Conforme previra a sua hipótese inicial, ela constatou a ocorrência de aumentos significativos nos níveis de hemoglobina dos pacientes do grupo experimental, quando comparados aos do grupo de controle.*

O estudo de Krieger foi repetido em 1973 com um grupo maior de pacientes e controles ainda mais rigorosos para responder às críticas dirigidas contra o planejamento do seu estudo anterior.[16] Ela usou 46 pacientes doentes no grupo experimental e 33 pacientes em condições semelhantes no grupo de controle. Uma vez mais, ela obteve resultados semelhantes, com os pacientes doentes apresentando significativas elevações nos níveis de hemoglobina depois da cura por imposição de mãos feita pelo sr. Estebany. A tendência para a energia curativa elevar os níveis de hemoglobina era tão forte que pacientes cancerosos submetidos à cura por imposição das mãos apresentaram ocasionalmente elevações nos níveis de hemoglobina, apesar de estarem sendo tratados com substâncias químicas prejudiciais à medula óssea e que, previsivelmente, produzem anemias.

Krieger estava fascinada com as implicações dos resultados de suas pesquisas. Medindo as alterações nos níveis de hemoglobina, ela foi capaz de obter confirmações bioquímicas para a sua hipótese de que os curandeiros produzem modificações bioenergéticas nos pacientes tratados por eles. Nos seus dois estudos feitos com a ajuda do sr. Estebany, foi demonstrado que as elevações nos níveis sangüíneos de hemoglobina indicavam com segurança a ocorrência de verdadeiras alterações bioenergéticas e fisiológicas produzidas pela aplicação das energias curativas. Além das alterações nos níveis de hemoglobina, Krieger espantou-se com os relatos feitos na primeira pessoa a respeito de melhoras nos sintomas de doenças ou até mesmo de seu completo desaparecimento na maioria dos pacientes que haviam recebido o toque terapêutico do sr. Estebany. Os diagnósticos desses pacientes cobriam todos os sistemas conhecidos do corpo. Eles tinham pancreatite, tumor no cérebro, enfisema, distúrbios endócrinos múltiplos, doenças cardíacas, artrite reumatóide e outras enfermidades. Quase todos os pacientes haviam apresentado uma melhora significativa depois do tratamento feito pelo sr. Estebany. Embora estivesse claro que os aumentos nos níveis de hemoglobina refletiam alguma espécie de alteração bioenergética produzida pelas interações curandeiro-paciente, essas alterações não eram, de maneira alguma, as únicas mudanças que haviam ocorrido.

Como a determinação dos níveis de hemoglobina pode ser feita facilmente na maioria dos laboratórios clínicos, *Krieger passava a dispor de um confiável padrão de comparação bioquímico com o qual poderia analisar as interações das energias curativas.* Agora que havia desvendado a verdadeira natureza energética da cura pela imposição das mãos, ela ficou a refletir sobre a grande pergunta que ainda não fora capaz de responder. O curandeiro precisava nascer com o dom de curar, ou essa habilidade poderia ser aprendida por meio de algum processo especial? A dra. Krieger estava particularmente interessada em descobrir se ela própria como profissional de enfermagem, poderia aprender essa extraordinária arte. Assim, a Dra. Krieger perguntou ao sr. Estebany se ele achava que outras pessoas poderiam aprender a curar tal como ele fazia. Na opinião do sr. Estebany, as pessoas não poderiam aprender a curar as outras; seria preciso, em vez disso, nascer com o dom. Todavia, Dora Kunz, a clarividente que participara do primeiro estudo de Krieger, pensava de forma diferente a respeito do assunto.

Kunz organizou, para ensinar a outras pessoas a arte da cura, um curso que foi aberto a todos os que quisessem demonstrar essa capacidade. A dra. Krieger, entusiasticamente, tornou-se uma de suas primeiras alunas. Uma das notáveis habilidades de Kunz era a sua capacidade de perceber clarividentemente as interações energéticas sutis entre as pessoas e de observar e diagnosticar bloqueios energéticos nos chakras e no campo da aura das pessoas.[17] Através de seus poderes clarividentes de observação, ela estivera estudando o processo de cura e as interações sutis que acontecem entre curandeiro e paciente. Graças às suas extraordinárias habilidades intuitivas e conhecimento esotérico a respeito da arte de curar (Kunz também havia sido presidente da Sociedade Teosófica), ela foi uma eficiente instrutora para Krieger, que aprendeu a usar as mãos para ajudar e curar outras pessoas.

Depois do curso com Kunz, a dra. Krieger achou que essa habilidade deveria ser ensinada aos profissionais da saúde. Ela começou a desenvolver um currículo para alunos de cursos de enfermagem, para que eles pudessem aprender a arte da cura pela imposição das mãos. A dra. Krieger reuniu informações de diferentes disciplinas, tanto orientais como ocidentais, para tentar explicar a outros profissionais a lógica que está por trás das interações terapêuticas induzidas pelo toque curativo. Uma vez que para muitos profissionais da saúde o termo cura psíquica [ou mediúnica] era repleto de associações negativas, Krieger procurou criar uma maneira nova e menos ameaçadora para referir-se ao processo de cura. Ela decidiu chamar a cura de Toque Terapêutico. Esse termo descrevia adequadamente o processo e, não obstante, era suficientemente inócuo para evitar preconceitos por parte das mentes céticas porém inquisitivas das enfermeiras que iriam freqüentar suas aulas. A primeira aula sobre Toque Terapêutico foi dada num curso de mestrado para enfermeiras na Universidade de Nova York, onde Krieger era professora. A disciplina de Krieger foi oferecida com o título: "Fronteiras da Enfermagem: A Realização do Potencial para a Interação de Campos Terapêuticos."

Durante suas pesquisas a respeito dos mecanismos subjacentes à cura, Krieger havia descoberto o conceito hindu e iogue do "prana". Ela aprendera que o prana era uma forma de energia vital retirada do ambiente e que era transportada por um componente energético sutil da luz solar. Essa energia sutil, que penetra no organismo através

253

do processo da respiração, parecia existir em abundância no corpo do curandeiro. Acreditava-se que a pessoa sadia possuía uma superabundância de prana. Um indivíduo doente, por outro lado, demonstrava um relativo déficit de prana. O prana, neste caso, poderia ser considerado um equivalente energético sutil da vitalidade física. No processo de cura pela imposição das mãos o curandeiro atua de forma semelhante a um fio que fecha um circuito. O sistema energético do curandeiro representa uma bateria carregada (com alto potencial) que é usada para energizar (ou dar partida ao) sistema energético sutil de uma pessoa doente (com baixo potencial). Esse fluxo de energia curativa de um potencial alto para um baixo potencial assemelha-se ao comportamento do fluxo da eletricidade. Devido a essa semelhança superficial com a eletricidade, alguns curandeiros, conforme já mencionamos, têm se referido à energia curativa como para-eletricidade.

As enfermeiras que fizeram o curso de Krieger lentamente tornaram-se peritas na cura pela imposição das mãos. A própria Dra. Krieger descobriu que, com a prática, aumentava a eficácia de seu tratamento. A cura parecia ser uma espécie de exercício de ginástica energético sutil. Quanto mais tempo e esforço o indivíduo dedicasse a ela, maior seria sua capacidade de efetuar curas. Esse grupo relativamente pequeno de enfermeiras que Krieger havia treinado começou a colocar em prática suas habilidades com alguns de seus pacientes hospitalares. Embora alguns tenham estranhado um pouco essa prática, os pacientes realmente pareciam melhorar mais depressa quando o Toque Terapêutico era acrescentado ao tratamento. As enfermeiras mandaram fazer várias camisetas com a expressão "Krieger's Krazies"* para indicar sua aliança em torno da causa da cura pelo toque terapêutico. Elas ministraram esse tratamento em qualquer pessoa que estivesse disposta a "fazer uma experiência". Isso ocasionalmente também incluía cães e gatos vadios que estivessem doentes ou feridos, com os quais algumas enfermeiras obtiveram notáveis resultados.

Depois de observar alguns dos resultados alcançados por suas alunas, Krieger ficou firmemente convencida de que pessoas desprovidas de poderes psíquicos especiais poderiam ser ensinadas a realizar curas. Ela concluiu que o Toque Terapêutico era um potencial humano natural que poderia ser manifestado por pessoas que tivessem um corpo razoavelmente sadio (e, portanto, uma superabundância de prana) e o firme propósito de ajudar ou curar pessoas doentes. Além dessas qualidades, o curandeiro em potencial tinha de ser uma pessoa instruída porque, embora o Toque Terapêutico pudesse parecer uma coisa simples, ela descobriu que sua execução consciente era na verdade bastante complexa.

Krieger estava certa de que suas enfermeiras-curandeiras poderiam produzir em seus pacientes alterações fisiológicas associadas à cura semelhantes àquelas que haviam sido induzidas pelo sr. Estebany durante os primeiros estudos da dra. Krieger. Demonstrando que as suas enfermeiras poderiam reproduzir os aumentos nos níveis de hemoglobina induzidos por curandeiros e observados em seus estudos anteriores, Krieger conseguiria provar que a cura pela imposição das mãos poderia realmente ser ensinada e confirmada por testes de laboratório. Para quantificar as energias curativas de suas alunas, Krieger delineou um procedimento experimental para examinar a capacidade de essas curandeiras inexperientes induzirem alterações fisiológicas nos pacientes.

---

* Modificação da expressão *Krieger's Crazies*, cujo significado em inglês seria "As loucas de Krieger" (N.T.)

Os estudos de Krieger utilizaram enfermeiras registradas que trabalhassem em hospitais e em outras instalações de saúde situados na área metropolitana de Nova York. Em sua forma final, o estudo incluiu 32 enfermeiras registradas e 64 pacientes num plano semelhante aos dos seus dois projetos de pesquisa anteriores realizados com a ajuda do sr. Estebany. Em vez de curandeiros natos, como era o caso do sr. Estebany, Krieger usou enfermeiras-curandeiras que haviam sido treinadas recentemente em seu curso "Fronteiras da Enfermagem". Os 64 pacientes foram divididos em dois grupos de 32: um grupo experimental e um de controle. O grupo de controle recebeu os cuidados médicos normais sob a orientação de dezesseis enfermeiras "não-curandeiras". Os pacientes do grupo experimental receberam tratamento semelhante, exceto pelo fato de que, além do tratamento médico normal, as dezesseis enfermeiras treinadas pela Dra. Krieger também efetuaram o Toque Terapêutico em seus pacientes. Os níveis de hemoglobina dos dois grupos de pacientes foram medidos antes e depois do período no qual o toque terapêutico foi aplicado.

Os dois grupos foram comparados quanto a diferenças nos níveis de hemoglobina entre o início e o término do experimento. No grupo de controle não foi constatada nenhuma alteração significativa nos níveis sangüíneos de hemoglobina. Todavia, no grupo tratado pelas enfermeiras-curandeiras ocorreram elevações estatisticamente significativas nos níveis de hemoglobina. As análises estatísticas demonstraram que havia menos de uma chance em mil de que os resultados obtidos se devessem ao acaso. Krieger havia demonstrado que enfermeiras-curandeiras treinadas poderiam produzir significativas elevações nos níveis de hemoglobina de pacientes tratados pelo Toque Terapêutico, em comparação com os níveis do grupo de controle.[18]

Em 1979 Krieger escreveu um livro intitulado *The Therapeutic Touch: How to Use Your Hands to Help or to Heal* [O Toque Terapêutico: Como usar suas mãos para ajudar ou curar]. O livro baseou-se nas experiências de muitas enfermeiras que haviam feito o seu curso na Universidade de Nova York. Em seu livro, Krieger diz que em 1979 quase 350 enfermeiras profissionais já haviam feito o curso "Fronteiras da Enfermagem" em programas de mestrado ou doutorado. Além do mais, ela havia ensinado outros 4.000 profissionais da saúde por meio de programas de atualização profissional de várias universidades dos Estados Unidos e Canadá. Diversas alunas de Krieger passaram a ensinar o Toque Terapêutico a leigos e profissionais da saúde de todo o país.

O uso dessa arte de cura no ambiente hospitalar deu origem a muitas e notáveis aplicações. Numa unidade de prematuros de Nova York as enfermeiras começaram a usar o Toque Terapêutico como parte do tratamento médico dos recém-nascidos. O corpo médico começou a notar tamanho progresso em termos de crescimento e ganho de peso por parte dos bebês que, timidamente, perguntaram às enfermeiras o que estavam fazendo de diferente em relação ao tratamento usual. Por fim, todos os médicos e enfermeiras da maternidade foram ensinados a aplicar o Toque Terapêutico nos bebês, uma providência que se estendeu a muitos pais que desejavam dar a seus filhos todas as oportunidades possíveis de uma sobrevivência saudável. Em outro hospital de Nova York, os médicos e enfermeiras da sala de primeiros socorros começaram a usar o Toque Terapêutico para acalmar muitos dos pacientes que davam entrada com *overdose* de drogas psicodélicas. O uso dessa técnica alcançou resultados positivos, conforme demonstra a reduzida necessidade de aplicar sedativos aos pacientes. Existem indicações de um crescente interesse pelo Toque Terapêutico entre a comunidade médica, como se pode comprovar pela recente liberação de verbas para a realização de estudos nessa área por parte de entidades governamentais, como o Instituto Nacional de Saúde dos Estados Unidos.

Graças ao trabalho pioneiro da Dra. Krieger, a cura psíquica começou a conquistar um lugar no arsenal de ferramentas empregadas pelos profissionais da saúde em sua luta contra as doenças. Diversas escolas médicas e osteopáticas começaram a considerar a possibilidade de incluir o Toque Terapêutico em seus currículos. A assim chamada "cura magnética" percorreu um longo caminho desde a época de Mesmer. Todavia, existe uma grande variedade de fenômenos que são abrangidos pelo termo cura psíquica. Houve alguns curandeiros, como Olga Worrall, por exemplo, que denominaram o seu trabalho de cura espiritual, para distingui-lo da cura psíquica. É possível que existam realmente diferenças sutis entre as duas modalidades de cura. Para que possamos compreender as diferentes variedades de experiências curativas possíveis, teremos de examinar esses fenômenos a partir do nível da anatomia energética sutil humana.

Dos Passes Magnéticos à Cura Espiritual: Um Modelo Multidimensional das Energias Curativas

Conforme discutimos anteriormente neste mesmo capítulo, as energias envolvidas na cura por imposição das mãos têm uma extraordinária semelhança com os campos magnéticos. Os estudos de laboratório planejados para quantificar as características dessas energias curativas comprovam a existência de interessantes semelhanças com o magnetismo, incluindo qualidades entrópicas negativas especiais. A abordagem curativa empregada pelos Sr. Estebany e pelos praticantes do Toque Terapêutico geralmente envolvem um contato direto com o paciente. Esse tipo de cura ocasionalmente pode usar um elemento intermediário, tal como a água ou algum material orgânico (o algodão, por exemplo), que seja capaz de absorver e transferir energias curativas para o paciente. Existem, todavia, certos métodos dos assim chamados curandeiros a distância que permitem a transmissão de energias curativas mesmo quando curandeiro e paciente acham-se muito longe um do outro.

Como já mencionamos, o Dr. Robert Miller realizou extensos estudos a respeito das semelhanças entre os campos magnéticos e as energias curativas. Boa parte do seu trabalho foi executado com a ajuda dos curandeiros espirituais Olga e Ambrose Worrall. Fora demonstrado que as energias sutis emanadas das mãos de Worrall reduziam a tensão superficial da água, modificavam as propriedades de cristalização do cloreto de cobre e aumentavam as taxas do crescimento das plantas por intermédio da água carregada com as energias da curandeira. Observou-se que esses efeitos também haviam sido produzidos por poderosos campos magnéticos. Um experimento que Miller realizou com os Worralls, para medir os efeitos da cura a distância, foi ainda mais importante do que esses estudos prévios. Em virtude de sua natureza incomum, as descobertas decorrentes dessa faceta das pesquisas de Miller têm amplas implicações para a nossa compreensão acerca das dimensões energéticas do processo de cura.

Embora os Worralls ocasionalmente tenham realizado curas por imposição de mãos, o seu *modus operandi* usual consistia em concentrar o pensamento e suas orações sobre os pacientes, ao mesmo tempo em que entravam num estado de consciência relacionado com a cura. O Dr. Lawrence LeShan, um psicólogo que estuda a cura psíquica, referiu-se a esse estado de consciência como "realidade clarividente". Nesse domínio, todas as fronteiras perceptíveis entre as pessoas desaparecem. Os sentimentos de separação freqüentemente são substituídos por um profundo senso interior de ligação com todas as formas de vida e com a sua natureza divina.[19] Miller já havia confirmado que curandeiros como os Worralls tinham a capacidade de transmitir diretamente para as plantas, por intermédio de água carregada, as energias que estimulam o seu crescimento. Agora ele se perguntava se esse outro tipo de cura mental a distância também poderia afetar a taxa de crescimento das plantas.

Miller construiu um transdutor eletromecânico especial (usado primeiramente pelo Dr. H. Kleuter, do Departamento de Agricultura dos Estados Unidos), para medir a taxa de crescimento horário do azevém. O dispositivo tinha uma minúscula alavanca ligada à extremidade da planta a ser medida. À medida que a planta crescia, a alavanca era erguida e a alteração resultante registrada numa fita de papel milimetrada que se movia lentamente. Anteriormente, havia sido demonstrado que o aparelho conseguia registrar com precisão taxas de crescimento de até um milésimo de polegada por hora. Miller pediu aos Worralls que participassem de um experimento especial em que o casal concentraria o pensamento nas plantas durante a oração habitual das nove horas da noite. A parte incomum do experimento era que os Worralls estariam na casa deles em Baltimore, cerca de 900 quilômetros de distância do laboratório de Miller, em Atlanta, na Georgia.

Antes do início do Experimento, as mudas de azevém foram ligadas ao transdutor e suas taxas de crescimento medidas durante várias horas para que se pudesse ter certeza de que as plantas estavam crescendo a uma taxa constante. A fita de registro apresentou uma inclinação contínua, indicando uma taxa de crescimento estável de 6,25 milésimos de polegada por hora. Miller trancou o seu laboratório para que nenhuma variável física externa pudesse interferir com o experimento em curso. Exatamente às 21h, no momento das orações dos Worralls, o registro gráfico começou a desviar-se para cima.[20] *Pela manhã, a fita de registro mostrou que a taxa de crescimento das mudas de azevém havia subido para 52,5 milésimos de polegada por hora, um aumento de 840 por cento!* Depois disso, a taxa de crescimento sofreu uma acentuada diminuição mas não retornou ao nível da linha de base original. Quando lhes foi perguntado como conseguiram realizar essa proeza, os Worralls responderam que durante suas orações haviam *visualizado as plantas cheias de luz e de energia.*

Miller ficou fascinado com o resultado do experimento e empenhou-se em procurar um outro método de medir indiretamente a influência energética das energias curativas. Ele utilizou uma câmara de névoa especial que era usada para medir as trilhas de vapor deixadas por minúsculas partículas energéticas subatômicas. A câmara de névoa continha vapor resfriado de álcool líquido, o que permitia ao observador visualizar uma trilha de névoa constituída por moléculas ionizadas que se formavam em torno da trajetória percorrida por uma partícula carregada passando através do vapor de álcool. Miller pediu à Sra. Worrall que colocasse suas mãos em torno da câmara de névoa e tentasse influenciar o vapor nela contido. Enquanto mantinha as mãos em torno da câmara, sem chegar a encostar na superfície, a Sra. Worrall concentrou-se em emitir energias curativas, tal como faria com um paciente. Os observadores do experimento puderam ver, paralelamente às suas mãos, formar-se um padrão ondulatório. Quando a Sra. Worrall fez um movimento de 90° com as mãos, as ondas também passaram para uma posição na qual formavam um ângulo reto em relação às posições anteriores. Desde então, fenômenos semelhantes foram produzidos por Ingo Swann e por dois outros indivíduos dotados de poderes psíquicos.

Miller repetiu posteriormente a experiência com a Sra. Worrall, concentrando-se em visualizar as suas mãos em torno da câmara de névoa a partir de sua casa em Baltimore. Todas as alterações ocorridas na câmara de névoa foram filmadas em videotape. *No momento em que a Sra. Worrall visualizou as suas mãos sendo colocadas em torno da câmara de névoa foi possível observar a formação de um padrão ondulatório semelhante àquele produzido quando suas mãos estavam fisicamente próximas da câmara de névoa.* Depois disso, Worrall visualizou as suas mãos colocadas numa posição diferente, momento em que o padrão ondulatório que se formara na câmara de névoa também mudou de lugar, de maneira semelhante ao que havia ocorrido quando a Sra. Worrall estivera presente no laboratório. O padrão ondulatório na câmara de névoa manteve-se durante oito minutos após o término do experimento. *Uma vez mais, como no experimento com as plantinhas de azevém, Worrall fora capaz de exercer influência sobre um objeto situado a uma distância de aproximadamente 900 quilômetros!*[21]

Os resultados dos experimentos de Miller com o azevém e as câmaras de névoa nos proporcionam novas informações a respeito dos processos de cura. Conquanto os primeiros experimentos sobre os efeitos energéticos da cura exigissem a presença física do curandeiro no laboratório, Miller acabara de demonstrar que o fenômeno poderia ser registrado com o curandeiro a centenas de quilômetros de distância. Isso sugere a existência de um largo espectro de influências energéticas multidimensionais que pode ser observado em diferentes condições experimentais.

A capacidade da Sra. Worrall provocar alterações energéticas a uma distância de 900 quilômetros constitui uma forte indicação em favor da existência de uma influência energética não-eletromagnética. Sabe-se que a intensidade da energia eletromagnética diminui de forma proporcional ao quadrado da distância em relação ao ponto de emissão da energia. Na física, esse fato é conhecido como a lei do inverso do quadrado. Essa lei é válida para forças eletromagnéticas, eletrostáticas e gravitacionais. Nós, porém, estamos diante de um efeito experimental reprodutível que não pode ser explicado pela teoria eletromagnética convencional. No Modelo Tiller-Einstein de energias espaço/tempo negativo (isto é, energia magnetoelétrica), temos uma forma de energia que se desloca a uma velocidade maior que a da luz. O modelo de Tiller atribui às energias do espectro etérico velocidades entre a da luz e 10^{10} vezes esse valor. As energias astrais (outro tipo de energia magnetoelétrica) supostamente deslocam-se com velocidades entre 10^{10} e 10^{20} vezes a velocidade da luz. Nessas incríveis velocidades, o movimento através do universo torna-se quase instantâneo. Isso explicaria facilmente de que modo a influência energética da Sra. Worrall pôde produzir efeitos instantâneos a uma distância de 900 quilômetros. Poder-se-ia literalmente dizer que o tempo gasto para a energia magnetoelétrica se deslocar da mente do curandeiro até o local do experimento (ou até onde está localizado o paciente) depende apenas da velocidade do pensamento. Na verdade, essas energias são reflexos das características vibracionais superiores da consciência nos níveis etérico, astral e em outros níveis de dimensões superiores.

Podemos ver que, dependendo da freqüência vibracional em que um determinado curandeiro atua, existe uma variedade de níveis de energia em que a cura pode ocorrer. Por um lado, temos um fenômeno que poderia ser chamado de *cura magnética* e que talvez seja semelhante às intervenções terapêuticas estudadas primeiramente por Mesmer, há mais de 200 anos. Esse tipo de cura parece exigir uma espécie de contato direto de mãos entre o paciente e o curandeiro ou a intermediação de algum meio de armazenamento energético, tal como a água ou o algodão. (De vez em quando as enfermeiras de Krieger dão chumaços energizados de algodão para os pacientes segurarem, tal como Estebany fizera no experimento original.) Alternativamente, existe um outro método terapêutico que recebeu o nome de *cura espiritual*. Os adeptos dessa arte geralmente sintonizam as "forças do divino" através da meditação, e procuram não só projetar energia mentalmente para as pessoas doentes como também curar diretamente através da imposição das mãos.

Os curandeiros que usam ambos os métodos muitas vezes se referem a si mesmos como "veículos" ou "canais" de uma fonte de energia superior. A maioria deles acha que essa energia tem sua origem num nível divino. O curandeiro atua como uma espécie de guia de onda para direcionar essas energias superiores para a mente e o corpo da pessoa doente. Nos dois tipos de cura os sistemas sutil e fisiológico do indivíduo doente recebem um influxo de energia que contribui para a resolução do processo da doença e para um retorno à homeostase.

Já se demonstrou que as energias transmitidas pela cura através da imposição das mãos produzem efeitos definidos e mensuráveis sobre as enzimas e sobre outros sistemas físicos do corpo. As propriedades entrópicas negativas das energias dos curandeiros podem fazer com que moléculas de proteína desnaturadas e inativadas readquiram a integridade perdida e se realinhem, voltando a um estado de atividade funcional. Além do processo de cura molecular, observa-se ainda a capacidade de os curandeiros influenciarem de forma seletiva a cinética enzimática. O curandeiro consegue acelerar ou retardar as velocidades de reação das enzimas conforme estas sejam respectivamente do tipo que acrescenta energia às reservas celulares ou exaure seus recursos metabólicos. O sentido da alteração enzimática produzida pelos curandeiros parece sempre estar de acordo com a inteligência celular natural do corpo.

As energias dos curandeiros são qualitativamente semelhantes a poderosos campos magnéticos e também possuem propriedade entrópicas negativas. Essas duas características se ajustam bem às propriedades postuladas para as energias etéricas. Seria bastante razoável que alguns curandeiros pudessem exercer seus efeitos curativos primários proporcionando determinadas freqüências de energia etérica (ou superior) aos corpos etéricos dos pacientes. Sabemos que o corpo etérico é um molde energético holográfico. Trata-se de um tipo de guia de onda espacial que ajuda os sistemas molecular/celular do corpo a alcançar um nível adequado de organização, coordenação e equilíbrio energético. Se o molde etérico está saudável e organizado, o corpo conserva-se em estado de saúde. Quando o corpo etérico é deformado e seus padrões de organização são perturbados por uma grande variedade de influências, o corpo físico lentamente segue o seu exemplo e manifesta uma doença. A organização do molde etérico controla o comportamento celular ordenado dos sistemas corporais. Quando a influência do corpo etérico tiver cessado completamente, como acontece por ocasião da morte, os componentes moleculares retornam à desordem caótica da matéria inorgânica.

Diagrama 27
UM MODELO MULTIDIMENSIONAL DE CURA

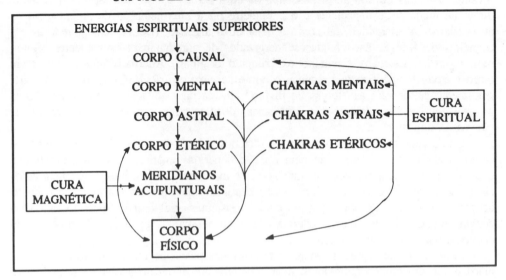

Nossos moldes etéricos são ondas de guia que controlam o fluxo de energias vitais para o interior do corpo. Os padrões de doença surgem no nível energético e só depois se manifestam no nível celular. As manifestações patentes de doenças físicas e celulares podem ser precedidas, com uma antecipação de semanas ou meses, por alterações energéticas disfuncionais no corpo etérico. Portanto, quando se procura curar uma doença física já instalada no organismo, pode ser útil reestruturar o molde etérico no sentido de obter-se um padrão mais saudável e benéfico. É possível influenciar até mesmo os componentes superiores da nossa anatomia sutil a fim de efetuar a cura no nível físico. Para compreender como isso poderia acontecer precisamos voltar nossos olhos para os sistemas vibracionais superiores que fornecem energia ao nosso corpo físico.

É provável que *a cura magnética aconteça principalmente no nível dos corpos físico e etérico*. Há uma transferência direta de energia do curandeiro para o paciente, muitas vezes através das mãos. Existem na verdade pequenos chakras na palma das mãos, os quais permitem que a energia possa fluir para dentro e para fora do corpo. Todavia, *a cura espiritual consegue interagir não apenas com os níveis físico/etérico mas também com os níveis superiores.*

Desde a época de Edward Bach (o criador dos Remédios Florais) os médicos começaram a perceber que a mente e as emoções desempenham um papel significativo na origem e no agravamento de muitas (se não de todas) as doenças. As emoções atuam no nível energético sutil por intermédio das influências do corpo astral que, por sua vez, atua sobre o corpo etérico. Está se tornando cada vez mais evidente que a depressão e outras perturbações emocionais podem debilitar as defesas naturais do corpo contra as doenças. Esse estado de incompetência imunológica pode, posteriormente, traduzir-se em doenças físicas em virtude de uma maior suscetibilidade a agentes viróticos e bacterianos ou por causa de doenças de origem interna, como o câncer, por exemplo. As distorções que se originam no nível do corpo astral levam algum tempo para alcançar os níveis físico e etérico. É por isso que podem decorrer semanas ou meses antes que as alterações na constituição emocional/astral se manifestem na forma de doença física.

Da mesma maneira, distorções energéticas que se originam no nível mental, em virtude de aberrações no corpo mental, também podem afetar desfavoravelmente o funcionamento do corpo físico. Existe uma cascata descendente de efeitos energéticos sutis que desce dos níveis de potencial e freqüência mais elevados para os mais baixos. Existe uma transdução gradual de sinais dessas energias de freqüências mais elevadas até que elas se manifestem no nível físico. Esse processo ocorre através de uma redução das freqüências vibracionais superiores, as quais passam do nível causal para o mental, astral, etérico, e, finalmente, para o nível físico através da interface físico/etérica. A questão aqui é que, *embora uma doença possa ser curada no nível físico/etérico, a cura magnética talvez seja ineficaz a longo prazo se a causa primária da doença estiver situada num nível energético mais elevado.*

Determinadas curas efetuadas por "cirurgiões psíquicos" das Filipinas são exemplo de curas do tipo magnético que não proporcionam benefícios a longo prazo. Em alguns casos, pacientes que sofriam de câncer procuraram esses curandeiros e tiveram uma total remissão da doença, comprovada por exames clínicos e laboratoriais. Todavia, alguns desses indivíduos posteriormente retornaram ao mesmo cirurgião psíquico vários anos depois com um novo tumor num outro órgão. Embora se possa argumentar que o tumor recorrente era simplesmente uma metástase microscópica por ocasião da cura original, existe a possibilidade de que os padrões emocionais/mentais desses pacientes — os quais originalmente podem ter contribuído para a formação do tumor — nunca chegaram a ser tratados pelo curandeiro magnético, que atuou basicamente no nível físico etérico.

Ao contrário da cura magnética, *a cura espiritual procura atuar no nível dos corpos sutis e chakras superiores* a fim de efetuar a cura no nível em que a doença se origina. *O curandeiro espiritual atua como um gerador de energia com saídas de freqüências múltiplas a fim de permitir a ocorrência de alterações energéticas simultâneas em diversos níveis.* Existem especulações a respeito da existência de uma ligação energética transitória entre os chakras do curandeiro e do paciente. Essa ligação chakra-a-chakra talvez seja responsável por uma transferência ressonante direta de múltiplas freqüências sutis, as quais podem fazer com que a estrutura energética multidimensional do paciente recupere um perfeito equilíbrio de mente, corpo e espírito. Enquanto a maioria dos curandeiros magnéticos atua exclusivamente no nível do corpo, os curandeiros espirituais geralmente também operam com diversos níveis da mente e do espírito. Essa energia de dimensões superiores transcende todas as limitações de espaço e tempo em virtude do fato de os níveis das energias etéricas e superiores serem o domínio do espaço/tempo negativo. Assim, as energias que atuam nesses níveis se deslocam numa dimensão que está fora das referências usuais do espaço/tempo comum (ou positivo) ao qual a percepção da nossa mente consciente está limitada. Todavia, as freqüências nas quais a cura espiritual ocorre muitas vezes se estendem até os mesmos níveis em que o Eu Superior existe e opera.

Uma demonstração da natureza transcendental dessas energias de freqüências superiores pode ser encontrada nos experimentos que o Dr. Miller realizou com Olga e Ambrose Worrall. Os Worralls conseguiram produzir aumentos mensuráveis na taxa de crescimento do azevém a uma distância de mais de 900 quilômetros, operando no nível da consciência de dimensões superiores. O fato de o curandeiro e o laboratório estarem separados por grandes distâncias no espaço/tempo positivo é irrelevante porque as energias em questão estavam operando no nível do espaço/tempo negativo — o qual, como já vimos, é um sistema de referência inteiramente diferente. O experimento com a câmara de névoa, em que a Sra. Worrall foi capaz de criar padrões ondulatórios em Atlanta a partir de sua casa em Baltimore, é uma outra demonstração de que essas energias pertencem a dimensões superiores.

É possível que a Sra. Worrall possa ter operado nos níveis astral e superiores, já que o corpo astral tem a capacidade de transpor grandes distâncias quase instantaneamente concentrando os pensamentos num determinado lugar. Esta é a natureza do domínio astral: a matéria é muito mais flexível do que no nível físico. (Veja o capítulo 4 para uma descrição mais completa do que acontece nos níveis astrais.) Se, de fato, ela estivesse operando a partir do nível do seu corpo astral, ela seria capaz de comunicar-se e de trabalhar diretamente sobre a forma astral do seu paciente. Os Drs. Elmer Green e Norman Shealy testaram experimentalmente as curas a distância efetuadas pela Sra. Worrall, assim como sua capacidade de influenciar a distância os ritmos biológicos de seus pacientes. A Sra. Worrall sentou-se numa sala a uma certa distância de seu paciente, ao mesmo tempo em que ambos eram ligados a eletroencefalógrafos, eletrocardiógrafos e outros aparelhos de monitoração fisiológica. Quando a Sra. Worrall visualizava a si mesma atuando astralmente sobre a região da garganta do paciente, este efetivamente dizia ter uma sensação de calor e formigamento nessa parte do corpo. Fato ainda mais notável foi os pesquisadores terem observado uma sincronização da atividade ondulatória cerebral e de outros ritmos bioelétricos entre a curandeira e seu paciente durante o processo de cura.

O pesquisador Maxwell Cade, que trabalha na Inglaterra, relatou a ocorrência de sincronizações semelhantes de biorritmos entre curandeiros e pacientes. Utilizando um aparelho especial chamado Espelho da Mente, um analisador computadorizado do espectro de forças do EEG, Cade também descobriu um padrão de ondas cerebrais extraordinariamente complexo, encontrado apenas em curandeiros avançados, que se destacava entre os padrões de ondas cerebrais dos pacientes durante o processo de cura.[22] Cade mediu esses extraordinários padrões sincrônicos de ondas cerebrais entre paciente e curandeiro, tanto em ocasiões em que este estava em contato direto com o paciente como quando estava longe dele. Essa observação de que os curandeiros podem produzir a sincronização de ritmos biológicos diretamente, através da imposição das mãos ou através da cura a distância, confirma as hipóteses de que as energias envolvidas na cura pertencem a dimensões superiores e de que a cura é feita através da ressonância de energia. Olga Worrall e outros mais demonstraram repetidamente que a distância não constitui nenhum grande desafio para o curandeiro espiritual avançado que estiver tentando enviar energias curativas para os pacientes. Esses curandeiros espirituais operam basicamente nos níveis espaço/tempo negativo dos elementos pertencentes às dimensões mais elevadas dos indivíduos, os quais nutrem, organizam e dão sustentação às estruturas moleculares/celulares do corpo físico.

É importante ter em mente que as doenças podem se originar em todos os níveis da nossa anatomia multidimensional e não apenas no nível do corpo físico. Embora existam muitos agentes externos que provocam doenças — bactérias, vírus, toxinas ambientais e carcinógenos — a probabilidade de que eles afetem o corpo de uma pessoa com boa saúde física e mental é menor. O conceito fundamental da resistência do hospedeiro nos diz que a doença é uma combinação de fatores internos e externos. Os fatores internos são mais importantes do que os médicos atualmente admitem. Esses fatores internos não são meros fatores psicoquímicos (embora as vitaminas e uma alimentação adequada possam, obviamente, ajudar o corpo a resistir às influências dos carcinógenos) mas incluem também fatores energéticos superiores que envolvem os domínios da consciência espiritual.

Nos níveis espirituais da consciência humana existe um nível de perfeição e equilíbrio energético que não pode ser afetado por emoções e distorções da mente. Nesses níveis superiores a alma está atuando no sentido de influenciar de forma positiva as energias que interagem com a forma física. Segundo a filosofia reencarnacionista, nossos corpos são apenas um veículo temporário de expressão no plano físico. Nossas personalidades físicas são a manifestação da alma em roupagem química. Embora esse nível de entendimento seja um aspecto da humanidade que a maioria dos médicos ainda não descobriu, é de esperar que os médicos espirituais do futuro levem em conta essa dimensão.

> Francamente, é espantoso que um médico ou psicólogo deixe de reconhecer a existência de uma consciência dotada de alma que utiliza a matéria do pensamento, da emoção e da substância densa para criar os diversos corpos de manifestação. O próprio desempenho de suas obrigações profissionais deveria levá-los a tentar discernir a Idéia e o propósito interior que está dotando de alma as formas que eles tratam, de modo que eles possam dar uma contribuição maior para que essa Idéia se manifeste. Em termos pragmáticos, embora os corpos físico e emocional de uma pessoa possam estar doentes, o ser interior e a Idéia interior estão bastante sadios e procurando curar a substância, o padrão e o funcionamento desses corpos doentes. Esta deveria ser a premissa básica da ciência médica. Trata-se de uma lei FUNDAMENTAL da vida e de suas manifestações...
>
> *Alguns dos aspectos das doenças físicas e emocionais irão produzir descobertas verdadeiramente revolucionárias na medicina e talvez inspirem descobertas semelhantes em outras disciplinas científicas.* Sob certos aspectos, a medicina e a psicologia é que terão de levar a comunidade científica a descobrir a consciência dotada de alma e suas relações com a matéria, já que elas lidam de forma mais direta com os níveis sutis da matéria.[23]
> *(Os grifos são nossos)*

Como temos visto ao longo deste capítulo, existe um número cada vez maior de evidências indicando que a capacidade de curar é uma potencialidade humana inata. Os níveis em que a cura pode ocorrer variam desde o nível puramente físico até o nível físico/etérico e os níveis espirituais onde o Eu Superior já está tentando fazer a integração entre o corpo físico e a personalidade. A ciência está começando a se desenvolver em direção a um estágio em que as tecnologias da Nova Era poderão confirmar o que os profetas bíblicos nos têm dito desde os tempos de Jesus. Como Jesus disse: "Estas coisas que eu faço, vocês as farão maiores ainda."

A Dra. Krieger descobriu que a capacidade de curar era uma expressão de um profundo desejo, por parte do curandeiro, de ajudar ou curar outra pessoa. Trata-se de pura compaixão, uma manifestação de amor no seu mais alto nível. A experiência de união entre curandeiro e paciente através de um amor incondicional é algo que precisa ser alcançado e buscado por maior número dos assim chamados "profissionais da saúde" para que possam ocorrer mais e melhores curas. Se mais profissionais da saúde puderem começar a reconhecer e a ativar seus potenciais inatos de cura, a natureza das nossas instituições culturais de cura começará a mudar radicalmente. À medida que a Nova Era se aproxima e mais cientistas e teólogos começam a voltar novamente suas atenções para a dolorosa divisão entre as dimensões material e espiritual da existência humana, nossa civilização começará a adquirir uma melhor compreensão a respeito da saúde e das doenças a partir de uma perspectiva verdadeiramente multidimensional.

Pontos Fundamentais a Serem Recordados

1. A cura por imposição das mãos vem sendo praticada em todo o mundo há milhares de anos. No final do século XVIII, Franz Mesmer aventou a hipótese de que durante a imposição das mãos havia um intercâmbio de energia vital sutil de natureza magnética entre curandeiro e paciente. Mesmer também descobriu que a água podia armazenar eficazmente essa força sutil para transferi-la a pacientes enfermos que estivessem precisando ser curados.

2. Na década de 1960, o Dr. Bernard Grad confirmou a descoberta, feita por Mesmer, de que as energias curativas produzidas pela imposição das mãos poderiam ser transferidas para a água. Grad, todavia, foi mais adiante e mostrou que essa energia sutil tinha efetivamente a capacidade de estimular a taxa de crescimento de plantas e a velocidade de cicatrização de ferimentos em ratos, além de prevenir o desenvolvimento de bócio em animais suscetíveis. Os resultados dos experimentos de Grad a respeito da cura acelerada de ferimentos foram posteriormente confirmados em experimentos realizados em outros laboratórios.

3. O Dr. Robert Miller seguiu em frente e demonstrou a existência de uma extraordinária semelhança entre a água tratada por curandeiros e a água tratada por ímãs, apoiando a tese mesmeriana de que as energias curativas eram de natureza magnética. Miller demonstrou que a água tratada por curandeiros e a tratada por ímãs apresentavam alterações semelhantes no que diz respeito à tensão da superfície, às pontes de hidrogênio e aos padrões de cristalização do sulfato de cobre.

4. A Dra. Justa Smith também comprovou experimentalmente que os campos magnéticos produzem efeitos qualitativamente semelhantes aos das energias curativas, visto que os dois tipos de energia podiam acelerar a atividade das enzimas em solução.

5. Embora a Dra. Smith verificasse que, diferentes enzimas eram afetadas de forma distinta pelas energias curativas, a alteração na atividade enzimática sempre se fazia no sentido de melhorar a saúde celular.

6. A Dra. Smith descobriu que os curandeiros também podiam restaurar enzimas danificadas. Isso demonstra o princípio de que as energias curativas são de natureza entrópica negativa, isto é, elas fazem com que os sistemas se tornem mais ordenados. Pesquisas adicionais com diferentes curandeiros mostraram que as energias curativas podiam produzir outros efeitos entrópicos negativos em sistemas químicos não-vivos.

7. Em seus experimentos a Dra. Smith usou detectores magnéticos de grande sensibilidade para medir campos magnéticos emitidos pelos curandeiros, embora nenhum jamais chegasse a ser detectado. Estudos mais recentes, utilizando detectores magnéticos ultra-sensíveis, constataram a ocorrência de aumentos, pequenos porém mensuráveis,

no campo magnético emitido pelas mãos do curandeiro durante a cura. Assim, embora as energias curativas produzidas pela imposição das mãos sejam realmente de natureza magnética, e alguns de seus efeitos sobre os sistemas biológicos assemelhem-se qualitativamente àqueles causados por campos magnéticos de alta intensidade, elas são extremamente difíceis de detectar com os aparelhos de mensuração convencionais.

8. As energias produzidas pelos curandeiros caracterizam-se por serem negativamente entrópicas e qualitativamente semelhantes aos campos magnéticos, embora sejam difíceis de medir com o uso de detectores de radiação eletromagnética convencionais. Essas características são idênticas àquelas previstas pelo Modelo Tiller-Einstein de espaço/tempo positivo-negativo para as qualidades das energias magnetoelétricas, isto é, as energias pertencentes ao espaço/tempo negativo.

9. As pesquisas da Dra. Krieger demonstraram que as energias dos curandeiros podiam aumentar os níveis de hemoglobina nos pacientes, um fenômeno semelhante ao aumento no conteúdo de clorofila em plantas tratadas por um curandeiro. Esse foi um dos primeiros parâmetros utilizados para efetuar mensurações bioquímicas quantitativas em seres humanos com o propósito de detectar os efeitos das energias curativas.

10. A Dra. Krieger foi mais adiante e demonstrou que as pessoas podiam aprender a efetuar curas. Suas enfermeiras-curandeiras conseguiam produzir elevações nos níveis de hemoglobina dos pacientes semelhantes àquelas produzidas por pessoas naturalmente dotadas do dom de curar, demonstrando que a capacidade de realizar curas é um potencial humano inato e pode ser aprendido.

11. Os experimentos do Dr. Miller com os curandeiros Olga e Ambrose Worrall mostraram que as energias curativas podiam afetar sistemas vivos e não-vivos a uma distância de mais de 900 quilômetros.

12. As diversas espécies de energias curativas estão associadas a uma variedade de fenômenos. A cura por imposição das mãos poderia ser descrita de forma mais precisa como cura magnética. Ela é realizada com as mãos do curandeiro bem próximas do paciente e seus efeitos tendem a se manifestar principalmente nos níveis físico-etérico de reequilíbrio. De modo oposto, a "cura espiritual" atua não apenas nos níveis físico e etérico como também contribui para o reequilíbrio dos níveis de disfunção energética astral, mental e de outros níveis superiores. Além do mais, a cura espiritual pode ser realizada tanto na presença do paciente como com o paciente e o curandeiro separados por grandes distâncias.

Capítulo IX

Os Cristais e o Sistema Energético Sutil Humano:

A REDESCOBERTA DE UMA ANTIGA ARTE DE CURAR

Através dos sucessivos capítulos deste livro, procuramos traçar uma descrição realista do homem como um ser multidimensional. Cada ser humano é um entrelaçamento organizado de vários corpos de diferentes freqüências vibracionais. Graças às nossas ligações com os chakras e com nossos corpos de freqüências superiores, somos capazes de assimilar energia e informações provenientes dos níveis mais elevados do nosso ser. A energia e as informações que se originam no nível da alma sofrem progressivas transformações e traduções até se manifestarem na forma de uma personalidade consciente que precisa existir no veículo molecular/celular no nível do plano físico. Em virtude da natureza limitada do cérebro físico, em seu atual nível de expressão linear, nós ficamos presos à perspectiva de uma estrutura espaço/tempo aparentemente fixa. Assim, o universo multidimensional está além da nossa pouca desenvolvida capacidade de compreensão.

Para a maioria das pessoas, as energias das dimensões superiores pertencem aos domínios do invisível. Para uns poucos afortunados que possuem o dom da percepção clarividente, a beleza desses domínios invisíveis pode ser percebida com grande facilidade. A única coisa que parece limitar o potencial humano é a sua própria definição. À medida que a tecnologia torna visível o que antes só podia ser visto por clarividentes, *o invisível passa a ser visível*. Estamos lentamente chegando a um estágio do nosso desenvolvimento tecnológico em que os domínios do invisível estão se tornando visíveis com uma freqüência cada vez maior. O crescente conhecimento a respeito do uso de cristais para transmutar e transformar a energia eletromagnética desempenhou um papel cada vez mais importante no desenvolvimento dessas novas tecnologias. O uso da tecnologia dos cristais para o desenvolvimento de sistemas eletrônicos resultou em grandes avanços no modo pelo qual os cientistas estão capacitados a perceber o universo que nos rodeia. Graças ao uso da tecnologia do silicone para a produção de circuitos integrados e ao desenvolvimento de sistemas de computadores, dispomos hoje de novas ferramentas que podem ampliar a nossa capacidade de memorização e armazenamento de informações. Os cristais estão começando a proporcionar aos seres humanos o poder de manipular e de transformar de muitas maneiras diferentes o próprio conhecimento.

Os cristais desempenharam importantes papéis em muitas descobertas científicas que começaram a revolucionar a nossa concepção a respeito da estrutura da consciência e do próprio universo. Um cristal de rubi, por exemplo, foi um componente fundamental do primeiro *laser* desenvolvido pelos cientistas do Laboratório Bell, no início dos anos 60. Conforme vimos no primeiro capítulo, o *laser* e os hologramas que ele pode produzir serviram de base para a elaboração de um modelo holográfico do universo. Os padrões de interferência de energia do tipo utilizado na holografia foram adaptados por Karl Pribram, e por outros neurocientistas, para explicar determinados aspectos do armazenamento de memória no cérebro. Além do mais, o modelo holográfico nos proporciona uma nova maneira de apreciar o universo multidimensional.

Pesquisas recentes a respeito da aplicação das tecnologias do *laser* e da holografia ao armazenamento de informações revelaram novas formas de utilização dos cristais. Há mais de dez anos, os laboratórios de pesquisa da Phillips, em Hamburgo, na Alemanha, armazenaram um filme holográfico de demonstração num cristal de niobato de lítio. Depois disso, novas pesquisas com outros cristais de niobato, realizadas nos Laboratórios Nacionais de Oak Ridge, no Tennessee, revelaram a possibilidade de se armazenar milhares de imagens tridimensionais num único cristal. Girando-se levemente o cristal, uma nova oportunidade de armazenamento é criada. As aplicações desse trabalho apontam em direção a uma época em que enormes quantidades de dados poderão ser armazenados holograficamente em cristais cortados de forma especial. Tem-se dito que o potencial de armazenamento de informações dos cristais de niobato é tão grande que eles poderiam ser usados para armazenar todos os dados relativos ao sistema de Seguridade Social dos Estados Unidos ou toda uma biblioteca técnica ou literária.[1]

Deixando de lado as implicações teóricas dos *lasers* e da holografia, o desenvolvimento prático dos *lasers* para uso na medicina e na cirurgia, além de seu emprego na *laseracupuntura*, transformaram em realidade a cura com energias de freqüências específicas. Os avanços proporcionados pelo uso de *laser* nas comunicações colocaram ao nosso alcance novos meios de transmitir imensas quantidades de informações através de grandes distâncias por meio de cabos de fibras óticas. Cristais como o arsenieto de gálio nos proporcionaram as ferramentas necessárias para a criação de dispositivos para apresentação de informações por meio de diodos emissores de luz e também de minúsculos aparelhos de *laser* transistorizados menores do que a cabeça de um palito de fósforo.

Um outro tipo de cristal que a ciência só recentemente começou a investigar são os "cristais líquidos". Os experimentos com as tecnologias de cristais líquidos resultaram em termostatos baratos, telas de calculadoras eletrônicas e, até mesmo, aparelhos de televisão em cores miniaturizados. A ação das oscilações regulares dos cristais de quartzo eletricamente estimulados, combinada com a tecnologia das telas de cristais líquidos, tornaram possível a produção em massa de relógios baratos e precisos. Além do mais, à medida que foi aumentando o nosso conhecimento a respeito dos cristais líquidos produzidos artificialmente, os biólogos começaram a reconhecer que muitas das membranas e estruturas celulares existentes no corpo humano também são cristais líquidos.

Foi somente no último século que os conhecimentos relacionados com o eletromagnetismo proporcionaram à humanidade a capacidade de explorar as aplicações curativas potenciais e outras propriedades benéficas dos cristais e pedras preciosas naturais existentes em nosso planeta. Estudando o processo de cristalização, os cientistas aprenderam a produzir cristais artificiais altamente puros e dotados de características energéticas especiais. Certos cristais produzidos artificialmente, tais como aqueles à base de silício, utilizados em células solares, nos permitiram utilizar a energia contida na luz do Sol para prover de energia muitas de nossas maravilhas tecnológicas tanto na Terra como no espaço exterior.

Graças às aplicações médicas e industriais do *laser* e à utilização dos cristais nas comunicações, no armazenamento de informações e na transformação da energia solar, estamos lentamente descobrindo que as pedras preciosas e minerais da Terra encerram benefícios potenciais jamais imaginados para a humanidade. Os pensadores atuais, porém, têm vistas curtas e acreditam que nossa civilização foi a primeira a desenvolver essas tecnologias baseadas nos cristais. Geralmente os cientistas tendem a acreditar que, quanto mais antiga for uma civilização, mais primitiva deverá ser a sua tecnologia. Não precisamos ir além do sofisticado calendário astronômico dos maias, da bateria elétrica descoberta na antiga Bagdá e de um dispositivo de navegação encontrado entre os destroços submersos de um navio naufragado para percebermos o egocentrismo das mentes contemporâneas. Existem lendas sobre uma antiga civilização, a Atlântida, que utilizava as tecnologias dos cristais num grau tão elevado que chegava a ultrapassar até mesmo suas aplicações científicas atuais. É importante examinar atentamente essas supostas lendas porque as informações contidas nesses mitos previram com precisão o desenvolvimento de muitas das grandes conquistas tecnológicas modernas relacionadas com o uso de cristais. Além do mais, muitas vezes nós só conseguimos compreender um aparelho, imagem, linguagem ou ruína antigos quando acontece de a nossa tecnologia atual ter chegado a produzir resultados semelhantes.

Uma História Esotérica das Tecnologias Cristalinas: As Raízes do Vale do Silício no Continente Perdido da Atlântida

Dentre aqueles que conhecem as velhas mitologias da Terra, são poucos os que nunca ouviram falar do antigo continente da Atlântida. Existem muitas histórias a respeito da grandeza dessa civilização desaparecida e até a década de 70 foram escritos cerca de 6.000 livros sobre a Atlântida. No passado, essas histórias eram vistas com extremo ceticismo. Todavia, hoje existe um conjunto cada vez maior de informações que parece confirmar a existência dessa massa de terra no Oceano Atlântico e seu prematuro desaparecimento sob as grandes ondas que provocaram a sua destruição.

Mesmo considerada apenas uma parábola, a lenda da Atlântida é importante porque conta a história de um povo cujo desenvolvimento tecnológico e presunção foram aumentando até chegarem a um ponto em que a autodestruição transformou-se numa profecia realizada. Não podemos nos dar ao luxo de zombar dessas lendas pois, como os atlantes no auge de sua civilização, estamos o tempo todo sob a ameaça da destruição atômica e do inverno nuclear. Alguns dizem que os Estados Unidos são a nova Atlântida. Agora iremos examinar algumas das lendas existentes em torno dessa outrora grande civilização a fim de compreendermos por que essa afirmação talvez tenha um fundo de verdade e para compararmos eventuais semelhanças entre a antiga Atlântida e os Estados Unidos de hoje.

Ao que se diz, Atlântida foi um grande continente que existiu no corpo de água hoje conhecido como Oceano Atlântico. Embora os arqueólogos modernos tenham a tendência de considerar a civilização humana como um desenvolvimento um tanto recente, as antigas lendas sugerem que a Atlântida floresceu durante um período que vai de 150000 a.C. até aproximadamente 10000 a.C., quando foi supostamente engolida pelo mar num dilúvio de proporções bíblicas. A literatura esotérica conta que a Atlântida não foi destruída por uma única grande inundação e que, na verdade, houve dois cataclismos anteriores provocados pelo homem que reduziram a massa de terra a uma série de pequenos continentes menores antes de sua aniquilação definitiva em 10000 a.C.

Embora a civilização atlante, ao que se sabe, tenha existido durante um período de mais de 100.000 anos, no início de sua história o seu povo formava uma sociedade exclusivamente agrícola. Após milhares de anos, eles progrediram para níveis mais avançados de cultura e organização social. Durante os últimos 30.000 anos, a tecnologia e a ciência da Atlântida atingiram um alto grau de sofisticação. No seu apogeu, às vezes chamado de Idade de Ouro da Atlântida, seus habitantes se transformaram numa raça de indivíduos altamente desenvolvidos versados em várias modalidades de arquitetura, engenharia, astronomia, agricultura e, especialmente, na arte da cura.

As tecnologias avançadas dos atlantes eram bastante diferentes daquelas de que dispomos hoje. Ao passo que a ciência moderna aprendeu a explorar as energias potenciais contidas no petróleo e no carvão para produzir calor, luz e eletricidade para acionar nossos utensílios domésticos, os atlantes desenvolveram uma tecnologia baseada na força vital e nas energias que pertencem às dimensões superiores da consciência.

> Os atlantes podiam controlar o que se chama de "força vital". Os atlantes sabiam colocar a incipiente energia do organismo a serviço de sua tecnologia, da mesma forma como hoje extraímos energia térmica do carvão e a transformamos em força motriz para os nossos meios de locomoção. Pode-se fazer uma idéia disso com base no que se segue. Pense no miolo de uma semente de cereal. Nela, a energia está em estado de dormência. A natureza pode despertar essa energia contida na semente e fazê-la germinar. O homem moderno não consegue fazer isso. Ele precisa enterrar a semente no solo e deixar que as forças da natureza a despertem. Os atlantes podiam fazer mais do que isso. Eles sabiam converter a energia de um monte de cereais em capacidade técnica, da mesma forma como o homem moderno pode transformar a energia térmica contida num monte de carvão nessa capacidade.
>
> Na Atlântida, as plantas eram cultivadas não apenas para servir de alimento mas também para tornar disponível ao comércio e à indústria as energias latentes nelas contidas. Assim como podemos utilizar a energia latente contida no carvão para movimentar nossas locomotivas, os atlantes também dispunham de mecanismos através dos quais eles, por assim dizer, queimavam as sementes e transformavam sua força vital numa energia passível de ser utilizada para fins técnicos.[2]

Conforme mencionamos no capítulo sobre as essências florais, já foi sugerido que a arte de curar com essências florais e elixires de pedras preciosas originou-se na cultura atlante. Várias essências florais e outros remédios semelhantes foram desenvolvidos para tratar doenças que se manifestaram pela primeira vez na Atlântida. Ao que se diz, muitos dos distúrbios relacionados com a estafa, de ocorrência comum em sociedades tecnologicamente avançadas, originaram-se na Atlântida. As origens dos primeiros remédios homeopáticos e vibracionais podem ser mais antigas do que qualquer dos terapeutas holísticos atuais pode imaginar.

As essências florais começaram a ser usadas como uma modalidade terapêutica na Atlântida porque foi lá que surgiram as doenças estudadas pelos médicos ortodoxos. Nessa época, as flores eram colocadas na água para que pudessem ser expostas às forças prânicas do sol nascente. Como os atlantes não estavam adequadamente sintonizados com a natureza, foi nesse continente que muitas doenças se manifestaram pela primeira vez no planeta.

Na época da Atlântida, os homens se dividiam em três categorias quanto ao seu senso específico de atitudes sociais. Havia os que eram *puramente espirituais*, os que pertenciam ao *clero*, conciliando a ciência com as coisas espirituais, e havia também os *puramente materialistas*, os que estudavam apenas as coisas materiais e os vários padrões da matéria em busca das origens da vida, esquecidos de suas próprias origens. Os indivíduos puramente espirituais mantiveram-se afastados dos remédios alopáticos e homeopáticos e utilizavam as essências florais. Os membros do clero eram adeptos da homeopatia, pois estavam divididos entre o espiritual e o material. Por fim, aqueles da linha materialista eram adeptos dos remédios alopáticos.[3]

É interessante observar que em épocas remotas a abordagem materialista ou alopática pode ter sido adotada por uma parcela minoritária da sociedade. Os atlantes parecem ter se voltado mais para o uso de remédios vibracionais do que para a farmacoterapia, embora naquele tempo — como também acontece hoje — já existisse uma nítida facção alopática. É como se a cultura humana tivesse seguido um padrão invertido de desenvolvimento médico desde o desaparecimento da Atlântida, com a alopatia materialista sendo o modelo cultural dominante nos dias de hoje e os homeopatas formando uma minoria rival. Além de usarem remédios homeopáticos e essências florais, os atlantes também eram famosos pelo seu conhecimento acerca do poder de cura dos cristais.

Além do conhecimento dos atlantes a respeito da utilização da força vital para realizar trabalhos através de diversos aparelhos, boa parte da sofisticada tecnologia atlante era baseada em aplicações energéticas dos cristais, especialmente do cristal de quartzo. Ao que se diz, os atlantes possuíam diversos meios de transporte, incluindo veículos aéreos. As naves voadoras, como muitos outros aparelhos, geralmente eram movidas por uma distante fonte de energia conhecida como os grandes cristais. Esses cristais, às vezes chamados de pederneira, eram constituídos de cristais de quartzo especialmente lapidados que tinham a capacidade de transformar a luz solar em energia utilizável. Essa energia cristalina podia ser irradiada através de grandes distâncias e usadas para acionar diversos aparelhos, incluindo as naves voadoras.

Não é difícil acreditar que os cristais pudessem ser usados para captar e transformar os raios solares. Atualmente, as células solares de silício são comumente encontradas em calculadoras, em relógios e usinas de geração de energia em todo o mundo. O conceito da irradiação de energia utilizável para um local distante é uma idéia que foi desenvolvida com sucesso no início do século XX por Nikola Tesla, o mago da eletricidade. Os atlantes haviam descoberto como utilizar uma boa parte das propriedades energéticas dos cristais. Eles conseguiam produzir cristais com determinadas qualidades e tamanhos para usos específicos. Muitas das maravilhas tecnológicas da Atlântida eram movidas por cristais menores que utilizavam os mesmos princípios energéticos usados para criar os grandes cristais.

Um das principais descobertas dos atlantes foi a da tremenda quantidade de energia existente na luz solar. Os cristais os ajudaram a colocar em prática determinadas aplicações da luz solar, tais como fornecer energia para aviões e sistemas de comunicação. A criação das essências florais e dos elixires de pedras preciosas habilitaram os atlantes a combinarem as vibrações da natureza com as propriedades energéticas sutis da luz do Sol. Eles sabiam que a luz solar continha energia prânica, importante, do ponto de vista energético sutil, para todas as células vivas. Eles também tinham conhecimento dos usos terapêuticos das cores produzidas pela luz solar ao atravessar prismas cristalinos, e das propriedades curativas das oitavas superiores dos raios coloridos.

> Ao longo de muitas civilizações, os atlantes alcançaram um elevado estágio de desenvolvimento tecnológico. Eles aprenderam a utilizar a energia solar para construir e manter o seu modo de vida. Hoje em dia, o homem ignora esse que é o fator mais importante em sua vida e encara o poder da luz do Sol como algo corriqueiro. Ele não sabe muita coisa a respeito das verdadeirass dádivas que nos são proporcionadas pelo Sol, ao passo que os atlantes reconheceram o seu verdadeiro poder e fizeram uso dele. Eles os utilizaram não apenas no transporte, nas construções e na cura, mas também em todos os aspectos de sua vida espiritual. Eles o utilizaram para a adoração. Os atlantes reconheceram o fato de que, como existe algo de divino em cada célula energizada pela luz solar, toda matéria acaba sendo controlada pelo Sol. Eles descobriram a relação entre a vida existente na Terra e a energização produzida pelo Sol.[4]

Enquanto as aplicações modernas dos cristais de quartzo estão relacionadas com circuitos transmissores de energia elétrica, existe a suspeita de que os atlantes exploravam o que hoje seriam consideradas aplicações energéticas mais sutis dos cristais, isto é, a transformação e a utilização das energias do espaço/tempo negativo. Além de utilizarem os cristais para prover de energia todos os aparelhos que lhes proporcionavam o conforto material em seu dia-a-dia (iluminação, transportes, sistemas de comunicações, etc.), os atlantes também utilizaram extensivamente as energias curativas em seus aparelhos terapêuticos. Vários tipos de cristais produzidos artificialmente foram utilizados no que hoje seria chamado de cirurgia a *laser*. Diversos aparelhos à base de cristais também foram utilizados no diagnóstico e no tratamento de doenças.

> Em caso de ocorrência de doença ou mal-estar, os atlantes reconheciam que a origem da enfermidade não estava no corpo físico e, sim, num corpo superior. Assim, eles sempre procuravam curar o corpo superior e não o corpo físico. Quando uma pessoa ficava doente, ela era levada para um local de cura — um templo — e colocada numa sala de cura. Essa sala era construída com determinados tipos de cristais e tinha forma e ângulos tais que o poder do Sol se difundia em feixes de energia e de luz cósmica de diferentes cores. Conforme a natureza da doença, a pessoa era colocada num determinado ponto da sala, de modo que os raios de luz apropriados e, portanto, de cor, incidissem sobre ela.
> Além do mais, obviamente, os sacerdotes dessa época, sendo almas desenvolvidas e dotadas de um elevado grau de consciência, podiam consultar os registros akáshicos do paciente, já que a doença não depende necessariamente apenas da vida atual do indivíduo, podendo dever-se a influências que tiveram origem em suas vidas anteriores. Eles podiam curar, ou tentar curar, a verdadeira causa da doença dessa pessoa.[5]

A Atlântida conservou a posição de uma poderosa cultura por muitos milhares de anos. Durante os primeiros estágios do seu desenvolvimento tecnológico, porém, as energias irradiadas pelos grandes cristais podem ter sido ajustadas para uma freqüência excessivamente alta. Em virtude desse desequilíbrio energético artificial, a Atlântida foi sacudida por grandes terremotos, os quais provocaram a perda de boa parte de sua tecnologia e a fragmentação do continente em várias massas de terra menores. Além das catástrofes acidentais causadas pela má utilização da tecnologia (no que diz respeito ao ambiente energético planetário), houve ainda outros períodos destrutivos na história da Atlântida envolvendo o uso vicioso de armas atômicas e cristalinas.

As causas da destruição final da Atlântida tiveram relação com o desenvolvimento de dois grupos ideologicamente diferentes na cultura atlante. Uma dessas facções, historicamente a primeira a se desenvolver, era constituída pelas pessoas mais voltadas para as questões espirituais. Elas acreditavam no caráter unitário de todas as formas de vida graças à sua relação com um único e universal criador ou força divina. Elas viviam de acordo com essa filosofia, a qual era expressa com o máximo de simplicidade na forma da "Lei da Unicidade". As que seguiam a Lei da Unicidade eram altruístas e generosas. Elas procuravam elevar as condições físicas e espirituais do próximo e sempre se esforçavam por manter um equilíbrio com as forças cósmicas e planetárias da natureza, que elas consideravam ser uma manifestação do Deus universal. Em oposição a esse grupo havia aquelas que têm sido chamadas de Filhos de Belial. Esses indivíduos eram muito materialistas e se preocupavam apenas com seus próprios interesses. Eles tendiam a preocupar-se mais com a busca de prazeres sensuais e com o poder. Eles fizeram mau uso das tecnologias descobertas pelos seguidores da Lei da Unicidade, apropriando-se delas para propósitos destrutivos e materialistas.

Devido à influência dos Filhos de Belial, muitos dos templos religiosos da Atlântida acabaram se transformando em templos do pecado, nos quais as leis espirituais eram colocadas a serviço da satisfação dos apetites físicos. Os atlantes também eram mais sensíveis às forças psíquicas do que as pessoas de hoje. Todavia, a má utilização dessa capacidade por parte dos seguidores de Belial produziu muita discórdia. Os conflitos surgiram a partir de disputas para decidir quem teria privilégios especiais e quem pertenceria à classe dirigente. O conhecimento dos atlantes sobre as aplicações da força vital à engenharia genética foi erroneamente usado para criar uma raça mutante de trabalhadores desfigurados e ignorantes, embora fisicamente fortes, às vezes chamados de "as Coisas". Surgiu um tipo de sistema de castas de acordo com o qual as Coisas eram exploradas como mão-de-obra escrava para realizar a maioria das tarefas mais humildes, tidas como indignas das classes dirigentes.

Ao longo do tempo, as diferenças entre as duas facções opostas foram se aprofundando. Embora os adeptos da Lei da Unicidade estivessem formalmente no poder, os Filhos de Belial gradualmente começaram a usurpar grandes fatias de seus poderes e autoridade. Por fim, irrompeu a Guerra Civil. Os cristais solares foram cruelmente adaptados como instrumentos de coerção, tortura e punição. Eles ficaram conhecidos entre as pessoas comuns como os "terríveis cristais". Por volta do ano 10700 a.C., os Filhos de Belial haviam alcançado um novo nível de degradação em termos de moralidade e dignidade humana, em virtude de sua desconsideração por todos os tipos de vida exceto a deles próprios. Parecia óbvio que o mau uso das tecnologias dos cristais e de outras tecnologias por parte da facção materialista acabaria inevitavelmente causando uma outra grande catástrofe, semelhante à que havia abalado o continente da Atlântida em épocas passadas.

Por que então a Atlântida sucumbiu? Pela mesma razão pela qual outras civilizações o fizeram: por culpa dos homens. Apesar de o povo da Atlântida ter alcançado um alto grau de evolução, apesar de ele ter aprendido a utilizar as energias cósmicas e, em virtude da época em que viveu, ter desenvolvido os seus poderes psíquicos de uma forma que está além da nossa capacidade de compreensão, ele não teve as motivações apropriadas. Ele usou seu conhecimento a respeito do Cosmo e seu alto grau de desenvolvimento, não para realizar a vontade de seu Criador e cumprir o Seu plano Divino, mas para executar as suas próprias idéias acerca da criação. Ele utilizou o conhecimento de que dispunha para seu proveito pessoal e para satisfazer às próprias necessidades; para obter poder, acumular riquezas, dominar as outras pessoas e favorecer os seus próprios planos — não importa a que preço. Os poderes de que os atlantes dispunham, e que no início de sua história haviam sido usados para propósitos construtivos, acabaram sendo empregados com fins destrutivos. E assim iniciou-se a derrocada da Atlântida, que terminaria com o seu desaparecimento definitivo sob as ondas do Oceano Atlântico.[6]

Os que seguiam os ensinamentos do Deus único perceberam, graças aos seus poderes de clarividência, que a destruição da Atlântida, com a submersão final das massas de terra remanescentes, iria abater-se lentamente sobre eles. Eles sabiam que o mau uso dos poderosos cristais acabaria produzindo profundos efeitos sobre o ambiente, como havia acontecido antes das catástrofes artificiais anteriores que quase destruíram a sua civilização. Os que seguiam os ensinamentos da Lei da Unicidade se prepararam para o desastre, organizando grupos de indivíduos que abandonariam a Atlântida por meio de três rotas migratórias principais. Alguns iriam para o Egito, país com o qual anteriormente já haviam estabelecido contato, outros iriam para uma área da América do Sul, onde hoje é o Peru, e para um local hoje chamado península de Yucatán. Eles levariam consigo muitos registros armazenados em cristais e aspectos de sua tecnologia que puderam ser preservados para o futuro da humanidade. Além do mais, os sobreviventes levariam para essas terras distantes as tradições e crenças dos adeptos da Lei da Unicidade. Consta que esses cristais ainda existiriam e estariam a salvo em câmaras piramidais especiais no Egito, na América do Sul e na península de Yucatán.

Cerca do ano 9600 a.C., a Atlântida foi definitivamente submersa pelas águas do oceano. Alguns autores sugeriram que a inundação teria sido causada por uma alteração no eixo de rotação da Terra, o que teria feito a calota polar ficar mais próxima do Sol. Além do grande terremoto e alteração na atividade de rotação da Terra que isso teria causado, o derretimento da calota glacial teria produzido uma grande inundação em todas as regiões litorâneas do mundo.

Hoje dispomos de informações que parecem apoiar a idéia de que uma grande inundação teria ocorrido por volta de 9600 a.C., o ano em que a Atlântida supostamente foi engolida pelas ondas. A maioria das coisas que a comunidade científica sabe sobre a destruição da Atlântida provém dos escritos de Platão, que viveu na Grécia aproximadamente em 400 a.C. Platão tomou conhecimento da existência da Atlântida a partir dos escritos de seu antecessor, Sólon, o grande legislador ateniense que vivera cerca de duzentos anos antes (mais ou menos em 600 a.C.). Sólon adquirira alguns conhecimentos a respeito da Atlântida em conversas com sacerdotes que encontrara numa visita ao Egito. Os sacerdotes egípcios disseram a Sólon que o dilúvio que destruiu a Atlântida ocorreu aproximadamente no ano 9600 a.C. Se as lendas a respeito da migração de atlantes para determinadas partes do Egito são corretas, isso daria maior credibilidade à exatidão das histórias relatadas pelos sacerdotes egípcios.

As pesquisas modernas na área da paleoclimatologia indicam que a inundação da Atlântida provavelmente ocorreu na época relatada a Sólon pelos sacerdotes egípcios.[7] Em setembro de 1975, cientistas da Universidade de Miami publicaram um artigo na revista *Science* dizendo que nessa época haviam realmente ocorrido grandes inundações em todo o planeta. O paleoclimatologista Cesare Emiliani e seus colegas basearam suas conclusões no estudo de material sedimentar coletado no Golfo do México. Esse material sedimentar continha conchas fósseis que, ao se formarem, haviam incorporado isótopos de oxigênio identificáveis como provenientes da água do mar comum, ou da água potável encontrada no gelo ártico. Seus cálculos indicaram que a salinidade do Golfo, inferida a partir das amostras de fósseis, havia sido reduzida em cerca de 20% na época em que essa camada de sedimentos se depositara. Submetendo as conchas a um processo de datação com carbono-14, eles determinaram que a camada sedimentar havia se depositado por volta de 9600 a.C., a época da destruição da Atlântida!

Essa informação reforçou a teoria segundo a qual a água potável contida na calota glacial ártica havia se derretido em virtude de alguma espécie de efeito térmico. O aquecimento, que pode ter sido provocado por uma variedade de fatores, incluindo uma possível mudança no eixo de rotação da Terra, fez com que a camada de gelo se deslocasse rapidamente para o sul e se espalhasse pelo que agora é a porção setentrional dos Estados Unidos, onde o gelo rapidamente se derreteu. A água potável das geleiras em processo de fusão engrossaram o Mississippi e chegaram até o Golfo do México, onde reduziram a salinidade das águas do Golfo. Ao mesmo tempo, a água potável produzida pelo gelo ártico fluiu pela Baía de Hudson e pelo Atlântico Norte, aumentando assim dramaticamente o nível dos oceanos e causando a inundação de áreas costeiras de baixa altitude, como era o caso da Atlântida.

Embora muitos a considerem apenas um mito, a lenda de Atlântida é importante para a civilização moderna e para o estudo da medicina vibracional porque a cultura atlante continha as primeiras sementes dos movimentos atuais no sentido de uma abordagem holística do processo de cura. A partir de uma perspectiva reencarnacionista, pode-se dizer que os atlantes pertencentes às fileiras dos homeopatas e do movimento em favor do uso de essências florais na Atlântida, bem como aqueles que zombaram dos materialistas alopáticos (na época em minoria), acabaram reencarnando na forma dos atuais adeptos da farmacoterapia e do tratamento cirúrgico (hoje em maioria). Esta poderia efetivamente ser uma engraçada ironia se chegasse ao conhecimento das facções que ainda hoje competem entre si por proeminência e poder. Também seria uma extraordinária prova do princípio da reencarnação, o qual permite que uma alma tenha muitas vidas para conhecer todos os aspectos de uma questão e as várias maneiras de abordar a vida.

A história da Atlântida também é importante porque nos alerta para os perigos da má utilização da tecnologia com o propósito de obtenção de riquezas e poder pessoal. Os Estados Unidos acham-se na posição de uma grande potência moderna, tanto em termos técnicos como ideológicos. Muitas das idéias que se originaram na Atlântida transformaram-se novamente em realidade (talvez por meio da reencarnação dos próprios atlantes) nas áreas das comunicações, da energia solar e do desenvolvimento dos aparelhos de *laser*. Somente agora estamos chegando a um ponto em que o verdadeiro potencial dos cristais está sendo explorado — e mesmo assim os cientistas modernos apenas conseguiram ver a ponta do *iceberg*. Tal como a energia atômica, as ferramentas da tecnologia podem ser usadas tanto para a cura como para a destruição. Foi com grande apreensão que Albert Einstein e outros cientistas apresentaram a sua poderosa descoberta ao mundo, já que conheciam tanto os perigos como os possíveis benefícios da energia que viria a ser liberada em conseqüência dos seus estudos.

A história da Atlântida serve como uma introdução apropriada para o que poderia ser considerado algo ligado ao reino da ficção científica: a arte da cura com cristais. Os atlantes haviam descoberto vários dos princípios que governam o direcionamento de energias dos cristais com fins terapêuticos. Eles tinham desenvolvido uma sofisticada tecnologia baseada na manipulação das energias sutis. Os atlantes compreenderam que essas energias operavam nos mesmos níveis dos nossos corpos de luz pertencentes às dimensões superiores. Eles conheciam a verdadeira ligação entre os corpos físico e sutil, e sua arte de cura baseava-se no reconhecimento dessa relação.

Dentro dos próximos vinte anos, o mito da civilização da Atlântida poderá se transformar num fato arqueológico. Talvez estejamos prestes a descobrir cristais que teriam sido colocados em locais seguros pelos sacerdotes da Atlântida e armazenariam informações codificadas holograficamente. É curioso que só agora a nossa tecnologia tenha se desenvolvido o suficiente para poder decodificar o conhecimento armazenado nas assim chamadas bibliotecas de cristais atlantes. A Nova Era, na qual os Estados Unidos e o próprio planeta estão entrando, talvez seja um reflexo cíclico da última parte da Idade de Ouro da Atlântida. É comum nos defrontarmos com divisões filosóficas semelhantes entre materialistas/industrialistas e holísticos/espiritualistas. Parece que estamos caminhando em direção a um futuro que poderá nos trazer tanto a destruição nuclear do planeta quanto um movimento pacifista da Nova Era. Espera-se que a humanidade possa aprender algo a partir dos erros cometidos no passado e que utilize os ensinamentos proporcionados por civilizações anteriores que não puderam tirar proveito de seus conceitos equivocados. Esperamos estar caminhando rumo a um futuro que os habitantes de Atlântida acreditavam que acabasse ocorrendo na evolução da humanidade, no qual o instrumental de sua avançada civilização poderia mais uma vez ser compartilhado com pessoas suficientemente avançadas espiritualmente para poder utilizá-los de forma apropriada.

Houve recentemente uma escavação arquelógica no Egito, próximo à Esfinge e à Grande Pirâmide, conduzida pela Fundação Edgar Cayce, por uma equipe da Universidade Stanford e pelo governo egípcio. No local de escavação, escolhido com base nas informações de natureza psíquica captadas por Cayce, foi descoberto um pedaço de granito de Assuã que pode ter feito parte de um túnel que conduzia à Pirâmide dos Registros, onde se diz que uma cápsula do tempo da Atlântida, contendo cristais armazenadores de informações e outros dispositivos, aguarda o momento de ser encontrada. Se esses objetos forem descobertos, boa parte da história humana terá de ser reescrita. É a partir dessa perspectiva aparentemente situada entre a fantasia e a realidade que começaremos a discutir os estudos atualmente em curso a respeito do uso de cristais para curar doenças.

Curando com Cristais de Quartzo: A Redescoberta das Antigas Ferramentas de Transformação de Doenças

Os cristais de quartzo são empregados em muitos aparelhos eletrônicos comumente utilizados na nossa cultura. Conforme já dissemos, eles são os principais componentes de muitos relógios modernos. Os cristais de quartzo são usados na fabricação de relógios porque, quando estimulados por eletricidade, suas oscilações são tão regulares e precisas que eles se transformam numa referência bastante adequada para medir o tempo. Essa propriedade dos cristais de quartzo é conseqüência do chamado "efeito piezelétrico". Quando os cristais de quartzo são submetidos a uma pressão mecânica, produzem uma voltagem elétrica mensurável. Inversamente, a aplicação de uma corrente elétrica a um cristal produz movimento. A maioria dos aparelhos eletrônicos utiliza uma placa de quartzo, cada uma das quais apresenta uma freqüência natural de ressonância que varia de acordo com a sua espessura e tamanho. Se uma corrente alternada atravessa a placa de cristal, as cargas oscilam para a frente e para trás na freqüência de ressonância do cristal.

Esse fenômeno constitui a base dos osciladores a cristal usados em muitos sistemas eletrônicos para gerar e manter freqüências energéticas extremamente precisas. Outro exemplo de efeito piezelétrico é o que acontece quando o cristal de agulha de um toca-discos transforma em oscilações elétricas as vibrações mecânicas produzidas pelas ranhuras do disco. Essa oscilação elétrica é depois transformada em música e palavras pelos componentes eletrônicos do toca-discos.

Os cristais de quartzo são na verdade constituídos de dióxido de silício (SiO_2). Enquanto os cristais de quartzo entram na fabricação dos componentes de muitos sistemas eletrônicos, são os cristais do elemento químico silício que têm sido usados como componentes básicos de computadores e de células solares. Os cientistas aprenderam a produzir cristais de silício especiais aos quais se acrescentam quantidades precisamente determinadas de outros elementos durante seu estágio de formação. Esses elementos adicionados aos cristais permitem a produção de variedades de cristais de silício que apresentam graus específicos de condutividade elétrica, atividade óptica, condutividade térmica, etc. Esse processo, conhecido como *dopino*, tem permitido a produção de cristais com propriedades específicas de transdução de energia.

Embora os cientistas tenham preferido explorar as propriedades eletrônicas dos cristais de silício, são os cristais de quartzo que apresentam um maior potencial de manipulação das energias sutis. Todas as estruturas cristalinas são constituídas por átomos dispostos em arranjos espaciais matematicamente precisos. Além de uma variedade de estruturas reticulares, alguns pesquisadores acham que também existem arranjos espiralados intimamente ligados uns aos outros no interior da estrutura cristalina. Os cristais representam o mais baixo estado de entropia possível porque têm a estrutura mais organizada existente na natureza.

A estrutura cristalina responderá de forma notável e precisa a uma grande variedade de energias, incluindo o calor, a luz, a pressão, o som, a eletricidade, os raios gama, as microondas, a bioeletricidade e, até mesmo, as energias da consciência (isto é, ondas de pensamento ou formas-pensamento). Em resposta a esses diversos *inputs* energéticos, a estrutura molecular do cristal sofrerá determinadas formas de oscilação, criando assim freqüências vibratórias específicas de transmissão de energia.

Os cristais de quartzo podem ser usados de muitas maneiras diferentes para processar vários tipos de energia. Essas funções são bastante numerosas e incluem recepção, reflexão, refração, magnificação, transdução, amplificação, focalização, transmutação, transferência, transformação, armazenamento, capacitância, estabilização, modulação, compensação e transmitância.[8]

Particularmente interessante para a nossa discussão é o uso dessas funções dos cristais de quartzo tendo em vista a cura energética sutil de doenças humanas. De acordo com o cientista especializado em cristais, Marcel Vogel, pesquisador sênior da IBM durante 27 anos:

> O cristal é um objeto neutro cuja estrutura interna apresenta um estado de perfeição e equilíbrio. Quando ele é corretamente lapidado e a mente humana estabelece um relacionamento com sua perfeição estrutural, o cristal emite uma vibração que estende e amplia os poderes da mente do usuário. Tal como um *laser*, ele irradia uma forma de energia coerente e altamente concentrada, a qual talvez possa ser transmitida para objetos ou pessoas de acordo com a vontade de quem o estiver usando.
>
> Embora o cristal possa ser utilizado para a comunicação "mente a mente", seu propósito mais elevado... é o de servir à humanidade no sentido de eliminar a dor e o sofrimento. Com treinamento adequado, um curandeiro pode liberar as formas-pensamento negativas que se concretizaram em padrões de doença no corpo físico de um paciente.
>
> Os médicos freqüentemente têm observado que quando uma pessoa fica emocionalmente perturbada, seu corpo de energia sutil se enfraquece, aumentando a probabilidade de que ela venha a contrair alguma doença. Dispondo de um cristal adequadamente lapidado, porém, um curandeiro pode — tal como um cirurgião ao retirar um tumor — livrar o corpo energético dos padrões negativos, permitindo que o corpo físico retorne a um estado de integridade.[9]

O conceito fundamental apresentado pelo Dr. Vogel foi o de que os cristais de quartzo têm a capacidade de ampliar e direcionar as energias naturais do curandeiro. As energias sutis do campo do curandeiro tornam-se concentradas e coerentes, de forma semelhante a um *laser*. A luz normal é incoerente, apresentando raios de energia que se movem ao acaso em muitas direções ao mesmo tempo. No *laser* de rubi, o cristal cria um efeito de amplificação ao organizar os raios de luz num feixe coerente e ordenado que produz um efeito energético tremendamente poderoso. O cristal de quartzo atua de forma semelhante com as energias sutis do curandeiro. Para citar o Dr. Vogel:

> O curandeiro psíquico tem de lidar com as emanações da sua mão ou do seu campo bioenergético, as quais não apresentam o mesmo nível de coerência que se pode obter utilizando os cristais. O cristal atua basicamente da mesma forma que um aparelho emissor de raios *laser*: ele capta os raios dispersos de energia e produz um campo energético tão coerente e unidirecional que uma tremenda força é gerada — uma força muito mais forte do que seria possível se as energias fossem emitidas na forma incoerente.
>
> Quando usado com amor, portanto, o cristal torna coerente as energias mentais. Ele transforma essas energias — adequando-as ao padrão exato de energia vital de que a pessoa necessita para ser curada — e, em seguida, amplifica-as para serem utilizadas na cura.[10]

Vários curandeiros se adaptaram ao uso de cristais de quartzo para aumentar suas capacidades naturais de efetuar curas. A Dra. Dolores Krieger, criadora do Toque Terapêutico, também usou cristais de quartzo para aumentar as energias curativas. Essa técnica lhe foi apresentada por Oh Shinnah, um índio norte-americano formado em psicologia que realiza curas com o uso de cristais. É interessante observar que muitos curandeiros, especialmente os xamãs tribais de culturas de diversos lugares do mundo, possuem cristais de quartzo em suas coleções de objetos dotados de poderes. Em povos tão distantes um do outro como os jivaro, da América do Sul, e as tribos da Austrália, o cristal de quartzo é considerado o mais forte de todos os objetos dotados de poder.[11]

Os cristais de quartzo podem ter outras propriedades energéticas além da capacidade de concentrar as energias sutis de um curandeiro. Quando um cristal de quartzo é usado para concentrar a energia curativa, esta é enviada para o corpo do paciente e distribuída para as áreas mais necessitadas de equilíbrio energético. A energia assim concentrada é regida por uma inteligência quase inata, pois sempre é dirigida para as partes do corpo onde ela se faz necessária. O cristal de quartzo pode ser segurado na mão do curandeiro, quando este toca o paciente e as energias curativas são emitidas através do chakra da palma da mão. Quando as energias passam através do cristal, elas são ampliadas e direcionadas para as partes da anatomia sutil que necessitam de cura e de reorganização energética. Embora haja uma tendência natural para o cristal distribuir as energias curativas de forma apropriada, mesmo assim, é prudente colocar o cristal sobre a parte do corpo que estiver dolorida ou mais afetada pela doença.

Os cristais de quartzo talvez possam ajudar a reequilibrar e a purificar os chakras que estiverem "bloqueados" ou funcionando de forma anormal. Quando usado para purificar um chakra, o cristal é colocado sobre a região do corpo correspondente ao chakra em questão e a energia é transmitida através do cristal. O processo de purificação pode ser produzido pelas energias do curandeiro ou do indivíduo cujo chakra estiver precisando ser reequilibrado. Quando o curandeiro atua como uma fonte ativa de energia, ele concentra a mente na tarefa que tem diante de si e a energia sutil, emitida pelo chakra da palma de sua mão, passa através do cristal e penetra no chakra desequilibrado do paciente. Inversamente, a pessoa pode usar um cristal para purificar o seu próprio chakra colocando um único cristal lapidado, com a ponta voltada para o lado oposto ao do seu corpo, sobre o chakra que estiver apresentando problema. Nesta técnica, a energia da pessoa sai do interior do seu corpo, atravessa o chakra e o cristal colocado sobre ele, e passa para o ambiente exterior.

Várias técnicas de visualização podem ser usadas junto com este método. Segurando o cristal sobre o chakra, a pessoa pode imaginar-se inalando energia de uma determinada cor (ainda que a luz branca geralmente seja a mais eficaz) e, em seguida, visualizar-se dirigindo essa luz através do chakra ao expirar. Esse método pode ser suplementado com o uso de sons e de cânticos. Ao emitir energia através do chakra, por exemplo, a pessoa pode produzir um som semelhante a um "om". A energia do som pode ser visualizada como algo sendo projetado ou cantado através de uma janela que representaria o chakra, além da própria visualização da energia da luz sendo projetada através da janela do chakra.

Um outro método de reequilibrar o chakra, usado pelo curandeiro Dael Walker, adepto do uso de cristais, envolve uma participação ativa do paciente. Enquanto o curandeiro emite energia através de um cristal que é colocado seqüencialmente sobre cada um dos principais chakras, o paciente é orientado no sentido de visualizar um medidor simples de energia em forma de semicírculo representando o equilíbrio energético de um determinado chakra. O medidor é constituído por um único ponteiro que pode marcar qualquer valor entre 0 e 180 graus. O paciente é solicitado a visualizar o ponteiro apontando para cima num ângulo de 90 graus, uma posição que representaria um estado de perfeito equilíbrio, sintonia e saúde do chakra. Começando pelo chakra da coroa,

279

o curandeiro coloca o cristal em cada um dos principais chakras e pede ao paciente que visualize o ponteiro do medidor de energia voltado para cima, numa posição que indicaria a existência de um perfeito equilíbrio. Quando a imagem do ponteiro se estabiliza na posição vertical, o paciente faz um sinal para o curandeiro. Este, então, passa seqüencialmente para o próximo chakra, até que cada um dos chakras tenha sido equilibrado dessa maneira.

Via de regra, as energias curativas transmitidas pelos cristais parecem atuar no nível dos nossos corpos energéticos sutis. Elas ajudam as energias do curandeiro a corrigir disfunções no próprio nível em que elas se originam. A manifestação da doença no nível físico geralmente é precedida por alterações no nível do corpo etérico. Conforme discutimos anteriormente, as energias dos níveis astral e mental também atuam sobre o corpo etérico. Assim, uma disfunção nos padrões emocionais pode provocar alterações no corpo astral que gradualmente são transformadas em alterações nos padrões energéticos pertencentes ao nível do corpo etérico e, por fim, do corpo físico.

Quando a correção é feita no nível dos corpos astral e etérico, por meio das energias curativas transmitidas através dos cristais, o molde energético sutil é reconstituído de tal forma que o crescimento normal dos tecidos pode ocorrer, a dor pode ser aliviada e a coordenação entre os vários níveis energéticos pode ser estabelecida com mais facilidade. Um dos problemas que pode ocorrer quando se procura realizar curas com o uso de cristais — ou com as energias sutis de modo geral — é a recorrência da doença. Muitas vezes uma determinada dor ou doença deriva de uma forma-pensamento negativa existente no interior do campo energético sutil da pessoa. Essa forma-pensamento é a manifestação energética de algum tipo de emoção ou pensamento anormal ou opressivo que foi reprimido pela pessoa durante um longo período. Às vezes as formas-pensamento originam-se em níveis inconscientes e podem estar relacionadas com problemas aos quais a pessoa doente nunca deu atenção nem tentou resolver. Freqüentemente, as formas-pensamento estão carregadas de uma determinada emoção. Quanto mais forte for a emoção associada que criou a forma-pensamento, maior será a persistência dessa forma-pensamento no campo da aura da pessoa. Embora se possa utilizar as energias curativas amplificadas pelos cristais para destruir uma forma-pensamento negativa que exista no campo magnético sutil de um indivíduo, a forma-pensamento poderá ser recriada e a mesma doença, ou outra semelhante, acabará se manifestando se não ocorrer também uma correção no padrão emocional e mental da pessoa. Essa questão foi discutida rapidamente no Capítulo 8 quando examinamos as diferenças entre a cura magnética e a cura espiritual.

O que se pode inferir do reaparecimento dos sintomas de doenças depois da cura psíquica ou da cura com o uso de cristais é a existência de questões mais profundas relacionadas com fatores que atuam nos corpos sutis e nos campos de consciência da pessoa e que ainda não foram apropriadamente solucionadas. Muitas vezes a melhor (e a mais duradoura) forma de cura não é conseguida com uma única modalidade de tratamento e, sim, através de uma combinação de diversas modalidades. No futuro, existirão centros de cura holística que irão desenvolver uma abordagem terapêutica multidimensional. Serão utilizados vários tipos de terapia energética sutil, tratamentos físicos — incluindo manipulação da coluna espinal e alimentação apropriada — e psicoterapia para ajudar as pessoas a lidar com estratégias inadequadas para suportar diversos tipos de *stress*.

Outra interessante aplicação terapêutica dos cristais de quartzo é a possibilidade de programá-los com uma forma-pensamento curativa. Ou seja: um curandeiro pode segurar um cristal de quartzo em suas mãos e imaginar-se enviando energia para uma pessoa ausente que esteja necessitada de cura. O curandeiro poderá visualizar o envio de determinados tipos de energia para órgãos específicos simplesmente visualizando uma cor ou um fluxo de energia sendo projetada nessa área do corpo. O curandeiro também poderá concentrar-se em melhorar a vitalidade do paciente visualizando-o como uma pessoa sadia e completa. O paciente, mantido num local distante, poderá então receber a energia curativa através de dois mecanismos. *Como os cristais de quartzo são amplificadores da energia do pensamento e operam no nível das energias magnetoelétricas, as freqüências energéticas direcionadas pelo pensamento do curandeiro podem ser intensificadas e, simultaneamente, irradiadas a distância para o paciente.* Alternativamente, os cristais de quartzo parecem poder atuar como uma espécie de capacitor de forma-pensamento por conseguirem absorver uma carga de energia curativa com características de freqüência bastante específicas. O curandeiro carrega o cristal com o padrão de energia que deseja projetar para o paciente e, em seguida, faz com que este o segure. Nas mãos do paciente, o cristal tem a capacidade de descarregar a energia negativa armazenada mesmo na ausência do curandeiro. Dessa maneira, minutos ou horas gastos no processo de carregamento de um determinado cristal podem ser transformados num único momento de liberação de energia curativa. Quando usado dessa maneira, o cristal assemelha-se a uma capacitor elétrico, dispositivo capaz de armazenar cargas elétricas fracas ao longo de um determinado tempo e, depois, liberar o seu conteúdo numa única e poderosa descarga.

A capacidade de os cristais aceitarem e armazenarem uma forma-pensamento curativa torna-os semelhantes a um dispositivo de gravação magnética, tal como um disquete de computador. O cristal é programado com informações especializadas graças às energias multidimensionais da consciência. Quanto mais nitidamente o pensamento ou imagem forem mantidos na mente do curandeiro, mais precisa será a imagem das informações de natureza energética armazenadas no cristal. Os cristais deveriam ser programados para realizar apenas uma função energética específica de cada vez. (Embora grandes quantidades de dados energéticos possam ser armazenados num único cristal, formando como que uma biblioteca, todos os dados estão relacionados com uma função informativa semelhante.)

A memória energética do cristal, como acontece com um disquete de gravação magnética, só pode aceitar um conjunto de dados de cada vez. Para que um cristal possa ser carregado com uma nova forma-pensamento ou função energética, ele primeiramente tem que ser purificado, da mesma forma como se precisa apagar o conteúdo de um disquete magnético antes de substituí-lo por novas informações. De modo geral, quando alguém escolhe um cristal para uso pessoal ou para propósitos de cura, este deve ser inicialmente purificado de suas velhas energias vibracionais de modo a poder executar suas funções sem que ocorram erros devidos à antiga programação. O processo de purificação de um cristal pode ser realizado de muitas maneiras diferentes.

Os métodos antigos de purificação de cristais incluem colocar o cristal sob luz solar direta durante vários dias, embrulhá-lo junto com sal marinho durante um ou dois dias, enterrá-lo por um período de dois a sete dias ou colocá-lo em água do mar ou em água corrente por um período de um a sete dias. Um dos métodos mais rápidos de purificação de cristais consiste em colocá-los numa vasilha com água destilada ou água de fonte contendo algumas gotas de flor de poejo. Este procedimento leva apenas alguns minutos, comparado com um período de horas ou dias para os outros métodos. Ao eliminar as velhas energias estáticas de um cristal, a pessoa está basicamente desmagnetizando o cristal para que ele possa aceitar novas funções energéticas de acordo com o desejo e a consciência do seu proprietário. A maioria dos cristais deve ser purificada a intervalos regulares, já que esse processo ajuda a fazer com que suas propriedades energéticas sutis de transformação continuem potentes.

Os próprios cristais de quartzo possuem propriedades energéticas especiais que produzem efeitos curativos mesmo na ausência de curandeiros. Acredita-se que os cristais sejam purificadores naturais de energias sutis, porque absorvem as energias negativas e transmitem apenas as freqüências benéficas e positivas.

Os cristais usados para realizar curas têm força e energia próprias e atuam simplesmente ficando próximos de alguém necessitado de cura. Quando seguros nas mãos, eles podem ser programados para doenças específicas. Eles irão amplificar as intenções do curandeiro e, graças à sua pureza, combinar as forças da natureza e do espírito para direcioná-las para as energias curativas. Além do mais, os cristais servem para eliminar dores, elevar o nível de energia da pessoa, promover a clareza mental, ajudar a pessoa a ser menos sensível emocionalmente, refratar as energias desarmoniosas, eliminar íons negativos, absorver íons positivos e influenciar os sonhos da pessoa — tudo isso sem nenhuma ajuda da parte das pessoas.[12]

Alguns dos efeitos dos cristais de quartzo sobre os seres humanos estão relacionados com um certo efeito de ressonância que ocorre em nossas próprias estruturas cristalinas. Conforme dissemos anteriormente neste capítulo, a ciência recentemente começou a reconhecer uma nova classe de cristais conhecidos como cristais líquidos. A estrutura dos cristais líquidos é parcialmente cristalina e parcialmente fluida. A biologia está começando a compreender que muitas substâncias e membranas que existem no corpo humano parecem atuar como cristais líquidos. A partir de uma perspectiva energética sutil, existem no plano físico diversas estruturas cristalinas sólidas e líquidas que estão envolvidas na sintonização das energias sutis existentes no sistema nervoso e com o fluxo de força vital através do corpo. Para citar novamente o material captado por via psíquica por Ryerson:

A polaridade desses dois sistemas gera uma corrente eletromagnética entre os sistemas circulatório e nervoso. Na verdade, existe uma estreita ligação entre esses dois sistemas — relacionada com a força vital e a consciência — que a ciência moderna não consegue compreender. *A força vital atua principalmente através do sangue, ao passo que a consciência atua mais através do cérebro e do sistema nervoso. Esses dois sistemas apresentam propriedades semelhantes às do quartzo e de uma corrente eletromagnética.* As células sangüíneas, especialmente os glóbulos brancos e as hemácias, apresentam propriedades quartzosas mais acentuadas e o sistema nervoso a corrente eletromagnética mais intensa. A força vital e a consciência usam essas propriedades para penetrar no corpo físico e estimulá-lo.

Os corpos físico e sutil apresentam diversas estruturas quartzosas que aumentam os efeitos dos remédios vibracionais. No corpo físico, essas áreas incluem os sais celulares, o tecido gorduroso, a linfa, as hemácias e glóbulos brancos e a glândula pineal. Essas estruturas cristalinas formam um sistema completo no interior do corpo, mas ainda não foram adequadamente isoladas e compreendidas pela ciência moderna.

As estruturas atuam através de uma espécie de ressonância simpática. Existe uma sintonia entre as propriedades cristalinas dos corpos físico e sutil, de um lado, e muitos remédios vibracionais especialmente essências florais e elixires de pedras preciosas, do outro. Essas propriedades do corpo aumentam a força vital dos remédios vibracionais a um nível suficientemente elevado para que ela possa ser assimilada. Na verdade, essas propriedades cristalinas são pontos de retransmissão através dos quais a maior parte das energias etéricas penetram no corpo físico. Isso permite uma distribuição equilibrada e em freqüências corretas de várias energias, o que estimula a eliminação da toxicidade e contribui para produzir condições para o surgimento de uma citação saudável. Esse fenômeno é semelhante ao que acontece quando vibrações na faixa de freqüência das ondas de rádio atingem o cristal de um radiorreceptor. O cristal vibra com as ondas de alta freqüência, de modo a absorvê-las, e as transforma em audiofreqüências que podem ser percebidas pelo ouvido humano.[13] (*Os grifos são nossos*)

Uma interessante revelação que pode ser feita com base nesse texto é o fato de que os seres humanos são, de certa forma, cristais vivos. Determinados aspectos do sistema energético humano apresentam as mesmas propriedades transformadoras dos cristais de quartzo naturais. *Quando se usa cristais de quartzo naturais para curar o corpo, a transferência de energia ocorre parcialmente em virtude de um efeito de ressonância entre os cristais de quartzo e aqueles sistemas celulares cristalinos que apresentam propriedades quartzosas.* Esses mesmos elementos biocristalinos amplificam certos aspectos da força vital em circuitos especiais de energia que se estendem através de todo o corpo. Os sistemas biocristalinos estão intimamente relacionados com a medição do *input* de energias vibracionais superiores para o interior do corpo.

Outro método para interagir com as estruturas cristalinas do corpo é a administração de elixires de pedras preciosas. Quando a pessoa ingere um elixir de pedras preciosas, a assinatura energética de um determinado cristal — que foi colocado numa vasilha de água, carregando-a com a sua energia sob a luz direta do sol — é transferida diretamente para o seu sistema energético sutil. Os elixires de pedras preciosas da família do quartzo, em virtude de seus efeitos de ressonância sobre as estruturas cristalinas da glândula pineal e da medula espinal, as quais estão estreitamente relacionadas com o processo kundalini, parecem ter a capacidade de facilitar a prática da meditação e de ajudar a pessoa a alcançar um estado de maior iluminação espiritual.

No que diz respeito à cura pessoal, o cristal de quartzo é um excelente meio de ajudar a pessoa que se inicia na prática da meditação. Quando um cristal é usado para se alcançar uma iluminação espiritual através de exercícios de meditação, ele deve ser selecionado tendo em vista especificamente esse propósito. Em outras palavras, o cristal deve ser usado exclusivamente para a meditação, e não para curar. Caso se deseje um cristal para realizar curas, deve-se selecionar um segundo cristal especificamente para esse propósito. Em geral, a pessoa não deve compartilhar seu cristal de meditação com ninguém mais, pois o cristal passa a ser programado com as freqüências energéticas específicas do seu proprietário. Deixar que outras pessoas segurem e usem o cristal durante a meditação poderá fazer com que ele fique contaminado com pensamentos e energias incompatíveis e indesejáveis.

Quando se usa um só cristal para a prática da meditação, ele deve ser seguro na mão esquerda. A razão disso é que a mão esquerda está neurologicamente ligada ao hemisfério cerebral direito. O hemisfério direito, por sua vez, parece estar sintonizado com os campos das dimensões superiores da consciência do Eu Superior, já que apresenta notáveis conexões cristalinas com a glândula pineal (veja o Capítulo 7). Quando o cristal é segurado na mão esquerda, as energias cristalinas entrantes penetram diretamente nos circuitos energéticos sutis ligados ao hemisfério cerebral direito, o qual está mais estreitamente associado ao Eu Superior. As técnicas de meditação que fazem uso da visualização permitem que a pessoa utilize suas capacidades naturais do hemisfério direito do cérebro para ligar-se de forma mais direta com o cristal de quartzo.

Em vez de segurar um único cristal na mão esquerda durante o processo de meditação, pode-se também usar dois cristais, um em cada mão. Quando se usa dois cristais com uma só ponta, a pedra da mão direita deve apontar para longe do corpo e a da mão esquerda na direção do corpo. Existem circuitos energéticos naturais em que a energia é absorvida através do chakra da palma da mão esquerda e emitida através da palma da mão direita.

Os cristais de duas pontas são particularmente úteis para propósitos de meditação. As pedras de duas pontas não apenas são mais poderosas como também melhores para unir os cristais em circuitos energéticos sutis. Pode-se utilizar vários arranjos geométricos usando múltiplos cristais. Cada arranjo pode ter um determinado valor e uma aplicação específica. Por exemplo: um terceiro cristal, de tamanho menor, pode ser colocado sobre o chakra da região da testa para completar um circuito triangular junto com as duas outras pedras seguras uma em cada mão. Pode-se criar um outro efeito amplificador particularmente poderoso sentando-se numa área de meditação delimitada por um arranjo geométrico especial de cristais. Colocando seis cristais numa Estrela de Davi de seis pontas, constituída por dois triângulos sobrepostos, o praticante da meditação sentado no seu centro consegue não só os padrões energéticos reticulares invisíveis do ambiente planetário como também os campos energéticos sutis especiais gerados por esses arranjos de cristais. Esses padrões reticulares invisíveis representam linhas energéticas potencialmente utilizáveis que podem ser usadas para a elevação da consciência, na realização de curas e, até mesmo, na indústria. O padrão reticular pode ser ativado segurando-se um único cristal na mão direita com a ponta voltada para longe do corpo, e apontando os outros cristais de modo a fechar o circuito. Este processo pode ser intensificado se a pessoa visualizar-se captando energia (representada por uma luz branca) através do seu chakra da coroa ao mesmo tempo em que inspira. Em seguida, a energia é projetada para baixo, através do centro cardíaco, e para fora, por meio do cristal seguro na mão direita durante a expiração. No decorrer desse processo, os cristais da rede são ligados pela intenção e pelas energias do pensamento. A pessoa visualiza a criação de linhas de luz ou de energia que unem os cristais até que eles formem o padrão geométrico desejado. Esse processo é intensificado se o padrão geométrico contiver no seu centro um cristal para ancorar e ampliar o padrão energético.

Os vários cristais que formam os padrões geométricos específicos produzem campos energéticos unificados conhecidos como "sistemas reticulares".[14] Esses sistemas reúnem as energias dos diversos cristais para produzir um poderoso efeito sinérgico. O uso desses arranjos de cristais baseia-se nos princípios consagrados da geometria e na dinâmica energética dos seres humanos e dos cristais. O princípio básico da criação dos sistemas reticulares é a colocação de cristais já programados em arranjos harmônicos, nos quais cada cristal ressoa fortemente com cada um dos outros. As freqüências interagem umas com as outras como as várias ondas circulares produzidas quando diversas pedras são atiradas simultaneamente num lago. As interseções dessas ondas produzem uma mandala dinâmica de energia. Quando esses arranjos de cristais são utilizados, é recomendável que a pessoa sentada no seu centro segure um "cristal focal" que o ajudará a unificar, concentrar e direcionar de modo apropriado as energias sutis.

Existem inúmeras variações envolvendo o uso desses arranjos geométricos de cristais e que também podem ser usadas na cura de doenças específicas. Quando se tenta realizar curas através do uso de arranjos geométricos de cristais, pode ser necessário colocar grupos de cristais de quartzo no lugar de cristais isolados, a fim de criar os pontos ao longo da forma geométrica. Dependendo do tipo e da gravidade da doença que estiver tentando curar, os grupos de cristais de quartzo podem criar uma rede de energia com um intensidade de campo muito mais forte e capaz de produzir melhores efeitos terapêuticos.[15]

É possível criar redes energéticas de diferentes formatos, as quais produzem diversos efeitos sobre a consciência da pessoa. As redes podem ser mandalas circulares ou, até mesmo, formas retangulares. Pode-se obter um padrão reticular simples colocando-se cristais em cada um dos quatro cantos de uma sala de meditação e, ainda, um quinto cristal no centro do chão ou suspenso do teto. Uma vez mais, as redes são ativadas pela pessoa através do poder da intenção e da visualização e com a ajuda de um outro cristal. Pode-se amplificar a eficácia da meditação criando-se extraordinárias figuras geométricas reticulares cristalinas que produzem efeitos específicos sobre a consciência do praticante da meditação. Ao sentar-se no centro da rede com um cristal focal nas mãos, a pessoa torna-se na verdade parte do circuito energético reticular. Além da possibilidade de o indivíduo se sentar no interior dos padrões cristalinos reticulares, existem métodos suplementares — incluindo a meditação — que podem amplificar o efeito dos cristais sobre a experiência da meditação.

Conforme mencionamos anteriormente, as técnicas de visualização usadas quando a pessoa medita com a ajuda de cristais parecem dar resultados positivos em virtude da existência de uma ligação entre o hemisfério direito e o Eu Superior. Existem diversas técnicas de meditação baseadas no uso de poderosos símbolos esotéricos e arquetípicos. O uso desses símbolos e imagens, voltado para o interior da pessoa, permite que o iniciante nessa prática explore criativamente as energias do cristal da meditação. Antes de tentar alguma técnica de meditação com o uso de cristais ou mediante um outro processo de sintonização é preciso que a pessoa visualize a si mesma sendo envolvida por uma esfera protetora de luz branca. Isso a ajuda a proteger o seu próprio campo de energia contra quaisquer influências perturbadoras externas.

Uma técnica que talvez possa ser útil para ajudar a pessoa a explorar as energias dos cristais consiste em visualizar-se diminuindo de tamanho e entrando por uma porta situada numa das facetas do cristal. Quando a pessoa se encontra mentalmente dentro do cristal, podem ser utilizados diversos exercícios de visualização. Pode-se explorar a paisagem natural do interior do cristal, ao mesmo tempo que se tenta sentir as energias que fluem através dele. Outra variação interessante consiste em imaginar que estamos vendo diversas portas com placas indicativas num corredor que existe no interior do cristal. Enquanto está no corredor, imagine-se por exemplo parando diante de uma porta cuja placa diz "Sala da Biblioteca". Visualize-se entrando por essa porta. No interior da sala, você vê muitas prateleiras que se estendem ao longo das paredes e cada uma delas contendo fileiras de cristais em vez de fileiras de livros. Imagine-se pensando a respeito de um determinado assunto que você queira conhecer mais a fundo. Enquanto pensa no assunto que lhe interessa, tente também imaginar qual cristal da biblioteca lhe dará mais informações a respeito dele. Quando você olha para as paredes, um determinado cristal começará a brilhar. Imagine-se caminhando para esse cristal, tomando-o nas mãos e solicitando mentalmente mais informações a respeito do assunto. A biblioteca de cristais poderá fornecer informações a respeito do assunto escolhido através de sentimentos, imagens e, até mesmo, de mensagens transmitidas mentalmente para o consulente.

Embora essa técnica envolva basicamente a manipulação interna de símbolos, ela pode fornecer muitas informações valiosas a respeito de aspectos da personalidade e das dimensões superiores do *self*. O simbolismo das imagens visuais, tal como acontece no caso daquelas utilizadas no exercício de meditação com cristais, libera o potencial oculto do hemisfério cerebral direito, o qual, ao contrário do modo de operação linear/verbal do hemisfério esquerdo, processa informações de natureza simbólica/metafórica. O fato de os símbolos encerrarem um grande significado e poder ocultos explica por que a interpretação dos sonhos constitui uma das vias de acesso ao nosso potencial psíquico interior. Como as imagens simbólicas usadas durante os exercícios de meditação com cristais ativam a conexão entre o hemisfério direito e o Eu Superior, elas podem permitir que uma pessoa passe a ter mais facilidade de acesso aos bancos de informação da alma.

Novas Perspectivas no Reino Mineral: As Energias da Natureza e os Sete Sistemas Cristalinos

O cristal de quartzo é apenas uma das várias pedras — preciosas ou não — que podem ser usadas com propósitos de cura, de energização e de obtenção de acesso às dimensões superiores da consciência. O quartzo de que temos falado aqui é o cristal de rocha da família do quartzo. Todos os cristais da família do quartzo são constituídos de dióxido de silício. Existem muitos tipos e cores diferentes de quartzo porque na mistura de óxido de silício existem também traços de outros elementos. A ametista, por exemplo, um tipo de quartzo violeta, tem essa cor por causa da presença de traços de magnésio na sua estrutura. Além da ametista, existem também o quartzo esfumaçado, o quartzo citrino ou dourado, o quartzo rosa, o quartzo verde, o quartzo azul e o quartzo contendo inclusões, tais como o quartzo rútilo e o quartzo turmalinoso. Cada variedade de quartzo tem as suas energias sutis e propriedades curativas específicas. O quartzo é apenas um tipo de forma cristalina dentre as muitas que constituem o reino mineral na Terra.

O reino mineral é um dos vários domínios da natureza que possuem tanto um lado físico ou exotérico como um lado espiritual ou esotérico. Todos os reinos da natureza possuem suas próprias e inigualáveis manifestações das energias divinas da consciência do Criador. No reino vegetal, o lado exotérico pode ser visto nas numerosas e visualmente singulares flores multicoloridas que povoam a Terra. Inversamente, podemos ver o lado espiritual ou esotérico do reino vegetal nas energias sutis das flores e na capacidade de suas essências transmutarem e transformarem a consciência humana. No reino mineral, esse aspecto exotérico pode ser visto nas miríades de variedades e cores de cristais e pedras preciosas que podem ser encontradas na Terra. O aspecto físico do reino mineral manifesta-se através das muitas variedades, tamanhos e formas em que o crescimento do cristal pode ocorrer na natureza. O aspecto espiritual manifesta-se através da construção geométrica interior das formas dos cristais. O estudo dessas formas interiores — as simetrias divinas da estrutura atômica que existe no interior dos cristais — é conhecido como a ciência da cristalografia.

Os cristais e pedras em geral foram classificados pelos cristalógrafos em sistemas cristalinos específicos derivados das singulares simetrias de seus arranjos moleculares. O sistema de classificação dos cristais é constituído por sete divisões estabelecidas com base em diferenças fundamentais na geometria das estruturas reticulares do cristal. São os seguintes os sistemas de estrutura do cristal: triclínico, monoclínico, ortorrômbico, tetragonal, hexagonal, cúbico e trigonal. Os mineralogistas muitas vezes consideram o sistema trigonal como parte do sistema hexagonal. Nós os consideramos sistemas distintos, porque os sistemas hexagonal e trigonal têm afinidades extraordinariamente diferentes com os níveis de matéria e energia de dimensões superiores, afinidades essas muito semelhantes àquelas apresentadas pelos sete principais chakras do corpo etérico.

Cada sistema cristalino apresenta uma afinidade ou ressonância energética sutil com um determinado subplano de energia no reino mineral. Poder-se-ia dizer que cada subplano mineral representa um tipo de forma-pensamento ou de padrão energético divino que existem na natureza, os quais contribuem para a organização da forma do cristal. O padrão atômico físico do cristal é pré-organizado no nível sutil pelas energias originárias dos planos etérico e superior. *Esse processo coordenativo existente nos cristais é semelhante à moldagem do corpo etérico, a qual precede a manifestação da atividade celular e a organização do corpo físico.* Na verdade, os cristais apresentam propriedades de crescimento e expansão muito semelhantes às dos organismos vivos. À medida que o cristal cresce, seus átomos migram para as posições moleculares apropriadas como se estivessem sendo guiados pelas energias etéricas associadas ao reino dos minerais. O conceito da existência de um corpo etérico envolvendo e interpenetrando o plano físico é tão verdadeiro para o reino mineral quanto para a esfera humana. Portanto, a ressonância potencial entre os corpos etéricos cristalinos e celulares é bastante vigorosa. É através da estrutura etérica do cristal que a energia é irradiada ou absorvida pela pedra. No urânio, por exemplo, temos uma demonstração natural do princípio da radiação, ao passo que no chumbo encontramos a capacidade de absorver energia.

Conforme discutimos rapidamente no final do Capítulo 4, existe consciência em todos os aspectos da matéria, desde o nível humano até o nível atômico. A qualidade e a quantidade de consciência varia de acordo com o nível de existência e manifestação. Toda matéria é uma manifestação de luz cristalizada e da energia do Criador, as quais são constituídas de pura consciência. O fato de uma pessoa aceitar ou não uma filosofia criacionista é irrelevante para a questão que estamos discutindo. O que estamos sugerindo é que a energia cósmica — da qual toda matéria é formada, quer tenha se originado de uma grande explosão ou de um grande pensamento divino — é a energia da consciência pura, ou seja, Deus.

Alguns textos esotéricos referem-se à energia de Deus como sendo *tudo o que existe*, pois o corpo divino é ao mesmo tempo o tear e o fio com que o universo é tecido. Toda matéria, até mesmo no nível subatômico, é constituído por minúsculas porções de luz congelada — uma espécie de minicampo concentrado de energia. Existe consciência nessa unidade básica de energia. Este é o principal ingrediente dos blocos básicos de construção do universo. Essas propriedades energéticas básicas se refletem em todos

287

os aspectos da criação. Todas as formas particulares dessa energia, tais como os átomos ou, até mesmo, os elétrons, possuem alguma forma rudimentar de consciência, ainda que muito diferente do que se considera consciência humana.

Se aceitarmos a premissa de que todos os átomos apresentam uma forma de consciência, talvez seja mais fácil reconhecer que, quando átomos de consciência semelhantes se juntam e se unem uns aos outros, tal como acontece quando se forma um cristal, é criado um corpo de energia que expressa um padrão de vibração definido. Na natureza isso é conhecido como a Lei da Atração. De acordo com essa lei, átomos com estruturas ou vibrações semelhantes se juntam para vibrar em uníssono e, assim, produzem uma forma física ou agregada de átomo. *Cada padrão de vibração cristalino apresenta uma relação energética ou correspondência com subplanos específicos em outros reinos da natureza.* Como em breve será demonstrado, *cada um dos sete subplanos do reino mineral apresenta uma correspondência energética com um dos sete principais chakras da anatomia sutil humana.*

Você alguma vez já se perguntou por que razão existe tamanha diversidade de pedras preciosas e minerais em nosso planeta? Poderia haver um processo infinito de construção de novas formas (como em todos os reinos da natureza), cujo propósito básico fosse o desenvolvimento da qualidade e a expansão da consciência? Considerando-se esses átomos de substância mineral, poderá haver uma expressão de "consciência" dentro dos reinos correspondentes na natureza? Se for este o caso, poderemos começar a compreender de forma ainda indistinta o conceito de que o nosso sistema solar é apenas o agregado de TODAS as formas e o corpo de um Ser que está se manifestando através dele e utilizando-o para revelar um propósito definido e uma idéia central?

Se você se recordar do truísmo esotérico de que "somos apenas o microcosmo de um macrocosmo maior" e reconhecer que o interior do diminuto átomo é ele próprio a expressão de um sistema solar, diferindo de todos os outros átomos de acordo com o número e a disposição dos elétrons em torno de uma carga central, então você poderá compreender que esse tema está sendo repetido vezes sem conta em inúmeras formas e expressões e reconhecer que TODOS nós somos parte de um ÚNICO TODO.[16]

De certa forma, isto descreve não apenas a premissa básica de que a consciência evolui através de várias formas de matéria e manifestações físicas, como também é uma repetição do que os atlantes chamavam de Lei da Unicidade. Como somos todos constituídos da mesma energia consciente que tudo o mais na criação, somos todos manifestações de um princípio unificador invisível. Este conceito significa que somos todos diferentes manifestações de uma única consciência divina subjacente e que essa consciência se manifesta através de formas e arranjos geométricos especiais que se repetem tanto no nível microcósmico como no nível macrocósmico. *Os níveis de ordem na construção de todo tipo de vida e matéria são regidos pelas leis invisíveis da forma. As energias sutis que determinam a forma existem como padrões geométricos e formatos repetidos que influenciam a expressão de sistemas que vão desde o menor dos átomos até a maior das galáxias.*

Os átomos do reino mineral são regidos por formas-pensamento ou padrões energéticos sutis especializados que existem naturalmente em determinados subplanos da matéria. Esses subplanos são comparáveis aos níveis energéticos dos sete principais chakras do corpo humano. Cada chakra principal está associado a uma diferente freqüência e qualidade de energia. Cada chakra também possui diferentes características sutis e propriedades de construção de formas, visto estarem relacionados com a expressão do veículo humano no nível físico. Cada um dos sete subplanos do reino mineral apresenta uma correspondência com as energias dos sete chakras.

A forma-pensamento de cada subplano mineral proporciona orientação e forma às organizações geométricas equilibradas de átomos de natureza vibracional semelhante. Assim, todos os cristais formados de acordo com os padrões existentes em qualquer subplano irão apresentar determinadas propriedades energéticas sutis e vibracionais em comum. Existem, todavia, pequenas variações geométricas que dão origem a diferenças sutis entre as propriedades energéticas das pedras preciosas do mesmo subsistema cristalino.

De forma bastante geral, os minerais pertencentes a cada um dos sete sistemas cristalinos possuem propriedades energéticas sutis especiais associadas a determinadas energias ou raios de dimensões superiores e a chakras específicos dos corpos sutis. Os raios coloridos associados a cada sistema cristalino pertencem a oitavas superiores das cores existentes no espectro visível e só podem ser vistas através da clarividência.

Geralmente as pedras que pertencem a um determinado sistema compartilham as qualidades relacionadas no Diagrama 28. Embora diferentes cristais possam pertencer à mesma categoria de classificação cristalina, cada cristal será ligeiramente diferente dos outros membros da sua família. Além das propriedades que compartilha com as pedras da mesma classe, cada pedra preciosa ou semipreciosa possui características energéticas próprias. Os sistemas cristalinos do Diagrama 28 foram relacionados na ordem de suas relações com os sete principais chakras do corpo.[17] Além da ressonância entre a pedra e um determinado chakra, os cristais pertencentes a cada sistema geralmente tenderão a produzir efeitos energéticos também sobre os outros chakras.

Diagrama 28
ENERGIAS SUTIS DOS SETE SISTEMAS CRISTALINOS

SISTEMA CRISTALINO	RAIO	NATUREZA ENERGÉTICA	CHAKRA AFETADO
TRICLÍNICO	Amarelo	Perfeição	Coroa
MONOCLÍNICO	Azul-violeta	Pulsação Movimento	Terceiro Olho
ORTORRÔMBICO	Laranja	Proteção Envolvimento	Garganta
TETRAGONAL	Rosa	Equilíbrio	Coração
HEXAGONAL	Verde	Crescimento Vitalidade	Plexo Solar
CÚBICO	Azul-cobalto	Fundamental Terra-Natureza	Sacro
TRIGONAL	Vermelho	Energizante	Coccígeo

As propriedades energéticas de cada sistema cristalino são muito interessantes. Por exemplo: os cristais do sistema cúbico (diamantes, granadas e fluoritas) possuem qualidades de uma natureza bastante fundamental ou básica. Esses cristais podem ser usados na meditação ou em outros estados de consciência para lidar com o grande volume de problemas ou coisas cuja natureza tende a ser mais mundana ou terrena. Esses cristais possuem uma qualidade que irradia um padrão energético do tipo bloco básico de construção. Os cristais do sistema cúbico possuem um padrão energético que pode ajudar a reparar as estruturas celulares danificadas, desde o nível molecular do DNA até os ossos do sistema esquelético. O sistema cúbico também tende a ressoar mais intensamente com o chacka sacro da anatomia energética sutil humana. Embora o diamante, a granada e a fluorita possam apresentar propriedades dos cristais do sistema cúbico, cada uma dessas pedras possui qualidades energéticas sutis específicas que vão além dessa classificação básica. Os cristais da categoria hexagonal (esmeraldas e outras pedras da família do berilo, águas-marinhas e apatitas) apresentam uma natureza mais complexa que a das pedras com arranjos reticulares cúbicos. Eles tendem a emitir energia e a estimular a vitalidade e os processos de crescimento. Na verdade, o quartzo é considerado tanto hexagonal como trigonal e apresenta propriedades dessas categorias de cristais. Os cristais da categoria hexagonal também são usados para cura, equilíbrio energético, comunicação e armazenamento de informações. Esses cristais possuem uma espécie de energia que tende a estar associada à manutenção do organismo. São consideráveis as aplicações dos cristais nessa área. Eles podem ser úteis no direcionamento das energias curativas para os órgãos e glândulas endócrinas e também para os pontos de acupuntura e para os meridianos. Eles podem ajudar a reequilibrar as energias de todos os chakras e corpos sutis. Além do mais, os cristais que pertencem a essa categoria podem produzir efeitos benéficos sobre a consciência no sentido de ajudarem o desenvolvimento da criatividade e da intuição, aumentarem as capacidades psíquicas, aprofundarem a meditação e melhorarem a sintonização com o Eu Superior. Embora os cristais do sistema hexagonal possam influenciar todos os chakras, eles tendem a ressoar mais intensamente com o chacka do plexo solar.

Pedras como o zircônio, a wulfenita e a calcopirita pertencem ao sistema tetragonal e são cristais que contribuem para o equilíbrio energético, pois têm a capacidade tanto de emitir como de captar energia. Os cristais dessa categoria possuem qualidades que lhes permitem absorver muitas das energias negativas da Terra, embora também tenham a capacidade de emitir vibrações positivas. Depois da absorção das energias negativas, essas pedras atuam no sentido de transmutar a negatividade. Assim, elas também podem ser chamadas de pedras transmutativas. O sistema tetragonal também corresponde ao chacka cardíaco nos seres humanos. Por intermédio das lições do coração — tanto as de natureza positiva, que ajudam a educar o indivíduo, quanto as duras experiências negativas — há um equilíbrio da alma da natureza. Os cristais do sistema tetragonal direcionam as vibrações para a terra e criam conexões entre as estruturas básicas e as dimensões superiores. A configuração tetragonal forma a pirâmide de três lados. Essa estrutura piramidal básica e a sua sintonização com as sagradas formas geométricas é uma das razões pelas quais os cristais da categoria tetragonal podem ser úteis no processo de sintonização com as dimensões superiores.

As pedras que pertencem ao sistema ortorrômbico, incluindo a olivina, o topázio e a alexandrita, apresentam a singular característica de envolver e englobar padrões energéticos, problemas e formas-pensamento. Elas têm a capacidade de trazer para perto coisas distantes ou de afastar coisas próximas. Em outras palavras, elas podem colocar em perspectiva questões que eventualmente estejam fora de foco. Esses cristais nos ajudam a aumentar o que for importante e a desconsiderar o que for irrelevante. Eles magnificam a consciência de modo a fazer com que a pessoa possa passar da perspectiva microcósmica para a macrocósmica e vice-versa. Os cristais da categoria ortorrômbica ajudam o indivíduo a isolar os problemas e a mantê-los sob controle até que possam ser solucionados nos vários níveis da experiência. Embora não se saiba bem por que, este é um aspecto necessário do processo de se lidar com os problemas. Contornar os obstáculos geralmente não ajuda o indivíduo a aprimorar sua capacidade de resolver problemas. Nossos problemas não podem ser solucionados, eliminados ou transmutados até que o seu significado interior tenha sido inteiramente compreendido. Todos os problemas encerram ensinamentos potencialmente úteis para o crescimento da alma e freqüentemente são manifestações externas dos nossos conflitos internos. Além das propriedades de envolvimento, as pedras da categoria ortorrômbica também podem ajudar a oferecer uma certa proteção. Este sistema cristalino está relacionado mais estreitamente com o chakra da garganta (a sede da vontade nos seres humanos), que encerra a capacidade de aceitar ou de rejeitar problemas.

A azurita, o jade, a malaquita e a selenita são cristais do sistema monoclínico e apresentam uma singular e contínua atividade pulsátil. A contínua expansão e contração faz parte de sua natureza. Eles possuem um sistema de crescimento cristalino por meio do qual o cristal se expande, atinge um tamanho no qual se fragmenta e, então, começa novamente a expandir-se. Este aspecto pulsátil é importante para todas as formas de vida. Ele ajuda a estimular tanto a atuação e o crescimento quanto a expansão e a contração da consciência. Em virtude de seu contínuo crescimento e gradual expansão, os cristais da categoria monoclínica também possuem um aspecto direcional. Eles podem nos apontar o caminho a seguir ajudando-nos a remover obstruções à nossa visão interior. Essas pedras podem nos ajudar a aplainar o nosso caminho e a resolver nossos problemas triviais por meio de sua influência nos níveis superiores de energia. O sistema monoclínico corresponde ao centro do terceiro olho da rede de chakras humanos. Segurar esses cristais acima do chakra do terceiro olho pode ajudar a pessoa a observar a si e aos outros no nível multidimensional do espírito.

Os cristais do sistema triclínico, tais como a turquesa e a rodonita, apresentam tríades em sua constituição, o que lhes confere aspectos de perfeição e integralidade. A tríade é uma forma de repetição existente na natureza e na estrutura hierárquica do universo. Os cristais triclínicos apresentam um aspecto de totalidade e integralidade e também ajudam a promover o equilíbrio entre as energias yin e yang no organismo. Eles contribuem para a harmonização de polaridades de qualquer tipo de energia que esteja desequilibrada. Em virtude dessa qualidade, as pedras da categoria triclínica podem contribuir para equilibrar personalidades e atitudes que estejam demasiado polarizadas ou desequilibradas. Elas permitem que as pessoas entrem em sintonia com as dimensões espirituais de ordem mais elevada. O sistema cristalino triclínico corresponde ao chakra da coroa — o nível energético mais elevado dos seres humanos. Através das energias desse sistema e do chakra da coroa, alcançam-se as mais elevadas formas de compreensão, de dar e receber e de todas as coisas que podem ser realizadas.

Por fim, há o sistema trigonal, que é representado pelo jaspe sangüíneo, a cornalina, a ágata e a ametista. O sistema cristalino é formado por cristais que liberam energia continuamente. Eles sempre apresentam (num nível energético sutil) um movimento de rotação que não é de natureza positiva nem negativa. Eles liberam um forma equilibrada de energia. Assim, os cristais pertencentes à categoria trigonal podem ser úteis para reequilibrar as energias sutis do corpo humano, especialmente quando existe uma certa falta de energia num dos sistemas do organismo, como nos meridianos, por exemplo. Eles podem ajudar a equilibrar tanto as energias do cérebro quanto a dos corpos sutis. Embora eles sejam semelhantes aos cristais do sistema hexagonal e as pedras dos dois sistemas possuam determinadas propriedades em comum, os cristais trigonais tendem a apresentar uma maior variedade de aplicações. Elas têm uma natureza energética mais determinada e são mais eficazes do que as pedras da categoria hexagonal — que apresentam propriedades tanto de emissão quanto de absorção — quando se trata de ajudar a pessoa a alcançar maior lucidez mental. Elas ajudam a preparar os vários sistemas energéticos do corpo para o trabalho espiritual. O sistema trigonal corresponde ao chakra coccígeo, o qual está relacionado com a energia kundalini. Conforme logo iremos ver, essas qualidades características do sistema trigonal faz com que o jaspe sangüíneo seja um importante cristal para se trabalhar com os chakras e com a energia kundalini.

As sete categorias de cristais nos proporcionam uma estrutura para a compreensão de algumas das propriedades energéticas sutis comuns de pedras preciosas e não-preciosas. Todavia, cada pedra dentro de um mesmo sistema apresenta ligeiras porém singulares variações da simetria matemática da sua categoria, o que lhe confere sutis diferenças quanto às suas qualidades e propriedades energéticas. É importante compreender as sete categorias cristalinas porque elas representam um padrão de repetição de simetria e organização que pode ser encontrado em muitos reinos da natureza, inclusive na esfera humana. É importante reconhecer que essa estrutura e organização, bem como as propriedades energéticas sutis dos cristais, originam-se no nível etérico de suas formas cristalinas.

Existem correspondências sutis entre os níveis de energia nos chakras e os níveis de substância que ajudam a formar a estrutura etérica do reino mineral. Falaremos mais sobre as energias específicas do sistema de chakras no próximo capítulo. Cada tipo de estrutura cristalina contribui de forma única e muito especial para a transformação das energias da consciência humana. Mais importante do que a categoria, porém, é a pedra ou cristal propriamente dito. Cada pedra possui singulares propriedades espirituais, energéticas e curativas que talvez possam nos ser úteis em nossa busca de equilíbrio e integridade.

Dádivas Ocultas Originárias do Interior da Terra: As Propriedades Espirituais e Curativas de Pedras e Gemas

Para compreender como as diversas gemas e pedras podem ser úteis na cura energética sutil, o melhor é examinar as propriedades de cada pedra. Embora todas as pedras possuam qualidades energéticas específicas, nós iremos examinar as que são mais relevantes dentro do contexto deste livro, tais como aquelas que contribuem para o desenvolvimento da consciência superior e para o equilíbrio do corpo físico através da manipulação da anatomia energética sutil humana.

Uma pedra de extraordinária importância é a ametista. A ametista é uma forma de quartzo que apresenta uma grande variedade de nuanças de violeta devido à presença de traços de manganês e de outros elementos em sua estrutura. Trata-se de uma pedra que tem sido muito apreciada pela realeza através dos séculos e que muitos consideram ser uma pedra real. Segundo alguns textos esotéricos, a ametista pertence à ordem divina da Chama Violeta da Transmutação, porque é uma pedra preciosa que representa o processo da alquimia, seja ela de natureza física, emocional ou espiritual.

Historicamente, a alquimia tem sido vista como a busca de um processo que permitiria transformar metais comuns em outros mais preciosos. No nível físico, isto tem sido simbolizado pela transformação do chumbo em ouro. No nível espiritual, esse processo representa a transformação da personalidade física numa manifestação do Eu Superior. A ametista tem poderosas propriedades energizantes e transmutativas porque atua nos níveis dos planos físico, emocional e espiritual. Ela pode ajudar-nos a transformar nossos hábitos, nosso modo de falar, nossos pensamentos e emoções, fazendo com que deixem de ser manifestações da nossa personalidade inferior e passem a ser a expressão da nossa natureza interior divina.

A ametista é bastante eficaz como pedra curativa mas, assim como acontece quando se usa outros cristais de quartzo, é preciso que as energias do terapeuta sejam dirigidas através da pedra. Usando uma ametista sobre o corpo, uma pessoa pode absorver forças tanto de natureza física como energética superior ou mental. A ametista pode transmutar e purificar energias de um nível inferior para um nível espiritual superior. Ela repele aquelas energias que seriam consideradas de natureza negativa. A ametista tem a capacidade de purificar e amplificar todos os tipos de raios curativos de energia sutil. Se for usada por uma pessoa que estiver para receber uma energia curativa, ela pode se transformar num ponto focal para a recepção de energia. Se a pedra for usada pelo terapeuta, as suas energias mentais poderão ser direcionadas e concentradas no paciente através dela. Quando a cura é efetuada a grandes distâncias, é recomendável que tanto o emissor como o receptor da energia usem uma ametista.

Em virtude de sua taxa de vibração mais elevada, a ametista está ligada de forma direta à força vital de todas as coisas. Devido à sua cor violeta, ela também está associada às energias da luz ultravioleta. Só recentemente os pesquisadores descobriram que a luz ultravioleta está intimamente relacionada com o processo de reprodução celular. A faixa do espectro correspondente à luz ultravioleta utilizada pelos processos vitais no nível celular às vezes é chamada de radiação mitogenética. A cor violeta propriamente dita caracteriza-se pela capacidade de purificação e pode remover muitas impurezas.

Como a ametista está associada ao fluxo de força vital, ela tem a capacidade de atuar sobre os vasos sangüíneos e sobre as artérias que transmitem essa energia por meio do fluxo sangüíneo. Ela pode atuar como um filtro energético sutil para as forças da corrente sangüínea, especialmente quando colocada sobre uma artéria, por exemplo. Quando atua sobre o sangue, a ametista opera através do campo etérico e não por meio de um chakra específico. Muitas vezes, o melhor é colocar a pedra sobre uma determinada área onde haja algum problema e, especialmente, próximo do coração, onde o sangue penetra para ser reenergizado. A ametista pode ser útil no tratamento de casos de trombose venosa ou tromboflebite, quando há necessidade de dissolver coágulos sangüíneos. Quando colocada sobre o coágulo, ela pode contribuir para o processo de dissolução e dispersão sem provocar riscos adicionais como aconteceria no caso de o coágulo ser levado para um pulmão e provocar uma embolia pulmonar. Quando utilizada dessa maneira, a ametista deveria ser mantida sobre o vaso sangüíneo afetado durante cerca de dez minutos e, a seguir, transferida suavemente para perto do coração.

A ametista também é útil para recarregar as energias do corpo etérico. Essa propriedade é especialmente valiosa para os curandeiros, em particular para aqueles que tratam pacientes a distância através do uso da mente. Quando usada para recarregar o corpo etérico, a pedra deve ser mantida sobre o topo da cabeça, num local onde esteja batendo sol a fim de que as energias da luz solar possam ser dirigidas ao chakra da coroa através da ametista. Depois da reenergização, o curandeiro poderá concentrar essa mesma energia através de uma ametista colocada sobre o chakra do terceiro olho, enquanto tenta enviar energia curativa para um paciente distante. Essa técnica tende a ser importante apenas para os curandeiros, pois a pedra tem a capacidade de permitir que as energias curativas penetrem no corpo do paciente que estiver sendo submetido ao processo de cura e busquem o melhor local sobre o qual atuar. Essa técnica pode ser especialmente útil para curandeiros que tratam de pacientes que estejam tentando soldar ossos quebrados.

> A saúde, a cura e o bem-estar estão entre as capacidades dessa pedra extremamente notável. Encapsulada no interior da ametista está a vibração do amor; é ela que harmoniza todas as áreas do corpo e do ser. Ela tem a capacidade de mudar a dor em prazer, a ruptura em harmonia, e de alterar a estrutura molecular das coisas. A luz solar concentrada pela ametista também é muito benéfica, pois a pedra amplifica os raios de energia que vêm de fora do planeta. Ela também pode ser dirigida para a Lua e usada de maneira semelhante, embora seja necessário observar que os raios de luz refletidos pela Lua afetam os corpos emocional e espiritual, ao passo que os raios do Sol afetam o corpo físico.
> Embora a ametista possa proporcionar grandes benefícios ao corpo, tanto no sentido físico como no espiritual, também é importante que o objetivo seja digno e que o usuário da pedra seja também uma pessoa irreprochável, pois as pedras em si, ainda que não estejam mortas, são apenas estações emissoras e receptoras, havendo sempre necessidade de que a energia provenha de uma fonte vital.[18]

Uma outra pedra que atua sobre os vasos sangüíneos e sobre o fluxo de força vital através da corrente sangüínea é o rubi. O rubi atua sobre o fluxo sangüíneo não como purificador mas sim ajudando a melhorar o fluxo de sangue para as diferentes partes do corpo. Tal como a ametista, o rubi também pode ser útil no tratamento de coágulos sangüíneos, embora atue de maneira diferente. Enquanto com a ametista o curandeiro iria projetar a sua própria energia através da pedra, para dissolver o tumor, o uso do rubi para esse propósito dá melhores resultados quando combinado com a utilização de um prisma.

O prisma é colocado sobre uma mesa perto do paciente de modo que a luz natural (solar) ou artificial possa ser refratada por ele. O prisma produz um espectro de cores naturais do arco-íris, as quais podem ser projetadas sobre as paredes da sala; não é preciso que as cores incidam sobre o corpo do paciente. O rubi consegue captar os harmônicos superiores das cores, os quais são aumentados para dissolver coágulos ou placas de colesterol aderidas às paredes dos vasos sangüíneos. O rubi mais adequado para esse tipo de operação é aquele que foi lapidado de modo a apresentar duas superfícies horizontais reunidas por facetas. O curandeiro passa a ponta da pedra sobre as diversas artérias e vasos sangüíneos que apresentem bloqueios. No tratamento de coágulos sangüíneos, a veia onde existe um coágulo é fricionada com o rubi, de forma suave porém determinada, na direção do coração (de maneira semelhante ao modo como a ametista é empregada).

Outra aplicação interessante do rubi é a estabilização da perda da visão. Embora as energias do rubi não restituam a visão perdida, elas podem ajudar a manter o nível de função ainda presente. As energias do rubi conseguem produzir esse efeito porque elas algumas vezes aumentam o fluxo de sangue local e a microcirculação dentro e em torno do olho. Os vasos sangüíneos são fortalecidos pela estabilização das células do próprio vaso. Isso ajuda a manter o fluxo de sangue para o olho, qualquer que seja o grau de perda de visão no momento em que o rubi é usado. (As energias do rubi poderiam ser especialmente úteis para os diabéticos, que podem sofrer uma rápida deterioração microvascular da retina nos últimos anos do curso de sua doença, levando a uma progressiva perda de visão e, possivelmente, à cegueira.)

Quanto à sua atuação sobre os chakras, o rubi purifica os centros mais importantes para o fluxo do sangue através do corpo. Os centros mais afetados são o chakra cardíaco, o chakra do plexo solar e os chakras inferiores do corpo. O rubi pode ter um efeito bastante perturbador sobre o chakra do plexo solar, uma vez que ele tende a excitar as energias do corpo emocional (ou do corpo astral), que estão intimamente ligadas a esse centro.

A partir de uma perspectiva espiritual, o efeito do rubi sobre o centro cardíaco também está relacionado com o atributo interior mais evidente dessa pedra: o atributo do amor. As energias dessa pedra possuem características específicas que ajudam a pessoa a se concentrar em questões relativas ao seu amor por si mesmo e pelos outros, e também a acreditar em seu próprio potencial interior.

> O atributo revelado pelo rubi é o amor; o amor é a necessidade que pode ser preenchida especificamente por essa pedra. As pessoas que carecem de amor-próprio fariam bem em meditar usando uma pedra dessa cor e com esse atributo. Agindo assim, elas podem liberar dentro de si mesmas a energia necessária para superar o trauma causado pela falta de amor-próprio.
>
> O rubi também encerra o atributo da coragem; não a coragem de "atirar-se ao combate", mas a coragem de ser capaz de buscar sempre a verdade; coragem de defender o que é certo; coragem de buscar a realização do nosso potencial mais elevado. A coragem, que também poderia ser chamada de valor, é um atributo extremamente louvável dessa pedra.[19]

Outra pedra que tem a capacidade de atuar sobre o centro cardíaco é a esmeralda. Quando quer que o coração tenha sido afetado pela doença — seja no nível espiritual, mental ou físico — a esmeralda pode contribuir eficazmente para o fortalecimento e a unificação das energias do centro cardíaco. Ela tem a capacidade de unificar todos os componentes energéticos superiores associados a esse centro, transformando-os num senso de unicidade. Isso em parte acontece porque as energias da esmeralda possuem uma vibração de amor. Nos planos superiores, o amor é não apenas uma emoção mas também uma energia dotada de uma determinada freqüência vibratória, a qual tanto pode estar contida dentro da esmeralda como ser concentrada e projetada pela pedra. A esmeralda também afeta o centro físico do coração — não tanto o sangue que existe no interior do coração mas sim o tecido muscular que impele o sangue através do corpo. Entre a esmeralda e o coração existe uma atração energética semelhante à força das marés (que atua entre a Lua e as águas dos oceanos terrestres).

Além de sua influência sobre o centro cardíaco, a esmeralda também é útil quando se lida com problemas derivados de um desequilíbrio no chakra do plexo solar. Como o chakra do plexo solar está ligado ao corpo astral/emocional, uma disfunção nesse centro pode produzir muitos desequilíbrios emocionais. Quando as energias da esmeralda são ministradas na forma de elixires de pedras preciosas, elas podem ajudar a suavizar temores ocultos, a equilibrar as emoções e a estabilizar a personalidade.

Diversas doenças estão relacionadas com um desequilíbrio no centro do plexo solar. Uma delas é a diabete, pois o pâncreas é influenciado por esse chakra. A esmeralda pode ser usada para ajudar o corpo a refrear a tendência para a diabete. Quando a esmeralda é usada dessa maneira, a taxa vibratória do corpo é aumentada até um ponto em que ele se torna capaz de lutar contra a doença. O método de usar a esmeralda para a cura da diabete consiste em segurar uma grande esmeralda entre os dois dedos e deixar que a luz do Sol atravesse a pedra e incida sobre a pessoa que estiver necessitada de cura. Quando seguimos esse procedimento, as glândulas supra-renais são estimuladas e, conseqüentemente, aumenta a sua eficácia para lidar com a estafa, visto que as supra-renais estão ligadas energeticamente ao chakra do plexo solar.

A esmeralda também possui qualidades energéticas que a tornam útil no tratamento de deformações na coluna e de dores nas costas. As pessoas com tendência para apresentar problemas nas costas podem fortalecer-se fisicamente com as vibrações da esmeralda. Embora a esmeralda não possa corrigir grandes anormalidades na coluna vertebral, ela às vezes pode fortalecer as costas, já que atua sobre a substância energética que entra na constituição dos ossos. Ela também produz um efeito estimulante sobre os nervos que nascem na medula espinal, podendo eventualmente trazer benefícios para as pessoas que sofrem de dor ciática.

Uma extraordinária pedra que tem a capacidade de influenciar quase todos os chakras do corpo é o jaspe sangüíneo. Essa pedra vem desempenhando um papel importante no misticismo através dos séculos. Trata-se de uma pedra particularmente poderosa no que diz respeito à sua capacidade de atuar sobre o chakra coccígeo, a sede da energia kundalini. Quando usada para estimular o chakra coccígeo, ela emite padrões energéticos que também estimulam os chakras superiores. Quando aplicada da maneira correta, ela faz com que a energia kundalini suba pela espinha exatamente na ordem correta. Como as forças em questão são potencialmente perigosas (se estimuladas de forma inapropriada), a pedra deve ser usada apenas por aqueles que tiverem alcançado um nível de iluminação consciente. O curandeiro que trabalha com o jaspe sangüíneo deve ser orientado por um senso intuitivo a respeito de como e de quando usá-lo.

Quando usado por um perito, o jaspe sangüíneo é singularmente eficaz para alinhar todos os chakras do corpo etérico e também dos corpos de dimensões superiores. (Esta pedra, assim como as outras, seria inútil se usada por alguém destituído do conhecimento interno necessário para a sua aplicação.)

> As taxas das vibrações energéticas [do jaspe sangüíneo] são muito lentas. Suas propriedades não são de natureza física e, embora seja difícil descrever as possibilidades energéticas aqui, a taxa de vibração é importante para que se torne possível reunir os vários

corpos do seu "Eu Superior". Não tente formar juízo sobre aquilo que você não vê. Este é um plano invisível ao olho humano.

As propriedades curativas do jaspe sangüíneo poderiam ser definidas como o alinhamento dos centros, o alinhamento do ser, o alinhamento dos vários corpos da pessoa e o alinhamento espiritual das várias áreas necessárias para que possa ocorrer a completa cura física. Ele não atua sobre doenças específicas, mas faz com que tudo se alinhe. Embora os padrões energéticos pareçam estar se dispersando, ele também atua no sentido de fazer com que esses padrões sejam energizados e reunidos da mesma forma como um ímã faria com limalhas de ferro.[20]

Quando o jaspe sangüíneo é usado na cura, o paciente se deita de bruços e o terapeuta segura a pedra na mão, executando movimentos circulares sobre cada vértebra da coluna vertebral enquanto a pedra faz a energia subir lentamente pela espinha. O jaspe sangüíneo também é útil no tratamento de distúrbios relacionados com o sangue e, especialmente, de problemas associados à hemorragia interna e à coagulação. O curandeiro segura a pedra na mão e a coloca sobre o chakra próximo ao local de sangramento. No caso de sangramento vaginal, a pedra deve ser colocada sobre os chakras pélvico e sacro, com a paciente deitada de costas. De forma semelhante, um sangramento provocado por úlcera deve ser controlado colocando-se o jaspe sangüíneo sobre o chakra do plexo solar. A energia é emitida pelas mãos do curandeiro e, através do jaspe sangüíneo, dirigida à região do chakra durante um período de tempo intuído por ele.

Um dos principais elementos necessários para se trabalhar com o jaspe sangüíneo talvez seja a realimentação proporcionada pelos pacientes. Uma técnica que pode ser usada consiste em solicitar ao paciente que relate quaisquer sensações locais na área das mãos do curandeiro e também qualquer imagem que ele venha a perceber. Muitas vezes os pacientes dizem ver cores e formas específicas que vão se alterando gradualmente à medida que a energia é dirigida para as áreas de disfunção. Inicialmente, os pacientes talvez vejam cores foscas ou com formas escuras e recortadas, dependendo do indivíduo e da natureza do distúrbio. À medida que as cores vão se tornando progressivamente mais claras (ou seja, passando do vermelho escuro para o verde ou amarelo, para o azul e, em seguida, para o violeta ou branco), o curandeiro poderá mover a mão para cima e continuar o processo com a região do próximo chakra. Assim, o senso intuitivo do terapeuta é orientado pela contínua realimentação proporcionada pelo paciente, muitas vezes com resultados e imagens inesperados. Nem todos os pacientes conseguem fazer esse tipo de descrição de imagens; quando isto é possível, porém, o relato é de grande ajuda para o terapeuta.

Utilizando-se esta técnica e outras semelhantes, as energias naturais do terapeuta poderão ser ampliadas e novas qualidades acrescentadas às energias curativas. É necessário fazer muitos experimentos para se confirmar as aplicações dessas pedras. No futuro, o estudo das aplicações terapêuticas de muitas pedras e cristais terá de ser feito em grupos porque, embora muito se tenha escrito a respeito de suas aplicações específicas, nem todas as pessoas conseguiram os mesmos resultados. É importante compreender que certos curandeiros e pessoas terão melhores resultados com determinadas pedras e outros não. Além do mais, um conceito fundamental a ser recordado é o de que as propriedades curativas das pedras e cristais freqüentemente se devem a uma combinação entre as energias de um determinado curandeiro e as propriedades energéticas sutis da pedra em si.

Como no caso dos cristais de quartzo, diferentes pedras preciosas podem ser usadas em grupos para formar complexos coordenados com determinadas características de ressonância. Assim, pode-se criar padrões energéticos reticulares especiais com diferentes qualidades úteis para a cura e para a meditação. Além do mais, pode-se também usar combinações de diferentes pedras. Os diamantes, por exemplo, são amplificadores naturais de energia que irão intensificar os poderes naturais sutis de outras pedras preciosas quando usados junto com elas. Outro fator que irá influenciar as propriedades energéticas de uma determinada pedra é a sua forma. Certas pedras apresentam propriedades curativas mais eficazes quando têm um formato especial ou são lapidadas de uma determinada maneira. Além disso, ligeiras variações na cor de um determinado mineral produzirão qualidades e aplicações energéticas especiais. A ametista, por exemplo, pode ser encontrada em tonalidades que vão desde o violeta intenso até um tom quase púrpura claro. As propriedades energéticas dessas diferentes cores de ametista serão ligeiramente diferentes.

Pode-se também obter outras aplicações para pedras e cristais preparando-se elixires a partir deles. Neste método, a água fica marcada com as energias e propriedades curativas específicas das estruturas cristalinas. Essa técnica pode também ser mais econômica quando se trabalha com pedras preciosas e semipreciosas, que tendem a ser razoavelmente caras. Outro uso inovador das energias dos cristais é a sua combinação com os sistemas radiônicos. O aparelho radiônico poderá determinar as freqüências energéticas específicas que o paciente possa necessitar por ocasião de determinados distúrbios. Depois disso, o cristal correto é selecionado e suas energias transmitidas através da terapia radiônica. As energias dos cristais podem ser irradiadas para o paciente usando-se uma testemunha guia de ondas,[21] sem que o paciente jamais tenha entrado em contato direto com as pedras preciosas.

Os cristais encerram a chave que permite o acesso a uma nova e vasta tecnologia baseada na manipulação das energias etéricas tanto para propósitos curativos como para outras aplicações. Em virtude de seus padrões geométricos especiais, os cristais têm a capacidade de entrar em contato com padrões e freqüências de energia que só agora a ciência está começando a descobrir. Os cientistas, porém, ainda não perceberam que os padrões ordenados dos cristais e o relacionamento dessas pedras com os campos etéricos assemelham-se à ordenada estrutura molecular dos ímãs permanentes e aos campos magnéticos a eles associados. Os cristais, em virtude dos campos etéricos inerentes a eles, são uma fonte do que o Dr. Tiller chamaria de magnetoeletricidade (ME).

Assim como os peixes vivem num oceano de água, nós vivemos num oceano de freqüências. O peixe não tem consciência das muitas possibilidades que existem no meio em que ele se locomove. Da mesma forma, o homem ignora completamente as possibilidades do vasto oceano de freqüência em que vivemos. As diversas freqüências energéticas deslocam-se em padrões geométricos. Quando estes são alterados, o modo pelo qual eles se manifestam também se altera. *Os cristais são aquelas substâncias que alteram os padrões geométricos das freqüências.* Precisamos compreender que, embora esses padrões de freqüência sejam mais ou menos estáveis, os cristais, em virtude da força de seu padrão geométrico, podem modificá-los e corrigi-los. Quando isso acontece, a energia pode ser liberada e direcionada para os propósitos do homem.

As moléculas dos cristais estão dispostas em padrões ordenados, tal como acontece com os ímãs — o que torna possível a existência das linhas de força magnéticas. *O ímã representa o centro mais ordenado do que talvez pudéssemos chamar de polaridade da Matéria. O Cristal representa o centro mais ordenado do que poderíamos chamar de polaridade do Espírito. O arranjo ordenado de moléculas nos cristais produz um campo etérico, que se assemelha a um campo de força magnético. Assim como o campo magnético é a chave da eletricidade, o campo elétrico dos cristais é a chave para a energia dielétrica (ME).*

No plano físico, o magnetismo é produzido por uma quantidade igual de eletricidade positiva e negativa mantida num padrão de forma permanente ou temporária. Um ímã pode ser dividido em seus componentes de eletricidade positiva e negativa passando-se através do campo magnético um condutor em ângulo reto em relação ao campo. Um ímã permanente é um vórtice magnético onde a eletricidade positiva e negativa continua a misturar-se em quantidades iguais num padrão eterno. O cristal é um ímã com polaridades dielétricas e com iguais quantidades de energia positiva e negativa. A energia dielétrica é a polaridade do Espírito e a energia elétrica a polaridade da Matéria. *Da mesma forma como os metais são fundamentais para a eletricidade, os cristais também são importantes para esse novo desenvolvimento do uso da energia pelo homem.*

As formas cristalinas são os padrões fundamentais para o modo como as energias se distribuem no universo e também a chave para liberar energia de uma maneira construtiva. *A bomba atômica é uma maneira destrutiva de liberar energia; poderia ser chamada de um método desajeitado de liberar energia. O conhecimento das formas cristalinas poderia ser considerado um método positivo de liberação de energia através do uso de formas cristalinas e de sons,* nas freqüências audíveis, ultra-sônicas e infra-sônicas, para manipular e direcionar certos tipos de forças. Já descobrimos como utilizar a lapidação dos cristais para obter determinados efeitos sonoros em diferentes freqüências. Isso também nos daria a possibilidade de utilizar diferentes freqüências de energia. O homem ainda não se tornou um ser basicamente criativo, embora esteja dentro de suas possibilidades conseguir isso. Ele irá descobrir como usar formas cristalinas para liberar, direcionar e controlar energia e para modificar e moldar substâncias. Lembre-se de que o universo foi criado pelo som. Muito em breve os cientistas estarão dizendo isso.

O ímã é a polaridade da Matéria e os cristais a polaridade do Espírito. Portanto, a combinação correta de ímãs e cristais poderá produzir o efeito criativo da energia. As linhas de força provenientes do ímã são os componentes de um novo sistema de energia. A iluminação do futuro será fornecido pelo brilho dos cristais. Poderiam ser construídos sistemas energéticos com o uso de formas cristalinas, sendo que a quantidade e o tipo de energia seriam regulados pela variedade de cristal empregada. Isso não envolveria o uso de fios, como acontece nos métodos atualmente disponíveis. A luz produzida por esse método energético seria mais suave e bonita para os corpos físico e etérico dos seres humanos. O primeiro produto básico da energia magnetoelétrica gerada pelos cristais é a luz, a qual poderia depois ser transformada em calor e em movimento. A descoberta do efeito do *laser* é apenas o início de uma série de descobertas.[22] (*Os grifos são nossos*)

Vimos como os cristais podem ser combinados com sons, na forma de sonopuntura, para produzir efeitos curativos. O uso em conjunto de cristais e de várias freqüências de sons com o propósito de realizar curas é apenas o início de uma abordagem curativa inteiramente nova. Os padrões energéticos do som encerram a chave para a compreensão dos padrões de manifestação e organização da matéria no universo físico. Já foi dito: "No início havia a palavra." Uma palavra é uma expressão vocal, um padrão de vibração sonora. À medida que os cientistas começarem a compreender a relação entre os padrões vibracionais do som e a estrutura da matéria, irão penetrar num universo inteiramente novo de idéias e aplicações de energia com propósitos tecnológicos e terapêuticos.

Outra percepção importante é a de que matéria e espírito são polaridades fundamentais de expressão energética. Essas duas manifestações são opostas porém complementares. A polaridade da matéria envolve energia eletromagnética, a energia do corpo físico. A polaridade do espírito reflete energia magnetoelétrica, a energia do corpo etérico. Através do uso dos cristais, que são uma fonte de energia magnetoelétrica e também uma ferramenta para redistribuição das freqüências dessa energia, iremos descobrir novas maneiras de manipular as energias do espírito na estrutura multidimensional humana a fim de realizar alterações curativas.

Existem muitas variações quanto ao modo de usar pedras preciosas e cristais para realizar curas e trabalhar com as energias sutis da consciência. A humanidade parece estar passando por um renascimento tanto no interesse quanto na utilização dos cristais para manipular energias eletrônicas e sutis. Isso poderia dever-se a um renascimento cíclico dos atlantes que desenvolveram pela primeira vez as sofisticadas tecnologias dos cristais? A aplicação dos sistemas cristalinos com fins industriais e para efetuar curas encerra enormes benefícios potenciais e apresenta riscos inerentes igualmente grandes.

A lenda de Atlântida serve como uma advertência de que precisamos manter um equilíbrio de poder entre nós mesmos e as energias naturais do planeta, e também um equilíbrio entre as energias do nosso eu inferior e superior. Se esquecermos nossa ligação interior com as energias divinas que atuam para o nosso potencial benéfico, através das dádivas da natureza, o equilíbrio natural será de tal forma alterado que a nossa atual cultura não dominará mais o planeta em que vivemos.

Desde que possam ser usadas corretamente, as dádivas do reino mineral escondidas nas entranhas da Terra encerram benefícios jamais sonhados para a cura das pessoas e para a elevação da consciência da humanidade. Os cientistas voltados para as questões espirituais e os médicos/curandeiros do futuro enfrentarão o desafio de realizar pesquisas a respeito das aplicações da energia dos cristais de uma forma intuitiva e responsável a fim de desenvolver esses potenciais. Se formos capazes de aprender a entrar em contato com a sabedoria do Eu Superior, inerentes a todas as pessoas, poderemos avançar para aquela nova posição de coexistência pacífica e de iluminação espiritual que, conforme os atlantes esperavam, iria mais uma vez fazer-se presente neste planeta.

Pontos Fundamentais a Serem Recordados

1. A exploração e o desenvolvimento de tecnologias à base de cristais na área da eletrônica, do *laser* e do armazenamento de informações foi de fundamental importância para a revolução científica da última parte do século XX.

2. Existem lendas a respeito de uma antiga civilização, a Atlântida, que desenvolveu tecnologias cristalinas avançadas porém utilizou um aspecto das propriedades dos cristais diferente daquele em que se concentra a ciência moderna. Diz-se que os atlantes usaram sistemas cristalinos para manipular energias sutis e força vital e que obtiveram sucesso na aplicação dessas descobertas tanto para a realização de curas como para o desenvolvimento tecnológico.

3. Diz-se que os atlantes desenvolveram sistemas de cura baseados no uso de cristais, de essências florais e de remédios homeopáticos. Eles se concentraram nos aspectos energéticos sutis das causas das doenças e procuraram direcionar as terapias vibra-

cionais para a correção desses desequilíbrios. Os que usavam os métodos alopáticos de tratamento eram tidos na conta de uma minoria radical.

4. Os cristais de quartzo possuem extraordinárias propriedades que lhes permitem transmitir, transmutar e armazenar energias de natureza tanto eletrônica como energética sutil. Os curandeiros podem usar cristais para ampliar os seus campos de cura e direcioná-los para o interior do corpo de forma mais coerente e organizada.

5. As energias curativas são influenciadas e controladas pelos pensamentos do curandeiro. Assim, pode-se utilizar várias técnicas de visualização para direcionar as energias curativas amplificadas por cristais para áreas específicas do corpo a fim de reequilibrar diferentes sistemas sutis e fisiológicos.

6. Os cristais de quartzo não só amplificam como também podem ser programados com as energias sutis que operam na estrutura do espaço-tempo negativo, ou seja, com energia magnetoelétrica.

7. As energias sutis transmitidas para o interior do corpo pelos cristais de quartzo (e por outras modalidades de cura energética vibracional) são absorvidas e assimiladas ressonantemente pelo próprio sistema biocristalino do corpo, uma extraordinária rede de elementos celulares dotada de propriedades semelhantes àquelas exibidas pelo quartzo.

8. Um conjunto de cristais dispostos em figuras geométricas e ativados pela "intenção dirigida" das energias do pensamento é chamado de "sistema em rede". Esses arranjos de cristais em forma de rede possuem notáveis propriedades que amplificam o potencial energético dos cristais isolados, transformando-os em instrumentos mais poderosos de cura e meditação.

9. Os vários cristais e minerais existentes em nosso planeta apresentam simetrias geométricas gerais que foram classificadas de acordo com os sete sistemas cristalinos. Cada um dos sete sistemas possui características energéticas e geometrias que ressoam com um determinado subplano de forma e construção no nível etérico. Cada um dos sete sistemas cristalinos também apresenta uma relação energética com os sete chakras principais.

10. Os cristais pertencentes a um determinado sistema apresentarão as características energéticas sutis próprias dessa categoria geométrica, mas também irão exibir propriedades curativas e energéticas singulares.

11. Em virtude de seus efeitos sobre os chakras e também sobre outros sistemas fisiológicos e sutis, os diferentes cristais podem ter a capacidade de produzir uma reorganização energética no nível etérico e em níveis superiores de modo a ajudar o processo de cura.

12. Vários cristais podem ser aplicados diretamente no corpo ou preparados de acordo com o método solar e ministrados aos pacientes na forma de elixires de pedras preciosas.

13. Assim como os cristais de quartzo, outras pedras preciosas possuem propriedades curativas, embora também possam atuar como transdutores e amplificadores dos campos de energia do curandeiro.

14. Os ímãs possuem um arranjo molecular ordenado que torna possível a geração de campos magnéticos. Inversamente, os cristais possuem átomos dispostos em arranjos geométricos semelhantes, porém geram campos etéricos. Os ímãs representam um centro ordenado da polaridade da matéria e são fundamentais para a eletricidade. Os cristais representam o centro mais ordenado da polaridade do espírito e são fundamentais para a magnetoeletricidade.

Capítulo X

A Rede Vital Intercomunicante:

NOSSAS LIGAÇÕES COM OS CHAKRAS

Nos capítulos anteriores, discutimos nossa verdadeira natureza enquanto seres multidimensionais. O corpo físico é o componente de maior densidade entre os diversos campos de energia interativos. Cada um desses campos ou corpos de luz de dimensões superiores está ligado à estrutura celular através de uma complexa rede de fios energéticos. Essas energias da rede vital permitem que as forças vibracionais superiores se manifestem no corpo físico por meio de seus efeitos orientadores sobre os padrões de crescimento celular e sobre a expansão da consciência humana.

Essa rede multidimensional permite que energias de diferentes características vibracionais fluam para o interior do corpo e influenciem os processos fisiológicos tanto no nível celular como no nível do organismo como um todo. As energias sutis entrantes precisam primeiramente passar por transformadores redutores especializados a fim de poderem integrar-se apropriadamente à matriz celular. Esses extraordinários centros, conhecidos como chakras, processam energia vibracional de freqüências específicas. Através do nosso notável sistema endócrino, os chakras transformam em manifestações biológicas os *inputs* vibracionais dos corpos etérico, astral e de outros corpos de dimensões superiores.

As glândulas endócrinas são parte de um poderoso sistema-mestre de controle que influencia a fisiologia do corpo desde o nível da ativação dos genes até o do funcionamento do sistema nervoso central. Os chakras, portanto, têm a capacidade de afetar o nosso comportamento e disposição de ânimo através das influências hormonais sobre a atividade cerebral. Pesquisas recentes na área da psiconeuroimunologia começaram a indicar a existência de conexões mais profundas do que antes se admitia entre o cérebro, o sistema endócrino e o sistema imunológico. Somente agora as relações entre *stress*, depressão e debilidade imunológica estão encontrando crescente aceitação.[1] Os chakras desempenham um papel fundamental na regulação de diversos estados de consciência, especialmente no que diz respeito à natureza emocional das pessoas. Como o equilíbrio emocional interior depende parcialmente do perfeito funcionamento dos chakras e dos corpos sutis, uma melhor compreensão dos chakras acabará nos proporcionando informações a respeito do modo pelo qual diferentes estados emocionais podem produzir doença ou bem-estar.

Um Novo Modelo de Doença e Bem-estar:
A Doença como Manifestação de Disfunção nos Chakras

Os chakras são centros de energia especializados que nos ligam ao universo multidimensional. Eles podem ser compreendidos em vários níveis. Os chakras são portais dimensionais, existentes no interior dos corpos sutis, que captam e processam energia de natureza vibracional superior de modo que ela possa ser corretamente assimilada e utilizada para transformar o corpo físico. Embora existam muitos chakras de menor importância em todo o corpo, nós aqui discutiremos apenas o funcionamento dos sete chakras principais. Cada um desses chakras principais está ligado a um grande plexo nervoso e a um grande centro glandular do sistema endócrino.

Diagrama 11
ASSOCIAÇÕES NEUROFISIOLÓGICAS E ENDÓCRINAS DOS CHAKRAS

CHAKRA	PLEXO NERVOSO	SISTEMA FISIOLÓGICO	SISTEMA ENDÓCRINO
COCCIGIANO	Sacro-coccígeo	Reprodutivo	Gônadas
SACRO	Sacro	Geniturinário	Células de Leydig
PLEXO SOLAR	Solar	Digestivo	Supra-renais
CORAÇÃO	Plexo Cardíaco	Circulatório	Timo
GARGANTA	Gânglios Cervicais Medula	Respiratório	Tireóide
TERCEIRO OLHO	Hipotálamo Hipófise	Sistema Nervoso Autônomo	Hipófise
CABEÇA	Córtex Cerebral Glândula Pineal	SNC Controle Central	Glândula Pineal

Conforme podemos ver no Diagrama 11, cada um dos principais chakras está associado a um determinado sistema fisiológico. O chakra cardíaco, por exemplo, está associado ao coração e ao sistema circulatório. O chakra da garganta está associado à traquéia e à tireóide, e assim por diante. O funcionamento adequado de cada um dos principais chakras é de fundamental importância para o equilíbrio e a saúde celular de cada sistema de órgãos. Isto não quer dizer que as anormalidades no sistema de chakras sejam a única causa das doenças. Existem também influências ambientais tóxicas, substâncias químicas, bactérias, vírus e outros fatores que podem produzir doenças no corpo físico. Os chakras ajudam no controle do fluxo de força vital para os diferentes órgãos do corpo. Quando estão funcionando de forma adequada, ajudam a fortalecer e a equilibrar um determinado sistema fisiológico. O funcionamento anormal dos chakras, ao contrário, pode enfraquecer uma determinada área do corpo. Nos corpos físico e sutil existem muitos sistemas homeostáticos interligados que contribuem para a manutenção da saúde da pessoa. Cada sistema opera em harmonia com os outros ao longo de um eixo hierárquico de fluxo de energia. As alterações no nível físico são apenas o resultado observável de eventos fisiológicos que ocorrem simultaneamente em diversos níveis energéticos. Este capítulo tem por objetivo discutir pormenorizadamente o modo pelo qual os desequilíbrios no nível dos chakras podem contribuir para a manifestação de um estado de saúde ou de doença no corpo físico.

É importante compreender que os chakras fornecem uma espécie de energia nutritiva sutil para partes específicas do corpo físico. Essa energia cósmica, às vezes chamada de prana, é uma manifestação da própria força vital. O livre fluxo do prana através dos nossos canais energéticos e dos sistemas molecular e celular ajuda a conservar a vitalidade do corpo físico. Enquanto o sistema digestivo assimila energia bioquímica e blocos de construção moleculares, na forma de nutrientes físicos, os chakras, junto com o sistema de meridianos acupunturais, assimila energias vibracionais superiores igualmente imprescindíveis para o correto crescimento e manutenção da vida física. Ao passo que os nutrientes físicos são usados para promover o crescimento celular e a homeostase no nível das moléculas, as correntes energéticas sutis conduzidas pelos chakras e meridianos contribuem para estabilizar e organizar o corpo etérico. O corpo etérico é o molde de crescimento energético para o corpo físico. As alterações energéticas ocorrem no nível etérico antes de se manifestarem na forma de eventos físicos no nível celular. Pode-se perceber, portanto, o quanto é importante conservar a organização e a saúde do corpo etérico.

As correntes de energia fluem para dentro do corpo através do chakra da coroa, no topo da cabeça. Como os chakras estão intimamente ligados à medula espinal e aos gânglios nervosos existentes ao longo do eixo central do corpo, a energia flui para baixo, passando do chakra da coroa para os chakras inferiores, os quais distribuem as correntes sutis para as partes do corpo e órgãos apropriados. Cada chakra está associado a uma freqüência vibracional diferente. Poder-se-ia imaginar uma luz branca penetrando num prisma e sendo decomposta nas sete cores do arco-íris. Todas as sete cores são inerentes à luz branca. De forma semelhante, as energias cósmicas penetram no chakra da coroa e as sete correntes vibracionais são então refratadas a partir do fluxo superior único que contém todas as cores. Cada "cor" vibracional, portanto, é distribuída para os chakras corretos sintonizados com essa freqüência de "cor" específica.

As energias sutis absorvidas pelos chakras são convertidas em sinais endócrinos de uma maneira semelhante ao que acontece num transformador redutor. Quando as energias vibracionais superiores ou sutis penetram nos chakras, elas são reduzidas e transmitidas como informação de natureza fisiológica. As energias sutis são convertidas em sinais hormonais produzidos por cada uma das principais glândulas endócrinas ligadas aos chakras. Todo o corpo é afetado pela liberação de diminutas quantidades de poderosos hormônios na corrente sangüínea. Além do mais, cada chakra distribui energia vital para vários órgãos diferentes que estão localizados na mesma parte do corpo e tendem a ressonar em freqüências semelhantes.

Cada órgão do corpo possui uma freqüência energética própria. Os órgãos com freqüências próximas tendem a se agrupar na mesma região do corpo ou a estar ligados por uma relação fisiológica especial. O chakra do plexo solar, por exemplo, está intimamente ligado aos órgãos situados nas proximidades desse plexo. Entre esses órgãos estão o estômago, o pâncreas, a bexiga e o fígado. Cada um desses órgãos está envolvido no processo inicial de digestão dos alimentos. As energias sutis distribuídas para esses órgãos pelo chakra do plexo solar ajudam a manter a saúde e a função desse aspecto do processo digestivo. Anormalidades no fluxo de energia vital que venham a afetar o chakra do plexo solar irão portanto se manifestar na forma de problemas do aparelho digestivo, tais como úlcera péptica, cálculos biliares, pancreatite, etc. As causas de um funcionamento anormal de um chakra são ainda mais importantes porque envolvem tanto questões emocionais, mentais e espirituais como padrões comportamentais relacionados com a função do chakra do plexo solar.

Conforme já dissemos em capítulos anteriores, os chakras não são apenas transdutores passivos de energia sutil. Eles na verdade são órgãos de percepção psíquica em nosso corpo sutil. Cada chakra está associado a um diferente tipo de função psíquica. O chakra do terceiro olho ou da testa, por exemplo, está associado à clarividência e à percepção intuitiva. O chakra da garganta atua durante o período em que são utilizadas as habilidades de clariaudência. O chakra cardíaco apresenta uma associação com a clarissensibilidade, e assim por diante. Os chakras estão relacionados com as percepções superiores porque são pontos de influxo de energia a partir dos níveis etérico, astral, mental e de outros níveis espirituais superiores. Cada chakra é, na verdade, uma multiplexagem de diversos centros de energia sobrepostos nos corpos sutis. Há um chakra mental, um astral e um etérico ocupando uma mesma área. As energias mentais que se originam no nível vibracional mental e no nível espiritual superior são processados pelo chakra mental e reduzidos para o nível astral. Este processo se repete quando a energia mental reduzida e os *imputs* astrais diretos são processados pelo chakra astral. A partir daí, a energia é enviada através do chakra etérico e, a seguir, novamente reduzida até poder ser distribuída, através dos nádis, para centros nervosos e glandulares especiais espalhados por todo o corpo.

O Sétimo Chakra

Além de ajudar a percepção psíquica, cada chakra está associado a uma questão espiritual e emocional diferente no desenvolvimento da consciência humana. *O sétimo chakra ou chakra da coroa, por exemplo, considerado um dos mais elevados centros de vibração do corpo sutil, está associado a uma profunda busca interior: a chamada busca espiritual.* Este chakra é mais ativo quando as pessoas estão empenhadas em buscas religiosas e espirituais sobre o significado da vida ou numa busca interior de suas origens como seres conscientes e em evolução. A abertura do chakra da coroa permite que a pessoa penetre nos mais elevados estados de consciência. A ativação consciente desse centro representa o estágio inicial da ascensão para um estado de perfeição espiritual.

No nível físico, este chakra está ligado à atividade do córtex cerebral e ao funcionamento geral do sistema nervoso. Além disso, a correta ativação do chakra da coroa influencia a sincronização entre os hemisférios cerebrais direito e esquerdo. O chakra da coroa também está intimamente ligado à glândula pineal. Para que o chakra da coroa fique completamente ativo é preciso que a mente, o corpo e o espírito estejam equilibrados. Na pessoa que tiver o chakra da coroa aberto, o sétimo centro é representado por uma polaridade energética entre a glândula pineal e os hemisférios cerebrais direito e esquerdo. Anormalidades no fluxo de energia no nível do chakra da coroa podem se manifestar através de vários tipos de disfunções cerebrais, incluindo psicoses.

O Sexto Chakra

O sexto chakra é o chakra da testa, às vezes chamado de "terceiro olho". São bem conhecidas as antigas associações místicas entre este centro e a glândula pineal. Considerando a questão a partir de um ponto de vista evolutivo, é interessante observar que nos répteis a glândula pineal ainda está associada a um terceiro olho rudimentar dotado até mesmo de lentes e de um fotorreceptor semelhante a uma retina. Quando o sétimo chakra é ativado, o sexto chakra (chakra da testa) é representado por uma polaridade energética entre a hipófise e as glândulas pineais. Quando o sétimo chakra permanece bloqueado, o chakra da testa é representado pela hipófise e pela medula espinal.[2]

O chakra do terceiro olho é a sede da intuição e também o órgão sutil relacionado com a clarividência. O grau de atividade do chakra da testa é um indicador da habilidade intuitiva do indivíduo e de seu nível de percepção consciente. O chakra da testa é um dos centros psíquicos que pode ser gradualmente desenvolvido através de vários tipos de exercícios de meditação. A pessoa que tiver um chakra do terceiro olho altamente desenvolvido possui a faculdade da "visão interior", um aspecto da consciência que também está relacionado com a introspecção. Na visão do terceiro olho, a percepção é voltada para o interior do indivíduo, o que resulta em introvisões mais penetrantes e em novos pontos de vista a respeito das causas superiores dos acontecimentos do mundo exterior e interior. O termo "clarividência" significa literalmente "visão clara". Fisicamente, o chakra da testa está associado à glândula pineal, à hipófise, à medula espinal e também aos olhos, orelhas, nariz e aos seios paranasais. *As doenças causadas por disfunção no chakra da testa podem ter sido produzidas pelo fato de o indivíduo não desejar ver algo que é importante para o crescimento de sua alma.* Os problemas associados aos bloqueios energéticos no nível do chakra do terceiro olho podem se manifestar fisicamente na forma de doenças tão diversas como sinusites, cataratas e grandes desequilíbrios endócrinos (em virtude da ligação entre esse centro e a hipófise.)

O Quinto Chakra

O quinto chakra ou centro da garganta atua sobre as principais glândulas e estruturas da região do pescoço, tais como as glândulas tireóide e paratireóide, a boca, as cordas vocais, a traquéia e as vértebras cervicais. Existe ainda uma associação entre o chakra da garganta e o sistema nervoso parassimpático. A maior parte do ramo parassimpático do sistema nervoso autônomo origina-se no décimo nervo craniano, também conhecido como nervo vago, o qual deixa a base do cérebro e desce pelo pescoço para inervar o coração, os pulmões e os órgãos abdominais. A glândula paratireóide (que é energizada por esse centro) regula o metabolismo do cálcio nas células do tecido ósseo por meio da secreção de PTH (hormônio da paratireóide). Além de produzir os hormônios tireoidianos, que regulam a atividade metabólica geral das células do corpo, a glândula tireóide também produz tirocalcitonina, um hormônio que atua sobre o metabolismo do cálcio e dos ossos de maneira oposta à dos hormônios da paratireóide. Como o chakra da garganta energiza tanto a glândula tireóide como a paratireóide, cada uma das quais produz um efeito diferente sobre o metabolismo do cálcio nas células dos tecidos ósseos, o chakra da garganta atua sobre toda a atividade esquelética. Devido à sua proximidade em relação à boca e às cordas vocais, o chakra da garganta é importante para a comunicação. No nível psíquico, o chakra da garganta atua durante a clariaudiência (audição no nível astral).

No nível físico/emocional as disfunções no chakra da garganta podem provocar problemas de comunicação. Isto é particularmente visível em indivíduos que têm dificuldade para se expressar na frente de outras pessoas. Essa dificuldade de expressão pode derivar de uma grande variedade de causas emocionais. O chakra da garganta também é um centro de criatividade superior, tais como a criação de palavras e canções. A fala e o som são meios através dos quais podemos nos comunicar vibracionalmente uns com os outros e expressar verbalmente novas idéias. *Os bloqueios no chakra da garganta podem ocorrer em pessoas que não se expressam de forma criativa ou que podem ter grande dificuldade para fazê-lo.*

Além de estar relacionado com a comunicação, o chakra da garganta às vezes também é conhecido como o centro da vontade. Os problemas de expressão podem ser considerados aqui como uma dificuldade do indivíduo para fazer valer o desejo de comunicar seus sentimentos mais íntimos. A atividade volitiva do chakra da garganta também pode afetar a capacidade de o indivíduo reconhecer conscientemente suas próprias necessidades. As anormalidades no fluxo de energia através dos chakras podem manifestar-se na forma de doenças relacionadas com a atividade celular disfuncional naquelas estruturas que dependem energeticamente do centro da garganta. Entre as doenças relacionadas com um desequilíbrio no chakra da garganta estão a laringite, a tireoidite, os tumores na glândula paratireóide e o câncer da laringe.

Os tipos de doenças que podem se manifestar nas estruturas físicas adjacentes ao chakra da garganta dependem de muitos fatores diferentes. Embora um bloqueio do fluxo de energia através de um determinado chakra seja freqüentemente reconhecido como causa de algum problema, a condição oposta pode, da mesma forma, produzir um desequilíbrio. Ou seja: um fluxo excessivo de energia através de um determinado chakra também pode produzir doença. Ao passo que um fluxo inadequado de energia devido a um bloqueio num chakra pode produzir uma doença degenerativa ou um problema relacionado com a atrofia de uma função (ex.: hipotireoidismo), um fluxo de energia excessivamente abundante pode provocar inflamações (tireoidite associada ao hipertireoidismo) e crescimento de tumores cancerosos (carcinoma da tireóide). No final deste capítulo, serão fornecidos mais detalhes a respeito desse aspecto da disfunção nos chakras.

O Quarto Chakra

O quarto chakra é conhecido como centro cardíaco. Ele talvez seja um dos centros mais importantes dos nossos corpos energéticos sutis. *O centro cardíaco é assim tão importante porque um chakra cardíaco desobstruído é fundamental para a capacidade de um indivíduo expressar amor. Isto inclui tanto o amor do indivíduo por si mesmo como a expressão do amor que ele sente pelos outros.* O amor pode manifestar-se na forma de amor fraternal, dirigido para amigos e vizinhos, de amor emocional, num relacionamento amoroso entre apaixonados, e na forma de amor espiritual. A forma mais elevada de amor espiritual, obviamente, é o amor incondicional pelo próximo. *As lições de amor estão entre as mais importantes que temos de aprender durante o tempo que estamos destinados a passar no plano físico. As dificuldades em aprender essas lições podem se manifestar como anormalidades no funcionamento do chakra cardíaco, as quais, por sua vez, afetam o coração físico.*

Como muitas pessoas têm dificuldade para desenvolver o potencial interior do chakra cardíaco, o assim chamado centro do "coração interior", não é de admirar que no mundo de hoje haja uma enorme mortalidade devido a doenças cardíacas. Embora o hábito de fumar e os altos níveis de colesterol sejam parcialmente responsáveis pela alta incidência de doenças cardíacas, é irônico que a maioria dos médicos e dos pacientes deixem de reconhecer a importância da ligação energética entre doença cardíaca, o chakra do coração e a capacidade de o indivíduo manifestar amor. O reconhecimento dessa importante relação psicoenergética por parte do paciente poderia ajudar os médicos a curarem a atitude e a consciência que ajudaram a gerar os desequilíbrios energéticos que os predispuseram a sofrer de doenças cardíacas.

Além de sua ligação com o coração físico, o chakra cardíaco proporciona energia nutritiva sutil aos tubos bronquiais, pulmões e seios, e ainda influencia a função de todo o sistema circulatório. Os desequilíbrios no chakra cardíaco, além de contribuírem para ataques cardíacos e doenças nas artérias coronárias, podem também produzir outras doenças circulatórias como, por exemplo, o derrame — uma doença que afeta milhares de pessoas todos os anos. A redução da energia que penetra no chakra cardíaco pode manifestar-se como uma estagnação do fluxo de sangue através de um coração físico doente. A estase do fluxo de sangue através das câmaras do coração poderá resultar na formação de coágulos sangüíneos. Esses coágulos são então impelidos através da circulação, quando se alojam em pequenas artérias cerebrais e bloqueiam o fluxo de oxigênio (e do prana) para os tecidos cerebrais, o que provoca um derrame. (Este é apenas um exemplo de como uma disfunção energética no nível do centro cardíaco pode manifestar-se na forma de um derrame.) A intensidade do fluxo energético sutil do chakra cardíaco é um reflexo da importância do amor na vida do indivíduo e do grau em que esse indivíduo está tendo suas necessidades satisfeitas nesse departamento.

Dada essa informação, podemos olhar para as doenças infantis — como a asma, por exemplo — sob uma nova luz. As crianças asmáticas freqüentemente provêm de famílias nas quais a mãe (ou o pai) é excessivamente protetora. Tanto no nível simbólico como no nível literal, a criança é sufocada por causa de uma manifestação desequilibrada de amor parental, coisa que afeta o centro cardíaco. Como o chakra cardíaco influencia os tubos bronquiais, a energia desequilibrada cria uma tendência para espasmos nas vias nasais e problemas respiratórios, especialmente durante os períodos de conflito emocional interior.

As energias dos quatro chakras inferiores simbolizam os quatro antigos elementos do nosso planeta: terra, água, fogo e ar. Em virtude de sua associação com o coração e os pulmões, que captam e distribuem o oxigênio por todo o corpo, o chakra cardíaco simboliza o elemento ar. O plexo solar está ligado ao elemento fogo, o chakra do umbigo representa a água e o chakra-raiz simboliza o elemento terra. Enquanto os quatro centros inferiores representam o plano físico, os três chakras superiores estão ligados simbolicamente aos elementos etéricos e espirituais superiores da criação. O chakra cardíaco é considerado um chakra de transição, e serve de intermediário entre as energias terrenas inferiores e as energias espirituais superiores. Assim como o ar, o centro cardíaco ocupa simbolicamente uma posição situada entre o céu e a terra. Como o chakra cardíaco está intimamente ligado à expressão do amor e da compaixão, ele também é considerado naturalmente um importante centro de sustentação da·vida. A maioria dos órgãos associados ao chakra cardíaco ajudam a nutrir e a conservar a vida e a vitalidade do restante do corpo. Os pulmões absorvem oxigênio e prana da atmosfera. O coração bombeia o sangue para os pulmões, onde o oxigênio e o prana são absorvidos e distribuídos para os outros órgãos do corpo. No aparelho digestivo, novos nutrientes são acrescentados à corrente sangüínea para serem levados a todo o corpo físico. Os seios também estão localizados no nível do chakra cardíaco. Eles talvez sejam os únicos órgãos do corpo que são inteiramente dedicados à nutrição de um outro ser.

A capacidade de o indivíduo fornecer energia a si e aos outros está relacionada com o desenvolvimento da natureza amorosa do centro cardíaco. *Quando o indivíduo passa a ter uma maior capacidade de amar incondicionalmente a si e aos outros, o chakra cardíaco começa a tornar-se mais aberto à medida que aumenta o seu fluxo de energia nutritiva para os órgãos que ele abastece.* A asma é uma doença relacionada a alguma disfunção no centro cardíaco que pode, na verdade, ser resultado de um excesso de nutrição por parte de uma outra pessoa. Se uma criança recebe demasiada atenção, chegando a ponto de o excesso de amor asfixiar sua capacidade de tornar-se independente, a falta de equilíbrio no centro cardíaco provoca uma estimulação anormal da árvore brônquica e prejudica a entrada do exigênio. Assim como uma nutrição inadequada pode produzir efeitos negativos, o excesso de uma coisa boa também pode ser ruim. Quando uma criança é cumulada com excesso de atenção, ainda que de forma bem intencionada, o resultado pode ser uma sensação física de asfixia por meio do mecanismo energético que acabamos de discutir.

No nível psicológico, o chakra cardíaco lida com as emoções que unem os indivíduos nos diversos relacionamentos amorosos. Muitas vezes uma forte reação positiva a uma determinada pessoa é percebida na forma de uma onda de energia na região do peito. Quando produzida por sentimentos de amor — especialmente de amor romântico — essa sensação é causada pela percepção de um fluxo de energia através do chakra cardíaco. O ato de nutrir é alimentado por diferentes sentimentos emocionais de amor, compaixão e empatia. A capacidade de fornecer energia a uma outra pessoa é um reflexo do amor e empatia que temos pelos outros e o reconhecimento de suas necessidades inerentes de crescimento físico e espiritual. *O desenvolvimento dos sentimentos de compaixão e empatia pelos outros é um dos primeiros passos no caminho que conduz à abertura do chakra cardíaco e ao desenvolvimento de uma forma mais elevada de consciência.* Quando a personalidade carece desses elementos, pode-se ter a certeza da existência de algum bloqueio no chackra cardíaco.

Um dos elos mais importantes entre o chakra cardíaco e um órgão físico é a associação entre o chakra cardíaco e o timo. Durante anos os médicos acharam ser normal a ocorrência de uma diminuição no tamanho e na função do timo à medida que o indivíduo ficava mais velho. Quando os médicos começarem a compreender o relacionamento energético entre o chakra cardíaco e o timo, é provável que esse ponto de vista sofra uma profunda revisão. É possível que a involução do timo associada ao processo de envelhecimento não seja um fenômeno universal. Naqueles indivíduos nos quais a atrofia do timo ocorreu efetivamente em idade avançada, talvez haja uma relação entre solidão, depressão, bloqueio do chakra cardíaco e perda de função glandular. Os pesquisadores que se dedicam à área da psiconeuroimunologia ainda não estudaram as ligações energéticas sutis entre as emoções e a função imunológica. Embora eles tenham começado a estudar as ligações fisiológicas entre as emoções humanas e a doença, existe um profundo aspecto esotérico da imunologia que ainda não foi inteiramente compreendido.

A ciência médica atualmente reconhece que o timo desempenha um importante papel na regulação da resposta imunológica do organismo. Anteriormente, pensava-se que o timo era funcional basicamente durante a infância, quando os assim chamados linfócitos-T eram programados com capacidades imunológicas especiais. Essa ativação especial dos linfócitos ocorre durante um crítico período de desenvolvimento no qual eles permanecem no timo. Os pesquisadores agora estão começando a descobrir poderosos hormônios regulatórios que são produzidos por essa glândula. Esses hormônios do timo, conhecidos como timosinas, aumentam a atividade dos diferentes tipos de linfócitos-T, e assim, influenciam a capacidade de o indivíduo lutar contra as doenças ao longo de toda a sua vida.

A regulação da atividade hormonal do timo também pode influenciar doenças que apresentam uma base imunológica. A artrite reumatóide, por exemplo, uma doença auto-imune na qual o corpo literalmente ataca a si mesmo, está sendo tratada experimentalmente através da irradiação do timo, a fim de reduzir a sua atividade. Embora existam muitas doenças que são basicamente distúrbios na função imunológica, os médicos estão começando a descobrir provas da existência de componentes imunológicos em muitas outras doenças que anteriormente não se pensava estarem relacionadas com esse aspecto da função corporal. Por exemplo: os cientistas descobriram recentemente provas da existência de um componente imunológico na trombose coronária, uma doença que se achava estar relacionada basicamente com o colesterol, o regime alimentar, a hipertensão e o fumo. Muitas doenças em que há um hipofuncionamento de um determinado órgão, tais como ausência de ovulação das glândulas supra-renais e certos tipos de diabete infantil, estão agora sendo relacionadas com mecanismos auto-imunológicos de destruição glandular. O importante é que muitas doenças diferentes podem ser afetadas de forma indireta pelo controle imunológico do timo, o qual, por sua vez, é influenciado pela atividade do chakra cardíaco.

Vários pesquisadores que estudaram a relação entre emoções e doença descobriram uma forte correlação entre depressão, desgosto e diminuição das defesas imunológicas. Psicólogos que estudaram a vida de pacientes cancerosos observaram interessantes similaridades. Verificou-se que muitos pacientes tiveram depressão antes do desenvolvimento dos tumores malignos. De acordo com os estudos de LeShan,[3] em muitos pacientes o câncer foi diagnosticado aproximadamente doze a dezoito meses depois da morte de seus cônjuges. Nesses pacientes, é provável que a dor e a depressão prolongadas tenham provocado a diminuição da atividade de vigilância imunológica responsável pela detecção e destruição de células cancerosas isoladas. Assim, a imunidade reduzida dos pacientes enlutados teria permitido a formação de grupos maiores e imunologicamente menos vulneráveis de células cancerosas. Sabe-se que a redução das defesas imunológicas, qualquer que seja a sua causa, aumenta os riscos de desenvolvimentos de tumores malignos nos pacientes. Alguns oncologistas observaram que pais pesarosos com o diagnóstico de leucemia em seus filhos também apresentam sinais de redução das defesas imunológicas em exames de laboratório. Esses exemplos ilustram os poderosos efeitos negativos que o desgosto, a estafa e a depressão podem produzir nos sistemas de defesa imunológica.

Os pesquisadores ainda não compreenderam que o fluxo de energia sutil do prana através do chakra cardíaco é um fator essencial para o correto funcionamento do timo e, portanto, das defesas imunológicas do organismo. O timo produz fatores hormonais, tais como a timopoetina e outras timosinas, que regulam a atividade dos linfócitos de todo o corpo. Os hormônios secretados pelo timo atuam basicamente sobre um subconjunto de células sangüíneas conhecido como linfócitos-T ou células-T. Os linfócitos recebem esse nome porque adquirem suas capacidades especializadas durante um período de permanência no timo, numa etapa inicial de programação celular.

Avanços recentes no campo da imunologia constataram a existência de subgrupos de linfócitos-T conhecidos como células assistentes-T e supressoras-T. As células assistentes-T ajudam as células produtoras de anticorpos, e outros tipos de células defensoras, a remover do corpo proteínas e invasores estranhos ao organismo. Existem ainda outros linfócitos especiais, chamados células-T matadoras, que destroem células cancerosas. Essas células participam da assim chamada função de imunovigilância do sistema imunológico, a qual busca detectar não apenas invasores estranhos ao organismo, tais como vírus e bactérias, como também células cancerosas. Talvez as mais importantes dentre essas células-T sejam as assim chamadas células supressoras-T. Estas células regulam a intensidade da reação imunológica e mantêm sob controle os outros linfócitos, de modo que apenas as proteínas estranhas são atacadas. Quando essa função auto-regulatória é perdida em virtude de uma diminuição no número ou na atividade das células supressoras-T, o corpo começa a atacar literalmente a si mesmo. A medicina começou a reconhecer a existência de um crescente número dessas chamadas doenças "auto-imunológicas".

Existe uma grande variedade de doenças cujo denominador comum é a presença de um mecanismo auto-imunológico. Nessas doenças, os linfócitos produzem anticorpos contra as proteínas celulares de diversos órgãos e também contra o DNA do organismo, fazendo com que o corpo desencadeie um ataque imunológico contra si mesmo. Uma das doenças auto-imunológicas mais comuns é a artrite reumatóide. Outros exemplos de doenças que apresentam um componente auto-imunológico são o lúpus, a miastenia grave, a esclerose múltipla, a tireóidite de Hashimoto, a ausência de ovulação, a atrofia das glândulas supra-renais e, possivelmente, determinados tipos de diabete infantil.

Em algumas dessas doenças, existem evidências que sugerem a possível participação de um fator virótico. Alguns pesquisadores sugeriram que certos vírus podem alterar proteínas específicas, fazendo com que elas pareçam estranhas aos olhos do sistema imunológico. Essas proteínas, aparentemente estranhas, podem desencadear um ataque imunológico geral tanto contra proteínas alteradas por vírus como contra proteínas normais. Existem outras evidências indicando a existência de uma predisposição do organismo para essas infecções viróticas ou, pelo menos, para as reações auto-imunológicas que elas iniciam. Verificou-se, por exemplo, que alguns indivíduos com diabete juvenil apresentam sinais de invasão virótica do tecido pancreático e da presença de auto-anticorpos contra esse mesmo tecido. Descobriu-se que esses pacientes diabéticos possuem uma base genética comum, de acordo com o sistema de classificação HLA, um índice de similaridade imunológica entre indivíduos. Nessas crianças diabéticas, foi detectada a presença de anticorpos voltados contra as células pancreáticas produtoras de insulina.

Outros vírus podem até mesmo estabelecer-se nas células do sistema imunológico e destruí-las, prejudicando a capacidade de o corpo se defender contra outros invasores. A AIDS (Síndrome de Imunodeficiência Adquirida), uma das doenças mais controvertidas de nossa época, está relacionada com a redução da capacidade de defesa imunológica, a perda de linfócitos-T e com a ocorrência de infecções viróticas. A AIDS é uma doença que apresenta evidências convincentes em favor da existência de um vírus com uma predileção por linfócitos-T. Atualmente há outras informações sugerindo a possibilidade de alguns vírus relacionados com a herpes apresentarem também uma predileção por linfócitos-B produtores de anticorpos.

Independentemente do fato de os vírus poderem iniciar fisicamente uma doença, existem também vários fatores energéticos sutis que podem predispor determinados indivíduos a adquirirem uma doença imunológica quando expostos a esses patógenos. Nem todas as pessoas que entram em contato com os vírus ficam gravemente doentes. As pessoas dotadas de fortes defesas imunológicas têm a capacidade de eliminar os vírus de seus organismos ou de restringir seus efeitos aos sintomas de um ligeiro resfriado.

Um importante fator energético que contribui para uma forte resposta imunológica é a existência de um saudável fluxo de energia sutil para o timo através do chakra cardíaco. Quando o fluxo de prana através do chakra cardíaco é bloqueado, em virtude de dificuldades por parte do indivíduo em manifestar amor a si mesmo e às outras pessoas, o fluxo de energia vital para o timo diminui. Às vezes isso pode manifestar-se na forma de uma doença no próprio timo. No caso da miastenia grave, uma doença auto-imunológica causada por anticorpos produzidos contra a junção neuromuscular (provocando, assim, fraqueza muscular generalizada), há um aumento na incidência de timoma, um tipo de tumor maligno do timo.

O comprometimento da função do timo (em decorrência de bloqueios no chakra cardíaco também pode resultar numa maior suscetibilidade a infecções graves de toda espécie. Certos tipos de linfócitos-T atuam especificamente na remoção de vírus do corpo. É provável que essas células sejam influenciadas a distância não só por fatores hormonais produzidos pelos linfócitos (as chamadas linfoquinas) mas também por hormônios imuno-regulatórios (tais como as timosinas) secretados pelo timo. É possível que em determinados indivíduos um bloqueio no chakra cardíaco possa criar uma predisposição energética para o desenvolvimento de doenças de base imunológica relacionadas com um vírus específico. As infecções viróticas talvez desempenhem apenas um papel secundário, ainda que importante, no desenvolvimento dessas doenças auto-imunológicas e de outras doenças relacionadas com problemas no sistema imunológico.

A predisposição para a doença parece estar relacionada com determinados desequilíbrios emocionais concernentes à natureza do amor e ao chakra cardíaco. *Os bloqueios no chakra cardíaco podem ser produzidos por uma incapacidade do indivíduo para manifestar amor; todavia, ainda mais importante é o fato de que a disfunção muitas vezes resulta de uma falta de interesse do indivíduo pela sua própria felicidade.* A capacidade de o indivíduo amar a si mesmo é muito mais importante do que muitos psicólogos imaginam. Em virtude das anormalidades produzidas ao longo do eixo chakra cardíaco/timo, a persistência de auto-imagens negativas e a perda do senso do próprio valor provocam mais danos fisiológicos do que atualmente se admite.

Em muitos casos, o indivíduo doente terá diversos chakras funcionando de forma anormal. O bloqueio no fluxo de energia através de um chakra, por exemplo, poderá

313

provocar um fluxo excessivo de energia para o chakra inferior. Um bloqueio no nível do chakra cardíaco poderia fazer com que uma quantidade excessiva de energia invadisse o centro do plexo solar, situado em posição inferior. O bloqueio de um fluxo de energia pode ser comparado a uma represa que, construída num rio, provoca a inundação das regiões situadas na área de interferência. As energias kundalini geradas no chakra da raiz tendem a subir pela espinha até o centro da coroa e a fornecer energia, em ordem ascendente, aos chakras situados ao longo do percurso. Assim, o bloqueio dos centros superiores pode provocar congestão e superabundância de energia nos chakras inferiores como uma forma de dar vazão ao fluxo excessivo. Freqüentemente uma doença pode estar associada ao funcionamento anormal de mais de um chakra, já que um indivíduo pode ter vários bloqueios emocionais. Cada bloqueio em algum dos chakras está associado a um determinado problema emocional que não está recebendo um tratamento adequado por parte do paciente. Diferentes questões emocionais e espirituais são tratadas em diferentes níveis de modulação energética dos chakras.

Muitas das questões emocionais e espirituais que estão sendo tratadas de forma inadequada pelas pessoas com disfunção no nível do chakra cardíaco giram em torno das emoções opostas da alegria e da dor. Ocorrem desequilíbrios no chakra cardíaco quando o indivíduo é incapaz de manifestar amor pelas pessoas que o rodeiam e sua vida é tomada pelo desgosto, pela tristeza, pela solidão e pela depressão. Isso é especialmente válido para irmãos ou cônjuges que se defrontam com a perspectiva de perder um membro da família devido a uma doença terminal. A depressão que se segue à morte do ente querido pode estar relacionada com sentimentos de culpa por não ter agido a tempo ou de forma adequada para impedir a ocorrência dessa tragédia. A pessoa poderá culpar-se sem motivo. Isto freqüentemente se reflete numa incapacidade para sentir alegria com a vida. Esses desequilíbrios emocionais e espirituais provocam bloqueios no fluxo de energia através do chakra cardíaco, o qual posteriormente pode manifestar-se na forma de disfunções celulares no nível do timo.

Como o timo pode afetar muitos tipos de células que combatem as doenças no corpo, uma anormalidade na função do timo pode produzir uma depressão geral das defesas imunológicas e, assim, tornar o organismo suscetível a diversas infecções bacterianas e viróticas. Em virtude dos efeitos do timo sobre certos tipos de linfócitos, especialmente as células assistentes-T e supressoras-T, podem ocorrer danos mais específicos em determinados órgãos do corpo. As células supressoras-T foram intensamente estudadas pelos médicos na tentativa de desvendar suas relações com as doenças auto-imunológicas. Se as células supressoras-T não conseguem impedir o corpo de atacar a si mesmo, o sistema imunológico pode atacar violentamente determinadas partes do corpo.

A imunossupressão seletiva da função das células supressoras-T, provocada por diversos tipos de disfunções no sistema chakra cardíaco-timo, pode afetar outros centros endócrinos do organismo. Doenças como a tireoidite auto-imune, a atrofia das supra-renais e a ausência de ovulação constituem exemplos de efeitos auto-imunológicos produzidos a distância sobre centros glandulares. Nas doenças em que um determinado centro endócrino é afetado pela destruição auto-imunológica, é provável que o indivíduo doente apresente desequilíbrios energéticos sutis tanto no chakra cardíaco como no centro glandular que teve suas funções hormonais prejudicadas pelo sistema imunológico. Uma deficiência auto-imune nas supra-renais, por exemplo, poderia estar associada a uma disfunção tanto no chakra do plexo solar como no chakra cardíaco. A ausência de ovulação tenderia igualmente a ser associada a um bloqueio energético sutil no chakra cardíaco e também nos chakras sacro ou gonadal.

A AIDS é outra doença imunológica que provavelmente está associada a um bloqueio do chakra gonadal. Uma das primeiras correlações encontradas entre a AIDS e os homossexuais foi a grande freqüência de contatos sexuais entre as vítimas da doença, particularmente entre os *gays* do sexo masculino. Passar de um relacionamento sexual fortuito para outro, sem nenhum sentimento verdadeiro de amor, tenderia a concentrar uma quantidade excessiva de energia no centro gonadal. Isto em si, obviamente, não causa AIDS. Contatos sexuais freqüentes, porém, efetivamente promovem uma maior exposição do indivíduo ao vírus da AIDS. Além do mais, as concepções culturais negativas associadas à homossexualidade criam entre os *gays* uma auto-imagem ruim e uma falta de amor-próprio. Com o passar do tempo, isso pode facilmente provocar um desequilíbrio no chakra cardíaco. As alterações energéticas negativas no chakra cardíaco resultam numa diminuição da função do timo e, portanto, tornam o indivíduo mais suscetível ao vírus da AIDS.

O modo pelo qual o vírus da AIDS contribui para o surgimento de doenças recorrentes depende de seus efeitos sobre a função dos linfócitos. O vírus atua especificamente sobre determinados tipos de linfócitos-T e, principalmente, sobre as células assistentes-T. Um dos critérios para o diagnóstico da AIDS em testes de laboratório é a proporção entre as células assistentes-T e supressoras-T. Na AIDS ocorre uma inversão da proporção normal entre esses dois tipos de células. Com menos células assistentes-T e com um número também reduzido de células matadoras-T, o corpo torna-se mais suscetível a infecções viróticas e bacterianas e também a tumores malignos como, por exemplo, o sarcoma de Kaposi. Considerando a questão de um ponto de vista esotérico, a redução no número de linfócitos é causada não apenas pela HIV (Vírus da Imunodeficiência Humana ou vírus da AIDS) mas também por uma disfunção no eixo chakra cardíaco/timo, o que pode ter predisposto o indivíduo a infecções graves. É provável que um dia acabe sendo demonstrado que, além da infecção por HIV, as vítimas da AIDS também apresentam bloqueios energéticos no chakra cardíaco, no chakra das gônadas e em outros chakras do corpo sutil. É desnecessário dizer que os médicos/terapeutas do futuro atribuirão uma grande importância às disfunções energéticas sutis no chakra cardíaco e às doenças a elas associadas, as quais refletem desequilíbrios na expressão do amor.

O Terceiro Chakra

O terceiro chackra é o chakra do plexo solar. Os desequilíbrios nesse centro também despertam um crescente interesse, pois trata-se de um local onde é comum ocorrerem bloqueios energéticos. Conforme foi mencionado anteriormente, o chakra do plexo solar fornece energia sutil nutritiva para a maioria dos principais órgãos envolvidos nos processos de digestão dos alimentos e purificação do organismo. Entre esses órgãos incluem-se o estômago, o pâncreas, o fígado, a bexiga, o baço, as glândulas supra-renais, as vértebras lombares e o aparelho digestivo de maneira geral. (O intestino delgado e o cólon estão associados ao segundo chakra.)

Considerando as coisas a partir de uma perspectiva emocional e espiritual, o chakra do plexo solar está associado à questão do poder pessoal do indivíduo. O po-

der pessoal poderia ser interpretado como uma sensação de controle sobre a própria vida. O poder pessoal também está relacionado com o modo como o indivíduo vê a si mesmo em relação aos outros e com o modo como eles vivem suas vidas. Ele está sujeito aos caprichos dos outros ou considera que detém o controle sobre sua vida e se sente satisfeito com seus relacionamentos? As pessoas com a chamada "consciência de vítima", que não têm nenhum senso de controle sobre suas vidas e crêem estar condenadas a serem exploradas pelos outros no futuro muitas vezes apresentam um desequilíbrio no chakra do plexo solar. O fluxo de energia sutil através do chakra do plexo solar é diretamente afetado pelo modo como o indivíduo encara o universo em que vive, isto é, se ele se sente à vontade com o mundo e o considera um local acolhedor ou se, ao contrário, considera-o um local perigoso, onde coisas ruins estão sempre prestes a acontecer.

Num mundo em rápida transformação e que exige cada vez mais da mente, do corpo e do espírito é fácil compreender por que o *stress* pode representar uma forma de doença causada por bloqueio energético no centro do plexo solar. *A dominação, a cólera e a tendência para maltratar os outros também podem ser associados a um funcionamento anormal do centro do plexo solar.* Freqüentemente, essa cólera é uma manifestação de um sentimento interior de impotência que pode ser descarregado em espectadores inocentes, colaboradores ou, até mesmo, nos filhos de pessoas que têm muita energia armazenada no centro do plexo solar. Isso poderia ser considerado um mau uso das energias do plexo solar.

Num nível simbólico, o chakra do plexo solar representa o elemento fogo. A região do plexo solar, de fato, assemelha-se a um Sol em miniatura, queimando energias liberadas pela oxidação química dos alimentos durante o processo de digestão — uma espécie de fogo interior. Se a chama interior não estiver bem regulada, ela pode efetivamente fazer um buraco na parede dos órgãos associados ao chakra, como no caso das úlceras no duodeno. O centro do plexo solar também é a sede da cólera, da agressão e de outras emoções. Essas emoções muitas vezes estão relacionadas com o senso de poder pessoal do indivíduo e também às impressões a respeito do grau de controle que ele parece ter sobre a sua vida. Se as questões relativas a esse chakra não estiverem conscientemente resolvidas, a pessoa poderá ver-se às voltas com um conflito interno, o que daria origem a uma preocupação com a dominação e com o controle sobre as outras pessoas. A questão, nesse caso, transforma-se num conflito entre dominação e submissão. *Assim, a pessoa que se preocupa ou se apega demasiadamente às lições do centro do plexo solar pode tornar-se tirânica devido à sua aparente agressividade e presunção ou, pelo contrário, transformar-se numa pessoa covarde, tímida e submissa.* Muitas vezes os indivíduos que apresentam bloqueios no plexo solar podem adotar alternadamente um ou outro tipo de comportamento, conforme a situação. Curiosamente, alguns estudos psicológicos realizados com pacientes que sofrem de úlcera revelaram que essas pessoas muitas vezes se obrigam a assumir as responsabilidades de uma posição dominante, na qual exercem algum tipo de poder; no íntimo, porém, elas freqüentemente são passivas, dependentes e submissas.

Os desequilíbrios no chakra do plexo solar podem afetar qualquer um dos órgãos do corpo que recebem energia a partir desse centro. Assim, as tensões cada vez maiores vividas no local de trabalho em virtude das crescentes exigências feita pelo empregador, junto com um senso interior de impotência para alterar o rumo da própria vida, podem facilmente se manifestar na forma de uma úlcera no revestimento do estômago ou do duodeno. As glândulas supra-renais também estão ligadas ao chakra do plexo solar. (Alguns textos esotéricos consideram que as supra-renais também possuem uma ligação energética com o chakra-raiz.) As glândulas supra-renais desempenham um papel importante na ativação hormonal dos sistemas corporais durante as fases de *stress*. Quando há um bloqueio no centro do plexo solar, podem ocorrer doenças que provocam a degeneração das glândulas supra-renais e, conseqüentemente, fadiga e fraqueza. Assim, o chakra do plexo solar é um importante centro de energia do corpo e contribui para a aparente vitalidade da pessoa.

Outra doença comum associada a um desequilíbrio no chakra do plexo solar é a diabete. Embora esse aspecto energético sutil da diabete nunca tenha recebido atenção por parte dos médicos ortodoxos, ele todavia é importante para a patofisiologia do processo mórbido. Poder-se-ia dizer que nos diabéticos a doença é acompanhada de um sentimento de perda de poder pessoal. Outros reflexos de um desequilíbrio no plexo solar poderiam estar relacionados a uma saudade do passado ou do que ele poderia ter sido. Às vezes o desequilíbrio pode derivar de uma profunda necessidade interior de poder controlar a própria vida. Isto não quer dizer que todos os diabéticos sejam pessoas tristes e incapazes vivendo das recordações do passado. A maioria dos conflitos emocionais interiores que afetam o funcionamento dos chakras são profundos sentimentos inconscientes que em geral não são reconhecidos conscientemente e tampouco expressos verbalmente para aqueles que estão em torno da pessoa.

Muitas doenças que refletem desequilíbrios nos chakras são resultado da inserção de dados incorretos nas velhas fitas da memória que foram gravadas e programadas na mente inconsciente durante as primeiras fases da vida da pessoa. Essas fitas estiveram executando inconscientemente mensagens que foram enviadas aos pacientes por outros indivíduos ou imaginadas equivocadamente por eles mesmos e que não são mais apropriadas para as condições atuais. Qualquer que seja a impropriedade de seu conteúdo, essas fitas internas são usadas pela mente inconsciente para construir a auto-imagem física de cada pessoa e o seu senso do próprio valor. Para corrigir os bloqueios e desequilíbrios no nível dos chakras, é preciso identificar as mensagens ruins que talvez estejamos enviando para nós mesmos e alterar a nossa programação interior. Um dos métodos mais simples, porém eficazes, de se conseguir isso é através do uso consciente de afirmações verbais. Através de prolongadas repetições de afirmações positivas, as fitas internas destrutivas contendo mensagens de inadequação, medo e culpa são apagadas e reprogramadas com mensagens de segurança, autoconfiança e amor-próprio.

O Segundo Chakra

O segundo chakra tem sido denominado chakra do umbigo, chakra gonadal, chakra esplênico ou chakra sacro. *O chakra sacro ou gonadal é a sede energética sutil da sexualidade.* Parece haver alguma divergência entre os diferentes textos esotéricos quanto à associação entre o baço e o segundo chakra (ao contrário da associação com o terceiro chakra ou chakra do plexo solar). De acordo com alguns clarividentes, como Charles Leadbeater, por exemplo, o segundo chakra sobrepõe-se à região esplênica. Na realidade, existem provavelmente dois grandes chakras distintos situados entre o chakra do plexo solar e o chakra raiz. O chakra esplênico está associado ao baço e é reconhecido na literatura esotérica como uma via de entrada através da qual o prana e a energia vital são captados e distribuídos por todo o corpo sutil. Existem também indicações sugerindo a existência de dois sistemas de chakras — para os nascidos no Oriente e outro para os nascidos no Ocidente — com diferentes órgãos associados a eles. Quando os dois sistemas de chakras se fundem, cria-se um novo sistema. Para os propósitos da nossa discussão, porém, iremos nos referir ao segundo chakra simplesmente como chakra sacro.

O chakra sacro está associado às gônadas e aos órgãos reprodutores e também à bexiga, aos intestinos grosso e delgado, ao apêndice e às vértebras lombares. A partir de um ponto de vista psicoenergético, o chakra sacro está associado à expressão das emoções sensuais e da sexualidade. O tipo e a adequação do fluxo de energia através desse centro reflete o grau de envolvimento das energias emocional e sexual na vida da pessoa. O modo como ela exprime a sua sensualidade e sexualidade pode produzir efeitos tanto negativos como positivos. Existem algumas escolas de meditação oriental (a ioga tântrica, por exemplo) que encaram o direcionamento das energias sexuais como uma fonte de experiência mística. Por outro lado, dedicar um excesso de atenção à sexualidade, chegando a ponto de excluir as buscas espirituais superiores e outros tipos de atividades criativas, pode produzir efeitos fisiológicos e energéticos negativos. As pessoas cujas energias estão concentradas basicamente neste chakra tenderão a encarar os relacionamentos a partir de seus aspectos sensual e sexual, e a considerar as pessoas como objetos sexuais.

As energias gonadais associadas ao chakra sacro estão relacionadas à função hormonal das células de Leydig, existentes nos testículos e ovários. As células de Leydig produzem testosterona, hormônio que está associado à libido e ao desejo sexual tanto nos homens como nas mulheres. Num nível simbólico, o centro do umbigo está ligado ao elemento água. É evidente o simbolismo metafórico da água em relação às gônadas e ao trato geniturinário. Durante o clímax sexual ocorre a liberação de fluidos corporais. Além do mais, o chakra sacro está associado ao trato geniturinário (o que excreta urina) e ao cólon (um importante local de absorção de água).

É muito provável que mulheres vítimas de câncer cervical e uterino apresentem bloqueios ou outros tipos de desequilíbrios no centro sacro ou gonadal (além de em outros chakras). Disfunções no chakra sacro produzem também doenças como colite, síndromes de irritabilidade nos intestinos, tumores na bexiga, má absorção de nutrientes pelo intestino delgado, vários tipos de disfunção sexual, prostatite e dores lombares. Verificou-se que muitas dessas doenças estão associadas a vários fatores físicos que contribuem para o padrão final da disfunção celular. O hábito de fumar, por exemplo, está relacionado com o câncer na bexiga. Todavia, o funcionamento anormal do chakra sacro cria uma predisposição energética sutil para a manifestação dessas doenças, especialmente quando combinadas com uma constante exposição a conhecidos agentes irritantes e carcinógenos. *Quando agentes estressantes ambientais de caráter químico ou virótico são introduzidos no sistema biológico humano, o local onde irão causar maiores danos dependerá parcialmente do elo mais fraco da corrente formada pelos sistemas fisiológico e energético sutil. O grande chakra que apresentar um desequilíbrio mais intenso irá determinar o local do corpo que representa o elo mais fraco da cadeia energética.*

O Primeiro Chakra

O primeiro chakra é denominado coccigiano, de base ou chakra-raiz. Como diz o nome, *o centro da raiz reflete o grau com que nos sentimos ligados à terra ou com que executamos nossas atividades mantendo os pés no chão.* A quantidade de fluxo energético através do chakra-raiz é um reflexo da capacidade de o indivíduo ligar-se à terra e atuar efetivamente no plano terrestre no seu dia-a-dia. Num nível prático, isto diz respeito à capacidade de o indivíduo manter os pés firmemente apoiados sobre o chão. Esse senso de enraizamento ou de estar firmemente ligado à terra também está relacionado com a competência do indivíduo para tomar decisões em seu dia-a-dia com base em suas necessidades mais agudas. No nível simbólico, o chakra-raiz representa o elemento terra e se reflete nos aspectos mais densos ou vibracionalmente mais inferiores do ser.

Em termos psicológicos, o chakra-raiz está ligado aos instintos primários de sobrevivência. Ele está relacionado com os sentimentos básicos de medo de ferimentos físicos e é o principal agente motor da assim chamada resposta de fuga ou luta. É por causa dessa relação com a sobrevivência, e com a resposta de fugir ou lutar, que alguns textos esotéricos associam o chakra-raiz às glândulas supra-renais, a principal fonte de adrenalina para o corpo nos momentos de estafa. É possível que o chakra do plexo solar esteja associado ao córtex externo das glândulas supra-renais — que produz hormônios corticosteróides — ao passo que o chakra-raiz talvez esteja ligado à parte interna das supra-renais, onde são produzidos adrenalina e compostos afins.

As pessoas que têm uma quantidade excessiva de energia concentrada no chakra-raiz podem apresentar uma certa paranóia em relação ao mundo e reagir defensivamente na maioria das situações. Esse tipo de concentração excessiva de energia no chakra-raiz faz com que a pessoa apresente uma índole um tanto selvagem. Inversamente, uma hipoatividade do chakra-raiz também pode ser prejudicial, pois esse centro é parcialmente responsável pelo que foi chamado de "vontade de viver".

O chakra-raiz também é considerado a sede da kundalini. A kundalini é simbolizada por uma serpente enrolada na região sacro/coccigiana. A serpente enrolada representa uma poderosa energia sutil pronta para entrar em ação. Somente após a ocorrência das alterações apropriadas nas atitudes e no modo de meditar do indivíduo é que esta força se dirige para cima, através da via espinhal adequada, e ativa cada um dos chakras principais durante sua ascensão até o chakra da coroa. A kundalini é a força criativa que contribui para o alinhamento dos chakras, a liberação do *stress* armazenado nos centros corporais e para a elevação da consciência para os níveis espirituais superiores.

No nível físico, o chakra-raiz está associado ao sacro, à espinha e aos orifícios externos de excreção, tais como o reto, o ânus e a uretra. Os distúrbios que afetam o ânus (hemorróidas e fissuras retais) e o estrangulamento do útero podem estar associados a uma disfunção energética no chakra-raiz. As estruturas físicas associadas a este centro simbolizam o processo de liberação. Assim como o chakra sacro está associado ao intestino delgado e ao cólon, existe também um estreito relacionamento entre o primeiro e o segundo chakras. Certas funções fisiológicas dos órgãos ligados ao chakra sacro representam os processos de absorção, assimilação e retenção. Os órgãos associados ao chakra-raiz representam a eliminação das substâncias anteriormente digeridas. Essas duas funções, assimilação e excreção, precisam operar em harmonia para que o corpo se mantenha num estado de equilíbrio. Deve haver, não apenas absorção dos elementos necessários, mas também a eliminação dos resíduos supérfluos. Se os resíduos forem eliminados de forma inadequada, poderá haver um acúmulo de substâncias tóxicas no sistema. *Num nível esotérico, uma disfunção nos dois chakras inferiores pode representar a persistência de pensamentos e fitas de programa antiquados — a chama-*

da incapacidade de a pessoa libertar-se do passado. As doenças que afetam o cólon, o reto e o esfíncter anal talvez sejam uma manifestação de disfunções nos dois chakras inferiores relacionadas com a eliminação do lixo "antigo". Enquanto a prisão de ventre representaria um distúrbio no qual a eliminação das questões antigas é difícil, as perturbações associadas à diarréia refletiriam a ocorrência de "descarga" e rejeição sem absorção (geralmente devido ao medo).

Alguns textos esotéricos associam o chakra-raiz às gônadas e às células de Leydig. As células de Leydig produzem estrógenos e testosterona, e são encontradas nos testículos dos machos, no ovários das fêmeas e também no córtex das glândulas supra-renais. As gônodas podem estar associadas ao primeiro ou ao segundo chakra, conforme o indivíduo tenha nascido no Oriente ou no Ocidente. Isto faz sentido devido à dupla função das gônadas. No nível do chakra-raiz a função reprodutiva das gônadas é representada pela produção de espermatozóides e de óvulos, os dois elementos que se unem para formar uma nova vida. No nível do chakra sacro, a função hormonal das células de Leydig existentes no interior das gônadas manifesta-se no modo como a produção de testosterona afeta a libido e a sexualidade.

Do ponto de vista esotérico, as energias cósmicas criativas que emanam do chakra-raiz podem ser canalizadas ou para a procriação (a produção de uma nova vida) ou para a criatividade artística, através da geração de novos pensamentos, idéias e invenções. A expressão criativa pode manifestar-se através da literatura, da pintura, da escultura e da transformação de novas idéias em realidade física. Assim, as poderosas energias do chakra-raiz podem ser usadas para gerar bebês ou para escrever poesia e música. Qualquer das duas formas de expressão refletem um tipo ou outro de criatividade. As energias criativas kundalini que emanam do chakra-raiz na verdade assemelham-se mais ao combustível de uma fornalha. Essas energias precisam ser canalizadas para cima e alcançar os centros superiores — como o chakra da garganta, por exemplo — para que a arte e a criatividade se expressem de forma aprimorada. Quando liberadas de forma controlada, as energias kundalini podem sintonizar e alinhar os chakras superiores e, assim, tornar possível as formas superiores de consciência e de expressão criativa.

A Dinâmica dos Chakras
e as Lições Espirituais da Evolução Pessoal

Cada um dos sete chakras principais tem suas lições emocionais e espirituais específicas a serem aprendidas. Os chakras são elementos de ligação entre os órgãos, as glândulas, os centros nervosos do corpo e as forças vitais que animam o corpo físico. O grau de sucesso com que o indivíduo consegue lidar com as lições específicas inerentes a cada chakra irá determinar a quantidade de fluxo de energia que poderá penetrar em seu corpo para manter um estado apropriado de saúde. Quando um chakra está funcionando de maneira anormal, em virtude de atitudes impróprias, temores, culpa e velhos registros contendo mensagens autodepreciativas, os órgãos que recebem fluxo vital desse chakra são afetados. A total evitação de uma determinada lição pode redundar num bloqueio do chakra e num fluxo vital inadequado para os órgãos ligados a esse chakra.

A insuficiência de fluxo energético sutil, devido a uma hipoatividade de um chakra, pode manifestar-se na forma de uma lesão degenerativa, destrutiva ou cancerosa nos órgãos associados ao chakra que foi privado de energia. Por outro lado, dar excessiva atenção a uma questão emocional pode redundar num excesso de fluxo energético através de um chakra. O excesso de atividade de um chakra pode causar hiperestimulação das glândulas associadas a ele, superprodução de células, na forma de crescimento de tumores e inflamação. As lições dos chakras e as funções energéticas a eles associadas acham-se sumarizadas no Diagrama 29.

Conforme pode ser visto no Diagrama 29, *os dois chakras inferiores (raiz e sacro) são classificados como sendo de natureza fisiológica.* Eles estão relacionados com os processos de absorção, assimilação, excreção e reprodução. As principais questões relacionadas com esse nível são o senso de realidade, a ligação com a terra, a sexualidade e os instintos de sobrevivência. Estas poderiam ser consideradas as questões mais "terrenas" do desenvolvimento espiritual, e que precisam ser corretamente resolvidas e dominadas a fim de que a consciência possa ascender a níveis de concentração mais elevados. As forças energéticas sutis processadas através desses dois centros são as energias kundalini e o fluxo prânico de maneira geral. Embora o prana flua por todo o corpo, o segundo chakra ou chakra esplênico é considerado o distribuidor central de energia prânica. As energias kundalini são, obviamente, as principais energias de criação, manifestação e construção da consciência superior. A energia kundalini e o prana são forças que estão mais estreitamente ligadas à interface físico-etérica e às energias etéricas de modo geral.

Diagrama 29
DINÂMICA ENERGÉTICA DOS CHAKRAS

CHAKRA	POSIÇÃO	ASPECTOS INTERNOS	FORÇAS	NATUREZA
I RAIZ	Base da espinha	Senso de Realidade	Kundalini	FISIOLÓGICA
II SACRO	Abaixo do umbigo	Emoção Sexualidade	Prana	
III PLEXO SOLAR	Abdômen superior	Poder pessoal	Astral inferior	PESSOAL
IV CORAÇÃO	Região média do peito	Amor	Astral superior	
V GARGANTA	Pescoço	Comunicação Vontade	Mental inferior	
VI TESTA	Fronte	Intuição Visão Interior	Forças espirituais superiores	ESPIRITUAL
VII COROA	Topo da cabeça	Busca espiritual		

Considera-se que o terceiro, o quarto e o quinto chakras (plexo solar, coração e garganta) estão mais relacionados com as questões de desenvolvimento pessoal e formação da individualidade. Essas questões incluem a criação de um senso de poder pessoal em relação à própria pessoa e aos seus relacionamentos externos, o desenvolvimento da modalidade mais elevada de amor (voltado tanto para o próprio indivíduo como para os outros) e a comunicação e domínio da vontade (disciplina). No sentido ascendente, esses três chakras processam energias que se originam respectivamente nos níveis de vibração astral inferior, astral superior e mental inferior. Num nível fisiológico, esses centros controlam os processos de digestão, purificação, circulação, respiração, defesas imunológicas e preservação da integridade do organismo.

Os chakras principais superiores — os centros da testa e da coroa — são de natureza basicamente espiritual. O centro da testa ajuda a direcionar as forças espirituais superiores (aquelas que vão desde o nível mental superior até o nível causal e a outros níveis vibracionais mais elevados) para o terceiro olho. O processo de assimilação de energia sutil através do chakra da testa ajuda a pessoa a tomar decisões intuitivas e a enxergar além do nível físico (clarividência). Conforme o próprio nome diz, o chakra da coroa é o centro que ocupa uma posição mais elevada. O sétimo chakra é ativado de forma especial quando a pessoa está praticando meditação ou está empenhada em buscar dentro de si o significado da vida.

Na verdade, os três primeiros centros (*chakra-raiz, sacro e do plexo solar*) *formam uma tríade inferior com funções fisiológicas e de ligação com a terra. Os três centros mais elevados (os chakras da garganta, da testa e da coroa) formam a tríade espiritual superior.* (O centro da garganta também está relacionado com a receptividade às influências vibracionais superiores através do mecanismo da clariaudiência.) *O chakra cardíaco é a ponte entre as tríades inferior e superior. É somente através da manifestação da forma mais elevada de amor que o indivíduo poderá reunir as energias inferiores e superiores. A expressão e o desenvolvimento finais do chakra cardíaco é o amor incondicional e a ativa demonstração da consciência cristã.* Quando a pessoa aprende a desenvolver e a manifestar os aspectos espirituais superiores do chakra cardíaco, torna-se mais fácil para ela promover a eliminação da doença física, não apenas do coração e dos órgãos associados, mas também de todo o corpo físico.

As Energias Kundalini e a Busca da Iluminação: O Papel dos Chakras no Desenvolvimento da Consciência Superior

Até aqui examinamos os canais energéticos sutis que fazem a ligação entre os grandes chakras e o funcionamento normal do corpo humano. Cada um dos principais chakras fornece energia nutritiva e ajuda a manter a saúde e o equilíbrio homeostático dos sistemas fisiológicos de todo o corpo. O nível de crescimento emocional e de desenvolvimento espiritual está diretamente relacionado com o funcionamento e com o grau de abertura de cada chakra principal. A quantidade de fluxo energético através dos chakras, por sua vez, afeta a fisiologia dos órgãos do corpo físico. Se um chakra for bloqueado, haverá um problema no órgão (ou nos órgãos) que recebem energia desse centro. Existe um simbolismo fundamental entre a localização da doença no corpo e o bloqueio emocional que ocorre na personalidade. A compreensão do modo pelo qual os problemas emocionais e espirituais podem provocar doenças depende de um vasto conhecimento empírico a respeito da forma como os chakras influenciam as doenças físicas e mentais (conforme foi discutido na seção anterior).

Se os médicos compreendessem que os bloqueios emocionais e espirituais são indiretamente responsáveis por várias disfunções nos órgãos do corpo físico, seria possível dar mais atenção às necessidades psicoterapêuticas dos pacientes e não apenas aos aspectos farmacológicos e cirúrgicos do tratamento. Embora atualmente seja necessário recorrer aos tratamentos médicos convencionais para lidar com a manifestação dos processos de doenças, as terapias vibracionais freqüentemente podem aumentar a eficácia da medicina ortodoxa. As diversas terapias energéticas sutis — essências florais, elixires de pedras preciosas, cristais e colorterapia — atuam nos níveis dos chakras e corpos sutis para ajudar a restaurar o equilíbrio energético. É a falta de conhecimento dos médicos a respeito dos chakras e dos corpos sutis, bem como de suas relações com as doenças, que impede muitos clínicos de atentarem para o grande potencial dos remédios vibracionais.

Um dos métodos mais simples, porém mais eficazes, de remover bloqueios e ativar os chakras talvez sejam as técnicas de meditação. Embora muitas pessoas pratiquem meditação como uma forma de relaxamento, ela é muito mais do que isso. Além de proporcionar relaxamento ao corpo, a meditação abre a mente para receber as energias do Eu Superior. Ela ajuda a eliminar da mente as preocupações relativas ao dia-a-dia e permite que as informações superiores sejam processadas pela consciência do indivíduo. Embora a maioria das modalidades de meditação consiga realizar isso em maior ou menor grau, certas técnicas de meditação são mais eficazes do que outras no aceleramento desse processo de comunicação interior.

O hemisfério cerebral direito é uma das vias de entrada para as informações superiores. Nos seres humanos, o hemisfério esquerdo tende a ter um certo domínio durante os períodos de vigília, ou seja: as pessoas costumam comportar-se de forma lógica, analítica e raciocinar verbalmente. O sistema de escolas públicas, através de seus cursos de leitura, escrita e aritmética, enfatiza as habilidades controladas pelo hemisfério esquerdo do cérebro. Quando observamos a realidade através da consciência do hemisfério cerebral esquerdo, os objetos do mundo real são vistos nos termos de seus significados literais. Durante o sono, o hemisfério cerebral direito geralmente torna-se dominante, e passamos a operar num nível de significado predominantemente simbólico. Durante o processamento feito pelo hemisfério direito, os objetos são interpretados de forma mais simbólica e menos literal.

Durante o sono, quando a mente consciente é desligada, o hemisfério direito predomina. Os sonhos são, em grande parte, de natureza simbólica e podem ser mais bem interpretados a partir de seus múltiplos níveis de significado. Durante o estado de sono, o Eu Superior procura comunicar-se com a personalidade física a fim de transmitir informações úteis a respeito dos problemas emocionais e espirituais que estejam se manifestando no nível consciente. Quando as comunicações provenientes do Eu Superior não conseguem alcançar a personalidade diretamente, as informações são codificadas na forma da linguagem simbólica dos sonhos. Se as pessoas tentarem decifrar o significado simbólico de seus sonhos, irão descobrir importantes mensagens, endereçadas a elas mesmas, descrevendo os seus verdadeiros pensamentos e sentimentos a respeito de seus empregos, relacionamentos e de suas vidas no plano físico de uma maneira geral. Se as pessoas forem capazes de entender o significado de seus sonhos, elas talvez possam compreender de que modo estão operando no nível do subconsciente. Elas podem tentar modificar as mensagens negativas contidas nos programas que eventualmente estejam sendo rodados há muitos anos em seus computadores cognitivos.

O problema com essas fitas de programa subconscientes é o fato de elas serem inconscientes — estão abaixo do nível da consciência — e normalmente inacessíveis à mente consciente. A mente subconsciente opera num nível abaixo daquele da mente consciente. O subconsciente é de natureza primitiva e apresenta a capacidade de raciocínio de uma criança de, no máximo, seis anos. A mente subconsciente armazena todas as nossas experiências vividas em estado de vigília e enfatiza seletivamente determinadas mensagens acerca da nossa aparência pessoal e de nossos sentimentos a respeito do nosso próprio valor. Inversamente, o Eu Superior ou mente superconsciente opera num nível situado acima do nível da mente consciente. Ele compreende os transes pelos quais passamos em nossa vida, mesmo quando conscientemente não temos essa compreensão. O Eu Superior detém a solução para muitos dos nossos problemas porque consegue ver as coisas a partir de uma perspectiva que enxerga além dos obstáculos que encontramos no nosso cotidiano. O Eu Superior também se mantém atento naquelas ocasiões em que deixamos de concretizar nossos verdadeiros potenciais, fazendo correr repetidas vezes fitas com uma auto-imagem negativa no nível da mente subconsciente. Os sonhos são uma forma de comunicação simbólica através da qual o Eu Superior procura (muitas vezes sem sucesso) entrar em contato com a personalidade consciente. Através da linguagem metafórica do hemisfério direito, durante a fase de sonho, a superconsciência procura revelar de que maneira os bloqueios emocionais e programas de comportamento imperfeitos talvez sejam as verdadeiras causas dos problemas e doenças que enfrentamos no nosso dia-a-dia.

Outra poderosa forma de comunicação interior com o Eu Superior é a meditação. A meditação retira da mente os programas de pensamento consciente para permitir que as informações vibracionais superiores penetrem no biocomputador para serem processadas e analisadas. Além de permitir o acesso ao Eu Superior, o processo de meditação provoca a longo prazo alterações graduais na anatomia sutil do indivíduo. Os chakras são ativados e desobstruídos lentamente e a energia kundalini do chakra-raiz acaba subindo pelas vias sutis na medula espinal até alcançar o chakra da coroa.

Ao longo do curso natural do desenvolvimento humano, a pessoa gradualmente desobstrui a maioria dos chakras do corpo. O grau de abertura dos chakras irá depender do quanto cada indivíduo desenvolve sua capacidade para comunicar-se com os outros, para expressar idéias de forma artística e criativa, para amar a si mesmo e aos outros e para buscar o significado último da vida. Quando ocorrem acontecimentos emocionalmente traumáticos, que impedem o crescimento do indivíduo numa determinada direção, surge num dos chakras do corpo um bloqueio adquirido. Esse bloqueio impede o fluxo natural de energias criativas kundalini pela medula espinal até os chakras superiores. Certos estresses adquiridos ao longo da vida do indivíduo ficam aprisionados numa área do corpo sutil e na área correspondente do sistema muscular-esquelético.

A prática diária da meditação, ao longo de um período de muitos anos, produz uma gradual elevação das energias kundalini, as quais, por sua vez, desobstruem cada um dos chakras, desde o centro da raiz até o chakra da coroa. À medida que os chakras vão sendo desbloqueados, as tensões sutis acumuladas ao longo da vida do indivíduo são lentamente dissipadas. Embora o desbloqueio do fluxo de energia através de um chakra se deva parcialmente à purificação e desobstrução das forças kundalini, ele também está relacionado com a gradual compreensão das lições emocionais e espirituais necessárias para o correto funcionamento desse chakra. Ao longo do tempo, os processos emocionais contribuem para o aprendizado dessas importantes lições de vida, à medida que a personalidade consciente começa a compreender as causas dos bloqueios. Essas informações chegam lentamente ao indivíduo através da meditação à medida que ele vai aprendendo a ouvir a sábia voz do seu Eu Superior.

A meditação ajuda a construir pontes energéticas sutis de aprendizado e comunicação que ligam a personalidade física ao conhecimento contido nas estruturas vibracionais superiores da consciência do próprio indivíduo. Diferentes modalidades de meditação conseguem fazer isso com maior ou menor sucesso e produzem taxas variáveis de desenvolvimento da consciência. A repetição de vários sons e mantras, por exemplo, quando efetuada de forma consistente ao longo do tempo pode ser bastante eficaz. Dito de forma simplista, a repetição dos mantras ajuda a remover da mente os pensamentos conscientes. Ela faz com que o hemisfério cerebral esquerdo saia de cena, por assim dizer, e que a mente seja temporariamente silenciada. Num nível energético sutil, os mantras específicos são na verdade sinais de energia vibracional sônica superior que produzem extraordinários efeitos no sentido de elevar a consciência até os níveis espirituais superiores. Certos mantras, quando repetidos com freqüência ao longo de um determinado período, podem provocar alterações sutis no sistema nervoso. Essas alterações cerebrais associadas à meditação podem redundar na evolução das estruturas de consciência a fim de que elas possam processar os níveis superiores de *input* vibracional. A repetição de mantras, tal como acontece na Ioga Transcendental, poderia ser considerada um forma de meditação passiva.

Existem ainda os sistemas e técnicas que poderiam ser classificados mais apropriadamente como meditação ativa.[4, 5] Esse tipo de meditação envolve o uso de determinados tipos de visualização criativa, incluindo um exercício no qual o indivíduo se imagina indo para uma escola onde irá adquirir conhecimentos a respeito das dimensões superiores do seu ser. Muitas vezes o praticante avançado de meditação, ao imaginar-se assistindo às aulas numa escola desse tipo, poderá na verdade estar trabalhando com mestres interiores e aprendendo coisas no nível astral. Num outro tipo de meditação ativa, o indivíduo acalma a mente e o corpo através de várias técnicas de relaxamento e, a seguir, volta sua consciência diretamente para o seu Eu Superior. O indivíduo poderá fazer perguntas ao seu Eu Superior a respeito de determinados aspectos de sua vida (passado, presente e futuro) e receber respostas significativas na forma de palavras, imagens ou sentimentos. Outro tipo de meditação ativa seria uma espécie de diálogo interior com o Eu Superior, no qual o próprio indivíduo se dedica à busca das formas mais elevadas de conhecimento. Isso poderia ser combinado com determinados tipos de exercícios de visualização, que envolvem a purificação ativa do campo da aura[6] e dos chakras,[7] e também a criação de um melhor alinhamento entre os corpos físico e sutis.

Existem outras formas de meditação ativa que combinam cristais de quartzo com a arte da visualização. Os cristais de quartzo atuam como amplificadores das energias da consciência. Durante o processo de meditação, os cristais podem ser segurados na mão ou mantidos sobre o centro do terceiro olho. Nesse caso, o indivíduo poderia visualizar ativamente as energias sutis na forma de raios coloridos ou de uma luz branca penetrando no corpo através dos cristais. A energia assim absorvida provoca um aumento na taxa vibracional do corpo e uma elevação da consciência até os níveis das freqüências superiores. Os exercícios de visualização (tais como aqueles mencionados no capítulo que trata dos cristais) podem ser praticados juntamente com a meditação. Por exemplo: a pessoa pode imaginar-se diminuindo de tamanho e realmente penetrando no interior de um cristal. Dependendo da escolha das metáforas visuais, a pessoa poderá resolver visualizar-se entrando num *hall* do conhecimento, dentro da estrutura interna do cristal.[8] Esse *hall* do conhecimento poderia ter uma organização semelhante à de uma biblioteca. A diferença é que essa extraordinária biblioteca permite ao indivíduo ter acesso a informações a respeito de si mesmo, tanto na vida atual como nas vidas passadas, e também obter informações de caráter geral sobre um número ilimitado de personalidades históricas. A metáfora visual da biblioteca permite que a pessoa use a imaginação para penetrar nos níveis superiores do processo cognitivo. As técnicas de visualização propriamente dita, quando utilizadas juntamente com o processo de meditação, permitem não apenas que as pessoas reprogramem seus biocomputadores (tal como acontece nos fenômenos que envolvem retroalimentação biológica e controle autônomo), mas também que tenham acesso aos níveis de potencial interno que normalmente não estão disponíveis para a consciência durante o estado de vigília. A visualização e as imagens mentais encerram a chave para a liberação dos potenciais ocultos do poder do pensamento humano.

Essas representações visuais, como a do cenário da biblioteca de cristais, são poderosas ferramentas que podem ser usadas para liberar os potenciais ocultos e os recursos disponíveis para os níveis superiores de consciência. A imaginação é muito mais importante para as pessoas do que a maioria dos psicoterapeutas e educadores jamais sonharam. Por trás da imaginação, estão as portas que dão acesso aos níveis superiores da realidade. A capacidade de usar metáforas simbólicas é uma das maneiras de se ter acesso às vastas fontes interiores de criatividade e discernimento. A meditação nos proporciona uma maneira de entrarmos em contato com o nosso próprio Eu Superior e com os níveis superiores de conhecimento. À medida que nos voltamos repetidas vezes para dentro de nós mesmos, através do processo de meditação, podemos começar a conhecer a nós mesmos e aos nossos relacionamentos com os outros sob uma luz mais clara.

Aprender algumas coisas a respeito dos obstáculos que decidimos enfrentar, e sobre a energia de ativação necessária para atingirmos essas metas, pode tornar a vida no plano físico muito mais fácil para nós. Os seres humanos só precisam aprender que já possuem o instrumental e a energia necessários para a concretização dessas metas. Freqüentemente se diz que é uma pena os seres humanos não virem com um "Manual de Manutenção do Proprietário". Num certo sentido, a meditação permite que a pessoa penetre nos estados de consciência que dão acesso ao "Manual de Manutenção do Proprietário da Consciência".

Embora essas informações já estejam armazenadas nos nossos bancos de memória superiores, elas só se tornam acessíveis durante o estado de vigília quando códigos especiais são inseridos no biocomputador da mente humana. A meditação, ao inserir esses códigos especiais por mecanismos da consciência, permite que o indivíduo tenha acesso aos seus bancos de memória subconscientes e superconscientes a fim de obter uma melhor compreensão a respeito dos aspectos ocultos do seu próprio ser. O uso de metáforas simbólicas durante a meditação permite que a pessoa utilize o hemisfério direito como uma via de acesso para os níveis superiores da consciência humana. Esses métodos podem ser usados para o indivíduo adquirir uma melhor compreensão a respeito das causas subjacentes às várias dificuldades que podem estar ocorrendo num determinado período de sua existência.

À medida que vamos superando as dificuldades e, especialmente, aqueles bloqueios que nós mesmos criamos, os obstáculos ao fluxo interno de energia criativa são dissolvidos e a ascensão das energias kundalini torna-se mais fácil. Na maioria dos casos, os obstáculos não estão no mundo exterior e existem apenas na percepção imperfeita do próprio indivíduo. A eliminação dos bloqueios que impedem a percepção da verdade faz com que os seres humanos cheguem mais perto de compreender o fato de serem manifestações de luz, amor e das energias do Criador. A meditação é uma dessas poderosas ferramentas que podem ajudar o indivíduo a perceber essas verdades no devido tempo e a adquirir uma melhor compreensão acerca da suposta luta pela vida que se desenrola no plano físico.

Meditação, Reencarnação e Doença Humana: Os Chakras como Repositórios de Energia Kármica

Durante o ciclo de reencarnação, os seres humanos encarnam na assim chamada "Escola Terrestre" para aprender lições especiais a respeito das qualidades superiores da vida e para trabalhar em favor do próximo. Durante nossa caminhada, deparamos com obstáculos que, muito freqüentemente, são produzidos pela nossa própria maneira de pensar. Ao longo de nossas vidas, criamos obstáculos e empecilhos que refletem a nossa percepção imperfeita da realidade. Nossos erros de percepção, que nos impedem de conviver harmoniosamente com o próximo, muitas vezes se manifestam na forma de doenças no corpo físico.

Dependendo de qual for especificamente o obstáculo à percepção, a doença irá manifestar-se no sistema de órgãos que ressoa de forma mais íntima com o chakra que rege uma determinada lição difícil de ser aprendida. A expressão e a aceitação do amor talvez seja uma das lições mais difíceis de aprender. Muitas vezes o problema consiste numa falha de percepção que impede o indivíduo de perceber a existência de amor no mundo, ou seja: o indivíduo poderá estar rodeado por aqueles que o amam, mas seus temores internos, projetados para as outras pessoas, talvez façam o mundo lhe parecer ameaçador, bloqueando assim a sua percepção da presença do amor. Quando a lição a ser aprendida envolve a capacidade de o indivíduo amar a si mesmo e aos outros, os bloqueios ao fluxo de energia através do chakra cardíaco podem manifestar-se na forma de doenças físicas no coração, no timo, nos brônquios e nos pulmões.

Curiosamente, a lição não aprendida talvez não tenha se originado na atual existência. As doenças também podem estar relacionadas com vidas passadas. Nesta categoria, incluem-se tanto doenças físicas como mentais. Em determinados indivíduos com fobias incomuns, a regressão hipnótica às vidas passadas tem ajudado a revelar os acontecimentos emocionalmente traumatizantes que deram origem às fobias. Quando a pessoa consegue lembrar-se de um incidente traumatizante ocorrido numa vida passada, a fobia geralmente desaparece. No caso de doenças físicas relacionadas com dificuldades experimentadas com vidas passadas, existe o envolvimento de outros caminhos energéticos. Os chakras também representam um importante mecanismo subjacente à expressão kármica das doenças. Por exemplo: uma pessoa que ainda não tenha conseguido aprender as importantes lições de vida do chakra cardíaco em uma só existência levará esses desequilíbrios energéticos para as vidas futuras.

Durante a embriogênese, os corpos energéticos sutis — incluindo os moldes etérico e astral — são formados antes que ocorra o desenvolvimento do corpo físico. Os chakras que se desenvolvem na fase fetal dos corpos etérico e astral são influenciados pelas energias originárias das vidas pretéritas da alma que está tendo uma nova encarnação. Se os chakras do corpo fetal não proporcionarem as energias necessárias para o desenvolvimento dos órgãos, poderá haver um subdesenvolvimento de algumas estruturas celulares do corpo físico. Assim, um grande bloqueio no centro cardíaco por causa de uma incapacidade para expressar amor, ou por um excesso de negatividade numa vida passada, poderá manifestar-se na forma de um defeito cardíaco congênito no recém-nascido.[9] As doenças kármicas podem surgir na forma de anormalidades no desenvolvimento da criança ou aparecer numa etapa mais avançada da vida do indivíduo. Os chakras são repositórios de energia do karma. Poder-se-ia dizer que os chakras assemelham-se a pilhas que armazenam "cargas de energia kármica". Os chakras absorvem as energias sutis relacionadas com o desenvolvimento da alma em vidas passadas e contribuem para a transformação do corpo físico de modo a expressar, na forma de doenças físicas, as lições espirituais não aprendidas. Essas doenças estão relacionadas com problemas e obstáculos que a personalidade terá de superar na sua existência atual. Dependendo de o indivíduo conseguir ou não descobrir o significado esotérico de sua doença, esses obstáculos poderão ser empecilhos ou marcos de transformação pessoal e espiritual.[10]

Embora as doenças relacionadas com experiências ocorridas em vidas passadas sejam difíceis de entender, é somente através de uma verdadeira compreensão da anatomia energética sutil humana e da realidade da reencarnação que o significado da doença poderá ser inteiramente compreendido e remediado. A meditação é uma poderosa ferramenta através da qual as pessoas talvez venham a compreender o significado de suas doenças e as lições que precisam ser aprendidas antes que elas possam ficar realmente boas. A meditação é a chave para a compreensão da natureza interdependente do eu físico, astral, mental e espiritual. Cada elemento energético atua no sentido de ajudar a alma a desenvolver suas várias facetas e a compreender sua própria e verdadeira natureza superior.

Em sua passagem pela terra, a alma passa a compreender suas qualidades espirituais superiores através de generosos atos de amor e de ajuda ao próximo. Quando a personalidade física tem dificuldade para expressar essas lições básicas do desenvolvimento da alma, o corpo pode adquirir doenças físicas a título de experiências de aprendizado. Dependendo dos bloqueios de expressão existentes na personalidade, irão surgir disfunções em vários chakras. O fluxo anormal de energia sutil através dos chakras é então traduzido em doenças físicas de um determinado órgão. Através da meditação, a personalidade poderá vir a descobrir o verdadeiro significado das doenças que afligem o corpo físico. Se a pessoa puder corrigir essas problemáticas disfunções emocionais e espirituais, a doença freqüentemente melhora ou desaparece por completo. Evidentemente, existem outros fatores kármicos que também fazem parte da equação, o que torna a questão um pouco mais complexa. A idéia básica, porém, continua válida.

O verdadeiro propósito da meditação é o de alcançar um estado de iluminação espiritual. A iluminação poderia ser definida aqui como uma perspectiva mais cósmica ou energética das estruturas da consciência, um senso de unidade com todos os seres vivos e uma compreensão a respeito das questões espirituais subjacentes à realidade física. Esse elevado nível de percepção permitirá, em última análise, que a pessoa compreenda o significado de sua vida em relação à vida dos outros e ao universo em geral. É isso o que se entende por uma perspectiva mais cósmica. A meditação poderá até mesmo permitir que os seres humanos tenham uma relação mais íntima e uma melhor compreensão de Deus.

Nos seres humanos, o processo de iluminação está intimamente ligado ao correto alinhamento e ao funcionamento normal dos principais chakras do corpo. Os seres humanos começam a operar nos níveis ótimos de saúde e consciência superior quando todos os principais chakras estão abertos e ativos e existe uma vitalidade etérica adequada. Quando a pessoa passa a buscar os significados espirituais superiores da vida, seja através do cristianismo, do judaísmo, do hinduísmo, do budismo ou de qualquer outra religião, isso acaba estimulando os sete chakras principais. A meditação simplesmente amplifica esse processo gradual de estimulação. Ela acelera a desobstrução dos chakras e o seu alinhamento com os corpos físico e sutil de uma forma mais rápida e direta do que seria possível apenas através da devoção e das orações.

Os Conceitos Psicológicos de Meditação e Iluminação: O Modelo de Bentov acerca da Ressonância Cérebro-Coração e a Síndrome Físio-Kundalini

Além da ativação energética sutil de vários chakras, a meditação também produz efeitos fisiológicos que têm sido documentados por pesquisadores de diversos centros. Cientistas da Universidade Européia de Pesquisas Maharishi demonstraram que meditadores experientes apresentam maior coerência na atividade ondulatória cerebral entre os hemisférios direito e esquerdo quando estão praticando meditação transcendental.[11] As atividades ondulatórias elétricas geradas pelos hemisférios cerebrais dessas pessoas são mais semelhantes entre si e operam de forma mais coordenada do que nas pessoas que não praticam a meditação.

As ondas cerebrais refletem de forma indireta a atividade do sistema nervoso central. O significado de uma maior coerência na atividade ondulatória cerebral poderá ser compreendida examinando-se a diferença entre a luz coerente dos lasers e a luz incoerente de uma vela. Quando as ondas luminosas são induzidas a se deslocarem lado a lado, como num feixe de laser, a amplificação de energia é enorme. Uma maior coerência na atividade elétrica cerebral pode refletir alterações semelhantes na aplicação da energia mental. A ocorrência de uma maior interação e coordenação entre os hemisférios direito e esquerdo do cérebro, encontrada nos indivíduos que praticam meditação há muito tempo, também está associada a uma maior criatividade e flexibilidade de pensamento.

A prática prolongada de diversas modalidades de meditação iogue tem sido correlacionada com um maior controle do sistema nervoso autônomo. Iogues como Swami Rama e outros demonstraram a cientistas ocidentais sua capacidade de controlar seletivamente a atividade cardíaca, a temperatura da pele e o fluxo do sangue. Estudos mais recentes demonstraram que determinadas práticas de meditação iogue produzem efeitos terapêuticos benéficos em pessoas que sofrem de asma, por exemplo. Pacientes asmáticos adeptos da pranayama (uma técnica de respiração especial) e de outras técnicas de meditação iogue apresentaram um menor número de ataques de asma, menos falta de ar e um maior controle sobre a respiração.

Vários cientistas confirmaram a ocorrência de extraordinárias alterações no corpo, tanto a curto como a longo prazo, causadas pela meditação. Um pesquisador que muito contribuiu para aumentar nossos conhecimentos a respeito da fisiologia da meditação foi Itzhak Bentov. Sendo, há muito tempo, um adepto da meditação transcendental, Bentov procurou compreender quais eram as alterações sofridas pelo corpo durante a prática da meditação. Utilizando um dispositivo elétrico de mensuração especial, conhecido como balistocardiógrafo, Bentov constatou a ocorrência de notáveis alterações na atividade do coração e do cérebro durante os estados de meditação profunda.[12] Com base nos resultados de suas pesquisas, ele começou a construir um modelo para explicar de que maneira a meditação, através de uma ligação especializada entre o coração e o cérebro, poderia acabar produzindo alterações permanentes no cérebro e nas funções corporais. Bentov batizou esse modelo de "físio-kundalini".

Bentov descobriu um sistema especial de osciladores rítmicos no mecanismo do corpo físico que, na meditação, eram acionados pelos batimentos cardíacos. Quando o corpo entrava num estado de meditação profunda Bentov observava a ocorrência de uma pulsação rítmica que podia ser registrada no balistocardiógrafo. Durante a meditação, a lenta e ritmada microoscilação de todo o corpo torna-se nítida e regular. À medida que o ciclo respiratório vai se alterando, durante a meditação, o mesmo acontece com o ritmo da atividade cardíaca.

Sabe-se que, ao se contrair, o coração envia uma onda de pressão de sangue através da aorta (a maior artéria do corpo, que conduz o sangue que sai do coração). Quando a porção frontal da onda de pressão atinge a bifurcação aórtica (o local onde a grande artéria se divide em duas artérias menores que se dirigem para as pernas), produz-se uma onda reflexa que sobe pela aorta, deslocando-se na direção oposta. Bentov descobriu a existência de um notável laço interno de realimentação entre a bifurcação aórtica e o coração. Verificou-se que durante a meditação profunda esse laço interno de realimentação regula os ciclos de bombeamento e também o ritmo da respiração. Quando a onda de pressão cardíaca alcança a bifurcação aórtica, é enviado um sinal ao coração determinando que o próximo batimento se inicie no exato momento em que a porção frontal da onda refletida alcança a válvula aórtica. Isto significa que haveria uma frente de ondas simultaneamente indo e voltando ao mesmo ponto. Quando o *timing* dos batimentos que descem pela aorta coincidem com a chegada das pulsações reflexas, produz-se uma onda estacionária. Essa atividade ondulatória tem uma freqüência de aproximadamente sete hertz (ciclos por segundo). Este sistema oscilatório especial das ondas circulatórias causou os movimentos rítmicos detectados por Bentov em praticantes avançados de meditação com a ajuda do seu balistocardiógrafo.

Esse micromovimento corporal causado pelas ondas estacionárias que se formam no sistema oscilatório coração-aorta é o primeiro de uma série de osciladores que são ativados sincronicamente no corpo físico durante o processo de meditação. Como os osciladores estão dispostos em série, quando o primeiro é ativado os outros osciladores também são acionados. Ao mover-se para cima e para baixo, o corpo faz com que o cérebro também oscile para cima e para baixo no interior da caixa craniana. Embora os micromovimentos do corpo sejam muito pequenos (cerca de 0,003 e 0,009 mm), a oscilação é suficiente para produzir alterações mensuráveis no sistema nervoso. O movimento da cabeça para cima e para baixo faz com que o cérebro se choque de leve contra a caixa craniana em ambas as direções. O movimento gera ondas acústicas (e, possivelmente, elétricas) planas que reverberam no espaço fechado da cavidade craniana.

As ondas acústicas planas geradas no interior da caixa craniana se concentram nas cavidades ventriculares ocas e cheias de fluido existentes no interior do cérebro. No ventrículo lateral e no terceiro ventrículo, o movimento reflexo das ondas planas cria ondas acústicas estacionárias. As freqüências básicas dessas ondas estacionárias dependem da forma e do comprimento dos ventrículos cerebrais. Curiosamente, essas vibrações são transmitidas para os tecidos cerebrais circundantes e conduzidas até os nervos do ouvido médio, onde produzem os "sons interiores" que freqüentemente são ouvidos pelos praticantes de meditação. A identificação das freqüências dos sons interiores ouvidos durante a meditação por um grande número de praticantes apresentou notáveis semelhanças com as freqüências previstas por Bentov (com base no seu modelo do oscilador).

Nessa seqüência de osciladores cíclicos, o último elemento da série é o mais importante. O último ciclo de oscilação no modelo de Bentov é o tecido do córtex cerebral. As ondas acústicas estacionárias geradas no sistema ventricular do cérebro produzem um movimento de oscilação para cima e para baixo no grande feixe de nervos que liga os dois hemisférios cerebrais (o corpo caloso). A energia acústica proveniente dos ventrículos é transformada em atividade elétrica nos tecidos cerebrais. A partir do corpo caloso, a atividade nervosa faz um percurso circular ao longo do córtex sensorial.

O córtex sensorial do cérebro está organizado de tal forma que determinadas áreas do tecido cerebral correspondem às diversas partes do corpo. As partes do corpo estão dispostas numa seqüência tal que a área da matéria cinzenta que processa as informações provenientes dos pés fica ao lado da área correspondente às pernas, e assim por diante. As áreas do corpo relacionadas com tipos mais complexos de processamento sensorial de estímulos táteis, tais como as mãos e os dedos, o rosto e a língua, estão associadas a áreas de matéria cinzenta proporcionalmente maiores ao longo do córtex cerebral. Em cada hemisfério existe uma faixa de córtex sensorial que processa as sensações provenientes do lado oposto do corpo. O hemisfério direito processa as informações sensoriais provenientes do lado esquerdo do corpo e vice-versa. A estimulação direta do tecido do córtex sensorial (utilizada originalmente pelos neurofisiologistas para mapear a função cerebral) produz a sensação de que a parte correspondente do corpo está sendo tocada.

No modelo de Bentov, as vibrações sônicas criadas no interior dos ventrículos do cérebro pelas pulsações transmitidas pelo coração promovem uma estimulação mecânica e elétrica dos tecidos nervosos situados em torno deles. Logo acima do ventrículo lateral e do terceiro ventrículo está o corpo caloso (o feixe nervoso que serve de ponte entre os dois hemisférios) e também a porção inferior do córtex sensorial. Logo acima do corpo caloso está a parte do córtex sensorial correspondente aos dedos dos pés. A estimulação mecânica do tecido cerebral por vibrações sônicas cria uma despolarização elétrica (descarga nervosa) no córtex sensorial. A onda de descarga elétrica sobe pelo córtex sensorial a partir dos dedos dos pés e passa pelo tornozelo, pelo joelho, pelos quadris, pelo tronco e pela cabeça, antes de retornar ao ponto de origem através do corpo caloso, fechando o ciclo.

Bentov postulou que em praticantes avançados de meditação o exercício produz uma atividade elétrica estimulatória cíclica que reverbera num trajeto circular através do córtex cerebral. A hipótese de Bentov é a de que a onda elétrica, ao deslocar-se através da matéria cinzenta, faz com que esta se torne polarizada na direção do fluxo estimulatório. A polarização do tecido cerebral faz com que várias sensações se manifestem seqüencialmente em todo o corpo, começando nos dedos dos pés e subindo em direção à cabeça. Como o processo da meditação parece afetar mais o hemisfério direito do que o esquerdo, essas sensações muitas vezes começam no lado esquerdo do corpo.

Diagrama 30
A BASE NEUROSSENSORIAL PARA A SÍNDROME FÍSIO-KUNDALINI

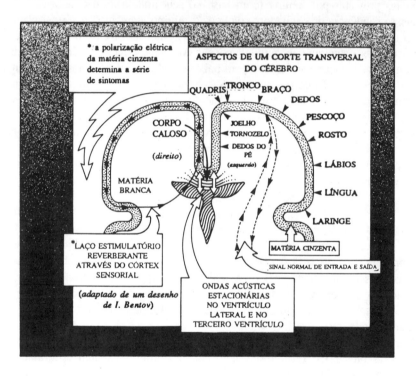

O modelo de Bentov na verdade foi construído para ajudar a explicar o apareci-mento de progressivos sistemas de alterações no lado esquerdo do corpo em vários pra-ticantes de meditação. O médico Lee Sanella estudou numerosas pessoas, a maioria das quais praticava meditação havia muitos anos, vítimas de dores que freqüentemente co-meçavam no pé esquerdo e, com o tempo, subiam pelo corpo. Muitas dessas pessoas tinham sensações estranhas e dores agudas que surgiam nos pés e subiam pelas pernas, passando pelas costas e chegando ao pescoço. Certo número de indivíduos relataram ter ouvido sons ensurdecedores e fortes apitos na cabeça, seguidos de uma magnífica sensação de luz inundando todo o seu ser e, depois, um sentimento de total felicidade. O Dr. Sanella chama esta série de sintomas de síndrome físio-kundalini. Em alguns casos, essas dores e sensações anormais no lado esquerdo do corpo também se manifes-taram em pessoas que, embora não praticassem necessariamente meditação há muitos anos, haviam não obstante vivenciado poderosas experiências psíquicas em conseqüên-cia da estimulação "espontânea" das energias kundalini. Sanella achou que os sintomas adversos sentidos pelos praticantes de meditação, e por outras pessoas acometidas desta síndrome, estavam de alguma forma relacionados com a ativação das energias kundali-ni. Bentov conseguiu determinar as causas desse extraordinário conjunto de sintomas estudando o modo pelo qual o cérebro era afetado durante o processo de meditação.

O modelo de Bentov foi usado para explicar de que maneira as dores no pé po-deriam, na verdade, ser um subproduto das energias kundalini. A sucessão de sintomas deve-se em parte a um despertar das forças kundalini no chakra-raiz. A energia kunda-lini na verdade sobe pela medula espinal e alcança o chakra da coroa. Durante esse processo, os bloqueios e impurezas existentes nos chakras são eliminados. Alguns auto-res compararam a kundalini a uma corrente elétrica passando por um delgado filamen-to. Quando a energia se desloca através de áreas que oferecem resistência, são produzi-dos luz e calor, tal como acontece numa lâmpada elétrica comum. Os bloqueios no nível dos chakras são áreas que oferecem maior resistência ao fluxo da energia e que precisam ser purificadas para que a corrente possa percorrer todo o circuito e alcançar o chakra da coroa.

Além dos processos que aconteciam no nível energético sutil, Bentov também su-geriu a possibilidade de ocorrerem alterações no sistema nervoso central quando as for-ças kundalini são ativadas pela prática diária da meditação. Essas alterações são produ-zidas pelas ondas vibracionais na cavidade ventricular e estão relacionadas com a pola-rização do tecido nervoso no córtex cerebral. A meditação ativa um sistema de oscila-dores afinados ressonantemente entre si e que são acionados pela energia vibracional derivada da ação de bombeamento do coração. Quando a pessoa atinge um estado de profunda meditação, ela passa a respirar de forma mais lenta e menos profunda, e a atividade cardíaca torna-se sincronizada, de modo a criar uma ligação vibracional res-sonante entre o coração e o cérebro. O circuito elétrico oscilante do interior do cérebro só se forma depois que a matéria cinza situada ao longo do córtex sensorial tiver sido completamente polarizada num laço estimulatório circular.

Além das tensões de toda uma vida estarem aprisionadas nos diversos chakras e regiões do corpo, foi sugerida também a possibilidade de haver bloqueios energéticos correspondentes no tecido do próprio cérebro.[13] À medida que as correntes produzidas pelas vibrações se deslocam através do circuito de reverberações, a matéria cinzenta é gradualmente polarizada na direção do fluxo de energia. Quando a corrente lenta alcan-

Diagrama 31
A CRIAÇÃO DO CIRCUITO DE ESTIMULAÇÃO NEURAL

MEDITAÇÃO ASSOCIADA À RESSONÂNCIA DO
SISTEMA CORAÇÃO-AORTA

OSCILAÇÃO DA CAIXA CRANIANA PARA
CIMA E PARA BAIXO

ONDAS PLANAS ACÚSTICAS NO CÉREBRO

ONDAS ESTACIONÁRIAS NO VENTRÍCULO LATERAL
E NO 3º VENTRÍCULO

ESTIMULAÇÃO MECANOELÉTRICA
DO CÓRTEX SENSORIAL

CIRCUITO REVERBERANTE DE ESTIMULAÇÃO

CORRENTES NEURAIS CIRCULARES REPETIDAS

POLARIZAÇÃO DO TECIDO CORTICAL NA
DIREÇÃO DA CORRENTE

ELIMINAÇÃO DAS TENSÕES ARMAZENADAS
NO CÓRTEX SENSÓRIO-MOTOR

ça as áreas de resistência ao fluxo energético, no tecido do córtex sensorial, o sinal persiste até conseguir passar para a próxima área. Este processo continua até que as velhas questões estressantes e bloqueios ao fluxo de energia tenham sido eliminados do circuito cerebral. Quando a corrente lenta chega a uma área de tensão ou de bloqueio, a pessoa tem uma sensação de dor na área correspondente do corpo. Embora a sensação tenha origem no nível do córtex sensorial, a dor dá a impressão de provir do corpo físico.

Como a área do córtex sensorial associada aos pés é a primeira a ser alcançada pela corrente, os praticantes de meditação com bloqueios nessa área do cérebro teriam sensações incomuns nos pés. Sanella e Bentov descobriram que diversos praticantes de meditação com a síndrome físio-kundalini diziam sentir dores que começavam nos pés, e especialmente, no dedão do pé esquerdo. À medida que a corrente vai conseguindo minar a tensão existente nessa área do córtex sensorial, ela passa para os níveis superiores de resistência do córtex sensorial e remove também os bloqueios dessa área. Isto explica por que a sensação de dor se inicia nos pés e, depois, sobe para a perna, a espinha e assim por diante.

O córtex motor do cérebro, uma área que controla os movimentos musculares voluntários do corpo, é uma faixa de tecido cerebral situado imediatamente ao lado do córtex sensorial. Às vezes essas duas regiões do cérebro são chamadas coletivamente de córtex sensório-motor. Muito freqüentemente, os indivíduos que apresentam sintomas progressivos da síndrome físio-kundalini sentem espasmos nos músculos e movimentos musculares inconscientes na cabeça e no corpo. Isto poderá ser explicado por uma estimulação elétrica cruzada do córtex motor pela ação contínua da corrente na porção do córtex sensorial situada ao longo do circuito estimulante de reverberação.

À medida que as tensões acumuladas nos córtex sensoriais dos hemisférios vão sendo liberadas, a corrente aos poucos consegue completar todo o circuito estimulante através do cérebro. Ao longo do tempo, a prática freqüente de meditação faz com que seja mais fácil completar esse circuito. Quando o estímulo torna-se cíclico e repetitivo, a corrente passa a ser mais intensa. As partes do tecido cerebral adjacentes ao percurso da corrente situa-se no sistema límbico, o qual inclui as áreas conhecidas como centros de prazer. Esses centros são áreas situadas no interior do cérebro que, quando estimuladas artificialmente, produzem sensações de extremo prazer. Bentov sugere que, depois que o circuito através do córtex sensorial tiver sido completado e todas as tensões eliminadas, o fluxo de energia passa a estimular os centros de prazer. Ele aventa a hipótese de que esta poderia ser a causa das sensações de prazer e satisfação experimentadas por meditadores avançados depois de vários anos de prática diária de meditação.

O que interessa para a nossa discussão a respeito dos circuitos reverberantes no córtex cerebral e no sistema límbico, induzidos pela meditação, é o fenômeno da "ignição". A ignição diz respeito aos efeitos da estimulação elétrica repetida de baixa intensidade do sistema límbico, um importante centro cerebral de emoções e memória espacial. Como o nome diz, a função desse fenômeno assemelha-se à dos gravetos que ajudam a acender uma fogueira. No caso em questão, o fogo é a rápida descarga de neurônios ao longo das vias especializadas do sistema límbico. Embora a ignição tenha sido originalmente um fenômeno de laboratório que, como se supôs, talvez servisse como um modelo para explicar a epilepsia, dados bioquímicos posteriores indicaram que essa suposição era incorreta. Os cientistas descobriram que a taurina, um aminoácido, poderia suprimir os ataques epilépticos, embora posteriormente verificassem que essa substância não produzia nenhum efeito sobre os fenômenos neurológicos que se sabe serem causados pela ignição. Apesar de ter sido descartada como um modelo para explicar a epilepsia, alguns cientistas sugeriram que a ignição poderia ser importante para o fenômeno da kundalini.[14]

A estimulação reiterada de determinadas estruturas límbicas termina por provocar descargas de atividade elétrica ao longo de vias especiais existentes no sistema límbico. Ao longo do tempo, essas descargas de atividade elétrica produzem padrões semelhantes nas áreas do cérebro adjacentes. Além do mais, a ignição faz com que o limiar para a despolarização das células nervosas (ativação) ao longo desse caminho neural se torne cada vez mais baixo, de modo que um estímulo menos intenso pode causar uma descarga "epiléptica". A epilepsia é causada por uma pequena descarga de energia em determinadas células nervosas eletricamente instáveis, a qual se espalha rapidamente criando uma tempestade elétrica difusa. No caso da kundalini, a tempestade elétrica, depois de ser ativada por neurônios especiais, desloca-se rigorosamente ao longo de caminhos neurais bem definidos existentes no interior do sistema límbico.

A ignição parece ocorrer apenas nas estruturas do sistema límbico e não no córtex cerebral, no tálamo ou no pedúnculo cerebral. Alguns pesquisadores sugeriram que a estimulação ressonante do sistema límbico poderia ser um importante fenômeno subjacente aos efeitos da kundalini. Com relação ao modelo de Bentov acerca da estimulação meditativa do cérebro, a ignição poderia entrar em cena depois de ter sido completado o circuito de estimulação através do córtex sensorial. Alguns autores sugerem que, ao adquirir um padrão reverberante, o circuito do córtex sensorial torna-se maior e generaliza-se de modo a envolver as estruturas mais importantes do sistema límbico existentes no lobo temporal do cérebro (como o complexo amigdalóide, por exemplo).

A estimulação repetida de estruturas límbicas como a amígdala, que fica ao lado do circuito de estimulação do córtex sensorial e é a sede do prazer e do controle emocional, pode disparar descargas ao longo de uma via especial no sistema límbico. A estimulação repetida do sistema límbico produz um efeito de ignição que abaixa o limiar de energia para uma posterior ativação. Assim, os caminhos neurais existentes ao longo do sistema límbico e dos centros de prazer são estimulados com mais facilidade durante uma fase avançada da meditação, depois que o circuito através do córtex sensorial tiver sido completado. Em resumo, a ativação do sistema límbico pela meditação (por meio dos efeitos da ressonância coração-cérebro) pode determinar o surgimento de um novo conjunto de circuitos neurais no cérebro.

Além de estimular os centros de prazer do sistema límbico, a ignição também produz padrões de descarga que ativam ambos os lados do cérebro. A estimulação da amígdala de um hemisfério, por exemplo, resulta na propagação das descargas secundárias até a amígdala do lado oposto do cérebro. A partir daí, o padrão de descarga passa por diversas partes do cérebro numa seqüência determinada: alcança o hipocampo (uma importante estrutura límbica relacionada com a memória espacial), atravessa o córtex occipital (local onde são processados os estímulos visuais) e, por fim, chega ao córtex frontal (área envolvida no processo de tomada de decisões e no planejamento de acontecimentos futuros). Assim, a estimulação desse extraordinário circuito límbico pelo circuito primário do córtex sensorial evoca extraordinários fenômenos visuais por meio da ativação do córtex occipital. Os praticantes de meditação que passaram pela síndrome físio-kundalini freqüentemente dizem ter visto luzes brilhantes e sentido uma grande felicidade.

De acordo com o modelo de Bentov, o circuito energético produzido no córtex sensorial é um meio fisiológico através do qual a meditação e as energias kundalini podem remover as tensões acumuladas no sistema nervoso humano. Conforme discutimos anteriormente, a meditação parece estar mais relacionada com o hemisfério direito, intuitivo e simbólico, do que com o hemisfério esquerdo, lógico e analítico do cérebro. Conseqüentemente, as alterações tendem a ocorrer primeiro no circuito reverberante do hemisfério direito do que no seu equivalente do hemisfério esquerdo. Isso explicaria por que a maioria dos praticantes de meditação com a síndrome físio-kundalini têm dores e sensações no lado esquerdo do corpo, visto que esse lado é controlado pelo hemisfério cerebral direito. Essas dores e sensações não se manifestam em todas as pessoas que praticam meditação mas apenas nos indivíduos que acumularam uma grande quantidade de tensões no corpo e no sistema nervoso. Os indivíduos que acumularam apenas tensões de menor importância no cérebro e no corpo podem ter sensações anormais de menor importância em várias partes do corpo, devido à ativação físio-kundalini, e são afetadas de forma menos intensa por essa seqüência de liberação de tensões ativada pela meditação.

Bentov também sugere a possibilidade de ocorrência de casos de ativação espontânea do processo físio-kundalini em indivíduos cronicamente expostos a estímulos acústicos, mecânicos, elétricos e magnéticos na faixa das freqüências produzidas pelos processos naturais de meditação (na faixa de quatro a sete ciclos por segundo). Essas energias ambientais vibratórias podem ser produzidas por equipamentos elétricos, suspensões de automóvel mal-ajustadas ou, até mesmo, por dutos de ar condicionado. O efeito cumulativo dessa estimulação vibratória pode deflagrar uma seqüência físio-kundalini espontânea numa *pessoa suscetível que tenha um sistema nervoso particularmente sensível*. Além daqueles casos resultantes da estimulação pelas energias ambientais, a ativação espontânea da kundalini também pode ocorrer em virtude de uma abertura e ativação prematura dos chakras pela ascensão da energia kundalini antes que o sistema nervoso tenha tido oportunidade de assimilar o grosso do *input* de energia, como normalmente acontece no caso daquelas pessoas que praticam a meditação há muito tempo. Bentov acha que as pessoas com esse tipo de ativação kundalini espontânea têm maior probabilidade de experimentar sintomas graves e prolongados do que os praticantes de meditação.

A kundalini, enquanto processo de desenvolvimento da prática diária da meditação, é uma forma pela qual as pessoas podem se livrar das tensões acumuladas em seus corpos físico e sutil ao longo de uma existência e abrir seus canais de comunicação para a sintonização e a expressão criativa dos níveis superiores de *input* vibracional e sutil. Uma vez que o circuito cortical tenha sido completado, as tensões não apenas são eliminadas como também o cérebro e o corpo tornam-se mais eficientes em lidar com elas. Através de seus efeitos transformacionais sobre o sistema nervoso, a kundalini elimina as tensões do corpo e da mente logo que elas se manifestam, prevenindo assim o acúmulo de novas tensões. Quando as velhas tensões são descarregadas, criam-se novas vias de atividade neural no interior do cérebro. Em outras palavras, o antigo cérebro é reorganizado de modo a criar novas maneiras de processamento de energia e informações. São criados dentro do sistema novos circuitos que revelam novas capacidades e potenciais.

O sistema límbico, que é afetado pela estimulação produzida pela corrente do circuito do córtex sensorial, parece estar intimamente ligado ao funcionamento do sistema nervoso autônomo. Bentov sugere que as conexões criadas pela meditação e pelo processo físio-kundalini produzem uma ligação mais forte e mais consciente entre os sistemas nervoso autônomo e cerebro-espinal. Os processos autônomos inconscientes, tais como a respiração, a atividade cardíaca e outros, são colocados potencialmente sob o controle do córtex cerebral e da mente consciente. Isso foi demonstrado aos cientistas ocidentais pelos iogues que têm a capacidade de controlar a atividade cardíaca, o fluxo sangüíneo, etc.

Além de removerem as tensões acumuladas no cérebro e no corpo, as energias liberadas pelo processo kundalini deslocam-se através do organismo e sobem pelas vias sutis existentes na medula espinal, enquanto vão progressivamente ativando os chakras. Segundo a descrição de Bentov, o percurso feito pelas energias kundalini inicia-se nos dedos dos pés, segue pelas pernas até a espinha, sobe pelo pescoço, passa pelo rosto e continua a descer pela parte frontal do corpo. Enquanto sobe pela espinha, a energia estimula as bases internas dos chakras, as quais se ligam aos plexos nervosos localizados ao longo da medula espinal. Ao passar sobre a cabeça e descer pela frente do peito e do abdômen, a energia estimula as partes frontais dos chakras. Quando isso acontece, a pessoa pode sentir formigamento ou ter outras sensações nas partes do corpo associadas aos chakras. O caminho percorrido pelo fluxo de energia kundalini através do corpo se reflete no percurso da corrente de polarização que se desloca através do circuito do córtex sensório-motor, uma vez que ambos são ativados pelo processo de meditação.

Curiosamente, a descrição do fluxo de energia feito por Bentov é diferente do clássico caminho das energias kundalini descrito na literatura iogue indiana. O trajeto descrito por Bentov, no entanto, assemelha-se à Órbita Microcósmica, um caminho do fluxo energético através dos meridianos descrito nos textos esotéricos iogues taoístas.[15] Com o tempo, à medida que aparelhos de medição de energia sutil mais sofisticados forem sendo desenvolvidos e utilizados em conjunto com observações feitas por indivíduos clarividentes, passaremos a ter uma compreensão muito melhor a respeito das alterações fisiológicas e vibracionais produzidas pela prática diária da meditação e pela ativação das forças kundalini. As pesquisas futuras talvez confirmem muitas previsões feitas pelo modelo de Bentov e relacionadas com alterações mensuráveis no cérebro humano.

É importante compreender, porém, que a meditação provoca muitas alterações tanto no nível físico como nos níveis vibracionais superiores da anatomia multidimensional humana. O modelo de Bentov nos proporciona uma descrição "física" do funcionamento do cérebro e uma compreensão acerca de alguns dos fenômenos produzidos pelos mecanismos naturais de liberação de tensões inerentes ao sistema nervoso. Seu modelo também nos permite interpretar a partir de um outro ângulo as extraordinárias relações energéticas entre o coração e o cérebro, tal como a ressonância vibracional que ocorre durante a meditação profunda.

Além de seus efeitos relacionados com alterações nos circuitos cerebrais, sincronização da atividade cardíaca e pulmonar e com a ativação dos chakras, a meditação atua de forma muito mais profunda sobre a evolução da consciência humana. A meditação pode revelar muitos segredos negados à mente consciente. Entre esses segredos estão as lições ocultas que o indivíduo escolheu aprender durante uma dada existência. Através da revelação dessas lições e bloqueios ao discernimento, com os quais a personalidade física tem de lidar, cada indivíduo pode vir a aprender melhores maneiras de lidar com as dimensões emocional, mental e espiritual do seu ser. Quando os bloqueios de percepção são removidos e o comportamento disfuncional alterado, as doenças que foram criadas nos níveis vibracionais superiores podem ser curadas ou consideravelmente minoradas. Como a humanidade começa a prestar mais atenção ao funcionamento dos chakras e ao seu relacionamento com o desenvolvimento e a expressão da consciência humana, surgirão ainda muitas revelações que irão alterar o modo pelo qual as doenças humanas serão entendidas e tratadas pelos médicos terapeutas do futuro.

Pontos Fundamentais a Serem Recordados

1. Os chakras principais são transformadores de energia especializados que captam as energias sutis e as distribuem para as principais glândulas, centros nervosos e órgãos do corpo.

2. A função dos chakras está relacionada com diversos aspectos da consciência — especialmente com as emoções — que afetam o fluxo de energia através desses cen-

tros. Quando o corpo emocional do indivíduo apresenta uma perturbação em seu campo, relacionada com problemas emocionais, esse problema é traduzido na forma de uma alteração no fluxo de energia sutil através de um determinado chakra.

3. Cada um dos sete chakras principais está relacionado com uma determinada questão emocional e espiritual que influencia o seu funcionamento. Um chakra pode vir a apresentar disfunções quando o indivíduo tiver significativas questões emocionais não-resolvidas em algumas dessas áreas. Essas disfunções prejudicam o fluxo de energia sutil nutritiva para a região do corpo e para os órgãos e glândulas supridos pelo chakra debilitado. Se o bloqueio do chakra for crônico, poderão também ocorrer desequilíbrios celulares e a manifestação de doenças.

4. A produção de alterações no fluxo energético sutil através dos diversos chakras é um dos mecanismos pelos quais as tensões crônicas podem afetar negativamente o corpo físico.

5. O tipo mais grave de desequilíbrio nos chakras talvez seja aquele que afeta o chakra do coração, já que este centro está relacionado com a questão do amor do indivíduo por si mesmo e pelos outros. O chakra do coração fornece energia nutritiva sutil para o coração e para a circulação de maneira geral, para os pulmões e para o timo. Assim, uma disfunção crônica no chakra do coração pode contribuir para a ocorrência de doenças cardíacas, derrames, doenças pulmonares e de diversos tipos de debilitações imunológicas que podem deixar o organismo vulnerável a bactérias, vírus e células cancerosas.

6. Como os chakras fornecem energia tanto para os órgãos do feto em desenvolvimento como para os indivíduos adultos, os graves bloqueios emocionais não resolvidos remanescentes de vidas passadas podem às vezes provocar doenças congênitas relacionadas com fatores kármicos. Essas doenças kármicas podem ocorrer na infância ou se manifestar numa fase posterior da vida.

7. A meditação é um importante método de abertura, ativação e purificação dos chakras, especialmente quando praticado juntamente com formas ativas de visualização.

8. A base dos chakras armazena uma poderosa energia natural chamada kundalini. A energia kundalini tem o poder de ativar todos os principais chakras e de alinhá-los com os centros superiores, produzindo revelações e iluminação espiritual quando os chakras são abertos na seqüência correta. A energia kundalini é liberada naturalmente ao longo do tempo como resultado da prática diária da meditação.

9. Itzhak Bentov, o Dr. Lee Sanella e outros descreveram uma série de problemas físicos relacionados com tensões não-resolvidas e também seus efeitos sobre o desdobramento natural do processo kundalini. Eles denominaram essa perturbação orgânica de síndrome físio-kundalini. Embora seja observada mais freqüentemente em praticantes da meditação, essa síndrome também pode manifestar-se de forma espontânea.

10. Bentov descobriu no interior do corpo um conjunto de oscilações serialmente afinado que se torna operacional durante a meditação. Através de um extraordinário sistema de *feedback* entre o coração e a aorta, as microoscilações do corpo produzidas durante a meditação são transformadas em estimulação eletroacústica de determinados circuitos cerebrais.

11. De acordo com o modelo de Bentov, ao longo de muitos anos de prática continuada de meditação, esta acaba produzindo uma corrente circular no córtex sensóriomotor que elimina gradualmente as tensões aprisionadas no próprio tecido cerebral. É

provável que os sintomas experimentados pelos praticantes da meditação que apresentam a síndrome físio-kundalini sejam provocados pela remoção dessas tensões armazenadas no cérebro.

12. Com o tempo e a prática contínua de meditação formam-se novas vias neurais que previnem a reacumulação de tensões e promovem efetivamente a estimulação interna dos centros de prazer do cérebro. Na visão de Bentov, portanto, a meditação e o processo kundalini constituem um mecanismo natural de liberação de tensões.

Capítulo XI

Cura Holística e Mudanças de Modelo:

O SURGIMENTO DA MEDICINA PARA A NOVA ERA

Estamos num extraordinário momento da história humana. A humanidade está literalmente no alvorecer de uma Nova Era. Nos últimos trinta ou quarenta anos a velocidade de aquisição de informações tornou-se tremendamente maior, ultrapassando a de qualquer outra fase da história humana. Graças aos novos sistemas de informação e à grande disponibilidade de livros, a enorme quantidade de conhecimentos que acumulamos através dos séculos tornou-se mais prontamente acessível a todas as pessoas. A ciência evoluiu a tal ponto que computadores e instrumentos semelhantes nos deram a capacidade, não apenas de armazenar e transmitir informações, como também de integrar velhos dados e alcançar novos níveis de compreensão de fenômenos que, embora já fossem conhecidos, não eram completamente entendidos.

Essas mesmas tecnologias de computador nos proporcionaram o instrumental necessário para penetrar em novas áreas do conhecimento e estender nossa visão até domínios literalmente invisíveis. Em nenhuma outra área essa nova visão está se tornando mais importante do que na compreensão das mais profundas funções da mente e do corpo humano. Graças aos novos sistemas de diagnóstico por formação de imagens, tais como o microscópio eletrônico, o tomógrafo computadorizado e o aparelho de exploração por ressonância magnética, os médicos dispõem de novos instrumentos para explorar a anatomia e a fisiologia humanas. O mais importante, talvez, é que esses mesmos sistemas de formação de imagens estão começando a nos revelar novos fatos a respeito do funcionamento do cérebro, a sede da consciência humana. Pela primeira vez na nossa história, estamos prestes a compreender o funcionamento do cérebro humano e o modo como as estruturas neurológicas internas estão relacionadas com a expressão da consciência.

Além do mais, nesta fase da história humana os pensadores de diferentes disciplinas científicas começaram a sintetizar suas descobertas e a descobrir novas relações entre a química, a física e a fisiologia humana básicas. Ilya Prigogine, agraciado com o prêmio Nobel, e outros pensadores pioneiros descobriram relações matemáticas que controlam o modo pelo qual muitos sistemas se comportam. A aplicação da teoria das estruturas dissipativas de Prigogine a várias áreas da ciência demonstrou a existência de fascinantes semelhanças entre fenômenos tão simples como o comportamento de reações químicas e tão complexos quanto a criação de uma ordem superior na organização neurológica do cérebro.[1] Outros teóricos, entre eles o neurocientista Karl Pribram, também chegaram à conclusão de que descobertas no campo da física de *lasers* e da holografia podem nos proporcionar novas maneiras de compreender como o cérebro consegue armazenar informações.[2] Descobertas realizadas em áreas da física de partículas de alta energia, relativas à subestrutura energética de toda a matéria deram aos cientistas uma melhor compreensão a respeito da unidade subjacente à natureza e ao mundo físico. Como os seres humanos atuam por intermédio de um corpo físico, a descoberta de que a matéria é uma forma de energia congelada tem importantes implicações para a capacidade de a ciência compreender os detalhes mais complexos relacionados com o papel das energias sutis na fisiologia humana.

Enquanto os pensadores modernos examinam todos esses dados científicos que se acumulam rapidamente, muitos cientistas começam a modificar seus pontos de vista a respeito do significado fundamental do homem como ser consciente e de sua posição no universo. Estão surgindo novas e radicais idéias de acordo com as quais os seres humanos são considerados a partir de pontos de vistas bastante diferentes daqueles condicionados pelas velhas idéias mecanicistas e reducionistas da física newtoniana. Os teóricos da física quântica e da holografia são apenas os primeiros de uma nova linhagem de cientistas que começaram a investigar alguns dos complexos relacionamentos energéticos entre as pessoas e o seu ambiente. Conforme foi exposto em muitos livros populares publicados na última década, estamos no meio de uma grande mudança de modelo na qual a antiga cosmovisão mecanicista dos pragmatistas newtonianos é substituída pela nova perspectiva de um universo holístico interligado imaginada pelos pensadores einsteinianos.

À medida que se desenvolvem novos pontos de vistas a respeito da natureza do mundo que nos rodeia e que começamos a compreender a função humana em termos de complexos modelos energéticos, muitos pesquisadores acabam se dando conta da existência de uma unidade básica de estrutura que nos liga ao universo. Os melhores especialistas em física quântica e em física de partículas estão agora chegando às mesmas conclusões a respeito da unidade subjacente à humanidade e à natureza que aquelas descritas pelos antigos filósofos indianos e chineses em seus escritos sobre as relações sutis do homem com o cosmo.[3] A única diferença de abordagem entre o ponto de vista antigo e moderno é que os velhos mestres orientais e védicos chegaram às suas introvisões através da meditação e da exploração psíquica do universo, ao passo que os cientistas modernos chegaram às suas conclusões por uma via mais mecanicista, eletrônica e empírica. Quer sejam alcançadas através de jornadas internas de meditação ou de pesquisas externas, realizadas com a ajuda de instrumentos, as percepções finais dos cientistas modernos e dos filósofos antigos apresentam notáveis semelhanças entre si.

O modelo holográfico do universo nos proporciona uma nova base para a compreensão das interconexões energéticas invisíveis entre todas as coisas. Esse relacionamento fundamental entre os seres humanos e seu ambiente sempre foi algo percebido intuitivamente pelos antigos mestres orientais. Somente agora foi desenvolvida uma base científica teórica para essa profunda percepção interna. A visão einsteiniana da matéria como energia em forma de partículas nos mostra que somos todos constituídos pelos mesmos blocos de construção subatômicos. No nível subatômico, cada um de nós é um agregado complexo e singularmente organizado das mesmas partículas universais de energia. À medida que cientistas e teólogos começarem a considerar o universo a partir dessa nova perspectiva — de acordo com a qual o universo é, sob muitos aspectos, energia em evolução — as duas áreas poderão gradualmente encontrar um denominador comum.[4] De certa maneira, estamos presenciando a primeira tentativa de reintegração entre religião e ciência, pois ambas as áreas estão mais uma vez começando a compreender o mundo a partir de uma visão unificada.

Todos os seres vivos e coisas inorgânicas são moldados a partir da mesma matéria existente em todo o universo físico. Os astrofísicos atualmente presumem que a matéria a partir da qual a Terra e seus habitantes foram formados provém de estrelas de segunda e terceira geração, semelhantes ao nosso próprio Sol. A grande variedade de elementos químicos existentes no nosso planeta foi produzida pela evolução molecular. A fusão solar do hidrogênio para dar origem ao hélio, o processo alfa triplo de recombinação de hélio para formar o carbono, e assim por diante, forneceram os principais ingredientes para a evolução planetária e o surgimento da vida na Terra. Somos todos constituídos da mesma "matéria estelar", os blocos básicos de construção do universo. E, quer o material provenha da agregação da poeira cósmica, da transformação dos átomos básicos de hidrogênio ou, até mesmo, da matéria astral, ela consiste basicamente de energia congelada na forma de partículas. Toda matéria é energia e luz em suas milhares de formas e manifestações.

O último ingrediente necessário para o entendimento desses processos cósmicos é a compreensão de que a consciência participa de alguma forma de todo esse processo de evolução orgânica e planetária. Embora, para a maioria das pessoas, esse fragmento final do quebra-cabeça seja a parte mais difícil de engolir, esta é a força motivadora mais importante do processo evolutivo. *De fato, a própria consciência é uma forma de energia.* Ela é a forma mais elevada de energia e está integralmente envolvida com os processos vitais. Se considerarmos a consciência como uma qualidade fundamental e uma forma de expressão das energias vitais, estaremos mais perto de compreender como o espírito interage com diversas formas de matéria física e se manifesta através delas. *Na verdade, é a viagem do espírito através dos mundos da matéria que proporciona a maior força propulsora do processo evolutivo.*

Somente quando começarmos a vislumbrar essa grande verdade acerca da nossa herança espiritual oculta é que poderemos realmente entender os aspectos superiores dos processos vitais dos seres vivos. A química e a física sozinhas não podem fornecer todas as respostas necessárias para a solução do quebra-cabeça representado pela fisiologia humana, como os cientistas newtonianos pragmáticos gostariam de acreditar. Só quando os componentes relativos às dimensões superiores da física e da química forem acrescentados à equação da vida é que poderemos compreender o sistema aberto de energia que constitui o ser humano multidimensional. As realidades do espírito não invalidam as leis da ciência. Elas apenas estendem as leis já existentes de modo a incluir nelas os fenômenos relativos às dimensões superiores da matéria, da mesma forma como os físicos einsteinianos incorporaram as antigas descobertas da mecânica newtoniana mas não deixaram de ir muito além delas.

À medida que formos compreendendo não apenas a matéria física inorgânica, mas também o comportamento da matéria viva orgânica, considerada a partir de uma perspectiva energética sutil, estaremos criando os alicerces de uma nova medicina e uma nova psicologia dos seres humanos. Somente agora a sociedade está começando a testemunhar os primeiros vislumbres de compreensão desses princípios por parte da comunidade médica. Por enquanto, apenas um punhado de médicos pioneiros dedicou-se a investigar o relacionamento extremamente importante entre energia, matéria e consciência. Os cientistas e médicos da velha guarda continuam agarrados às suas velhas concepções mecanicistas a respeito das funções físicas e mentais. Eles relutam em aceitar os novos modelos de entendimento sem a apresentação de fatos científicos e de evidências experimentais rigorosamente comprovados. Todavia, chegou finalmente o momento em que estão sendo criadas as tecnologias da Nova Era, as quais irão confirmar as hipóteses defendidas pela nova geração de médicos/terapeutas.

Quando um maior número de médicos, de enfermeiras e de outros profissionais da saúde começarem a se interessar pela "medicina holística" e a se envolver com ela, haverá uma melhor compreensão a respeito do verdadeiro significado de holístico. O termo holístico, utilizado com referência às condições de saúde e bem-estar dos seres humanos, implica não apenas um equilíbrio entre os diversos aspectos do corpo e da mente, mas também entre as forças multidimensionais do espírito, as quais, até o momento, foram imperfeitamente compreendidas pela grande maioria das pessoas. *Na verdade, é o poder do espírito que movimenta, inspira e insufla vida nesse veículo que conhecemos como corpo físico. Um sistema de medicina que negue ou ignore a sua existência será incompleto, pois exclui o atributo mais importante da existência humana — a dimensão espiritual.* À medida que os médicos forem vendo a si mesmos mais como agentes promotores da cura e menos como clínicos, será dado mais valor ao espírito enquanto fator motivador da saúde.

Ao longo dos diversos capítulos deste livro, tentei descrever os seres humanos como entidades que não são constituídas apenas por nervos, músculos e ossos. Nós somos seres multidimensionais de energia e luz, cujo corpo físico é apenas um dos componentes de um sistema dinâmico maior. Em outras palavras, os seres humanos são complexos mente/corpo/espírito que existem num equilíbrio dinâmico contínuo com as dimensões energéticas superiores da realidade. Os tecidos que constituem o nosso corpo físico necessitam não só de oxigênio, glicose e nutrientes químicos mas também das energias vibracionais superiores que conferem à estrutura física suas propriedades vitais e de expressão criativa.

Essas energias sutis apresentam uma natureza hierarquizada e atuam a partir dos níveis superiores até se manifestarem no nível do corpo físico. As energias vibracionais superiores representam as estruturas organizacionais da consciência que utilizam o corpo físico como um veículo de expressão no nosso universo do espaço/tempo físico. Cada corpo e personalidade físicos é um prolongamento de uma consciência espiritual superior que procura evoluir através das experiências de aprendizado vividas na escola terrena da vida. A propensão do espírito para evoluir em direção a uma qualidade superior de consciência é a força motivadora que está por trás do sistema reencarnacionista. Essa qualidade superior de consciência só pode ser alcançada através de experiências individuais e de muitas vidas no corpo físico. Assim, o espírito usa a forma física como uma ferramenta de ensino e aprendizado. Embora o corpo físico possa ser transitório, o conhecimento e a experiência obtidos durante a fase em que o espírito ocupa a forma física são permanentes.

O mecanismo que controla o fluxo das energias superiores para a forma física é constituído principalmente pelo sistema chakra-nádi e pela interface físico-etérica. A interface físico-etérica é uma extraordinária ponte de energias sutis na qual está incluído o sistema de meridianos acupunturais. Ela liga a forma orgânica/molecular às energias organizacionais do corpo etérico. O corpo etérico é um campo holográfico de energia ou molde de crescimento que mantém a ordem e determina o padrão estrutural da matriz celular do corpo físico. As energias etéricas proporcionam um guia de onda sobre a qual são organizadas a estrutura e a função celular. Elas coordenam sinergicamente as atividades vitais através de mecanismos vibracionais, genéticos e de outros mecanismos moleculares sutis.

Diagrama 32
O SISTEMA BIOENERGÉTICO HUMANO

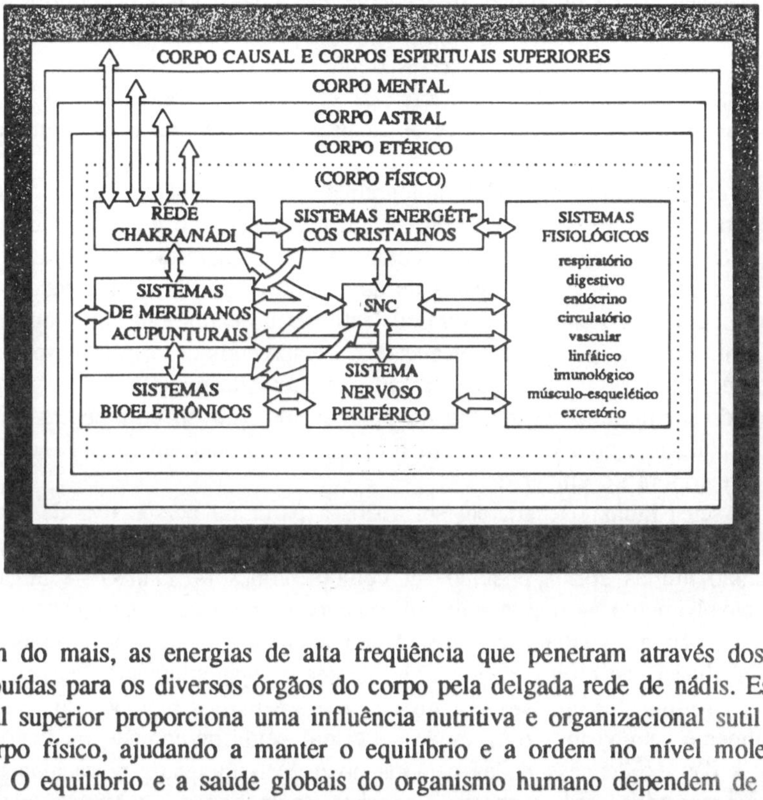

Além do mais, as energias de alta freqüência que penetram através dos chakras são distribuídas para os diversos órgãos do corpo pela delgada rede de nádis. Esse *input* vibracional superior proporciona uma influência nutritiva e organizacional sutil às células do corpo físico, ajudando a manter o equilíbrio e a ordem no nível molecular de expressão. O equilíbrio e a saúde globais do organismo humano dependem de um funcionamento equilibrado e coordenado tanto do corpo físico como dos sistemas de controle homeostático das dimensões superiores. Se houver alguma falha no sistema, em qualquer nível de hierarquia fisioenergética, o colapso físico e a doença podem se manifestar. A saúde, portanto, depende do correto alinhamento, equilíbrio e coordenação das formas e forças energéticas sutis superiores no nível do veículo físico. Quando as perturbações energéticas ocorrem no nível etérico ou em níveis de freqüências superiores da estrutura, as alterações patológicas acabam se manifestando no nível físico-celular.

A partir de uma perspectiva reencarnacionista, a doença pode ser considerada uma experiência de aprendizado terrestre. A localização e a natureza de muitas doenças freqüentemente contêm informações simbólicas que, quando corretamente decodificadas, podem ajudar o indivíduo a compreender determinados bloqueios mentais e emocionais dos quais ele talvez não tenha ciência. Esses bloqueios ocasionalmente são de natureza kármica e representam deficiências na qualidade da matriz emocional/mental encarnada, a qual foi exposta às influências negativas ou traumatizantes das vidas passadas. A correção de uma disfunção energética nos níveis de organização emocional, mental e espiritual produzirá uma reestruturação do molde etérico e um melhor funcionamento dos chakras. Assim, o corpo físico será curado a partir de um nível causal mais básico.

A percepção por parte dos físicos de que, no nível quântico, toda matéria é luz congelada em forma de partículas, confirma o conceito de que matérias de diferentes freqüências podem coexistir no mesmo espaço. Esse fenômeno é semelhante à observação de que energias de diferentes freqüências, tais como ondas de rádio e TV, podem coexistir de forma não-destrutiva no mesmo espaço. No caso da anatomia sutil humana, as estruturas interpenetrantes das diversas freqüências de matéria são os veículos vibracionais físico, etérico, astral e superiores. Essa idéia foi discutida no Capítulo 1, no qual examinamos a semelhança entre as imagens holográficas e a estrutura do corpo etérico.

Outra coisa inerente ao modelo holográfico é a possibilidade dele ser aplicado para se lidar com o universo como se ele fosse um grande padrão dinâmico de interferência de energia em constante processo de alteração — um gigantesco holograma em tempo real. O modelo holográfico nos ensina de que modo os padrões vibracionais de energia universal podem encerrar níveis ocultos de informação estruturada que, quando abordados de forma correta, podem ser alcançados, compreendidos e, até mesmo, manipulados. O corpo humano, quando considerado como um desses padrões de energia, pode ser entendido como uma ferramenta de aprendizado que encerra dentro de si muitas lições a respeito da verdadeira natureza do *self*, da realidade maior do indivíduo e, até mesmo, da estrutura do universo.

Se os seres humanos puderem ser vistos a partir da perspectiva de sua anatomia multidimensional, constituída pelos corpos vibracionais superiores, chakras, nádis e meridianos, então muitas coisas poderão ser compreendidas no campo — atualmente em pleno desenvolvimento — dos métodos alternativos de cura. Somente quando esse quadro maior for plenamente avaliado é que será demonstrada a existência de explicações viáveis para a eficácia de muitos métodos de tratamento aparentemente "não-científicos".

Este livro tem por objetivo discutir em detalhes muitos métodos diferentes de cura que, atualmente, são vistos com grande ceticismo pela comunidade médica convencional. Muitas das explicações dadas para os diversos tratamentos vibracionais provavelmente serão encaradas com o mesmo ceticismo dogmático e a mesma intolerância que tem caracterizado o *establishment* científico no passado. O autor tem esperança de que este livro possa ser lido por um número suficiente de cientistas de vistas largas e, possivelmente, com uma orientação mais espiritual, de modo que seja possível estabelecer uma base para elevar o nível atual do tratamento médico e, assim, alcançar mais sucesso e ter maior número de curas.

Cura Vibracional e Medicina Holística:
Uma Mudança Gradual do Reducionismo para o Holismo

Os métodos de cura vibracionais representam novas maneiras de se lidar com as doenças. Os praticantes da medicina energética sutil procuram corrigir as disfunções no organismo manipulando os níveis invisíveis — porém essenciais — da estrutura e função humanas. A cura no nível da anatomia energética sutil baseia-se no conceito, encampado pela Nova Física, de que todas as formas de matéria são, na verdade, uma manifestação de energia. À medida que a ciência e a tecnologia evoluem, de modo a tornar visível o que antes era invisível, maior será o número de cientistas e médicos forçados a alterar seus pontos de vista a respeito da natureza estendida dos seres humanos. Este fenômeno assemelha-se ao que aconteceu quando o desenvolvimento do microscópio forçou muitas associações médicas céticas a seguirem os conselhos de Lister e de outros pensadores pioneiros que afirmavam serem os "germes invisíveis" a causa de tantas doenças e sofrimento.

Nos primeiros dias da ciência médica, a compreensão da estrutura e da função humana era bastante limitada. O corpo humano era visto como uma intrincada máquina constituída por bombas, pistões, mecanismos de transmissão e polias. Os únicos modelos existentes nessa época eram mecanicistas e, assim, era natural que os seres humanos fossem comparados ao que, então, havia de mais avançado em matéria de ciência. O tratamento das doenças baseava-se na aplicação de medicamentos, cataplasmas, laxantes e métodos cirúrgicos consagrados pelo tempo. Ocasionalmente, faziam-se tentativas pioneiras de experimentar coisas novas. Na maioria das vezes, esses médicos que experimentavam tratamentos diferentes ou não-ortodoxos eram considerados charlatães pelos seus contemporâneos. Todavia, quando as pesquisas demonstraram a eficácia dos novos métodos de tratamento, esses cientistas antes tidos como charlatães (Lister, Pasteur e outros) acabaram sendo elevados à condição de "pioneiros" e de "inovadores".

Através do método empírico de tentativa e erro, demonstrou-se que vários tratamentos eram eficazes ou perigosos, sendo, portanto, largamente adotados ou abandonados. Boa parte da clínica médica baseou-se durante muito tempo no que poderia ser chamado de consenso médico. Quaisquer que fossem os modelos ou a filosofia de tratamento que se transformassem no corpo de conhecimentos aceito pelo *establishment* médico do momento, eram tidos como uma espécie de evangelho pelos seus adeptos. Diversos tratamentos de um ou outro tipo, incluindo o uso de sangrias, de catárticos e até mesmo de sanguessugas, já estiveram em voga.

À medida que o pensamento científico foi se tornando mais sofisticado, surgiram novos modelos da função humana. Lamentavelmente, o ponto de vista dominante, segundo o qual o corpo humano é um mecanismo intrincado, subsistiu até os dias de hoje. A única diferença é que as "engrenagens e polias" do grande mecanismo tornaram-se cada vez menores. *Muito embora tenhamos avançado muito no sentido da compreensão científica, os médicos ainda vêem os seres humanos como máquinas.* O coração humano, por exemplo, o centro do nosso ser, é considerado uma bomba infatigável que bombeia sangue para todo o corpo de forma contínua e regular. Todavia, alguns autores esotéricos consideram o coração a sede da alma, a parte do corpo através da qual a força vital se liga ao corpo físico.[5]

Mecanisticamente, os médicos vêem o coração como um motor físico cujos atributos são a força e a precisão. Assim, de forma simplista, eles tentaram reproduzir suas funções por meio de um coração artificial. As tentativas de substituir o coração humano por um coração artificial foram cheias de problemas. O problema mais freqüente parecia ser a ocorrência de repetidos acidentes vasculares cerebrais e conseqüentes disfunções neurológicas. Esta complicação ocorreu em quase todos os receptores do coração artificial, com variáveis graus de gravidade entre os diversos pacientes. Os acidentes vasculares cerebrais ocorreram com tanta freqüência que a *Food and Drug Administration* só está permitindo o uso do coração artificial como uma medida temporária antes de um transplante de coração humano. O modelo mecanicista sugeriria que a causa dos repetidos problemas apresentados pelo coração artificial é a formação de coágulos sangüíneos — devido a algum fator coagulante produzido pela bomba mecânica — que se deslocam até o cérebro. Na tentativa de prevenir essa complicação, os cirurgiões cardíacos injetaram substâncias anticoagulantes no sangue de seus pacientes; mesmo assim ainda continuaram a ocorrer acidentes vasculares cerebrais.

Uma explicação alternativa é a de que o chakra do coração, que fornece energia etérica nutritiva para o coração físico, talvez seja a causa primária da disfunção que contribui para a degeneração do músculo cardíaco. É interessante observar que essa disfunção do chakra do coração, causada por bloqueios emocionais que impedem o indivíduo de expressar amor por si mesmo e pelos outros, está associada, não apenas a doenças físicas do coração, incluindo a trombose coronária e diversas cardiomiopatias, mas também a acidentes vasculares cerebrais relacionados com estase da circulação. Talvez a principal causa dos repetidos acidentes vasculares cerebrais nos receptores do coração mecânico seja o funcionamento anormal do chakra do coração e não a existência de algum defeito físico no dispositivo.

Isto indica que a capacidade de os receptores de corações transplantados aceitarem e viverem sem problemas com o novo coração talvez pudesse ser melhorada por abordagens psicoenergéticas voltadas para a correção de disfunções no chakra cardíaco. Por "abordagens psicoenergéticas" queremos dizer não apenas as terapias psicológicas que envolvem a prática de meditação, a formação de imagens mentais e a psicoterapia, como também terapias energéticas sutis relacionadas com o uso de remédios homeopáticos, de essências florais, de elixires de pedras preciosas e de um grande número de outras modalidades de cura espiritual. Curiosamente, este é um caso em que uma abordagem cirúrgica convencional — um transplante de coração — poderia ser combinada tanto com tratamentos farmacológicos alopáticos (incluindo o uso de ciclosporina — um medicamento imunossupressor para prevenir a rejeição) como com terapias energéticas sutis que tratam uma doença grave em diversos níveis energéticos simultaneamente.

Obviamente, o modelo mecanicista pode limitar as abordagens de tratamento disponíveis. Quando alguém se defronta com uma doença cardíaca, existe apenas um determinado número de abordagens fisiomecânicas às quais essa pessoa pode recorrer. A doença cardíaca nos proporciona um perfeito modelo de doença na qual os métodos dos médicos ortodoxos são comparados aos métodos da medicina holística. Ao se defrontar com um paciente com uma grave doença cardíaca, o médico convencional dispõe de um determinado número de diagnósticos e abordagens terapêuticas em seu repertório. Estas últimas vão desde as formas de tratamento já consagradas pelo uso até as abordagens mais experimentais. Podem ser exames não-agressivos, tais como ecocardiogramas, medições de pressão sangüínea e monitorizações do fluxo sangüíneo, realizadas com a ajuda de isótopos de tálio. No final das contas, porém, a última palavra é dada pela cateterização cardíaca. Um corante injetado no coração através de um cateter orientado por um fluoroscópio permite a visualização física do coração em atividade, dos sutis movimentos de suas paredes e das obstruções ou estreitamentos existentes nas artérias coronárias.

Se houver bloqueios de colesterol provocando o estreitamento das coronárias, pode-se tentar corrigir o problema com diversos métodos farmacológicos, mecânicos e cirúrgicos. Os pacientes poderão receber medicamentos que, conforme se espera, farão com que as artérias estreitadas se dilatem até alcançarem o máximo diâmetro possível, a fim de restabelecer o fluxo de oxigênio para as paredes do músculo cardíaco. Se os medicamentos não conseguirem aliviar o problema da angina do peito, pode-se tentar diversos métodos físicos num ambiente hospitalar.

Antigamente, o próximo passo no tratamento da angina do peito, depois da terapia medicamentosa, era a ponte de safena. Atualmente, dispomos de novos métodos de tratamentos "físicos". A técnica que está se tornando mais popular talvez seja um sistema conhecido como angioplastia de balão. Na angioplastia coronariana, um cateter com um balão na ponta é inserido na coronária doente com a ajuda de um fluoroscópio, depois do que o balão é inflado sob pressão. As paredes do delgado balão tubular fazem pressão contra as placas de colesterol e alargam a abertura para permitir que uma quantidade maior de sangue flua através do bloqueio. Esta técnica tem tido taxas variáveis de sucesso e apresenta complicações que vão desde dor no peito até a ocorrência de ataques cardíacos que requerem uma cirurgia de emergência para a implantação de pontes de safena. Todavia, ela é uma técnica menos agressiva do que a cirurgia para implantação de ponte de safena propriamente dita.

Outro método mais experimental de destruição das placas de colesterol que existe nas artérias coronárias é a angioplastia a *laser*. O feixe de *laser* é transmitido através de um delgado cateter de fibra óptica, o que permite ao cirurgião visualizar o centro da artéria doente. O *laser* é utilizado para vaporizar de forma seletiva os bloqueios de colesterol que obstruem algumas partes das coronárias. Embora esta técnica tenha tido níveis variáveis de sucesso, trata-se de uma abordagem singular porque utiliza apenas energia para tratar uma doença. Apesar disso, esta abordagem ainda é baseada num modelo mecanicista da fisiologia. Em outras palavras, o feixe de *laser* está sendo usado para remover o excesso de colesterol como se fosse uma máquina *hi-tech* de desentupir encanamentos.

Outra técnica considerada ainda mais experimental do que a angioplastia a *laser* é a chamada revascularização miocardial a *laser* (RML).[6] Enquanto o coração é mantido resfriado e imóvel, tal como acontece numa típica operação a coração aberto para implantação de ponte de safena, minúsculos orifícios são perfurados numa área da parede do músculo cardíaco. A teoria predominante é a de que os orifícios perfurados externamente a *laser* produzem cavidades e canais internos no miocárdio que permitem uma melhor circulação do sangue e oxigenação do músculo cardíaco disfuncional.

A RML e a angioplastia a *laser* representam casos fora do comum nos quais uma forma de energia pura (um feixe de *laser*) é usada (ainda que numa abordagem um tanto mecanicista) para tratar doenças. Essas abordagens, nas quais feixes de *laser* estão sendo usados como instrumentos cirúrgicos, poderiam ser consideradas uma forma de transição que prepara o caminho para a introdução gradual da medicina energética na medicina tradicional. O uso terapêutico de raios *laser* é uma área que continuará a desenvolver-se no futuro, especialmente no que diz respeito às abordagens energéticas sutis. Destaca-se nessa área a laserpuntura, isto é, o uso de *lasers* de baixa energia para estimular os pontos de acupuntura a fim de promover a cura de doenças. Essas e outras técnicas avançadas de cura vibracional serão aceitas mais amplamente quando os médicos ortodoxos começarem a encarar os seres humanos, não apenas como caixas fisiológicas fechadas, mas como sistemas abertos de energia em equilíbrio dinâmico com o ambiente eletromagnético multidimensional.

Voltando à nossa abordagem médica convencional para o tratamento das doenças cardíacas, nós já falamos sobre a terapia medicamentosa, a angioplastia e a cirurgia para implantação de pontes de safena. A terapia a *laser* é ainda considerada altamente experimental e só se encontra disponível em alguns centros avançados de pesquisa. Se a cardiopatia produzir um dano irreparável, como no caso de um ataque cardíaco de grandes proporções causado por trombose e oclusão coronariana, e se o restante do músculo cardíaco estiver demasiado fraco, então a única alternativa consiste em recorrer à ajuda proporcionada por uma bomba aórtica de balão ou substituir totalmente o músculo cardíaco. Conforme já discutimos anteriormente, isso inclui ou o uso temporário de um coração artificial ou o transplante de um coração humano, depois que tenha sido encontrado um doador apropriado.

Até o momento, esse arsenal combinado de médico e cirúrgico tem definido o estado da arte em matéria de tratamento de doenças cardíacas. Além dos tratamentos já mencionados, existem ainda diversas drogas que podem ser ministradas para dilatar as artérias e aumentar o fluxo de sangue através das coronárias. Pode-se também prescrever drogas que ajudam a fortalecer o músculo cardíaco enfraquecido e a prevenir a ocorrência de ritmos cardíacos irregulares. Feito tudo isso, não resta muito mais que a medicina convencional possa oferecer. O que o futuro poderá nos reservar? É improvável que a criação de novos medicamentos que fortaleçam o coração venha a representar a chave para o tratamento das doenças cardíacas. Uma vez que a função do coração físico tenha se degenerado além de um certo ponto, não há muito o que possa ser feito para fortalecê-lo. A frase "Não adianta bater em cavalo morto" às vezes tem sido pronunciada por cardiologistas que sentem estar malhando em ferro frio ao tentarem inutilmente melhorar o funcionamento de um coração fadado ao colapso. A única outra alternativa é um transplante cardíaco, seja de um coração artificial ou de um coração proveniente de um doador humano, nenhum dos quais está prontamente disponível em todos os hospitais.

Os médicos holísticos encontraram diversas alternativas para o tratamento de doenças cardíacas. A mais controvertida dessas técnicas talvez seja a terapia da quelação.[7] Este tratamento não é absolutamente o *roto-rooter* químico que seus oponentes o acusam de ser. Essa terapia consiste na administração de múltiplas injeções intravenosas de uma substância química quelante chamada EDTA, ao longo de um período de semanas ou meses. Esse complexo químico retira os íons de cálcio da circulação e remove o cálcio das rígidas e estreitadas paredes dos vasos sangüíneos esclerosados, como é o caso das artérias coronárias doentes.

O que a maioria dos críticos não entende, porém, é que a terapia de quelação também é uma manipulação hormonal. A infusão de EDTA parece causar uma libera-

350

ção secundária de uma substância chamada hormônio da paratireóide, a qual continua a provocar a abertura dos vasos sangüíneos esclerosados dias e semanas depois que a terapia por quelação foi encerrada. É fato bem conhecido, por exemplo, de que drogas como o propranolol, que prejudicam a resposta do hormônio da paratireóide, diminuem a eficácia terapêutica da quelação. Antes do início da terapia da quelação, os pacientes são mantidos afastados dessa substância e de substâncias semelhantes que bloqueiam os receptores beta.

Embora também existam formas orais de agentes quelantes, os quais têm sido oferecidos como alternativas à terapia intravenosa, a maioria dos médicos holísticos acha que a terapia com EDTA é a mais eficiente das duas abordagens. Curiosamente, alguns médicos holísticos relataram a ocorrência de melhoramentos na função cardíaca depois de repetidos tratamentos com agentes quelantes. Infelizmente, estudos como este raramente são aceitos nos periódicos médicos convencionais, cuja publicação tem sido limitada à literatura holística e aos periódicos médicos alternativos. ·

Embora seja uma terapia química ou medicamentosa inovadora, o tratamento com agentes quelantes não é considerado uma terapia vibracional. Em vez de destruir os depósitos de cálcio e colesterol com feixes de *laser*, ou de empurrá-los para o lado com cateteres com um balão na ponta, o tratamento com agentes quelantes reverte química e hormonalmente o endurecimento das artérias a fim de melhorar o fluxo de sangue através das coronárias. Em muitos casos, sua eficácia é limitada ao momento cronológico em que ocorre a intervenção. Quanto mais antigo o problema arterial, menor a probabilidade de que o tratamento venha a produzir benefícios apreciáveis. Para os médicos holísticos, a quelação é uma espécie de último recurso químico na luta contra a arterioesclerose.

Uma abordagem ainda mais importante para o tratamento das doenças cardíacas, que só agora está sendo ativamente discutida pelos médicos convencionais, é a terapia da dieta. Somente um pequeno número de médicos ortodoxos acreditaram que uma modificação na dieta poderia reverter a arterioesclerose. Todavia, quando morreu Nathan Pritikin, o defensor da dieta, a autópsia do seu corpo confirmou suas alegações. Pritikin já tivera antes um problema que fora diagnosticado como arterioesclerose. Um cateterismo coronariano havia confirmado o grau de estreitamento de seus vasos sangüíneos. Entretanto, depois de várias décadas de rigorosa modificação em sua dieta, a autópsia de seu corpo revelou que as coronárias de Pritikin estavam abertas e livres de obstruções. Além do mais, o nível de colesterol em seu sangue era extremamente baixo para a sua idade. Isso era resultado de uma dieta com pouca gordura e baixos níveis de colesterol.

Na realidade, Pritikin aconselhava alterações alimentares que limitavam drasticamente a quantidade de gordura ingerida. Além disso, ele também afirmava que o exercício era igualmente importante para melhorar a circulação no músculo cardíaco. Contudo, as pessoas muitas vezes têm dificuldade para modificar suas dietas e a quantidade de exercícios que costumam fazer. Freqüentemente, é preciso um primeiro ou, até mesmo, um segundo ataque cardíaco para fazer as pessoas adotarem hábitos de vida mais saudáveis.

A utilização de modificações no estilo de vida para tratar e prevenir doenças é uma das poucas abordagens holísticas que começou a conquistar espaço na medicina convencional. O fato de muitos médicos estarem agora aconselhando seus pacientes a fazerem alterações na dieta e no nível de atividade física demonstra como a medicina

351

tradicional lentamente está adotando idéias antes defendidas pela escola dos terapeutas holísticos.

Todavia, o futuro da medicina holística dependerá da incorporação das terapias vibracionais à clínica médica cotidiana. Os médicos holísticos consideram que o conceito de bem-estar nos seres humanos é função de uma integração correta entre os elementos físicos, emocionais, mentais e espirituais da vida. No presente, muitos clínicos lidam com as dimensões emocional e espiritual principalmente através da psicoterapia. O que necessita de um maior esclarecimento, porém, é a verdadeira natureza da relação entre a dimensão espiritual e a existência de um fluxo equilibrado da própria força vital. Embora esta área já tenha sido objeto de alguma discussão, faz-se necessária uma análise mais minuciosa, especialmente quanto ao modo pelo qual os médicos do futuro poderão atuar sobre os aspectos energéticos dessas dimensões sutis a fim de estimular a cura e a saúde.

Conforme já mencionamos anteriormente, uma abordagem vibracional das doenças cardíacas incluiria a aplicação daquelas modalidades terapêuticas energéticas sutis que iriam contribuir para o fortalecimento do chakra do coração. Esse chakra fornece energias nutritivas sutis para o coração físico. Assim, seria adequado atuar sobre uma doença cardíaca estabelecendo um fluxo apropriado de energia através do centro cardíaco e fortalecendo os seus pontos fracos. As influências energéticas dos chakras, nádis e meridianos acupunturais afetam a saúde dos diversos órgãos do corpo num nível etérico ou "pré-físico". As alterações se manifestam nesses níveis vibracionais superiores muito antes de alcançarem o nível celular. É isto o que significa tratar uma doença num nível causal mais básico.

A melhor abordagem terapêutica seria a eliminação das anormalidades existentes no nível energético sutil, as quais foram a causa inicial de manifestação da doença. Esta será a maior diferença entre as abordagens da medicina tradicional dos nossos dias e da medicina holística/espiritual do futuro. Ao aplicarem o modelo mecanicista de doença, a maioria dos médicos convencionais procura tratar apenas os efeitos secundários das enfermidades. Eles tentam atuar sobre um coração já debilitado de modo a melhorar seu funcionamento por meios farmacológicos e cirúrgicos. Nos últimos anos, foram feitas tentativas de criar um ambiente metabólico melhor para o coração através de modificações alimentares que estimulem a perda de peso e o abaixamento dos níveis de colesterol, do abandono do hábito de fumar e de programas de reabilitação por meio de exercícios físicos. Embora esses sejam passos saudáveis, dados na direção correta, existem outros fatores energéticos que podem ser modificados de modo a estimular o desenvolvimento de melhores métodos para o tratamento de doenças cardíacas.

A abordagem vibracional procura proporcionar ao coração um ambiente energético sutil mais estável e menos destrutivo, o que talvez possa contribuir para a recuperação de suas funções através de meios mais naturais. Existem diversas abordagens vibracionais que poderiam ser usadas no tratamento de doenças cardíacas. Conforme já dissemos, o uso de essências florais, de elixires de pedras preciosas e, possivelmente, de remédios homeopáticos talvez também seja indicado, dependendo da perícia do terapeuta em questão. Os desequilíbrios energéticos existentes nos circuitos de meridianos do corpo poderiam ser analisados usando-se a Máquina de Voll e outros equipamentos de diagnóstico. Os remédios vibracionais apropriados poderiam ser casados com as necessidades vibracionais específicas dos pacientes. O acerto na seleção de elixires de pedras preciosas, de essências florais e de outros remédios específicos também poderia ser conferido na Máquina de Voll, de modo a assegurar a correta correspondência vibracional entre o paciente e a terapia.

Nos níveis mais esotéricos de tratamento, energias de cores específicas poderiam ser direcionadas para área do peito na tentativa de fortalecer o chakra do coração. Além do mais, determinados cristais que produzem efeitos reconhecidamente benéficos sobre o centro cardíaco, como é o caso do rubi, poderiam ser aplicados à região do coração para produzir efeitos energéticos positivos. A cura psíquica ou espiritual também poderia ser utilizada, seja isoladamente ou combinada com o uso de cristais específicos, a fim de se tentar modificar as propriedades energéticas sutis do coração doente. As doenças cardíacas poderiam ser associadas a disfunções energéticas em outros centros que não o chakra cardíaco. Uma pessoa clarividente poderia participar do processo de diagnóstico para descrever a função e os padrões energéticos dos chakras individuais.

Talvez um exame das formas-pensamento negativas existentes no campo da aura do paciente pudesse ser útil para levantar dados que ajudassem a fornecer esclarecimentos quanto às origens psicoespirituais da doença do paciente. Tem sido sugerido que os padrões de pensamento possuem propriedades magnéticas sutis que nos permitem lidar com eles usando não apenas a psicoterapia com também aplicando-lhes tratamentos que atuam basicamente no nível energético sutil. Existem determinados sistemas experimentais nos quais são usados feixes de gás inerte que podem efetivamente dissolver formas-pensamento negativas no campo da aura do indivíduo. Todavia, o tratamento com esses sistemas freqüentemente precisa ser repetido muitas vezes. Isto acontece porque, se a consciência do indivíduo não se tiver modificado, os mesmos padrões difusos de pensamento que criam as formas-pensamento originais irão freqüentemente recriar padrões energéticos idênticos, mesmo depois de terem sido dissolvidos. Suplementando as observações efetuadas por indivíduos clarividentes, os sistemas radiônicos poderiam ser usados (por um especialista radiônico especialmente treinado) para diagnosticar problemas em diversos níveis energéticos sutis, começando com uma avaliação dos chakras da pessoa e chegando a efetuar um estudo a respeito da qualidade das estruturas etéricas subjacentes.

Talvez a mais poderosa de todas as modalidades de cura seja a própria mente do paciente. Afirmações verbais positivas, que contribuam para a elevação do espírito, podem ser usadas para alterar mensagens negativas que eventualmente estejam abrigadas no inconsciente. As imagens transformacionais de cura também são úteis, especialmente quando as imagens mentais de natureza visual são combinadas com o uso de afirmações. Conforme discutimos no capítulo anterior, o funcionamento anormal dos chakras freqüentemente está relacionado com a existência de bloqueios psicológicos e espirituais nos padrões de pensamento da pessoa doente. O chakra específico afetado durante o período de doença muitas vezes indica o tipo de bloqueio emocional que está contribuindo para a manifestação dessa enfermidade.

Tentar modificar as percepções negativas ou incorretas que estejam contribuindo para a ocorrência de disfunção num chakra talvez seja um dos mais importantes tratamentos acessórios que possam ser oferecidos por qualquer terapia vibracional. A pessoa precisa alterar as condições energéticas sutis que a predispõem à doença para que algum tratamento possa ter eficácia permanente. Quando a consciência do paciente está empenhada em contribuir para o sucesso de algum tipo de terapia, como acontece, por exemplo, quando se usa a visualização para aumentar a eficácia de um tratamento, fatalmente ocorrerão efeitos amplificadores positivos. Isso se aplica tanto às abordagens médicas convencionais como às alternativas. Os pacientes que utilizam técnicas de visualização e relaxamento em conjunto com terapias medicamentosas e cirúrgicas saram mais rapidamente e os efeitos do tratamento são mais positivos.

Programas específicos de visualização e afirmação ativas podem ajudar a reequilibrar chakras obstruídos ao promover alterações nos padrões de pensamento que produziram originalmente o desequilíbrio psicoenergético e, por conseguinte, físico. Quando tentamos corrigir uma disfunção existente num chakra estamos procurando curar a doença num nível causal mais primário. Isso contrasta com a abordagem médica tradicional de tratar os sintomas da pessoa e tentar modificar os padrões de doença apenas no nível físico, através de manipulações cirúrgicas e farmacológicas. Quando uma disfunção é tratada nos seus níveis etérico, astral e superior, a doença pode ser sanada antes mesmo de manifestar-se no nível físico. Obviamente, a demonstração de que uma pessoa se curou de uma doença antes que ela se tornasse física depende do desenvolvimento de equipamentos de diagnóstico por formação de imagens que possam visualizar a ocorrência de alterações patológicas nas estruturas orgânicas etéricas do corpo.

Em última análise, no futuro a medicina deverá caminhar nessa direção. A saúde será mantida graças à possibilidade de se diagnosticar as predisposições energéticas para a doença muito antes que a enfermidade efetivamente se manifeste no plano físico. Somente através do uso de tecnologias energéticas sutis como as empregadas na Máquina de Voll, nos aparelhos de radiônica e em outros sistemas é que podemos chegar perto de fazer diagnósticos com esse nível de precisão. Naturalmente, *a eficácia desses aparelhos depende basicamente do desenvolvimento psicoespiritual do profissional da saúde, uma vez que sistemas como os aparelhos de radiônica são na verdade prolongamentos dos mecanismos da consciência da pessoa que realiza o diagnóstico vibracional.*

A chave para o tratamento das doenças depende, em última análise, da nossa capacidade de compreender primeiramente como essas enfermidades se manifestam. Os médicos convencionais estão avançando lentamente no sentido de adquirir uma melhor compreensão acerca do conceito de predisposição para a doença. As enfermidades não provêm necessariamente do meio exterior; muitas vezes elas se originam em nossa própria estrutura física e bioenergética. A medicina convencional tem começado a compreender que a ocorrência de uma doença nem sempre depende unicamente de uma exposição a uma determinada substância nociva. Em outras palavras, a doença nem sempre vem de fora do nosso organismo. Em muitos casos, ela se origina dentro de nós. Somente agora os médicos estão discutindo o conceito de resistência imunológica e muitos outros fatores que contribuem para a suscetibilidade de uma determinada pessoa à doença.

A etiologia das doenças foi imperfeitamente compreendida durante séculos. As doenças infecciosas nos proporcionaram o primeiro modelo de doença que se baseava nos efeitos perniciosos de germes "invisíveis". Para muitos médicos, o conceito de influências deletérias invisíveis era difícil de compreender. A incapacidade de os médicos acreditarem que os germes podiam causar doenças contribuiu para dificultar a melhoria das condições de higiene das salas de cirurgia. Os médicos operavam os pacientes de mãos nuas depois de terem manuseado cadáveres e outros pacientes enfermos. Não era comum os médicos se darem ao trabalho de lavar muito bem as mãos antes de uma cirurgia. A ausência de esterilização freqüentemente resultava em misteriosas infecções nos ferimentos e em outras complicações. Somente depois que um novo aparelho chamado microscópio revelou a presença de bactérias "invisíveis" é que a existência desses microorganismos foi confirmada. Depois de anos de laboriosos experimentos realizados por Pasteur, Lister e por outros pioneiros da medicina a participação dos micróbios nas doenças foi hesitantemente reconhecida. Isso acabou resultando na adoção generalizada da lavagem de mãos e dos procedimentos de esterilização na medicina clínica e cirúrgica.

Hoje em dia, compreendemos que o quadro total de uma doença infecciosa é na verdade uma equação com dois componentes. Uma doença pode ser causada não apenas pela exposição a um agente infeccioso mas também pelo contato desse agente com uma pessoa que, nessa ocasião, não foi capaz de se defender imunologicamente do ataque. Deve-se considerar, obviamente, a magnitude do estímulo nocivo ao qual a pessoa foi exposta. Quanto maior a pressão externa, maior a probabilidade de ocorrer uma doença. No caso de uma substância química tóxica, a probabilidade de ocorrência de doença seria determinada por uma comparação entre a quantidade total de substância ingerida e os padrões conhecidos de segurança na exposição a essa substância. É também possível produzir efeitos biológicos tóxicos mediante a exposição crônica da pessoa a doses microscópicas de substâncias químicas danosas que não ultrapassam absolutamente os limites de segurança normalmente estabelecidos; esses efeitos são mediados pelos mesmos princípios energéticos que atuam na homeopatia. Embora este fato levante algumas questões a respeito dos limites de segurança convencionais para a exposição a substâncias químicas tóxicas, a discussão desse assunto será deixada para mais adiante neste capítulo. No caso de doenças infecciosas, quanto mais virulento o microorganismo e maior o tamanho do inóculo (número de indivíduos que penetram no corpo), maior será a probabilidade de ocorrência de doença.

Por outro lado, o estado imunológico do indivíduo pesa ainda mais na equação da doença. Por exemplo: indivíduos que apresentam uma grave depressão do sistema imunológico — incluindo pacientes submetidos a doses elevadas de hormônios esteróides, à quimioterapia para o tratamento de câncer e vítimas da AIDS — são suscetíveis a devastadoras infecções provocadas por microorganismos comuns no ambiente e inofensivos para a maioria das pessoas. Num indivíduo cujo sistema imunológico está comprometido, qualquer infecção implica risco de vida. O grau de depressão imunológica varia ao longo de um largo espectro, sendo que os pacientes aidéticos e as pessoas submetidas à quimioterapia para o tratamento do câncer se encontram na parte extrema da curva. A capacidade global de defesa imunológica depende de inúmeros fatores tanto físicos como energéticos sutis.

Para compreendermos realmente a questão da resistência imunológica precisamos primeiramente ter algum conhecimento a respeito dos elementos estruturais que nos conferem as nossas defesas imunológicas. No nível físico, a resistência individual é um fenômeno celular mediado pelos linfócitos, pelos gânglios linfáticos e pelo sistema reticuloendotelial. Os linfócitos B e T e os histiócitos dos tecidos são os soldados que defendem o corpo. Na verdade, eles se assemelham mais a uma patrulha costeira. Eles patrulham ativamente as nossas fronteiras internas para impedir que intrusos perigosos ataquem nossas praias e também policiam suas próprias tropas, procurando impedir que os elementos mais agressivos arrasem a zona de combate e escapem completamente ao controle.

O sistema imunológico é uma rede coesa de incansáveis trabalhadores que regulam o ambiente celular do corpo. A rede imunológica monitoriza continuamente amostras do ambiente interno do corpo à procura de proteínas e de elementos alienígenas que são identificados como estranhos ao corpo. Essas proteínas anormais podem ser a cobertura externa de vírus, paredes celulares de bactérias e, até mesmo, membranas externas de células cancerosas. Dessa maneira, o sistema imunológico está patrulhando continuamente as fronteiras celulares do organismo a fim de manter tanto um controle interno de qualidade quanto um sistema de defesa estratégica.

Num nível vibracional, a qualidade da função imunológica e a capacidade de o corpo se defender e conservar sua integridade são muito afetadas pelo grau de fluxo energético sutil através do eixo chakra do coração/timo. O chakra do coração, por sua vez, é afetado pelo equilíbrio psicoenergético no nível da consciência do indivíduo. O chakra do coração é afetado pela capacidade de o indivíduo sentir amor por si mesmo e pelos outros em seu dia-a-dia. Nós às vezes dizemos que as pessoas incapazes de expressar amor têm um "coração de pedra". Num nível energético sutil, esse termo poderia igualmente referir-se a um chakra do coração fechado ou bloqueado, que poderia efetivamente contribuir para o endurecimento do coração físico.

Num nível simbólico, a circulação do sangue está metafisicamente associada à circulação do amor, seja ele voltado para o próprio indivíduo ou dirigido às outras pessoas. O chakra do coração e os órgãos aos quais ele fornece energia sutil são fortemente afetados pela natureza amorosa do indivíduo. A imagem interna da pessoa e o grau de equilíbrio e abertura do seu chakra cardíaco são afetados quando existem auto-imagens e automensagens negativas sendo emitidas de forma contínua e inconsciente pelos bancos de memória do biocomputador da pessoa. Como o chakra do coração está ligado energeticamente ao timo e, portanto, ao sistema imunológico, os elementos psicoespirituais do *self* e do amor do indivíduo por si mesmo estão intimamente ligados à expressão celular e à manutenção da integridade do corpo.

Quando existem conflitos emocionais inconscientes que afetam de forma negativa o chakra do coração, como acontece nos estados de depressão e de luto, há um enfraquecimento correspondente do sistema imunológico que aumenta a suscetibilidade do indivíduo a todos os tipos de doença. Quando o sistema imunológico está debilitado por tensões emocionais e a personalidade está dominada por sentimentos de impotência e desesperança, o corpo torna-se mais vulnerável ao ataque de vírus, bactérias e, até mesmo, de células cancerosas. Em alguns casos, as tensões podem colocar fora de combate determinados tipos de células do sistema imunológico que têm a função de policiar os outros elementos do conjunto. O sistema imunológico pode voltar-se contra o próprio organismo, numa das várias formas de doença auto-imunológica.

As tensões fisiológicas e psicológicas afetam significativamente a capacidade de o corpo maximizar a eficiência de suas defesas imunológicas. Nos últimos 25 anos, os médicos tradicionais começaram a reconhecer os poderosos efeitos fisiológicos das doenças crônicas, graças principalmente aos estudos de Hans Selye e de outros cientistas pioneiros. Uma das áreas em que a medicina holística e a medicina convencional encontraram alguma convergência de pensamento foi no campo das pesquisas relacionadas com o *stress*. Ambas as facções reconheceram que o *stress* produzia efeitos negativos importantes sobre a mente e o corpo. Sabe-se atualmente que o *stress* produz uma debilitação temporária da função imunológica. Talvez o mais dramático exemplo das atenções voltadas para o *stress* e para as relações entre mente e corpo tenha sido o reco-

356

nhecimento da existência de distúrbios relacionados com o *stress*. Os médicos tornaram-se cada vez mais conscientes de que doenças relacionadas com o *stress* ocorrem com freqüência na grande maioria de seus pacientes.

Ainda que muitos médicos convencionais tenham admitido que o *stress* contribui para a ocorrência de casos de asma, de úlcera péptica, de colite ulcerativa e de outras doenças, têm havido pouquíssimas tentativas de tratar diretamente os fatores psicológicos que atuam sobre essas doenças. Embora alguns médicos recomendem psicoterapia a seus pacientes com distúrbios relacionados com o *stress*, o tratamento físico da doença por meio de métodos farmacológicos tradicionais tem sido privilegiado. O crescente reconhecimento de que o *stress* contribui para o agravamento de muitas doenças levou os fabricantes de produtos farmacêuticos a procurarem substâncias ansiolíticas melhores e mais potentes, como é o caso do *Valium* e de várias drogas afins desenvolvidas nos últimos anos.

Embora essas drogas sejam reconhecidamente úteis no tratamento a curto prazo de situações estressantes agudas, devemos estar sempre atentos para a possibilidade de que elas possam apenas mascarar o problema primário, em nada contribuindo para identificar e eliminar as verdadeiras causas da reação de *stress*. Os melhores métodos terapêuticos para o tratamento do *stress* psicológico incluem o *biofeedback*, a prática da meditação, as técnicas de formação de imagens mentais e exercícios progressivos de relaxamento. As abordagens alternativas comumente empregadas pelos médicos holísticos conferem ao indivíduo um controle maior sobre si mesmo e sobre as manifestações do *stress* no corpo físico. Os tratamentos convencionais, por outro lado, muitas vezes fazem com que o indivíduo se torne dependente de medicamentos ansiolíticos.

Embora o modelo mecanicista da medicina tradicional possa nos proporcionar novos tratamentos farmacológicos voltados para a amenização dos nossos sentimentos de ansiedade, de medo e de pânico, resta saber se esse tipo de terapia poderá solucionar realmente o problema do ponto de vista holístico. O médico holístico tem por objetivo integrar e reequilibrar os elementos da mente e do corpo com os elementos do espírito. Embora medicamentos como o *Valium* facilitem o trabalho dos médicos que precisam tratar rapidamente pacientes estressados, essas drogas pouco contribuem para a consecução das metas mais elevadas do modelo holístico.

Durante o século XX, os médicos consideraram o corpo e a mente como entidades distintas e, com base nessa suposição, trataram principalmente do corpo na tentativa de curar as doenças. Gradualmente foram se acumulando evidências de que a mente e o corpo são menos independentes do que antes se pensara. O impulso necessário para essa reavaliação no pensamento médico foi proporcionado por uma melhor compreensão a respeito dos efeitos negativos do *stress* psicológico sobre a mente e o corpo e de suas relações com a origem das doenças. Apesar de os médicos terem revisto seus conceitos a respeito do *stress* e das doenças, as abordagens terapêuticas da medicina tradicional tenderam a permanecer concentradas apenas nos componentes físicos das doenças. Em vez de tratarem a pessoa como um todo, os médicos convencionais tendem a dirigir as estratégias terapêuticas para determinados sistemas de órgãos.

Houve uma gradual evolução no pensamento médico no sentido de passar a considerar os seres humanos como sistemas complexos dotados de características físicas, mentais, emocionais e, até mesmo, espirituais. O progressivo deslocamento em direção a uma medicina mais humanista tem sido responsável pelo movimento holístico na área dos cuidados com a saúde. O modelo reducionista da máquina humana, de acordo com o qual o indivíduo é a soma de seus componentes, não foi inteiramente bem-sucedido no que tange a proporcionar soluções terapêuticas para o tratamento de doenças e tampouco para a compreensão da natureza maior da saúde humana. Na verdade, os seres humanos são mais do que a soma de seus órgãos físicos e de seu sistema nervoso, já que o corpo físico não é um simples sistema fechado.

Os seres humanos são entidades cuja soma total é apenas parcialmente representada por aqueles mecanismos fisiológicos integrados conhecidos como corpos físicos. O corpo físico faz contato com complexas estruturas e redes sutis que medeiam o fluxo das energias da consciência e da força vital para dentro dele, desse modo alimentando e conservando a sua existência no plano físico. O ser humano multidimensional é uma manifestação da alma, a qual está em permanente processo de evolução e encarna através dos veículos representados pelo corpo físico e pelos corpos vibracionais superiores. Essa corrente energética de consciência atua através dos mecanismos sinérgicos dos corpos físico e sutis de modo a expressar-se de forma criativa e aprender mais a respeito de sua verdadeira natureza através de seus atos no plano físico. No futuro próximo, os médicos espiritualistas começarão a compreender os seres humanos a partir dessa perspectiva multidimensional e a contribuir para o tratamento das doenças que a humanidade freqüentemente tem atraído para si. Para que possam realmente ajudar as pessoas em dificuldade, os médicos precisam compreender que as doenças são parcialmente provocadas por um bloqueio no sistema de energia humano e, especialmente, na estrutura de expressão emocional do indivíduo. Esse bloqueio pode impedir o fluxo do espírito e da consciência superior da pessoa para a vida consciente e desperta.

Para que se possa compreender por que as pessoas ficam doentes e como essas doenças devem ser tratadas é preciso um bom conhecimento a respeito dos complexos sistemas regulatórios do corpo humano e também uma maior percepção acerca dos veículos sutis da consciência que interagem com a forma física. A abordagem holística em relação à saúde e à doença representa um grande avanço no pensamento médico. O holismo nos permite inserir nossa compreensão sobre os efeitos das emoções no quadro geral da função humana e nos ajuda a visualizar as conexões sutis invisíveis entre o *stress* e as doenças. Ao usar uma abordagem da fisiologia humana que incorpora as inter-relações entre as estruturas que entram na constituição da mente, do corpo e do espírito, as diversas profissões na área da saúde irão gradualmente evoluir em direção ao uso de vários métodos de tratamento energéticos sutis, os quais poderão contribuir para a cura das doenças e para a promoção da saúde, da felicidade e de um constante crescimento espiritual.

Stress, Doença e Bem-Estar:
Criando Novas Definições de Saúde e Integridade

Para que possamos compreender melhor algumas das diferenças entre as abordagens terapêuticas da medicina tradicional e da medicina holística, precisamos primeiramente considerar que os objetivos finais dos dois métodos de tratamento são significativamente diferentes. A razão para essa discrepância é a existência de grandes diferenças entre as definições de saúde, disfunção e doença adotadas pelos médicos tradicionais e holísticos.

O médico ortodoxo típico tem um conjunto de clientes que o procuram em busca de diversos tipos de assistência médica. A maioria das pessoas vai ao médico em busca de alívio para um sintoma ou conjunto de sintomas que estejam lhe causando dor ou impedindo de alguma forma suas atividades normais cotidianas. As pessoas procuram cuidados médicos por causa de dores, tosses, infecções, fadiga e vários outros problemas que criam uma sensação de mal-estar. Como na medicina ortodoxa o tempo tornou-se um fator extremamente importante, em grande parte devido a restrições de caráter financeiro, os médicos procuram tratar rapidamente os problemas de saúde submetidos à sua atenção e fazer os pacientes retornarem ao estado anterior à manifestação da doença.

Nos últimos anos, o ensino médico moderno concentrou-se no que é chamado de "abordagem gerencial voltada para a resolução de problemas". De acordo com esse tipo de orientação, os médicos têm de concentrar-se em problemas específicos e identificáveis que os pacientes submetem à sua atenção. O objetivo do tratamento, portanto, é a resolução desses problemas. Se alguma coisa não é discutida com o médico e considerada um problema, ela não entra na lista das questões que precisam ser resolvidas; assim, muitos outros aspectos potencialmente importantes da vida do paciente muitas vezes são ignorados. Embora esse modelo específico de tratamento apresente algumas vantagens num sistema de assistência médica no qual o tempo é um fator limitante, esse tipo de abordagem muitas vezes fica aquém do ideal.

Além do histórico da doença, o exame físico também pode levar o médico a detectar problemas de que o paciente não tem consciência, tais como hipertensão, aumento do tamanho do fígado e, possivelmente, sinais de anemia. Assim, a abordagem voltada para a solução de problemas não se restringe exclusivamente às queixas dos pacientes, levando também em conta a capacidade de o médico efetuar um diagnóstico correto a partir do exame físico do paciente e do histórico da sua doença. Embora esse sistema de coleta de informações seja um bom ponto de partida para o tratamento do paciente, ele pode ignorar outros aspectos pertinentes de sua vida que não tenham sido considerados problemáticos.

A maioria dos médicos tradicionais procura ajudar os pacientes a retornarem a um estado de saúde no qual não existam mais problemas identificáveis. Isto significa que, quando se pergunta a um paciente como está se sentindo ou se tem algum problema, ele responde que está tudo bem. Se nenhuma anormalidade física for detectada pelo exame clínico ou pelos testes de laboratório, o paciente é considerado curado e instruído a retornar para exames anuais. O que se considera como "boa saúde", portanto, freqüentemente é um estado de neutralidade. Em outras palavras, a "boa saúde" é definida como um estado de "ausência de sintomas". Esta é a meta da medicina tradicional — levar o paciente a um estado de ausência de sintomas ou a um estado no qual não existam problemas identificáveis.

De fato, *o que é definido como um problema está na verdade no "olho do observador": o médico que dá assistência. É somente na consciência do médico que as coisas recebem um peso e são rotuladas como problema.* Assim, é no âmbito das perguntas feitas pelo médico durante o interrogatório do paciente e da atenção dada a determinados aspectos da vida do paciente que os problemas são identificados e analisados. Depois do levantamento do histórico do paciente, a identificação de outros problemas depende da perícia do médico durante o exame clínico e da sensibilidade dos testes de laboratório que venham a ser solicitados.

Na realidade, saúde e doença existem ao longo de um aspecto constituído por vários graus de disfunção. O ponto médio do espectro é aquele do estado de neutralidade ou ausência de sintomas. O estado neutro é o objetivo final do tratamento para a maioria dos atarefados médicos tradicionais. Quando surge algum sintoma, a mudança no estado de saúde se faz a partir do ponto neutro e no sentido de eventual manifestação de uma doença. Se a doença for grave e não receber nenhum tratamento, o resultado final desse processo poderá ser a morte. No âmbito da medicina tradicional, essas limitadas definições de saúde e doença parecem ter prevalecido. Os médicos ortodoxos consideram que a existência humana transcorre entre os pólos opostos da "vida" e da "morte", estando a doença e a incapacidade física em algum ponto entre os dois extremos. Mas será que a saúde seria simplesmente um estado de ausência de sintomas físicos de doença? Certamente deve haver alguma coisa além do estado de neutralidade. Na medicina holística, o objetivo do tratamento não é alcançar um estado de neutralidade e, sim, o que foi definido como um estado de saúde ótima ou "bem-estar".

Diagrama 33
O *CONTINUUM* DOENÇA/BEM-ESTAR

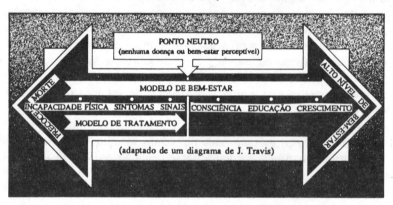

Existe grande diferença entre "ausência de sintomas" e bem-estar. Nós definiríamos bem-estar como um estado no qual um ser humano opera num nível ótimo de integração entre os elementos do corpo, da mente e do espírito. O indivíduo que goza de bem-estar é aquele que, além de ser feliz, saudável e completo também vê propósito e significado em sua vida. Na definição de saúde e bem-estar, está implícita uma mudança de consciência que contribui para o aprendizado de novas idéias, ajuda o indivíduo a compreender a si mesmo e, de modo geral, proporciona constante apoio ao crescimento psicológico e espiritual da pessoa.

Do ponto de vista do tratamento, a escolha do bem-estar como meta significa que os médicos dão atenção para os problemas de saúde que afetam tanto o corpo como a mente. Entre as questões relacionadas com os efeitos da mente sobre o corpo estão as reações emocionais às doenças físicas e os fatores psicológicos que possam contribuir para a expressão ou o agravamento de doenças. O médico holístico não é apenas um curandeiro, um psicoterapeuta, mas também um professor. Os pacientes são instruídos a respeito de alguns dos labirintos do relacionamento mente/corpo e lhes é ensinado de que modo acontecimentos aparentemente independentes, tais como emoções e sintomas físicos, podem estar inteiramente relacionados.

É fato bem conhecido, até mesmo pelos médicos tradicionais, que a mente e o corpo exercem uma grande influência um sobre o outro. As coisas que afetam negativamente o corpo também produzem perturbações emocionais. Assim, a doença física produz *stress* emocional. Inversamente, perturbações emocionais primárias contribuem para o surgimento de sintomas orgânicos, tal como acontece na somatização da depressão ou na expressão de distúrbios relacionados com o *stress*. Os médicos holísticos tendem a estar mais atentos aos aspectos emocionais das disfunções somáticas do que seus colegas adeptos da medicina tradicional. O médico holístico interroga seus pacientes a respeito de sua saúde e bem-estar emocional em relação a diversos tipos de tensões que talvez os estejam afetando em casa, no trabalho ou em seus relacionamentos. Lamentavelmente, essas importantes questões freqüentemente não são abordadas pelos médicos tradicionais.

A disseminação de grandes clínicas com profissionais da saúde assalariados tende a limitar o tempo disponível para entrevistas e interações com os pacientes por causa dos custos financeiros e da necessidade de atender a um grande número de pacientes. Como o paciente passa rapidamente por essas clínicas, geralmente avistando-se com um médico de cada vez, a atenção que ele recebe é voltada apenas para problemas específicos. A proliferação de planos de saúde e de organizações semelhantes que oferecem a suposta "vantagem" de cobrir *checkups* periódicos está na verdade estimulando a realização de exames mais rápidos e superficiais em nome da redução de custos. O objetivo de muitas dessas novas organizações de assistência médica é a manutenção de seus clientes num estado de "ausência de sintomas". Nada mais, nada menos.

Para não adotar uma posição inteiramente crítica em relação à medicina ortodoxa, é preciso reconhecer a existência de muitos médicos tradicionais que levam em consideração as necessidades emocionais de seus pacientes. É cada vez mais freqüente a realização de seminários educativos, voltados para médicos, nos quais é enfatizada a importância do diagnóstico e tratamento precoce da depressão. A relação entre *stress* e doença é reconhecida pela maioria dos médicos tradicionais. Nos últimos anos, a ciência médica passou a compreender melhor os mecanismos psicofisiológicos através dos quais o *stress* pode se manifestar na forma de uma doença orgânica. Embora os médicos tradicionais reconheçam a existência de uma ligação entre *stress* e doença, eles tendem a abordar o problema de uma forma diferente daquela adotada pelos seus colegas holísticos. Existem diferenças significativas tanto entre os métodos de diagnóstico quanto entre as modalidades terapêuticas usadas pelos adeptos de cada corrente. Talvez uma das principais diferenças entre as atuações dos médicos tradicionais e holísticos esteja relacionada com a identificação dos fatores estressantes específicos que estejam contribuindo para o surgimento de doenças.

Existem efetivamente muitos tipos de *stress* que podem afetar os seres humanos. O *stress* psicológico tem recebido mais atenção por parte da imprensa e talvez seja a

361

sua forma mais comum. É importante compreender, porém, que em certa medida o *stress* está nos olhos do observador. Em outras palavras, a reação de *stress* tem como base a percepção, por parte da pessoa, de algum tipo de ameaça ao seu bem-estar. A ameaça tanto pode ser verdadeira como algo que, consciente ou inconscientemente, é percebido como tal.

A intensidade dos sintomas de *stress* que se manifestam num indivíduo depende da eficácia de suas estratégias para lidar com o problema. As pessoas que sabem enfrentar o *stress* apresentam menos sintomas físicos relacionados com o *stress* e, conforme se descobriu recentemente, possuem níveis mais elevados de função imunológica. Quanto melhor o funcionamento do sistema imunológico, menor a probabilidade de o indivíduo ser acometido por tosses, resfriados e por outros tipos de doenças infecciosas comuns.

É importante compreender que um certo grau de *stress* é necessário para o crescimento. Os ossos do corpo, por exemplo, suportam a pressão exercida pelo peso do corpo no campo gravitacional terrestre. A distribuição dessa tensão pela estrutura do esqueleto é necessária para a correta formação dos ossos. O exame microscópico dos ossos que suportam pressão demonstra a ocorrência de calcificação ao longo das linhas de força. O padrão de cristalização celular nesses ossos é produzido pela transformação piezelétrica da pressão gravitacional em potenciais elétricos, os quais fazem com que a estrutura óssea adquira uma forma que otimiza sua capacidade de suportar tensões. Se a tensão gravitacional é eliminada, tal como acontece quando os astronautas ficam muito tempo no espaço ou quando uma pessoa permanece presa à cama durante um longo período, o cálcio é reabsorvido e os ossos tornam-se mais fracos.

Assim, um certo grau de *stress* é necessário para manter a saúde da pessoa num nível ótimo. Hans Selye, o precursor das pesquisas na área do *stress,* chama esse nível ótimo de *stress* de *eustress*. Se esse nível de *stress* é excedido, causando uma disfunção no sistema, a pessoa passa por uma situação aflitiva conhecida como *distress*. Portanto, não é necessário nem desejável ter-se um ambiente totalmente desprovido de *stress*. Um certo nível de *stress* e de dificuldade nos proporciona o estímulo necessário para o nosso crescimento e a criação de estratégias para lidar com situações novas e que exigem constante atenção e empenho de nossa parte. A criação de estratégias bem-sucedidas para lidar com o *stress* ajuda a ministrar seus efeitos disfuncionais sobre o sistema e permite que a pessoa opere num nível ótimo de eficiência em diversas situações ambientais difíceis. O importante aqui é a utilização de estratégias *bem-sucedidas* para se enfrentar o *stress*.

A maioria das pessoas adquire mecanismos de defesa e estratégias de sobrevivência de forma imperfeita ou aleatória. Em resposta a novos desafios, elas tendem a repetir reações antigas que, de alguma forma, as ajudaram a sair de situações difíceis no passado. A menos que aprendam novas estratégias, elas continuarão a utilizar as antigas, independentemente do quanto elas possam ser benéficas ou destrutivas. Por exemplo: tendo de enfrentar algum *stress,* certas pessoas simplesmente se voltam para dentro de si ou então procuram fugir do problema. A esquizofrenia e a psicose poderiam ser vistas como estratégias adaptativas usadas por algumas pessoas para fugir de *stresses* ambientais ou psicológicos. Outras pessoas se fecham dentro de si mesmas e buscam na comida alívio para suas tensões. Algumas pessoas simplesmente suportam as tensões porém acabam ficando doentes de preocupação por causa de fantasias neuróticas que amplificam as ameaças imaginárias fazendo-as parecer maiores do que realmente são. Apesar das estratégias de sobrevivência serem um meio de adaptação, em muitos casos esses métodos são mais destrutivos do que benéficos.

De um ponto de vista terapêutico, as técnicas de redução de *stress* representam um método de ensinar aos pacientes novas estratégias para lidar com o *stress*. Muitas pessoas realmente não sabem como relaxar. Todas as pessoas têm a capacidade potencial de se beneficiar com a prática diária das técnicas de redução de *stress*. Embora os indivíduos que sofrem de distúrbios relacionados com o *stress* sejam geralmente os maiores beneficiados com o uso dessas abordagens, todos os que utilizam essas técnicas alcançarão uma saúde emocional melhor e bem-estar. As técnicas de relaxamento e, especialmente, os exercícios de meditação, talvez sejam o melhor instrumento educativo que possamos oferecer às pessoas que adotam uma atitude preventiva em relação à saúde física e psicológica.

Existem numerosos sistemas de relaxamento, desde a repetição de mantras até o relaxamento muscular progressivo e as técnicas de formação de imagens mentais orientadas verbalmente. Um outro método de redução de *stress,* menos cognitivo, é a prática de um vigoroso exercício físico. O exercício físico é um método reconhecidamente eficaz de liberar as tensões aprisionadas nos músculos depois das ponderações e atividades do dia. Somente a prática de exercícios, porém, não previne necessariamente posteriores sentimentos de preocupação e ansiedade durante o restante do dia. A terapia através da massagem é um outro método eficaz de liberar as tensões musculares ocasionadas pelo *stress* e pela preocupação. Infelizmente, não se trata de algo que possa facilmente ser realizado quando se está sozinho.

Um dos aspectos mais positivos da prática dos exercícios de relaxamento aprendidos sem a ajuda de um mestre é a criação de novos padrões de resposta neurológica depois de um prolongado período de repetição da técnica. A prática desses métodos internos de serenamento na tranqüilidade do lar permite que o sistema nervoso acabe ficando condicionado de forma a acionar a "resposta de relaxamento" na ausência de distrações. Depois de os caminhos neurais terem se consolidado, essas técnicas de relaxamento tornam-se eficazes no sentido de ajudar as pessoas a eliminar tensões musculares ou dores de cabeça antes que os sintomas do *stress* se desenvolvam plenamente.

Conforme já discutimos no capítulo anterior, a prática diária da meditação é extremamente eficaz para ajudar as pessoas a se relaxarem mais e para diminuir a probabilidade de manifestarem os graves efeitos do *stress* psicológico. A ativação das energias kundalini através de anos de prática diária de meditação é o supremo mecanismo de liberação do *stress* ao alcance dos seres humanos. Depois de ativadas as energias kundalini, os circuitos cerebrais se reorganizam de modo a prevenir o acúmulo de pequenos traumas e tensões ao longo do tempo. *O número de adeptos da meditação talvez fosse maior se mais pessoas tivessem consciência de que o sistema de eliminação do* stress *do ciclo kundalini faz parte de seus circuitos biológicos internos.* Além do mais, a meditação nos permite entrar em contato com a grande fonte de criatividade, conhecimento, orientação e inspiração que chamamos de Eu Superior.

Além de uma vigorosa atividade física e das diversas técnicas de meditação e relaxamento, uma alimentação adequada também é importante para condicionar o corpo a responder da forma mais favorável possível às situações estressantes. Embora o uso de suplementos vitamínicos seja um ponto de controvérsia e discordância entre as comunidades médicas holística e tradicional, este aspecto da alimentação pode ajudar muito o corpo e a mente a melhor se haverem com o *stress*. Doses elevadas de vitamina C e de vitaminas do complexo B, junto com um polivitamínico balanceado, contendo minerais e elementos vestigiais, podem ser de grande ajuda para fortalecer o sistema nervoso e prevenir reações exageradas ao *stress*.[8]

Falando com base na minha experiência pessoal, eu provavelmente não teria sobrevivido à minha residência médica não fosse pela eficácia das vitaminas que tomei de forma preventiva. Apesar dos longos turnos de 36 horas, eu ficava desperto e razoavelmente alerta enquanto me mantivesse fiel aos meus suplementos vitamínicos. Quando eu me esquecia de tomar as vitaminas pela manhã, depois de ter passado a noite de plantão, eu tinha uma acentuada sensação de fadiga e de exaustão no final do meu turno. Estou convencido da eficácia de uma terapia à base de megadoses de vitaminas, a fim de prevenir reações de *stress*, tanto a partir da minha experiência pessoal como através do *feedback* proveniente de muitos pacientes que submeti a regimes semelhantes.

Muitas vitaminas (quando ministradas em doses suficientemente altas) não apenas permitem que o corpo atue num nível ótimo como também fortalecem o corpo etérico, tornando os sistemas energéticos físico e sutil mais resistentes ao *stress* e às doenças. Os defensores da abordagem ortomolecular observaram um significativo aumento na resposta imunológica associado ao uso de vitamina C, especialmente no tratamento de certas doenças viróticas — tais como a mononucleose infecciosa e as pneumonias virais — para as quais a medicina ortodoxa tem pouco a oferecer. Sabe-se que as vitaminas atuam como co-fatores em muitas reações fisiológicas que envolvem o uso de energia. Além de participarem das reações químicas enzimáticas, muitas vitaminas contêm em seus sítios ativos íons metálicos que as transformam em importantes elementos transportadores de elétrons em nível celular. As vitaminas contribuem para a existência de um fluxo de energia apropriado através dos mecanismos transportadores de elétrons em nível celular. Esses sistemas bioeletrônicos controlam os processos básicos de crescimento, reprodução e restauração. Existem também indicações de que o efeito das vitaminas sobre o fluxo de elétrons, em nível celular, pode ajudar a fortalecer importantes interações entre os corpos físico e etérico. Assim, a terapia à base de doses elevadas de vitaminas tem relação com a medicina vibracional porque as vitaminas ajudam o corpo a promover a saúde e o bem-estar celular num nível bioenergético ou vibracional.

Parte da controvérsia em torno da questão das vitaminas deriva de diferenças entre os pontos de vista dos médicos tradicionais e holísticos quanto ao seu uso. A medicina ortodoxa há muito aderiu à posição de que uma dieta equilibrada proporciona todas as vitaminas de que um indivíduo necessita. Até recentemente, a maioria dos cursos de medicina dos Estados Unidos davam pouca importância ao uso de suplementos vitamínicos. Os médicos tradicionais tenderam a criticar o uso excessivo de vitaminas por parte de leigos e médicos holísticos por acreditarem que essa prática contribuía para difundir a idéia de que as vitaminas eram uma panacéia para muitas doenças. A controvérsia em torno da eficácia das vitaminas também reflete as diferenças de pontos de vista entre o padrão de neutralidade da medicina ortodoxa e a meta terapêutica do bem-estar.

Os médicos tradicionais usam a famosa DDR (Dose Diária Recomendada) como fonte de referência para afirmarem que uma dieta norte-americana equilibrada proporciona todos os nutrientes necessários à saúde. Os médicos ortodoxos e os nutricionistas hospitalares sustentam que a DDR de vitaminas proporciona tudo aquilo de que o organismo precisa e que, como essa quantidade é encontrada naturalmente numa dieta equilibrada, não há necessidade de nenhum suplemento vitamínico. A DDR das diversas vitaminas teve por base estudos que determinaram a quantidade mínima de cada vitamina que previne a ocorrência de distúrbios provocados por deficiência vitamínica. Se uma pessoa ingere 50 miligramas de vitamina por dia, ela não terá escorbuto. O estado de "ausência de escorbuto" ou neutralidade está na verdade muito distante de saúde e bem-estar ótimos.

Esta foi uma questão importante muitos anos atrás, quando discutida originalmente por Albert Szent-Gyorgi, o descobridor de vitamina C e um defensor da existência de mecanismos bioeletrônicos de replicação e restauração celular. Os médicos e cientistas ortodoxos continuaram a ter grande dificuldade para compreender que a vitamina C tem outras funções além do tratamento de doenças carenciais como o escorbuto. Embora alguns cirurgiões receitem efetivamente vitamina C a seus pacientes no período pós-operatório, a fim de estimular a produção de colágeno, é muito pequeno o número dos que adotam essa prática como procedimento padrão.

A razão pela qual os médicos convencionais não prescrevem vitaminas, exceto em casos de óbvia deficiência vitamínica, é que eles se satisfazem em conservar os pacientes num estado de neutralidade. Existem claras vantagens na ingestão de doses elevadas de vitamina C e de outras vitaminas a fim de otimizar as defesas imunológicas do indivíduo e outras funções fisiológicas. Quando o sistema físico está nutricionalmente preparado para enfrentar o *stress* é menor a probabilidade de ocorrência de depressão imunológica, de infecção e de doença.

Os médicos ortomoleculares tratam determinados problemas de saúde com doses elevadas de nutrientes específicos, de uma maneira que demonstra a diferença que existe entre o uso fisiológico e farmacológico de vitaminas. Os médicos convencionais levam em conta apenas o valor fisiológico das doses de vitamina no sentido de promover o funcionamento celular básico. Os médicos holísticos, ao contrário, prescrevem megadoses de vitaminas específicas a fim de obter efeitos farmacológicos. Em outras palavras, a administração de doses elevadas de vitaminas produz efeitos terapêuticos semelhantes ao de medicamentos convencionais. Se um paciente receber uma dose demasiado baixa de um medicamento, os benefícios terapêuticos desse remédio não serão alcançados. Somente agora está sendo considerada a possibilidade de se usar as vitaminas dessa mesma forma.

Injeções intravenosas de sulfato de magnésio, por exemplo, há muito vêm sendo ministradas em mulheres com toxemia gravídica a fim de prevenir convulsões. O magnésio, quando ministrado em doses farmacológicas, diminui a excitabilidade neuromuscular. Como é um nutriente, o magnésio é considerado mais seguro para as mulheres grávidas do que os medicamentos anticonvulsivos. Muitos médicos holísticos e, agora, certos cardiologistas, estão começando a utilizar o magnésio para outros fins. Recentemente, por exemplo, reconheceu-se que o magnésio é útil para prevenir a ocorrência de ritmos cardíacos anormais durante a fase aguda de um ataque cardíaco. Alguns médicos nutricionistas chegam até mesmo a usar o magnésio, ministrado por via oral, para tratar arritmias crônicas em pacientes que não tiveram ataques cardíacos.

Mais recentemente, surgiram indicações de que a administração de doses elevadas de ácido fólico e de vitamina B-12 a fumantes e a mulheres com patologia celular prémaligna reverte as lesões.[9,10] Estudos preliminares feitos pelo Dr. Charles E. Butterworth, catedrático de ciências da alimentação na Universidade do Alabama, sugerem que resultados anormais de exames citológicos da saliva de fumantes e de manchas pré-cancerosas no mamilo de mulheres revertem ao normal se os pacientes receberem 10 miligramas de ácido fólico e 500 microgramas de vitamina B-12 por dia. Essas quantidades correspondem a 25 e a 166 vezes a DDR do folato e da vitamina B-12, respectivamente.

Obviamente, ainda existem limites para a quantidade máxima de uma determinada vitamina que um indivíduo pode ingerir, e até mesmo os nutricionistas ortomoleculares se orientam de acordo com certos princípios no que diz respeito ao uso de megadoses de vitaminas. Os médicos ortodoxos advertem que a ingestão de vitamina C aumenta a excreção de oxalato pela urina e que, se forem usadas megadoses, pode produzir cálculos renais constituídos por oxalato. A ocorrência de cálculos renais produzidos por megadoses de vitamina C raramente tem sido observada em indivíduos normais, principalmente porque a maioria das pessoas toma vitamina C junto com vitaminas do complexo B, incluindo altas doses de piridoxina (vitamina B-6). Linus Pauling e outros pesquisadores descobriram que uma dose diária de 25 a 50 miligramas de vitamina B-6 provoca a diminuição da excreção urinária de oxalato, neutralizando assim a ameaça potencial representada pela formação de pedras de oxalato.[11] Esse fato também mostra que não se deve usar doses elevadas de uma única vitamina isoladamente, mas sim combinadas com outras vitaminas, numa proporção equilibrada. Doses elevadas de vitamina C podem efetivamente reduzir os níveis de certos elementos vestigiais, como o cobre, por exemplo. Assim, é importante o uso de um complexo multivitamínico que também contenha elementos vestigiais. Existe um grande número de boas obras acerca da vitaminoterapia nas quais esse tipo de tratamento é abordado em detalhes. A vitaminoterapia é uma medida simples que, junto com as técnicas de redução de *stress* já mencionadas, pode ser usada para aparelhar a mente e o corpo a lidarem de forma mais eficiente com os *stresses* da vida cotidiana.

Diagrama 34
A DIVERSIDADE DE *STRESSES* BIOLÓGICOS

STRESS PSICOLÓGICO
DEFICIÊNCIA NUTRICIONAL
SOBRECARGA ALERGÊNICA
POLUENTES AMBIENTAIS
SUPEREXAUSTÃO FÍSICA
VARIAÇÃO EXTREMA DE TEMPERATURA
CONTAMINAÇÃO MICROBIOLÓGICA
EFEITOS COLATERAIS DE MEDICAMENTOS
RADIAÇÃO DE BAIXO NÍVEL
POLUIÇÃO ELETROMAGNÉTICA
STRESS GEOPÁTICO
ENERGIAS DO PENSAMENTO NEGATIVO

Muitas pessoas não compreendem que, além do *stress* emocional, existem muitos agentes estressantes que podem afetar negativamente o sistema bioenergético humano, produzindo reações fisiológicas anormais e, por fim, doenças. O *stress* psicológico é apenas uma das muitas influências sutis que promovem a manifestação de estados de doença na nossa moderna sociedade civilizada.

O Diagrama 34 relaciona uma variedade de fatores internos e externos que muitos de nós geralmente não consideramos fatores estressantes. Não obstante, cada um desses fatores é um *stress* que tende a afastar o corpo e a mente de seus estados normais de funcionamento fisiológico e que, dependendo de sua intensidade ao longo do tempo, pode produzir estados de doença. Muitos tipos diferentes de *stresses* produzem uma diminuição na vitalidade geral do corpo. Além disso, esses *stresses* podem acabar afetando o desempenho do sistema imunológico e de outros mecanismos de controle, tornando o corpo mais suscetível à ação de diversas ameaças internas e externas ao seu bem-estar. Discutiremos cada um desses fatores estressantes — desde os mais conhecidos e "físicos" até os mais sutis e obscuros — e veremos por que eles poderiam ser considerados ameaças potenciais à nossa saúde e bem-estar.

Stress Psicológico

Os efeitos do *stress* psicológico já foram discutidos aqui. Sabe-se que a depressão emocional e outros estados cognitivos negativos podem estar associados a um relativo debilitamento do sistema imunológico, que deixa o organismo mais vulnerável a diversos tipos de doença. Além do mais, tipos específicos de desequilíbrios emocionais estão relacionados com os diferentes chakras do corpo (conforme foi discutido no Capítulo 10) e podem manifestar-se posteriormente na forma de determinados tipos de doenças ligadas ao nível de bloqueio energético que estiver sendo produzido.

Condições Climáticas e Ambiente de Trabalho Estressantes

Fatores estressantes de natureza puramente física, tais como uma exaustão provocada por excesso de trabalho e insuficiência de sono, são uma causa comum de desequilíbrios físicos e emocionais, podendo tornar o indivíduo mais vulnerável às doenças. Além disso, constantes alterações no horário de trabalho, passando do dia para a noite e vice-versa, produzem da mesma forma aumento de fadiga, diminuição da vitalidade e maior suscetibilidade a doenças. Existem muitos outros fatores estressantes físicos que reconhecidamente contribuem para a produção de doenças. Variações extremas de temperatura podem produzir uma instabilidade orgânica que facilita o aparecimento de doenças. Os antigos chineses reconheciam que ambientes excessivamente úmidos ou frios estavam associados à ocorrência de doenças. No verão as pessoas que sofrem de asma freqüentemente sofrem ataques agudos de asma quando estão constantemente passando de um ambiente externo quente para o interior fresco de locais dotados de ar condicionado.

Stresses Relacionados com o Uso de Medicamentos

Outra fonte de *stress* fisiológico são os efeitos colaterais de muitos medicamentos que tomamos, quer sejam receitados por um médico ou pertençam à grande categoria formada pelos remédios vendidos livremente. Além disso, hoje em dia é amplamente disseminado o uso de cocaína, de heroína, de LSD, de anfetaminas, de maconha e de outras drogas recreacionais proibidas que fazem muito mal aos seus usuários crônicos. A longo prazo essas drogas atuam sobre o sistema nervoso físico e sobre os corpos sutis de uma forma ainda desconhecida pela moderna ciência médica. As perturbações emocionais e psiquiátricas associadas ao uso de muitas dessas substâncias químicas psicotrópicas são fundamentais para se avaliar a potência de seus efeitos negativos sobre o sistema energético sutil humano. Os remédios vendidos apenas com receita médica apresentam muitos efeitos colaterais potencialmente danosos que podem resultar na produção de uma doença manifesta ou oculta. Embora a comunidade médica tradicional esteja bem familiarizada com esse tipo de problema, ele continua sendo uma considerável fonte oculta de *stress* atuando sobre quem quer que recorra a remédios na nossa sociedade cada vez mais voltada para o uso de drogas e medicamentos.

Stresses Nutricionais Devido a Deficiências e Sensibilidades

Os estados de deficiência alimentar também são estressantes porque forçam o corpo a atuar sem todos os elementos necessários para um funcionamento ótimo. Os estados de relativa deficiência nutricional são cada vez mais comuns nesta nossa sociedade em que a *fast food* ocupa posição tão destacada. As pessoas idosas que estejam doentes, sofrendo de artrite ou com problemas neurológicos resultantes de acidentes vasculares cerebrais têm uma menor mobilidade e muitas vezes nem sequer conseguem cozinhar para si mesmas. Isto faz com que os idosos sejam especialmente propensos a verdadeiros estados de deficiência vitamínica. O uso de diversos medicamentos vendidos somente com receita médica resulta na depleção de vitaminas específicas.

À medida que a sensibilidade de certos exames foi aumentando, os médicos tradicionais começaram lentamente a aceitar uma relação ainda mais longa de vitaminas, de minerais e de elementos vestigiais necessários para a manutenção da saúde. Todavia, ainda existem muitos elementos essenciais que precisam ser acrescentados a essa lista. Através do uso de aparelhos vibracionais de mensuração, a ciência irá comprovar que determinados elementos vestigiais, como o ouro, por exemplo, também são necessários para uma saúde ótima. É provável que muitos metais vestigiais estejam relacionados com os sistemas vibracionais e bioeletrônicos dos diversos órgãos do corpo e do sistema nervoso central. Os escritos de Edgar Cayce freqüentemente citam a deficiência de ouro como um importante fator etiológico na esclerose múltipla. A deficiência de ouro foi correlacionada a um problema no sistema digestivo que resultava num desequilíbrio glandular e, posteriormente, numa disfunção no sistema nervoso. Assim, os estados de deficiência nutricional podem incluir a privação não apenas de vitaminas e minerais como também de metais e elementos vestigiais necessários, tais como ouro, prata, silício, carbono e outros, cuja importância para uma saúde ótima ainda não foi reconhecida.

Além das vitaminas e de elementos vestigiais que eventualmente estejam faltando na nossa dieta, existem também substâncias encontradas naturalmente nos alimentos e que podem ser consideradas uma outra fonte de *stress* fisiológico. A ocorrência despercebida de alergias ou sensibilidades cerebrais a compostos fenólicos encontrados nos alimentos comuns pode produzir uma grande variedade de sintomas disfuncionais. Essas reações de sensibilidade podem ser causadas por distúrbios do sistema imunológico ao longo de vias de expressão não muito bem estudadas. O reconhecimento dessas sensibilidades sutis a substâncias presentes nos alimentos e no nosso ambiente deu origem à recém-desenvolvida disciplina da ecologia clínica. A maioria dos médicos ortodoxos não leva em conta as alergias alimentares de muitos de seus pacientes. A razão disso é que, com exceção de coceiras, urticárias ou ataques de asma, a maioria dos médicos tradicionais acredita que as alergias alimentares ou sensibilidades cerebrais a determinados alimentos são coisas sem importância e não podem causar mudanças de humor, depressão emocional, estafa, dores musculares e uma variedade de outros sintomas. A maioria deles nem ao menos reconhece a existência de distúrbios relacionados com a sensibilidade cerebral a determinados alimentos, o que acontece principalmente por não conseguirem entender como essas reações poderiam ocorrer por outras vias que não os mecanismos imunológicos convencionalmente reconhecidos.

Uma das dificuldades para se diagnosticar as alergias alimentares é que os pacientes muitas vezes não têm consciência de suas alergias específicas e os testes de pele geralmente não ajudam muito. Além do mais, os sintomas que os pacientes eventualmente estejam apresentando não estão associados em suas mentes à ingestão de alimentos específicos. Como a ecologia clínica é vista com desconfiança por boa parte da comunidade médica tradicional, um diagnóstico de alergia alimentar freqüentemente não é levado em consideração. Assim, os pacientes recebem o tratamento médico padrão para seus sintomas. Quando todos os exames dão resultados negativos, os pacientes passam algum tempo sendo jogados de um especialista para outro, ou são encaminhados a um psiquiatra. Embora seja difícil acreditar que nossos alimentos possam estar produzindo *stresses* fisiológicos, esta é uma idéia cujo tempo já chegou.

É difícil diagnosticar a sensibilidade a fatores ambientais porque os métodos de detecção são extraordinariamente lentos e trabalhosos. Um sistema que tem se mostrado capaz de detectar e diagnosticar rapidamente problemas envolvendo substâncias alergênicas é a Máquina de Voll, que emprega métodos eletroacupunturais de mensuração (ver o Capítulo 6). Este sistema é mais sensível do que os exames de sangue ou testes de pele convencionais, porque entra diretamente em contato com a rede bioenergética do sistema de meridianos acupunturais.

A Máquina de Voll permite que se teste uma pessoa quanto às suas sensibilidades ou respostas disfuncionais a muitos materiais diferentes. Os terapeutas que utilizam o sistema Voll de diagnóstico eletrodérmico conseguem testar pacientes quanto a uma grande variedade de sensibilidades alergênicas num curto período de tempo. E, o que ainda é mais importante, a Máquina de Voll tem a capacidade de determinar a potência exata do remédio homeopático que irá neutralizar os sintomas alérgicos.

Como a Máquina de Voll e outros sistemas de diagnóstico eletrodérmico semelhantes fazem contato diretamente com o sistema de meridianos acupunturais, pode-se utilizá-los para entrar em contato com a interface físico-etérica. Isso significa que esses aparelhos conseguem detectar disfunções energéticas que ainda não tenham se manifestado no corpo físico na forma de uma doença crônica ou aguda.

Muitas dessas alergias são difíceis de detectar porque existem poucos testes convencionais com a sensibilidade da Máquina de Voll para a detecção de reações anormais. O sistema Voll identifica basicamente uma resposta energética anormal, e não algo que seria necessariamente revelado num exame de sangue ou num teste de pele. Na verdade, as reações de sensibilidade são de certa forma um problema orgânico ao mesmo tempo energético e físico-químico. Boa parte da dificuldade da medicina convencional em reconhecer muitos desses *stresses* decorre do fato de alguns desses distúrbios que afetam a mente e o corpo serem extremamente difíceis de detectar. De fato, as reações podem ser demasiado sutis para serem captadas pelos grosseiros testes empregados pela comunidade médica neste estágio de sua evolução. Infelizmente, muitos médicos acham que, se as queixas de um paciente não forem confirmadas por algum tipo de resultado anormal em testes de laboratório, radiografias, tomografias, etc., então o problema provavelmente está na cabeça do paciente.

Em outras palavras, *os problemas são definidos em termos dos resultados dos exames médicos convencionais.* A maioria dos médicos talvez tenha receio de usar testes mais sensíveis, tais como aqueles realizados pela Máquina de Voll, por medo de obter resultados que mostrem o quanto é grande a influência dos *stresses* ambientais modernos. Se o médico tradicional não dispõe de meios para detectar de forma objetiva alguma anormalidade fisiológica num paciente, seja através de um exame físico ou de testes de laboratório, então, na sua mente, o problema não é real. Esse raciocínio falacioso obviamente acarreta sérias conseqüências. Nós nos defrontamos com um exemplo comum desse problema ao lidar com os *stresses* relacionados com a poluição ambiental.

Stress Ambiental, Poluição e Doenças Miasmáticas

Um grande número de substâncias foi recentemente incorporado à lista dos poluentes ambientais potencialmente nocivos. Na maioria das vezes, os testes realizados para definir se uma determinada substância é ou não nociva consistem em ministrar doses maciças da substância química suspeita em ratos e, em seguida, autopsiá-los em busca de cânceres e de outras anormalidades físicas. O teste de Ames para detecção de substâncias potencialmente cancerígenas avalia a carcinogenicidade de um determinado produto químico a partir de sua capacidade de produzir mutações genéticas em bactérias. Embora as companhias de cigarros e seus lobistas ainda afirmem não haver uma clara ligação entre o hábito de fumar cigarros e a ocorrência de doenças cardíacas e câncer, o *establishment* médico atual efetivamente reconhece a existência de uma forte associação entre os cigarros e diversos tipos de cânceres. Só recentemente, porém, os médicos começaram a estudar os efeitos mais sutis da fumaça dos cigarros sobre os assim chamados fumantes passivos, incluindo aí o risco de geração de natimortos. Apesar disso, a maioria das pessoas da nossa cultura tende a concentrar-se apenas nos efeitos colaterais negativos mais patentes da fumaça dos cigarros, tal como a produção de câncer.

Um dos problemas ocasionados por essa limitada definição de efeito tóxico secundário é o fato de ser extremamente difícil determinar se substâncias químicas dispersas pelo ambiente estão prejudicando a saúde humana. A capacidade de a medicina convencional quantificar os efeitos dos diversos poluentes é limitada pela baixa sensibilidade dos equipamentos médicos atualmente disponíveis. Este é o mesmo problema com que nos defrontamos ao tentar provar os efeitos negativos de diversas alergias alimentares. A disposição dos médicos em reconhecer que uma dada substância é prejudicial depende da obtenção de evidências de que o agente produz efeitos nocivos. O tipo de evidência que os cientistas usam para demonstrar os efeitos negativos de uma substância depende muito da sensibilidade do instrumental de que dispõem para detectar reações fisiológicas anormais. Os exames de laboratório convencionais são demasiado grosseiros para quantificar anormalidades sutis como as produzidas por alergias alimentares e sensibilidades a outros fatores ambientais comuns. Esta é uma das razões pela qual o desenvolvimento da medicina vibracional e de sistemas de diagnóstico energéticos sutis é tão importante. Temos de apoiar o desenvolvimento de equipamentos de diagnóstico mais sensíveis para podermos realmente avaliar os efeitos sobre a saúde humana de todo um conjunto de novos aditivos alimentares, de novos medicamentos e de novos produtos químicos presentes no local de trabalho.

Existem tantas influências negativas ocultas atuando sobre a saúde humana, sem que os médicos convencionais se apercebam disso, que muitas fontes de sofrimento humano ainda continuam por serem descobertas. Sabe-se que o dióxido de enxofre e o monóxido de carbono são poluentes aéreos prejudiciais à saúde humana. Essas substâncias químicas afetam a fisiologia do corpo e redundam na manifestação de doenças em certos indivíduos suscetíveis. *A suscetibilidade a doenças em conseqüência de exposição a poluentes ambientais depende em parte do vigor dos mecanismos imunológicos, fisiológicos e energéticos de defesa do corpo.*

A produção de doenças ambientais não está estritamente relacionada com a exposição a níveis de substâncias nocivas superiores aos limites de segurança estabelecidos pelo FDA. *Os limites convencionais de segurança de exposição não levam em conta os efeitos vibracionais sutis das substâncias tóxicas.* Em virtude de sua incapacidade para compreender os níveis vibracionais de toxicidade, a comunidade científica ortodoxa comporta-se de forma mais tolerante no momento de definir os níveis de exposição segura a muitas substâncias nocivas. Quando se trata de avaliar as perturbações negativas sutis sobre a fisiologia humana, a precariedade dos testes científicos convencionais também limita a capacidade do FDA para definir exatamente quais substâncias são realmente prejudiciais aos seres humanos, sem falar na concentração necessária para a produção de efeitos tóxicos.

No Capítulo 2 vimos que os remédios homeopáticos são produzidos criando-se soluções extremamente diluídas de substâncias físicas a fim de extrair a essência energética dessas substâncias para aplicações terapêuticas. Da mesma forma, quantidades infinitesimais de materiais encontrados no ambiente podem produzir efeitos sutis que não são facilmente detectados por toscos exames de laboratório. Um caso interessante é o do metal alumínio e da potencial ameaça representada pela toxicidade do alumínio. Por causa de sua praticabilidade e baixo custo, os utensílios de cozinha feitos de alumínio são encontrados em muitas casas e cozinhas. Quando esses vasilhames são esfregados ou arranhados durante o cozimento, quantidades infinitesimais de alumínio são liberadas, dissolvidas e, posteriormente, ingeridas. Pesquisas recentes indicam que, quando se usa água fluoretada, a quantidade de alumínio liberada durante a cocção dos alimentos é ainda maior.

Algumas pesquisas recentes acerca do Mal de Alzheimer, uma causa de demência cada vez mais comum na população, mostraram que um número significativo de pacientes que sofrem dessa doença apresentam altos níveis de alumínio no tecido cerebral. Embora os utensílios de cozinha talvez não sejam uma causa direta do Mal de Alzheimer, o metal pode estar envolvido de alguma forma no processo de expressão da doença. A possível ligação entre a toxicidade do alumínio e o Mal de Alzheimer faz com que nos perguntemos se é realmente seguro cozinhar com utensílios de alumínio.

Esse tipo de toxicidade sutil provocada pelo alumínio talvez dependa da capacidade de os indivíduos absorverem ou excretarem o alumínio que penetra no aparelho di-

371

gestivo. Os pesquisadores que estudavam a doença de Parkinson no Centro de Pesquisa do Mal de Parkinson Bob Hope, por exemplo, utilizaram o sistema de diagnóstico por eletroacupuntura AMI, de Motoyama, e descobriram a existência de desequilíbrios energéticos nos meridianos intestinais de muitos pacientes parkinsonianos. É possível que os desequilíbrios comumente encontrados no sistema nervoso e no aparelho digestivo desses pacientes sejam produzidos por uma ligação anormal entre os intestinos e o cérebro. A ligação pode ser indireta, de modo que a doença talvez dependa da exposição a um terceiro fator que atua sobre as debilidades fisiológicas pré-existentes. *Alterações nas funções normais de absorção e excreção por parte do intestino podem resultar num acúmulo de certos elementos tóxicos no sistema nervoso.* O acúmulo de uma quantidade excessiva de substâncias tóxicas no cérebro pode ter como resultado disfunções neurológicas como o Mal de Parkinson. Essa relação entre uma doença neurológica e o funcionamento anormal do aparelho digestivo também foi mencionada em muitos dos escritos de Edgar Cayce. Se esta hipótese for correta, então determinados tipos de intoxicações provocadas por alumínio e metais pesados talvez sejam mais acentuadas em determinadas pessoas suscetíveis (pacientes com Mal de Alzheimer, por exemplo) que apresentam desequilíbrios no meridiano intestinal.

É provável que as técnicas convencionais de pesquisa médica não sejam suficientemente sensíveis para fornecer as informações necessárias para a comprovação ou a rejeição dessa teoria. É preciso intensificar as pesquisas a respeito de várias doenças como o Mal de Alzheimer, a doença de Parkinson e muitas outras enfermidades que no momento são imperfeitamente compreendidas. Precisamos utilizar os equipamentos de medição energético-sutis, tais como a Máquina de Voll e o sistema AMI, para expandir a base de dados de que dispomos. Havendo um novo fundo comum de informações, é possível que também venhamos a descobrir modalidades terapêuticas viáveis que possam ter um papel decisivo em doenças igualmente "incuráveis".

Existem muitas substâncias em nosso ambiente, incluindo amianto, PCB, dioxina e formaldeído, que só agora começaram a ser reconhecidas pelos médicos ortodoxos como prejudiciais aos seres humanos. O número de substâncias nocivas desconhecidas existentes em nosso ambiente artificial é provavelmente maior do que o de substâncias já reconhecidas como prejudiciais à saúde humana. Uma vez mais, a capacidade de definir a existência de um *stress* químico atuando sobre os nossos sistemas humanos depende da sensibilidade dos nossos aparelhos de diagnóstico. Através da utilização da Máquina de Voll e de outros sistemas de diagnósticos ultra-sensíveis recém-desenvolvidos, os cientistas irão começar a descobrir que muitas substâncias antes consideradas seguras, nos níveis comumente encontrados no ambiente, podem na realidade estar causando doenças e malefícios invisíveis e que, portanto, não são relatados pelos pacientes. O alumínio é apenas uma dessas toxinas potenciais encontradas no nosso ambiente cotidiano.

Outro metal potencialmente nocivo é o mercúrio, usado nos amálgamas das obturações dentárias. Existe um volume cada vez maior de informações indicando que o mercúrio usado nas obturações dentárias pode ser a causa de um bom número de doenças crônicas não diagnosticadas.[12] Os terapeutas radiônicos, que operam num nível de diagnóstico energético muito mais sutil, também encontraram uma ligação entre a presença de mercúrio e alumínio e a ocorrência de perturbações físicas.

> É também importante observar que os desequilíbrios físicos e etéricos não resultam apenas de infecções convencionais, podendo ser produzidos por influências ambientais desconhecidas hostis ao organismo humano. Dentre estas, a mais importante é o disseminado uso de utensílios de alumínio tanto para o cozimento como para o preparo de alimentos. Este metal exerce uma influência perniciosa que não provém de reações químicas que ocorrem no interior do corpo mas da absorção, pelo alimento, de certas energias do alumínio que são incompatíveis com a harmonia do organismo. Embora essa forma de envenenamento ou intoxicação pelo alumínio não seja reconhecida pela medicina ortodoxa, trata-se de uma influência comum e que, conforme se verifica a partir dos exames radiônicos, freqüentemente é a principal toxina que existe no organismo.
>
> A absorção prolongada de alumínio e de outros elementos tóxicos, tais como o mercúrio e a prata existentes em amálgamas de obturações dentárias, produz efeitos de amplas conseqüências sobre as formas física e etérica. Essas várias influências nocivas são de fato a causa oculta de muitas doenças, algumas com sintomas específicos e outras resultantes simplesmente de uma diminuição geral da vitalidade.[13]

Além dos efeitos tóxicos sutis dos metais pesados comuns, existem outras influências ambientais perniciosas que têm sido negligenciadas pela medicina ortodoxa. No Capítulo 7, discutimos a importância de certos estados de energia indutores de doenças conhecidos como miasmas. Ao contrário dos médicos convencionais, os homeopatas há muito suspeitam de que os miasmas são causados por perturbações sutis no biocampo humano. Kevin Ryerson, a fonte mediúnica das informações técnicas contidas no livro *Flower Essences and Vibrational Healing,* de Gurudas, sugeriu que estamos começando a nos deparar com novas variedades desses estados indutores de doenças. Dentre esses novos miasmas, os mais importantes são os miasmas dos metais pesados, dos compostos petroquímicos e da radiação. Se bem que a comunidade médica manifeste alguma preocupação com os riscos decorrentes do uso de raios X para efetuar diagnósticos, a importância da radiação ambiental de fundo tem sido muito subestimada. Além de provocar leucemia e certos tipos de câncer, em níveis de exposição muito elevados, os efeitos sutis da radiação não são bem compreendidos e tampouco considerados uma causa comum de doenças. Da mesma forma, os compostos petroquímicos e seus numerosos derivados são uma fonte cada vez mais importante de materiais tóxicos não identificados que têm escapado para o nosso meio ambiente.

As condições miasmáticas deixam o organismo num estado energético de colapso potencial do sistema ou de suscetibilidade a doenças. Os miasmas tendem a impedir o fluxo de força vital para dentro do sistema bioenergético humano e também facilitam a manifestação de muitos tipos diferentes de doenças. Esses miasmas podem ser tratados com diversas formas de terapias vibracionais que restauram o equilíbrio energético com a força vital. Determinadas essências florais, elixires de pedras preciosas e remédios homeopáticos constituem bons exemplos de agentes vibracionais que atuam no sentido de restaurar o equilíbrio orgânico. Todavia, os miasmas só podem ser tratados se forem reconhecidos como causa de doenças. A comunidade médica tradicional não reconhece a existência de miasmas ou sua importância como causa de muito sofrimento humano.

Os miasmas representam padrões de energia que foram incorporados ao sistema bioenergético humano a partir do nível dos corpos sutis, passando pelo campo de aura e descendo até os níveis molecular e genético. Alguns miasmas são armazenados basicamente na memória celular do corpo físico. Ainda que sem saber, pesquisadores médicos ortodoxos começaram a investigar os mecanismos celulares de certas doenças miasmáticas através de seus estudos a respeito dos fenômenos conhecidos como infecções por "vírus lentos".

Os cientistas começaram a admitir a possibilidade de haver uma infecção por um determinado vírus e, apesar do desaparecimento dos sintomas da doença, um fragmento do DNA do vírus incorporar-se ao material genético das células do indivíduo infectado. Se esse genoma virótico estiver contido nas células reprodutoras do corpo, ele pode até mesmo ser transmitido para as gerações futuras. Sugere-se que algum tipo não identificado de *stress* fisiológico provoque a ativação do DNA virótico latente.

Com base na análise das doenças existentes que poderiam servir como modelo para os miasmas "adquiridos" (devido a uma infecção contraída no início da vida), sabe-se que certas infecções viróticas infantis (o sarampo, por exemplo) podem ser ativadas várias décadas mais tarde e, algumas vezes, produzir uma rara, porém devastadora doença neurológica conhecida como PES (panencefalite esclerosante subaguda). Embora por enquanto não esteja claro se a doença é produzida por uma forma de vírus intacto latente ou simplesmente por um DNA virótico oculto transportado pelas células do hospedeiro, o certo é que a toxicidade da infecção virótica original subsiste em algum nível molecular e provoca um novo tipo de doença numa ocasião posterior.

A esclerose múltipla talvez seja outra doença relacionada com os efeitos tóxicos retardados de uma infecção virótica anterior latente. Um modelo sugere que uma infecção virótica antecedente provoca algum tipo de alteração na bainha de mielina dos nervos, o que posteriormente resulta na produção de anticorpos tanto contra as bainhas de mielina normais como contra as bainhas modificadas pelo ataque dos vírus. O resultado é uma espécie de destruição auto-imunológica da bainha de mielina em todo o sistema nervoso, o que inevitavelmente acaba interferindo com a transmissão dos impulsos nervosos. Os cientistas chamaram esse tipo de doença provocada pela ativação de vírus latentes de infecções por "vírus lentos". A maior parte das doenças viróticas lentas conhecidas estão relacionadas com a demência e com desarranjos nos sistemas nervosos central e periférico.

Esse princípio da toxicidade virótica retardada serve para ilustrar os mecanismos através dos quais os miasmas são adquiridos por meio da exposição a um agente infeccioso. Todavia, *as tendências miasmáticas são causadas por alterações corporais não apenas no nível celular mas também nos níveis vibracionais superiores da estrutura humana.* Os *stresses* que liberam potenciais miasmáticos no corpo físico, criando condições para o aparecimento de doenças, podem ser de natureza psicológica, ambiental e, ocasionalmente, kármica. O estado de disfunção energética e fisiológica induzido pelo *stress* permite que os padrões moleculares e sutis dos miasmas sejam ativados nos níveis genético e celular. As doenças miasmáticas ocorrem quando essa bomba-relógio energética sutil é detonada através da expressão do material genético contaminante. *As doenças miasmáticas só se manifestam no corpo físico quando nossos mecanismos normais de vigilância energéticos sutis e fisiológicos deixam de impedir sua expressão.* No caso dos vírus lentos, uma debilitação das defesas imunológicas do corpo pode deflagrar o implacável potencial latente do DNA virótico. Esses traços miasmáticos podem permanecer dormentes nos corpos sutis durante muitos anos e somente se manifestarem numa ocasião posterior, quando os padrões kármicos ou estressantes tiverem criado um ambiente bioenergético mais propício para sua expressão no nível físico. As doenças se manifestam quando as tendências energéticas miasmáticas se deslocam dos corpos sutis para o nível da célula física e do DNA que existe no seu núcleo.

Os homeopatas modernos sabem que, além dos miasmas adquiridos em virtude de agentes infecciosos, a exposição crônica a poluentes ambientais (derivados de petróleo, metais pesados e radiação) também pode resultar na produção de tendências miasmáticas/energéticas para a manifestação de doenças. O alumínio e o mercúrio — ao lado do chumbo, do arsênico, do rádio e do flúor — destacam-se entre os metais pesados que podem resultar em miasmas. Existe uma quantidade cada vez maior de chumbo no nosso ambiente devido ao uso disseminado de gasolina contendo aditivos à base desse metal. A intoxicação por mercúrio também tornou-se mais freqüente por causa da concentração de mercúrio em certas espécies de peixes. A isso se soma o uso generalizado de amálgama de mercúrio nas obturações dentárias, o que pode estar causando doenças sutis. Embora quantidades diminutas de muitos desses minerais tenham existido no nosso ambiente durante milhares de anos, nós conseguimos desenvolver uma tolerância à sua presença. Foi somente no último século que os níveis de materiais tóxicos presentes na água e na atmosfera começaram a crescer. Isso teve como conseqüência não apenas a produção de doenças agudas (envenenamento) como também de efeitos secundários retardados, na forma de miasmas adquiridos.

Os miasmas petroquímicos e de metais pesados podem resultar em alergias, perda de cabelo, retenção de fluidos, problemas com a absorção do cálcio e também maior suscetibilidade a infecções viróticas. As tendências miasmáticas devido à radiação contribuem para o envelhecimento precoce, para a deterioração endócrina, o enfraquecimento da estrutura óssea, a anemia, a artrite, o lúpus e diversos tipos de câncer, tais como leucemia e câncer da pele. O problema com a identificação desses miasmas é que seus efeitos são sutis e difíceis de quantificar através dos exames de laboratório convencionais. Todavia, seus efeitos relacionados com a produção de doenças estão começando a ser vistos em número cada vez maior. Os miasmas contribuem para as diversas causas sutis de doenças que continuam a não ser reconhecidas pela comunidade médica tradicional. Os remédios vibracionais são uma forma de terapia que freqüentemente consegue eliminar dos miasmas os padrões energéticos negativos. Tendo em vista a crescente poluição do mundo de hoje, a medicina vibracional e sua capacidade de proporcionar soluções para os problemas causados pelas toxicidades sutis serão muito importantes nos anos vindouros.

De certa maneira, essas doenças também poderiam ser consideradas enfermidades espirituais. Os miasmas e suas tendências para a produção de doenças talvez estejam relacionados com o esforço do espírito humano para reconhecer sua própria divindade através da expressão de determinadas doenças no nível físico. Os miasmas radioativos, petroquímicos e de metais pesados talvez indiquem uma necessidade espiritual de evolução ecológica. Dissemos em capítulos anteriores que as doenças freqüentemente se manifestam quando existem bloqueios emocionais e psicoespirituais crônicos que criam dificuldades para que o *Eu* Superior se manifeste através do ego ou personalidade consciente. Os miasmas se encaixam perfeitamente nesse modelo de bloqueio emocional e espiritual.

Os miasmas refletem coletivamente o desejo das pessoas retornarem ao espírito visto que as doenças se manifestam a partir de bloqueios quanto à aceitação e ao reconhecimento da condição divina do indivíduo. Isto, obviamente, pode resultar em diversos níveis de stress que, por sua vez, podem ativar os miasmas e produzir doença. Os miasmas cris-

talizam o violento esforço da humanidade para continuar sua evolução espiritual. Primeiramente, existe a necessidade de erguer-se acima da simples sexualidade, o que inclui a superação da sífilis e da gonorréia. Em seguida, há o uso da respiração para superar a tuberculose. Por fim, há a necessidade ou tentativa de sobrepujar e dominar o ambiente. Assim, existem agora os miasmas petroquímicos e radioativos, e logo haverá os miasmas de metais pesados. Os miasmas refletem bloqueios no crescimento consciente que ainda não foram superados pela humanidade.[14] (*Os grifos são nossos*)

Embora nem sempre reconheça isto, a essência divina do nosso Eu Superior nos impele a superar os numerosos obstáculos e provações que a vida tem a nos oferecer. Os sentimentos negativos ou autodepreciativos que inibem o fluxo de energias espirituais para a realidade física criam problemas não apenas no ego mas também no corpo físico. Os padrões disfuncionais de pensamento e sentimento inibem o fluxo de energia através dos chakras e, em última análise, perturbam o equilíbrio psicológico do corpo físico. À medida que somos vitimados pelo nosso imperfeito sistema de crenças, criamos bloqueios perceptuais que impedem o fluxo da consciência superior divina para nossas vidas. Essas percepções equivocadas acerca de nós mesmos e do mundo que nos cerca geram desarmonia e *stress* em níveis inconscientes do nosso ser.

À medida que vamos perdendo contato com nossas raízes espirituais, somos vitimados pelas incontáveis forças de "mal-estar" que a civilização criou. Muitas dessas doenças refletem a luta que está sendo travada pela raça humana enquanto procuramos redescobrir nossa natureza divina. Cada doença representa um obstáculo diferente que precisa ser superado para podermos galgar a escada da evolução espiritual. Embora os fatores ambientais tóxicos e infecciosos sejam importantes influências negativas que têm de ser enfrentadas, a suscetibilidade a esses agentes freqüentemente é um reflexo do nível de equilíbrio espiritual e de evolução da consciência do indivíduo. Nossa capacidade de resistir aos ataques sutis ou abertos efetuados por microorganismos e substâncias nocivas e de conseguir viver num ambiente potencialmente ameaçador indica o quanto nos sentimos ligados ao nosso Eu superior divino.

É fundamental que comecemos a compreender a importância de estarmos ligados às nossas raízes espirituais. O elemento espiritual constitui um importante aspecto da saúde e do bem-estar que é excluído da equação humana pela maioria dos médicos tradicionais. Como diz a citação acima, existem importantes padrões simbólicos relacionados com os tipos de doenças e miasmas aos quais as pessoas se tornam suscetíveis. *Os miasmas representam questões fundamentais ou experiências de aprendizado que impedem o progresso da humanidade em sua luta para atingir a evolução espiritual e a iluminação.* Estamos atravessando um período da história no qual a tendência para a satisfação imediata dos nossos desejos e para a prática de sexo sem amor começou a produzir impactos físicos e emocionais significativos sobre nossa cultura. Considerando as coisas a partir de uma perspectiva espiritual, é curioso observar como algumas doenças sexualmente transmissíveis, como a herpes e a AIDS, tornaram-se mais comuns numa época em que os seres humanos têm necessidade de examinar mais atentamente os relacionamentos do coração. A preocupação generalizada com as doenças sexualmente transmissíveis criou uma nova consciência a respeito da superexpressão das energias dos chakras inferiores. As doenças sexualmente transmissíveis começarão a chamar a atenção para as questões emocionais e espirituais relacionadas com os bloqueios espirituais que predispõem as pessoas a contraí-las.

Além desses desequilíbrios espirituais, as influências negativas dos miasmas produzidos pelo ambiente também criaram dificuldades para os sistemas imunológicos de muitas pessoas. Esses miasmas tornaram as pessoas mais vulneráveis a doenças produzidas por uma variedade de agentes infecciosos, incluindo o vírus da AIDS. O uso de modalidades curativas vibracionais para corrigir perturbações no sistema energético humano envolve um processo não apenas de reequilíbrio do corpo físico mas também de elevação da consciência do indivíduo para novos níveis de consciência e sintonização espiritual. Esta é a diferença mais importante entre as medicinas vibracional e tradicional. Diferentemente dos remédios farmacológicos, que atuam apenas sobre o corpo físico, os tratamentos vibracionais — especialmente as essências florais e os elixires de pedras preciosas — produzem seus efeitos sobre os níveis superiores da consciência, os corpos sutis, os chakras e sobre os meridianos, além de afetar também a forma física biomolecular. Embora os agentes químicos da medicina moderna possam tratar os sintomas das doenças, os remédios vibracionais criam alterações em múltiplos níveis a fim de produzir uma cura mais estável. Obviamente, a estabilidade de qualquer cura irá depender da ocorrência de alterações nos fatores sutis internos e externos que contribuem para o surgimento de doenças. Os terapeutas vibracionais procuram ajudar os pacientes a corrigir suas disfunções internas através da introdução de alterações no estilo de vida e no modo de pensar que talvez possam modificar hábitos negativos e velhos padrões perceptuais. Além disso, as influências ambientais nocivas precisam ser eliminadas ou vibracionalmente neutralizadas.

Poluição Eletromagnética

Além das já mencionadas, existem outras formas sutis de *stress* que têm a capacidade potencial de afetar a saúde e o bem-estar dos seres humanos. Um desses *stresses* é a própria radiação eletromagnética. Conforme vimos em nossa discussão a respeito dos efeitos tóxicos sutis ocultos de substâncias nocivas encontradas no ambiente, os níveis de segurança estabelecidos para os diversos poluentes químicos e minerais, para a radioatividade de fundo e para a radiação eletromagnética são baseados apenas na avaliação de flagrantes efeitos biológicos negativos, tais como a produção de câncer e de anormalidades fetais. Os efeitos biológicos sutis não podem ser avaliados pelos sistemas de detecção existentes porque esses equipamentos não são suficientemente sensíveis. Assim, as ameaças ambientais podem ser subestimadas. A vida num ambiente onde há linhas de alta tensão, fornos de microondas, tubos de raios catódicos e outros poderosos equipamentos elétricos provavelmente produz efeitos biológicos negativos ocultos que ainda não foram identificados. Estudos recentes mostraram que a incidência de casos de câncer infantil é maior em crianças de famílias que moram perto de linhas de alta tensão.[15] Outras pesquisas mostram que ratas grávidas e seus fetos desenvolvem deficiências de aprendizado quando expostos a campos eletromagnéticos de freqüências extremamente baixas. Existem também algumas evidências sugerindo que a constante exposição à radiação emitida pelos fornos de microondas comuns pode aumentar ligeiramente o risco de desenvolvimento de cataratas. Os soviéticos, que pesquisaram intensamente os efeitos biológicos sutis das radiações produzidas pelos fornos de microondas sobre os organismos vivos, utilizam critérios mais rigorosos do que os norte-americanos para definir os níveis de segurança para exposição a esse tipo de microonda.

Stress Geopático

Além dos riscos energéticos ambientais resultantes da poluição eletromagnética, as pesquisas também sugerem a existência de outras ameaças à saúde em conseqüência de campos de energia anormais gerados pela própria Terra. Todos os sistemas vivos estão dentro de um campo energético planetário. É provável que em todos os organismos vivos existam ritmos energéticos específicos produzidos pelas oscilações energéticas naturais do próprio campo da Terra. Assim como nossos relógios biológicos são afetados pelas variações cíclicas diárias de luz, é provável que o campo bioenergético seja de alguma forma afetado por outros ciclos energéticos associados ao campo planetário.

As características energéticas dos campos energéticos eletromagnéticos, gravitacional e sutis variam de acordo com a localização geográfica. Os satélites de observação, por exemplo, mapearam áreas de flutuação gravitacional em certas regiões da Terra. Além do mais, a presença de grandes depósitos de minerais como quartzo, por exemplo, e de cursos d'água subterrâneos também podem afetar os campos eletromagnéticos nas regiões situadas acima deles. Existem evidências de que a Terra tem seu próprio sistema de meridianos, constituído por uma rede planetária de canais de energia sutil chamados linhas ley. Da mesma forma como os metais podem conduzir energias, tal como acontece no sistema de Voll, as estruturas metálicas artificiais usadas nas construções também conduzem essas energias e, assim, podem alterar os padrões do fluxo energético.

Se os organismos vivos forem de fato afetados pelo campo planetário dentro do qual vivem, existem provavelmente tanto efeitos benéficos como prejudiciais produzidos por determinados padrões e tipos localizados de campos de energia. É óbvio que os antigos chineses estavam cientes da existência desses padrões de fluxo de energia no ambiente. No Oriente de hoje, tal como acontecia no passado, a seleção de locais energeticamente favoráveis para a construção de casas e empresas é ajudada pelo conhecimento desses padrões de energia planetários através de uma forma de geomancia chamada "feng-shui".[16]

Inversamente, alguém poderia formular a seguinte pergunta: "Quais são as conseqüências de se viver num campo que difere radicalmente de um campo ambiental benéfico?" Os efeitos estressantes sobre a saúde humana causados por campos anormais a uma determinada região geográfica são chamados de *"stress* geopático". Estudos realizados na Inglaterra e na Alemanha sugerem que o *stress* geopático pode não apenas contribuir para o surgimento de doenças como também impedir que elas sejam tratadas de forma eficaz.[17]

Usando o sistema *Vegatest* — um equipamento de diagnóstico por eletroacupuntura semelhante à Máquina de Voll — alguns pesquisadores descobriram certos padrões energéticos sutis associados ao sangue que são análogos ao fenômeno da polaridade de rotação ótica. Sabe-se que determinadas moléculas existem tanto na forma levógira como na dextrógira, e cada espécie de molécula, quando dissolvida numa solução transparente, fará com que o plano de luz polarizada gire ou no sentido horário (dextrógiras) ou anti-horário (levógiras). Via de regra, os sistemas vivos tendem a favorecer o uso de uma das formas, tal como acontece no caso dos aminoácidos associados aos processos celulares. Usando o parelho *Vegatest* acoplado a um sistema conhecido como Verificador de Rotações, os pesquisadores descobriram que *o sangue de pessoas normais tinha uma propriedade energética sutil associada à rotação ou polaridade no sentido horário.*

Verificou-se que *as pessoas que viviam em regiões associadas ao* stress *geopático tendiam a apresentar em seu sangue uma polaridade rotacional no sentido anti-horário.* Quando essas pessoas mudavam-se dessas áreas anormais, o sangue delas acabava readquirindo a polaridade normal no sentido horário.

Existem duas descobertas interessantes relacionadas com a presença dessa polaridade do sangue no sentido anti-horário. Em primeiro lugar, verificou-se que as pessoas com essa *polaridade anormal, quando estão doentes, geralmente são refratários a qualquer forma de intervenção médica energética sutil ou vibracional.* Assim, o *stress* geopático pode induzir no indivíduo um estado energético que se opõe às tentativas terapêuticas de reequilíbrio vibracional. Além disso, as experiências clínicas com o sistema *Vegatest* mostraram que *a maioria dos pacientes com câncer apresenta essa polaridade do sangue no sentido anti-horário.*

Essas descobertas levantam novas questões a respeito do significado dos estudos epidemiológicos que relacionam uma elevada incidência de casos de câncer a uma determinada região geográfica e a certas linhagens familiares. É possível que o fator comum em todas essas situações não seja apenas a hereditariedade compartilhada e a exposição a substâncias carcinogênicas presentes no ambiente local. O elemento comum a esses casos de câncer talvez esteja relacionado com a presença do *stress* geopático. Isto não quer necessariamente dizer que o *stress* geopático, ao criar essa polaridade invertida no sangue, seja a causa do câncer. É provável que a influência do *stress* geopático seja um dentre muitos fatores que atuam no processo de desenvolvimento do câncer. *O campo geopático provavelmente atua em conjunto com uma variedade de outros fatores predisponentes, incluindo a dieta, a genética, os carcinógenos ambientais, os vírus e a exposição anormal à radiação eletromagnética, além dos fatores energéticos sutis que afetam a vitalidade geral e a capacidade de defesa imunológica.*

Dispomos hoje de diversos métodos para neutralizar a influência do *stress* geopático. A maneira mais fácil de eliminar esse *stress* consiste em remover a pessoa afetada e seus pertences para outro local. Como isso nem sempre é economicamente factível, pessoas com experiência em rabdomancia podem examinar a casa ou o local de trabalho suspeitos e fazer recomendações específicas. A inserção de hastes de ferro ou de aço em locais específicos da terra, bem como a colocação de cristais em determinados pontos do campo de energia podem bloquear os padrões energéticos anormais e neutralizar o *stress* geopático. Além disso, existem sistemas radiônicos e eletroacupunturais, tal como o aparelho Mora, que podem ser usados para inverter diretamente a polaridade do sangue de indivíduos doentes e fazer com que eles se tornem mais receptivos às terapias vibracionais.

Stresses que se Originam no Campo de Energia Muldimensional Humano

Num nível ainda mais etérico estão os riscos de se trabalhar num ambiente carregado com energias de pensamentos negativos. Embora este último *stress* seja talvez o mais difícil de definir, vale a pena mencioná-lo como uma possível fonte invisível de problemas. Como os pensamentos são energia e criam padrões de energia em nossos campos de aura, as pessoas que entram em contato com esses campos energéticos podem ser afetados de forma sutil, ainda que inconsciente. Parece haver determinados indivíduos que, em virtude de bloqueios ou vazamentos em seus próprios sistemas de chakras e campos da aura, são verdadeiros sanguessugas de energia. Essas pessoas, consciente ou inconscientemente, drenam energia e força vital das pessoas que estão em torno delas. Muitas pessoas conhecem indivíduos que as fazem sentir-se totalmente exauridas depois de passarem apenas um curto período de tempo com eles. Muitas vezes essas pessoas são, inconscientemente, sanguessugas de energia. Assim, os nossos pensamentos negativos e perturbações emocionais podem causar problemas de saúde e desequilíbrios energéticos não apenas em nós mesmos mas também naqueles que estão à nossa volta.

Outra enfermidade do espírito, que é um *stress* mais interno do que externo, é conhecido como "insatisfação divina". Trata-se de uma forma de atrito interior que será cada vez mais freqüente nos próximos dez ou vinte anos. Esse tipo de *stress* é produzido por um impulso interno, proveniente dos níveis espirituais superiores, que procura sutilmente nos lembrar (em níveis conscientes e inconscientes) da necessidade de permitir uma maior expressão das qualidades divinas do Eu Superior. Essa forma de insatisfação sutil muitas vezes é um reflexo do movimento de uma determinada pessoa em direção à consciência superior, e freqüentemente é encontrada em pessoas que passaram anos dedicando-se diariamente a exercícios espirituais como, por exemplo, a meditação.

A insatisfação divina freqüentemente se manifesta depois de uma mudança gradual de opinião que leva a pessoa a dar ouvido às suas tendências intuitivas interiores e orientação espiritual superior. Essa orientação interior pode nos proporcionar meios de amenizar o conflito e a insatisfação internos ao sugerir a necessidade de algum tipo de modificação pessoal, seja nos nossos pontos de vista, padrões de comportamento, estilo de vida ou, até mesmo, nos rumos da nossa carreira profissional. Quando um indivíduo vê grandes diferenças entre o seu atual estilo de vida e os padrões de mudança sugeridos pela sua fonte de orientação superior, isso pode gerar sentimentos de discordância adicionais (donde o termo insatisfação divina). Às vezes as pessoas podem simplesmente sentir que estão presas a uma rotina e que não sabem como escapar dessa situação. Tudo o que sabem é que existe alguma coisa dentro delas dizendo-lhes que não estão seguindo os desejos mais profundos de sua alma. A única maneira da pessoa resolver o conflito é mover-se lentamente numa direção que esteja mais de acordo com a sua orientação espiritual interior.

É importante compreender que durante nossas atividades diárias estamos permanentemente em contato com muitos *stresses* invisíveis. O *stress* psicológico é apenas um tipo de *stress* que foi estudado e teve seus efeitos fisiológicos superficiais definidos. Esta minha discussão a respeito de formas não definidas e não reconhecidas (pela medicina tradicional) de *stress* é uma tentativa de chamar a atenção para as diversas influências ocultas que afetam a saúde humana. A medicina vibracional, com a sua ênfase nos sistemas energéticos sutis e na anatomia das dimensões superiores, pode nos revelar não apenas as causas fisiológicas e subjacentes à influência desses fatores estressantes como também os métodos terapêuticos apropriados para neutralizar seus efeitos. Sabendo em que níveis os seres humanos são afetados pelos fatores estressantes e indutores de doenças, os médicos do futuro terão a capacidade de tratar os pacientes tanto no nível físico como nos níveis sutis. Assim, os médicos terapeutas poderão proporcionar tratamentos específicos que irão corrigir os desequilíbrios energéticos subjacentes às doenças e contribuir naturalmente para o processo da cura.

Conforme vimos, os modelos atuais de clínica médica promovem um nível de interação médico-paciente que tende a lidar principalmente com níveis superficiais de diagnóstico, tratamento e manutenção da saúde. Os médicos tradicionais dedicam-se a descobrir causas físicas grosseiras para doenças e a prescrever, no espaço de tempo mais curto possível, o medicamento certo para a doença certa. A medicina holística e sua crescente legião de adeptos representa uma mudança gradual na maneira de encarar a medicina. O médico holístico cuida com interesse das doenças físicas tradicionais mas não deixa de estar atento a fatores patogênicos não tão bem-definidos, incluindo o *stress* emocional, alergias alimentares e deficiências nutricionais. Os terapeutas holísticos dirigem sua atenção tanto para as questões relativas à saúde espiritual quanto para os determinantes físicos e emocionais das doenças, ainda que muitas vezes o façam na linha do pensamento religioso tradicional.

Embora a medicina holística represente um passo na direção correta, as abordagens um tanto conservadoras de muitos médicos holísticos mais cedo ou mais tarde terão de ser complementados com informações e descobertas fornecidas pelos cada vez maiores bancos de dados da medicina vibracional. Existem indicações de que isto já está acontecendo, visto que muitos terapeutas holísticos estão começando a experimentar as Essências Florais de Bach, os remédios homeopáticos e os sistemas de diagnósticos por eletroacupuntura. A medicina vibracional nos proporciona uma perspectiva científica da fisiologia sutil, a qual ajudará os médicos a compreenderem e a tratarem os diversos efeitos do *stress* sobre o sistema bioenergético humano. Utilizando os novos equipamentos de diagnóstico que fazem uso das energias sutis, começaremos a redefinir em termos exatos o que é o *stress* e quais os elementos necessários para a saúde, o bem-estar e o desenvolvimento do ser humano em seus diversos níveis.

As tecnologias da Nova Era estão começando a tornar-se mais eficazes no que diz respeito à formação de imagens de estados sutis de doença e à mensuração de desequilíbrios vibracionais associados a doenças em diversos níveis energéticos. À medida que esses sistemas de diagnósticos se tornam mais comuns, os médicos/terapeutas irão adquirir maior capacidade para detectar fatores potencialmente estressantes ou nocivos na vida de cada paciente, seja na forma de alergias alimentares, de tendências miasmáticas ou de reações a poluentes ambientais sutis. O mais importante ainda é que, tendo definido melhor aqueles fatores estressantes sutis que podem produzir efeitos negativos crônicos ou agudos sobre a saúde do paciente, os médicos do futuro poderão prescrever os remédios vibracionais adequados para suas necessidades específicas. Ao corrigir os desequilíbrios físicos, emocionais, mentais e espirituais do paciente através do uso de tratamentos vibracionais, terapias de meditação e técnicas de crescimento pessoal, o médico/terapeuta do futuro será capaz de ajudar os pacientes a irem além de um estado de neutralidade e a alcançarem realmente um novo nível de saúde, crescimento pessoal e bem-estar.

Pontos Fundamentais a Serem Recordados

1. Estamos na iminência de uma grande mudança de paradigma que se estende por todas as ciências, desde a física até a medicina e a biologia. Essa mudança envolve uma transição do modelo mecanicista newtoniano para a aceitação do paradigma einsteiniano de um universo complexo e semelhante a um campo energético, ainda que interligado.

2. A consciência é uma forma de energia. A consciência evolui à medida que passa pelos veículos físicos de expressão e interage com eles, conforme é ilustrado pela

381

filosofia reencarnacionista. Ela é o mais elevado impulso espiritual a impelir o próprio processo biológico evolutivo.

3. Os seres humanos são complexos mente/corpo/espírito que se mantêm em constante equilíbrio dinâmico com as dimensões superiores da realidade. Essas propriedades superiores conferem ao veículo físico as propriedades de vida e de expressão criativa.

4. A interface que controla o fluxo dessas energias superiores para a estrutura física é constituída pelo sistema chakra-nádi e pelo sistema de meridianos acupunturais, os quais atuam em conjunto com o corpo biocristalino e as redes bioeletrônicas.

5. Existem diversos métodos para o tratamento de doenças cardíacas. O modelo médico ortodoxo utiliza medicamentos, cirurgia e várias técnicas não-cirúrgicas de angioplastia para melhorar a função cardíaca. Além da visualização e dos métodos de redução de *stress,* os médicos holísticos oferecem a quelação como uma terapia alternativa. Os terapeutas vibracionais posteriormente irão lidar com os fatores predisponentes energéticos (ou seja, comprometimento da função do chakra do coração) que contribuem para o surgimento das doenças cardíacas. Isto incluiria o uso de várias modalidades vibracionais, tais como terapias à base de essências florais e elixires de pedras preciosas, remédios homeopáticos e tratamentos para reequilibrar os meridianos, e também um aconselhamento espiritual interior. O ideal seria que, em vez de se recorrer a uma única técnica, cada modalidade terapêutica oferecida pelas diferentes escolas de pensamento pudesse ser usada para aumentar a eficácia das outras. Este modelo integrado poderá eventualmente ser ampliado para tratar as formas de doença de uma maneira multidisciplinar.

6. O modelo atual de medicina ensina os médicos a lidar com as doenças de acordo com uma "abordagem voltada para a resolução de problemas". Isto significa que um problema de saúde só poderá ser identificado e resolvido se considerado como tal por um profissional da saúde. Assim, a capacidade de identificar um problema de saúde depende tanto da sensibilidade dos sistemas médicos usados para diagnóstico quanto do estado mental e da sensibilidade clínica do terapeuta em questão.

7. À medida que a medicina moderna continua a dar origem a organizações de assistência à saúde nas quais os cuidados médicos são limitados cada vez mais pela falta de tempo, os profissionais da saúde que nelas trabalham procurarão concentrar-se no tratamento dos problemas mais aparentes e das queixas mais agudas dos pacientes. Os médicos que trabalham nessas organizações despenderão menos tempo investigando as queixas secundárias, tidas como pouco importantes em sua significação imediata. Este tipo de enfoque não favorece a investigação de problemas de saúde mais sutis, ainda que estes possam vir a ser mais importantes a longo prazo.

8. Parte das diferenças de abordagem entre os profissionais da área médica tem que ver com diferenças na definição de saúde. Enquanto o médico ortodoxo tem por objetivo levar o paciente a um estado neutro, de ausência de sintomas, os terapeutas holísticos e vibracionais consideram o "bem-estar" como meta de tratamento. Embora este tipo de tratamento geralmente exija uma terapia mais individualizada, as conseqüências a longo prazo são uma saúde melhor e a prevenção de doenças que poderiam vir a ocorrer no futuro.

9. Os seres humanos necessitam de uma quantidade ótima de *stress*, às vezes chamada de *eustress*, para a manutenção da saúde e a continuação do seu desenvolvimento. Começam a ocorrer disfunções no sistema quando a carga de *stress* é percebida pelo

corpo e pela mente como excessiva e, conseqüentemente, produz *distress*. Muitas vezes o *stress* psicológico é causado simplesmente pelo fato de o indivíduo perceber uma determinada situação doméstica ou profissional como uma ameaça ao seu bem-estar.

10. As técnicas de redução do *stress*, a meditação e uma dieta equilibrada, incluindo até mesmo o uso se suplementos vitamínicos, são uma boa maneira de se lidar com os fatores estressantes emocionais e biológicos em nossa vida.

11. Existem muitos tipos de fatores estressantes invisíveis que representam ameaças para a saúde do indivíduo, tais como o *stress* psicológico, o *stress* nutricional, o *stress* cronobiológico (alterações nos ciclos de sono), o *stress* ambiental, produzido por substâncias químicas (medicamentos, poluentes, reações de sensibilidade a alimentos e toxinas sutis), bactérias e vírus, a radiação eletromagnética , o *stress* geopático (energias terrestres anormais) e, até mesmo, os campos psíquicos negativos.

12. Os sistemas de diagnóstico vibracionais oferecem os únicos métodos de detectar a influência e determinar o tratamento para muitos desses *stresses*, sutis porém onipresentes, que atuam sobre a saúde humana.

Capítulo XII

Evolução Pessoal e Planetária:

A CURA VIBRACIONAL E SUAS IMPLICAÇÕES PARA UMA HUMANIDADE EM EVOLUÇÃO

A humanidade vive num estado de perpétua evolução porque a consciência humana está constantemente crescendo e evoluindo. Nos dias de hoje, as pessoas estão modificando lentamente seus pontos de vista e estilo de vida num sentido que reflete uma maior consciência das inter-relações entre a mente e o corpo, tanto na saúde como na doença. Os seres humanos, porém, não vivem num vácuo. O modo como vivemos e o ambiente que criamos para nós mesmos produz efeitos psicológicos, biológicos e energéticos sutis sobre nós e sobre as outras pessoas que vivem no nosso ambiente. A questão da responsabilidade pessoal ultrapassa o âmbito do *self* e alcança os limites do nosso planeta. Nossas decisões pessoais e padrões de expressão espiritual estão começando a ter um impacto crescente sobre a comunidade global em que vivemos.

Quando as pessoas mudam, toda a consciência planetária também evolui. O que acontece nos níveis inferiores reflete-se nos superiores. Os padrões de evolução da pessoa humana podem acabar produzindo grandes mudanças no macrocosmo global. À medida que um número cada vez maior de seres humanos começa a se dar conta de sua natureza verdadeiramente divina e a crescer espiritualmente, através da compreensão interior de suas doenças e bloqueios energéticos, começará também a haver maior aceitação da idéia de que todas as pessoas estão sutilmente ligadas umas às outras e ao mundo em que vivem. À medida que a consciência iluminada deste pequeno segmento da humanidade se desenvolve, os reflexos desse desenvolvimento se farão sentir sobre as mentes do todo planetário maior. A maré montante de maior consciência espiritual começará a afetar um grande número de pessoas através de uma espécie de efeito de ressonância cósmico. Teremos chegado à Nova Era quando o número de mentes transformadas tiver sido suficiente para atingir o limiar crítico necessário para impulsionar toda a consciência global para um novo nível de cura e percepção.

O princípio mais importante da medicina vibracional é o conceito de que os seres humanos são sistemas dinâmicos de energia que refletem os padrões evolutivos do crescimento da alma. As idéias que a medicina vibracional tenta nos ensinar são na verda-

385

de bastante antigas. Elas só parecem novas por causa do tempo que as pessoas levaram para validar o que os antigos sacerdotes há milênios já sabiam. Poder-se-ia dizer que os médicos terapeutas estão evoluindo e se transformando num novo tipo de sacerdote. No final desse processo evolutivo, o médico/terapeuta/sacerdote combinará o mais elevado conhecimento tanto dos antigos mistérios religiosos como da ciência moderna a fim de promover a cura em todos os níveis possíveis.

Já vimos que as extraordinárias descobertas da medicina vibracional e a maior compreensão a respeito da nossa anatomia sutil expandida podem afetar a evolução dos médicos do futuro. Cabe a nós agora compreender de que modo essas revelações acerca da nossa ligação com o nosso Eu Superior e com os nossos corpos espirituais irão influenciar o restante da humanidade. Que transformações sofrerão os pacientes do médico/terapeuta no futuro? Mais precisamente, temos de nos perguntar em que sentido as pessoas terão de mudar para alcançar a verdadeira cura tanto na dimensão física como nas dimensões emocional, mental e espirituais superiores da existência humana.

Responsabilidade Pessoal e Desenvolvimento Espiritual: Nosso Potencial Inato para Curar a nós mesmos

No último capítulo, vimos como a medicina passou a ser extremamente limitada pelo fator tempo e concentrou-se em solucionar problemas específicos dos pacientes de maneira mais rápida e eficaz. A consciência dos médicos muitas vezes chegou a formar o conceito de que a assistência médica resumia-se em descobrir o medicamento correto para dar alívio aos males do paciente, ao passo que estes, por outro lado, passaram a esperar uma solução rápida e fácil para qualquer problema que levem ao consultório médico. Eles querem ser consertados com o mínimo de desconforto, despesa e tempo. Tomar uma pílula para solucionar problemas de saúde transformou-se numa crença e numa expectativa arraigada entre muitas pessoas. É muito mais fácil tomar um remédio que proporcione um rápido "conserto" do organismo do que modificar hábitos potencialmente insalubres que possam estar contribuindo para o problema da saúde. Em outras palavras; tendo a possibilidade de escolher, a maioria das pessoas opta pela saída mais fácil.

A preferência por soluções fáceis e rápidas é um reflexo da falta de responsabilidade com que muitas pessoas encaram as questões relativas à própria saúde. Não há dúvida de que a vida é estressante e que é difícil ter uma dieta equilibrada e exercitar-se regularmente. Sempre é mais fácil comer o que e quando for possível, tomar alguns drinques ou fumar alguns cigarros com o pessoal do escritório na hora do almoço e escarrapachar-se diante da televisão à noite para relaxar e recuperar-se das irritações do dia.

Consideradas as coisas a partir das perspectivas de um atencioso médico tradicional que está realmente tentando ajudar seus pacientes a terem uma vida mais sadia, sempre foi muito difícil conseguir que as pessoas modifiquem seu modo de viver. Muitas vezes elas só adotam hábitos de vida mais sadios depois de algum acontecimento traumático, como um ataque cardíaco ou o diagnóstico de alguma outra doença grave. A maioria das pessoas tende a adotar uma atitude em relação aos seus médicos que poderia ser expressa nas seguintes palavras: "Aqui está o meu corpo. Faça os reparos necessários e o devolva a mim às seis da tarde." Essas pessoas não querem assumir a responsabilidade de conservar a própria saúde. Elas acham que cabe ao médico mantê-las sadias, quaisquer que sejam os seus hábitos. Esta atitude está começando lentamente a mudar devido a um maior nível de educação dos pacientes e a uma crescente consciência do público acerca do conceito de bem-estar.

A questão da responsabilidade para com a própria vida é importante para a saúde do indivíduo. Trata-se de um problema que tem sido atacado de diversas formas — na maioria das vezes sem muito sucesso — até mesmo pelos médicos tradicionais mais conservadores. No que diz respeito à prescrição de medicamentos, embora um médico possa receitar um determinado remédio a um paciente — como, por exemplo, um antibiótico para combater uma infecção —, cabe ao paciente comprar o medicamento e tomá-lo de acordo com as orientações recebidas. Se o paciente não assume a responsabilidade de seguir as recomendações do médico e, por causa disso, não fica bom, a culpa não é do médico (embora muitos pacientes pensem o contrário). Assim, a responsabilidade pessoal desempenha um papel importante até mesmo na mais simples das interações médico-paciente. O médico, de certa forma, é não apenas um agente promotor da cura como também um conselheiro e educador. Cabe ao paciente seguir as recomendações do médico para alcançar o estado de saúde que procura.

Muitos dos primeiros modelos médicos ocidentais de doença consideravam que as ameaças à saúde e ao bem-estar do indivíduo tinham sua origem fora dele. As doenças seriam produzidas por traumatismos, envenenamentos ou infecções provenientes de alguma fonte externa. Conforme vimos no último capítulo e em boa parte deste livro, a ocorrência de doença depende de muitos fatores. O estado de doença é o clímax dos efeitos de fatores negativos externos e internos. Já discutimos aqueles fatores internos que predispõem as pessoas à doença quando tratamos da "resistência do hospedeiro". É óbvio que nossa capacidade de defesa imunológica e de manter a homeostase é afetada não apenas por fatores físicos, tais como a alimentação e as condições físicas de maneira geral, mas também pelo nosso nível de bem-estar mental e emocional.

Esta última categoria — os efeitos das emoções sobre o nosso nível de saúde — até recentemente foi subestimada pela medicina tradicional. É cada vez maior o reconhecimento, tanto por médicos holísticos como por médicos ortodoxos, de que o *stress* emocional é um fator importante no processo de produção de doenças. No último capítulo vimos de que modo os conflitos emocionais, os sentimentos de impotência e a falta de amor por si mesmo podem ter efeitos nocivos sobre o funcionamento dos principais chakras. Como os chakras fornecem energia sutil aos diversos órgãos do corpo, os bloqueios e conflitos emocionais podem resultar num fluxo energético anormal para diversos sistemas fisiológicos. Com o passar do tempo, esses fluxos de energia anormais podem produzir doenças de maior ou menor gravidade em qualquer órgão do corpo.

Dentre os bloqueios de chakra conhecidos, a disfunção no chakra do coração talvez seja a que produz conseqüências mais devastadoras. *O chakra do coração é o principal centro energético do sistema chakra/nádis.* Trata-se de um elo fundamental entre os três chakras inferiores e os três chakras superiores. Num outro sentido, é também o centro da existência humana, pois é o principal chakra por onde podemos expressar amor. *A expressão do amor talvez seja uma das lições mais importantes que os seres humanos têm a aprender durante sua encarnação no plano físico. Sem amor, a existência pode ser árida e desprovida de sentido. É necessário que aprendamos a amar, não apenas as pessoas que estão à nossa volta, mas também a nós mesmos.*

Precisamos aprender a servir melhor aos outros em diversos tipos de atividades profissionais, não apenas para ganhar dinheiro a fim de ter onde morar e adquirir algum conforto material, mas também como um reflexo de nossa dedicação em fazer o bem aos nossos semelhantes. Conforme já dissemos, é importante que aprendamos a amar a nós mesmos antes que possamos amar verdadeiramente aos outros. Quando não amamos a nós mesmos ou quando a nossa auto-imagem é ruim, podem ocorrer bloqueios no chakra do coração que, de forma secundária, afetam o funcionamento do timo e, portanto, de nossas defesas imunológicas. Um sistema imunológico fraco nos deixa vulneráveis a doenças causadas por inúmeros agentes externos e internos, incluindo os vírus e bactérias comuns e as células cancerosas. Um fluxo energético sutil insuficiente entre o chakra do coração e o coração físico pode efetivamente enfraquecer o coração, tornando-nos mais suscetíveis a ataques cardíacos, a problemas nas artérias coronárias e a derrames cerebrais. O chakra cardíaco também fornece energia nutritiva para os pulmões, donde se conclui que a ocorrência de bloqueios nesse centro crítico também pode contribuir para o aparecimento de muitas doenças pulmonares.

Poder-se-ia dizer que muitas das doenças levadas à consideração de um médico não indicam de maneira alguma a exposição do paciente a fatores negativos externos. *Nossas doenças freqüentemente são um reflexo simbólico de nossos próprios estados internos de intranqüilidade emocional, bloqueio espiritual e desconforto.* Sabemos que este ponto de vista é efetivamente verdadeiro tanto da perspectiva vibracional como da perspectiva reencarnacionista. Isso sugere que a prescrição de medicamentos de efeito rápido, que talvez aliviem apenas temporariamente os sintomas agudos da doença, não é a solução ideal para minorar os problemas do paciente. Uma das coisas mais importantes que os médicos espirituais do futuro poderão fazer para levar as pessoas a um estado de maior bem-estar talvez seja ensinar seus pacientes a reconhecer aqueles fatores emocionais e energéticos sutis que podem predispô-los a determinados estados mórbidos. O médico espiritual do futuro terá mais facilidade para detectar disfunções nos meridianos, nos chakras e nos corpos emocional, astral e mental. Os médicos/terapeutas do futuro também poderão detectar a existência de formas-pensamento negativas no campo da aura de seus pacientes, as quais podem refletir níveis mais profundos de desequilíbrio psicoespiritual.

Na Nova Era que está por vir, o importante será que as pessoas irão começar a reconhecer que seus estados emocionais e grau de sintonização espiritual com o Eu Superior podem influenciar de forma significativa suas condições de saúde e seu nível de bem-estar. À medida que as pessoas forem se tornando mais conscientes de que suas emoções e nível de sintonização interna podem favorecer a manutenção da saúde ou a ocorrência de doenças, elas irão aprender a se comportar de forma mais responsável em suas relações consigo mesmas e com os outros. À medida que as pessoas começarem a se tratar com médicos que adotam a filosofia da medicina vibracional, elas irão aprender métodos apropriados para modificar padrões disfuncionais de comportamento, pensamento e sentimento a fim de criar um ambiente que contribua de forma mais significativa para o bem-estar do indivíduo. A atual proliferação de cursos de técnicas para redução do *stress* e a atenção que está sendo dada aos efeitos negativos do *stress* sobre a saúde são um passo na direção correta. Todavia, o relaxamento é apenas a ponta do *iceberg* quando se trata de aprender a modificar os componentes psicoespirituais mais profundos que originalmente nos deixaram vulneráveis às doenças.

A comunidade médica ortodoxa tem tido dificuldade para lidar com a idéia de que nossos pensamentos e emoções poderiam contribuir para o surgimento de doenças. Muitos reagiram dizendo que "os médicos que defendem essas idéias de que as emoções produzem doenças prestam um desserviço aos seus pacientes porque fazem com que eles se sintam culpados por terem adoecido. Muitos médicos têm receio de abordar o problema da contribuição das emoções para o surgimento de doenças como o câncer. As atitudes dos cientistas a respeito da possível influência da mente sobre o surgimento do câncer foram tão negativas que por pouco não foi totalmente suspenso o fornecimento de dinheiro para os centros de pesquisa que estavam tentando estudar as relações entre as emoções e a saúde. A aceitação espantosamente reduzida das pesquisas efetuadas no recém-criado campo de pesquisa da psiconeuroimunologia é uma demonstração direta dessa atitude relutante por parte de muitos médicos tradicionais.

Os médicos tradicionais preferem desconsiderar o conceito de componentes emocionais das doenças porque seus fatores são mais difíceis de lidar e de tratar. Além do mais, os precursores psicossociais e espirituais das doenças são ainda mais difíceis de diagnosticar, especialmente no limitado espaço de tempo que os médicos geralmente dedicam a cada paciente. Muitos dos estudos médicos ortodoxos com pacientes cancerosos, nos quais foi investigada a influência de fatores emocionais sobre suas doenças, basearam-se em questionários ou entrevistas superficiais com um certo número de pacientes. Uma das dificuldades para se estabelecer uma ligação entre os bloqueios emocionais e a produção de doenças é que os pacientes nem sempre podem ser suficientemente confiáveis ou bem-informados a respeito de suas próprias deficiências psicológicas para proporcionar informações adequadas por meio de questionários superficiais. Além disso, é possível que às vezes as pessoas não reconheçam problemas que ocorram no contexto de sua unidade familiar. Na opinião delas, essas questões podem ser triviais ou ter pouca importância para a doença que o médico supostamente estiver tratando. Isto é válido para os pacientes de maneira geral e não só para aqueles que sofrem de câncer.

Existe, todavia, uma grande quantidade de dados na literatura médica ortodoxa — como se pode ver no famoso estudo de Carolina Thomas sobre características de personalidade e atitudes emocionais — sugerindo que os relacionamentos familiares e fatores psicológicos apresentam um certo valor produtivo em relação à ocorrência de câncer e de ataques cardíacos.[1] Thomas fez o acompanhamento de uma amostra de 1.300 estudantes da Faculdade de Medicina Johns Hopkins que se graduaram entre 1948 e 1964 e continuou a atualizar a ficha médica dessas pessoas. Ela coletou minuciosas informações a respeito da história familiar de cada indivíduo e aplicou uma bateria de testes físicos e psicológicos a todos os participantes da pesquisa enquanto eles ainda freqüentavam a Johns Hopkins. Anos mais tarde, quando os médicos já começavam a sofrer de diversas doenças, ela analisou os dados a respeito dos estudantes a fim de verificar a possível existência de fatores psicológicos comuns aos indivíduos que apresentavam determinados tipos de doença.

Havia, efetivamente, fatores psicológicos comuns entre os pacientes que vieram a sofrer de câncer. Curiosamente, as características dos indivíduos que posteriormente tiveram câncer eram semelhantes às daqueles que acabaram cometendo suicídio. Eles se diziam emocionalmente distantes de seus pais. Os indivíduos que vieram a sofrer de câncer também sentiam que os seus pais freqüentemente brigavam entre si e se tratavam com irritação e mau humor. De fato, o número de estudantes que afirmavam ter vivido num ambiente familiar negativo no início de suas vidas era maior entre os que vieram a sofrer de câncer do que em qualquer outro grupo do estudo de Thomas. Uma outra pesquisa, realizada pelo psicólogo Lawrence LeShan,[2] também indicou que muitos pacientes com câncer costumavam refrear suas emoções, especialmente as negativas. Para muitos, esse senso de alienação e relação à própria família contribui para a ocorrência de períodos de esmagadora depressão numa fase posterior da vida.

Todos esses padrões emocionais negativos giram em torno da capacidade interior de o indivíduo expressar amor por si mesmo e pelos outros. Muitos indivíduos foram condicionados pelas reações negativas que tiveram com seus pais durante a infância e que acabaram fazendo com que tivessem um sentimento de inferioridade. A auto-imagem distorcida acaba afetando a capacidade de essas pessoas se relacionarem com os outros e produz padrões não expressos de raiva e hostilidade que nunca são liberados. Temos aqui, portanto, uma vigorosa confirmação de que diversos tipos de bloqueios emocionais e, especialmente, aqueles que prejudicam a nossa capacidade de amar a nós mesmos e aos outros, criam padrões anormais de energia no chakra do coração. Esses padrões energéticos disfuncionais diminuem a vitalidade do sistema imunológico e de outros sistemas de órgãos, podendo eventualmente manifestarem-se na forma de uma doença séria no corpo físico.

Terapeutas como o Dr. Carl Simonton, que trabalhou com pacientes cancerosos a fim de tentar modificar atitudes e auto-imagens negativas, descobriram que um forte desejo de viver produz um efeito positivo na taxa de sobrevivência em casos avançados da doença.[3] Seus programas de tratamento procuram não apenas mobilizar os sistemas imunológicos dos pacientes como também, por meio da meditação, da formação de imagens mentais e de uma variedade de outras técnicas, modificar as atitudes e padrões emocionais disfuncionais que contribuem para o surgimento da doença. Alguns médicos tentaram verificar se apenas a atitude do paciente poderia produzir um efeito sobre a taxa de sobrevivência em casos avançados da doença, como os resultados de Simonton sugeriram. Infelizmente, porém, não é de fato possível comparar as estatísticas de sobrevivência entre pacientes com câncer que tinham a esperança de se curar e aqueles que, além dessa atitude positiva, também estimulavam ativamente seus sistemas imunológicos através da formação de imagens mentais. É difícil generalizar os resultados do trabalho de Simonton examinando-se apenas os efeitos das atitudes positivas sobre a taxa de sobrevivência. Também não é possível desprezar o trabalho de Simonton com base somente nos efeitos das atitudes positivas ou negativas.

Um estudo publicado na edição de 13 de junho de 1985 do *The New England Journal of Medicine* afirmava não se ter descoberto nenhuma relação entre as atitudes emocionais e a taxa de sobrevivência de pacientes em estágios avançados de cânceres de alto risco. Os autores do estudo *não* declararam que as atitudes emocionais positivas não produziam nenhum efeito sobre a qualidade de vida ou sobre a taxa de sobrevivência de pacientes com cânceres menos avançados. Todavia, muitos leigos e médicos que leram esse artigo *interpretaram-no* como se afirmasse não existir nenhum fator psicológico significativo atuando sobre as taxas de sobrevivência de qualquer paciente canceroso. Um dos principais autores do artigo, a Dra. Barrie Cassileth, apressou-se a chamar a atenção da comunidade médica para essas concepções equivocadas. A Dra. Cassileth acredita que as emoções influenciam efetivamente a saúde e a doença e que o desejo de viver é um fator importante no caso de algumas doenças. Ela ficou transtornada pelo fato de os resultados de seu estudo estarem sendo usados para refutar as afirmações de pessoas como Norman Cousins, que acreditam que as emoções positivas, a fé, o riso e a vontade de viver exercem uma influência direta sobre as doenças. Infelizmente, a cobertura que os meios de comunicação de massa deram a esse artigo e às suas interpretações incorretas a respeito da verdadeira influência das emoções sobre a saúde e a doença contribuíram para produzir falsas confirmações das crenças de muitos médicos tradicionais, os quais já viam com ceticismo as sugestões de que doenças tão sérias quanto o câncer pudessem de alguma forma ser afetadas pelas emoções.

Existem crescentes evidências, até mesmo na literatura médica tradicional, de que as emoções podem afetar a nossa saúde.[4] Se é assim, então as pessoas precisam começar a assumir a responsabilidade pelos seus pensamentos e emoções para que eles possam exercer uma influência positiva sobre sua saúde. As pessoas somente poderão alcançar altos níveis de bem-estar e uma integração equilibrada entre corpo, mente e espírito se atuarem de forma cooperativa com médicos esclarecidos e sensíveis à contribuição desses fatores sutis para o processo de manifestação das doenças. Todas as pessoas têm dentro de si um poderoso aliado, o Eu Superior, que algumas vezes procura ensinar-lhes coisas acerca delas mesmas através da manifestação de determinados tipos de doença ou disfunção. As adversidades que as doenças nos impõem interferem com a fruição dos prazeres que nos são proporcionados pelo nosso modo normal de viver. As doenças podem ser vistas como obstáculos colocados em nosso caminho pelo nosso Eu Superior para nos fazer reduzir o ritmo de nossas atividades e pensar a respeito do que estamos fazendo com a nossa vida. A doença é um aviso sutil de que algo está errado e precisa ser corrigido antes que sobrevenham conseqüências mais sérias. Se fôssemos capazes de aprender a dar ouvidos à sabedoria interior que existe dentro de cada um de nós, talvez pudéssemos superar esses obstáculos impostos por nós mesmos e crescer para nos tornarmos seres mais felizes, sadios e espiritualmente mais conscientes.

Quando uma doença se manifesta, isso significa que estamos restringindo o fluxo natural de energia vital através de nossos corpos multidimensionais. A saúde e o bem-estar são reflexos do fluxo normal e desimpedido de energias vibracionais superiores através do corpo/mente/espírito. Cada pessoa pode ser vista como um canal ou condutor de muitos tipos diferentes de energia. Cada um de nós absorve alimentos, água, ar, luz, sons e diversos tipos de estímulos sensoriais, além de outros *inputs* menos conhecidos, tais como o prana, o chi e energias psicoespirituais de natureza mais sutil. Nos diversos níveis da nossa anatomia multidimensional, transformamos esses *inputs* energéticos, usando-os para manter, reconstruir e curar os nossos corpos. Por outro lado, nós expressamos ou liberamos uma variedade de *outputs*. Entre esses *outputs* estão obviamente as excretas físicas ou biológicas, tais como o dióxido de carbono, o suor, a urina e as fezes — os subprodutos do metabolismo. Além disso, expressamos diversos outros *outputs*, tais como o trabalho físico e a comunicação, na forma de fala, toque, emoção e diversas modalidades de expressão criativa artística e intelectual. Num nível superior, estamos também expressando energias psicoespirituais e comunicação através dos corpos sutis e dos chakras.

Para que possamos gozar de boa saúde é preciso que haja um fluxo livre e constante de energia através de cada um dos diversos níveis simultâneos de processamento interno. Se houver algum tipo de bloqueio, e isso prejudicar o fluxo de energia em algum nível do sistema, o resultado será a doença. As anormalidades podem ocorrer num único nível ou, até mesmo, em diversos níveis de *input* energético simultaneamente. Além do mais, o bloqueio do escoamento de energia pode ser igualmente prejudicial para o sistema. O conseqüente acúmulo de pressão mais cedo ou mais tarde tem de ser liberado. Freqüentemente, as tensões acumuladas são expressas através de um excesso de atividade de diversos órgãos do corpo, o que pode produzir reações fisiológicas anormais e, por fim, a doença. No passado, os médicos tradicionais tenderam a prestar mais atenção aos problemas derivados de bloqueios dos *inputs* básicos no nível físico. As doenças causadas por má alimentação e ar ou água contaminados recebiam mais atenção por parte dos médicos convencionais. O reconhecimento da existência de uma relação entre emoção e doença por parte da medicina ortodoxa é um reflexo da percepção recém-desenvolvida entre os profissionais da saúde, de que as energias psicológicas também podem afetar a saúde física. Assim, um adequado *output* de energia no nível de nossa estrutura energética emocional é também indispensável para o atingimento e a manutenção de um elevado nível de bem-estar.

Fazendo analogia com um sistema de encanamentos, para que o fluxo de água seja ótimo, é preciso que haja um fornecimento adequado de água, uma válvula de descarga aberta e que não exista nenhuma obstrução ou presença de água servida nos canos. A existência de bloqueios em qualquer um desses níveis pode resultar numa interrupção no fluxo de água. O mesmo é verdadeiro para os seres humanos. Além de necessitarmos de uma ingestão adequada de energia, proporcionada por vários nutrientes físicos e sutis, também precisamos de canos desobstruídos, representados por veias e artérias livres de doenças, meridianos acupunturais simetricamente equilibrados, chakras e nádis desimpedidos e estruturas orgânicas saudáveis para que a energia vital possa fluir e ser utilizada adequadamente. Por fim, as pessoas precisam aprender a expressar apropriadamente as energias armazenadas dentro de si; caso contrário, níveis perigosamente altos de *stress* irão se acumular no sistema.

Isto significa que, como seres humanos que somos, precisamos não apenas eliminar nossos resíduos biológicos como também remover o nosso lixo emocional. Se não conseguirmos perdoar os outros pelos seus erros e continuarmos a alimentar velhos antagonismos e ódios, culpas e ferimentos psíquicos não resolvidos, a negatividade irá se acumular e nos corroer como se fosse uma infiltração de resíduos tóxicos. As doenças acabarão se manifestando se permitirmos que a negatividade emocional bloqueie constantemente o fluxo de nossas energias espirituais superiores. Quando nos cercamos de emoções negativas e impedimos que o amor penetre dentro de nosso próprio ser, estamos apenas ferindo a nós mesmos. Precisamos aprender a expressar adequadamente nossas emoções para que não acumulemos raivas, tensões e ressentimentos reprimidos. Se essas emoções não são expressas e continuam a ferver silenciosamente e a provocar o acúmulo de pressões inconscientes, elas podem acabar escapando dos nossos sistemas através do rompimento do elo mais fraco da nossa complexa cadeia de níveis energéticos interativos. É extremamente importante que aprendamos a expressar amor em nossos relacionamentos com as outras pessoas, incluindo nossos pais, famílias, cônjuges, filhos e, especialmente, em relação a nós mesmos. Esta talvez seja a maior lição que os seres humanos precisam aprender. Haveria muito menos sofrimentos e doenças se pudéssemos aprender a amar uns aos outros e a amar e a perdoar a nós mesmos pelos nossos erros.

Além de expressar *outputs* emocionais, os seres humanos são entes naturalmente criativos e inteligentes que têm necessidade de dar vazão a seus talentos naturais através da literatura, da pintura, da invenção das mais diversas coisas e da arte de maneira geral. Não devemos bloquear o fluxo de energias criativas através de nossos sistemas. Se o fluxo das energias criativas kundalini for obstruído, uma pressão excessiva poderá se acumular nos chakras, tendo como conseqüência o surgimento de bloqueios, disfunções fisiológicas e, finalmente, doenças. As pessoas precisam assumir a responsabilidade de reexaminar periodicamente seus hábitos pessoais e seu modo de vida a fim de que cada nível de *input* e *output* de energia seja mantido em bom estado de funcionamento.

A ocorrência de doença é uma importante mensagem informando a presença de bloqueio em algum nível do *self* multidimensional. Além de conduzirmos formas físicas e convencionais de energia, também servimos como canais para informações e orientações que se originam nos níveis superiores da nossa consciência espiritual. Algumas das mensagens enviadas pelo nosso Eu Superior se manifestam simbolicamente na forma de doenças e não se destinam a nos fazer sentirmo-nos culpados por estarmos doentes. A doença pode ser um sinal, enviado pelos nossos níveis superiores de consciência, de que precisamos modificar o nosso modo de vida para que possamos encontrar e manter nossa saúde e felicidade. Freqüentemente, alterações necessárias são o descanso e o reequilíbrio. Outras vezes é preciso fazer uma modificação na dieta, uma reavaliação emocional ou evitar alguma influência tóxica ambiental. Algumas vezes a lição a ser aprendida é a de que precisamos buscar uma maior percepção e sintonização espiritual. A insatisfação divina que muitos estão começando a sentir, à medida que nos aproximamos da Nova Era, é um reflexo da grande necessidade que os seres humanos têm de satisfação e estímulo espiritual. Uma lição importante a ser aprendida é a de que precisamos começar a prestar mais atenção ao nosso corpo. Temos de considerar cada padrão de *distress* físico como uma espécie de mensagem que o Eu Superior está nos tentando comunicar através da linguagem simbólica do hemisfério cerebral direito.

Quando estamos doentes e sentindo dores, procuramos a ajuda de especialistas com mais experiência na compreensão das causas das doenças. Freqüentemente, é importante buscar a assistência de profissionais a fim de obter ajuda para fazer o organismo retornar a um estado de melhor equilíbrio e bem-estar. Uma coisa, porém, é pedir ajuda. Outra, algo diferente, é esperar que o médico cure todas as nossas doenças sem que precisemos participar ativamente do processo. Nós não podemos abrir mão de todo controle e responsabilidade em favor de pessoas investidas de autoridade. As pessoas precisam começar a trabalhar com os médicos de forma cooperativa. Graças aos diversos métodos de análise baseados no uso das energias sutis, os médicos vibracionais mais esclarecidos terão a capacidade de diagnosticar as causas superficiais e profundas dos problemas que os pacientes levam aos seus médicos. Os médicos do futuro começarão a ensinar a seus pacientes que um estado ótimo de saúde só será alcançado quando as causas mais profundas das doenças forem tratadas adequadamente. Os pacientes começarão a aprender que as soluções rápidas para as doenças, mesmo quando intensamente desejadas, podem apenas encobrir problemas mais profundos relacionados com desequilíbrios energéticos crônicos.

Os médicos esclarecidos poderão trabalhar com os pacientes a fim de alterar padrões emocionais disfuncionais através da psicoterapia, de vitaminas, da meditação e de técnicas de redução do *stress*. Os pacientes irão modificar os elementos superiores de sua consciência usando essências florais, elixires de pedras preciosas, remédios homeopáticos e várias outras modalidades de terapia baseadas no uso das energias sutis. Para que ocorram uma cura e um equilíbrio interno mais permanentes porém, ainda é importante que as pessoas usem essas terapias de forma acessória ao mesmo tempo em que implementam outras mudanças em seus hábitos alimentares, em seu estilo de vida de maneira geral, e em suas maneiras de pensar e de sentir. *Uma vez que saibamos quais são as verdadeiras causas de nossa doença, precisaremos começar a fazer alterações permanentes que irão ter como conseqüência uma cura em muitos níveis simultâneos. Precisamos aprender a assumir a responsabilidade por nossas próprias vidas.*

Ao longo de nossas vidas, fazemos opções e agimos em determinados sentidos. É necessário que as pessoas comecem a assumir a responsabilidade e a tornar-se mais conscientes das conseqüências de seus atos. Não há dúvida de que só recentemente tomamos consciência do modo pelo qual coisas tão simples como nossos pensamentos e emoções podem afetar de forma negativa a nossa saúde. Tendo sido armados por seus médicos com esse novo conhecimento, os pacientes precisam começar a perceber que seus relacionamentos emocionais, padrões de pensamento e capacidade de expressar amor por si mesmos e pelos outros produzem efeitos significativos sobre seu estado de saúde. Como fazer para mudar essas coisas já é uma outra história. Nesse livro nós já descrevemos diversas técnicas psicológicas e métodos psicoenergéticos que visam fazer isso.

A lição importante é que as pessoas precisam ser ensinadas e educadas a respeito das cruciais interações entre seus corpos, mentes, emoções e energias espirituais. Depois que começamos a compreender que somos seres basicamente espirituais em luta contra as limitações do corpo físico, nossa consciência começa a mudar. Quando as pessoas alcançam um nível de conhecimento no qual começam a compreender as verdadeiras causas de suas doenças, elas lentamente darão início a um processo positivo de modificações. Ignorar a verdadeira causa de nosso sofrimento depois de conhecer os seus efeitos sobre nós serviria apenas para agravar o nosso desconforto. O médico não pode fazer tudo sozinho. Para que haja uma cura mais permanente, é necessária a cooperação e ajuda energética do paciente. Os médicos não podem eximir as pessoas de suas responsabilidades mediante o simples expediente de prescrever-lhes um remédio ou submetê-las a uma cirurgia.

O médico/terapeuta será mais apto a aconselhar as pessoas quanto às maneiras pelas quais suas ações, emoções ou o ambiente em que vivem possam estar afetando-as de uma forma negativa. Depois de identificar essas energias negativas, a pessoa precisa efetuar mudanças que irão eliminar a causa da redução do fluxo de energia através do seu sistema de múltiplos níveis ou, então, preparar-se para enfrentar doenças ou desconfortos que mais cedo ou mais tarde irão se manifestar.

Algumas das principais questões emocionais que as pessoas atualmente estão tentando resolver envolvem as lições básicas dos chakras, discutidas no capítulo 10. Cada uma dessas questões é um obstáculo situado ao longo do caminho de transformação que leva à iluminação espiritual e que, mais cedo ou mais tarde, cada ser humano terá de superar. As questões mais básicas, que afetam os três chakras inferiores, estão relacionadas com a sexualidade, o poder pessoal e a ligação com a terra. De certa forma, a ligação com a terra é a mais importante dessas questões, porque diz respeito ao nosso relacionamento com o planeta em que vivemos. A nossa ligação com a terra e com suas belezas afeta a nossa capacidade de trabalhar de forma cooperativa, como seres humanos, de modo a promover uma maior segurança ambiental, a preservação de nossos recursos naturais e a sintonização com as forças superiores da natureza.

A sexualidade adquiriu uma importância cada vez maior ao longo das últimas décadas. A expressão sexual e a adequação de cada indivíduo à própria sexualidade não são questões novas. Elas estão entre nós desde a aurora dos tempos. Todavia, os problemas físicos que agora estão surgindo, devido a conflitos relativos ao nosso apetite sexual, podem produzir uma redução ou um aumento no fluxo de energia através do segundo chakra. A angústia de muitas pessoas em relação às doenças sexualmente transmissíveis pode ser vista como um reflexo de uma preocupação com a sexualidade numa época em que o planeta testemunha a ocorrência de um novo despertar espiritual. Gasta-se tempo demais com a velha questão da sexualidade, associada aos chakras inferiores, e não se dá suficiente atenção aos problemas relativos à busca espiritual, associados ao sexto e ao sétimo chakra.

A questão do controle do indivíduo sobre sua própria vida foi importante no passado. Todavia, ela talvez seja mais importante em nossa época porque em nenhum outro período da história humana as liberdades pessoais e a possibilidade de subir na vida pelo nosso próprio esforço puderam ser conseguidas tão facilmente na sociedade ocidental. A capacidade de um indivíduo poder controlar sua própria vida, independentemente de sexo ou de raça, nunca foi tão grande como no mundo moderno. Os conflitos surgem quando pessoas que têm menos do que gostariam que a vida lhes tivesse proporcionado sentem inveja daqueles que alcançaram o *status*, a posição e a riqueza material com que elas sonharam mas nunca conseguiram obter. Este sentimento de impotência é particularmente manifesto naquelas pessoas que trabalham em atividades tediosas ou pouco gratificantes e que percebem ter poucas chances de progredir. Certos problemas associados ao controle do indivíduo sobre a própria vida, como a jactância e os egos excessivamente inflados, também podem se manifestar em executivos e em pessoas investidas de autoridade que delegam tarefas a outrem. O controle sobre o nosso próprio comportamento e a capacidade de atuarmos de forma cooperativa em casa e no local de trabalho são requisitos básicos da integração social. Essas três questões básicas (ligação com a terra, sexualidade e poder pessoal) precisam ser atendidas e solucionadas para que o indivíduo possa realmente se concentrar em perseguir as metas psicoespirituais dos chakras superiores.

A capacidade de manifestar e de receber amor é uma qualidade fundamental do chakra do coração. Nos dois últimos capítulos deste livro já discutimos o quanto é importante a lição do chakra do coração. Pode haver sérias conseqüências quando a ocorrência de algum desequilíbrio nesse centro restringe o fluxo de energia vital para o corpo. O coração, os pulmões, os brônquios e o timo são energizados e fortalecidos pelo chakra do coração. Quando esse importante centro energético é bloqueado, a pessoa pode desenvolver doenças cardíacas, problemas respiratórios e uma suscetibilidade generalizada a doenças ambientais, infecciosas e ao câncer. Além disso, se houver algum bloqueio no chakra do coração derivado de traumas de infância ou de questões relativas a vidas passadas, o coração muitas vezes sofre um *stress* quando o chakra se abre. A lição do amor é uma das coisas mais importantes que devemos tentar aprender durante as nossas breves encarnações no plano físico. A lição do amor inclui não apenas os níveis mais elevados de abnegação e sacrifício pessoal, como também a existência de relacionamentos familiares e pessoais amorosos e do amor interior da auto-aceitação. Uma vez

395

que os nossos chakras cardíacos estejam abertos e as energias do amor e da alegria possam fluir livremente, os chakras superiores e suas lições especiais tornam-se mais fáceis de aprender. *A transformação pessoal e espiritual dependem da abertura do chakra do coração.* À medida que os nossos chakras cardíacos vão se abrindo e começamos a sentir mais compaixão e empatia por todos os seres vivos, nós nos aproximamos mais da expressão do amor divino e incondicional da Consciência de Cristo, que é a faceta suprema do despertar espiritual em cuja direção todos estamos gradualmente evoluindo.

O aprendizado da autodisciplina e da expressão controlada da vontade é outra importante questão relacionada com os chakras superiores e, mais especificamente, com o chakra da garganta. Numa época em que o amor à boa vida tornou-se coisa comum, o desenvolvimento da autodisciplina é um passo importante em direção a qualquer tipo de transformação pessoal ou espiritual. Modificar os hábitos alimentares, forçar-se a fazer exercícios e praticar ioga diariamente são aspectos cruciais da autodisciplina que a pessoa precisa adquirir a fim de conquistar realmente a saúde e o bem-estar do todo formado pela mente/corpo/espírito.

A comunicação é uma outra importante questão relacionada com o chakra da garganta. Trata-se de uma capacidade que todos nós possuímos mas que nem sempre manifestamos com a clareza e a honestidade que talvez sejam necessárias. A comunicação é mais do que a simples troca de palavras. Nós também nos comunicamos através do tom de voz, da linguagem corporal, da expressão facial, do toque e de muitas formas não-verbais de comunicação energética sutil. Cada um de nós precisa aprender a comunicar melhor seus pensamentos e sentimentos às pessoas que estão em torno de nós e, em especial, para aqueles que ocupam um papel importante em nossos relacionamentos. Quando não nos comunicamos adequadamente com as pessoas à nossa volta, deixando coisas importantes por dizer, o fluxo de energia vital através de nosso organismo se reduz. Acumulamos tensões e *stresses* que mais cedo ou mais tarde acabam escapando através do corpo e se manifestando na forma de *distress* e de diversas doenças físicas. A transparência e profundidade de nossos relacionamentos pessoais, casamentos, relações familiares e papéis profissionais dependem de uma comunicação concisa, eficaz e honesta em todas as suas formas de expressão.

As últimas questões dos centros psíquicos superiores, os chakras da testa e da coroa, estão relacionadas com a busca de realização espiritual e de transformação pessoal através da obtenção de uma consciência superior. À medida que um número cada vez maior de pessoas começa a buscar o caminho da iluminação, o desenvolvimento da visão interior, da intuição e da percepção espiritual são questões que lentamente adquirem crescente importância em todo o mundo ocidental. Isto pode ser visto na forma de muitas manifestações externas diferentes à medida que as pessoas buscam a satisfação espiritual através das religiões mais convencionais do Ocidente, tais como o Cristianismo e o Judaísmo, e das crenças orientais do Budismo, Taoísmo, Sufismo e Hinduísmo. A grande onda de interesse pela meditação e pela oração, nos últimos vinte anos, é um indício cada vez mais claro da busca das pessoas por uma maior orientação espiritual.

Estamos caminhando para um período da história humana no qual começaremos a observar a transformação de milhares de pessoas neste nosso planeta. Trata-se de uma época em que necessitamos desesperadamente de uma consciência superior mais esclarecida para podermos atacar e solucionar nossos inúmeros problemas sociais, econômicos, ecológicos e planetários. Existe uma poderosa força propulsora que opera a partir dos planos de dimensões superiores e está acelerando o processo de transformação espiritual e iluminação no caso de muitas pessoas. À medida que mais pessoas começarem a meditar e a explorar a orientação interior de seu Eu Superior, elas irão desencadear uma tremenda energia a ser aplicada na cura e no bem-estar do próprio indivíduo. Através da meditação, as forças kundalini latentes de muitas pessoas começarão a estimular a capacidade de o sistema nervoso eliminar tensões. Além disso, essas poderosas forças psíquicas começarão a abrir e a purificar os chakras e o próprio cérebro humano a fim de ativar o potencial psíquico oculto da consciência superior.

À medida que as vibrações da Nova Era vão afetando um número cada vez maior de pessoas, o despertar espiritual de milhares de mentes adormecidas irá começar a estimular as energias do amor e da cura, as quais podem acabar transformando o planeta Terra num local de mais paz e equilíbrio. Quando começarmos a curar a nós mesmos e a aprender que o medo e a discórdia são a causa de muitas doenças, angústias e sofrimentos, então sim começaremos a substituir o ódio, o preconceito e a desconfiança por amor e cooperação. Quando estamos operando na mente inferior da percepção consciente, tendemos a projetar sobre o mundo as nossas próprias insatisfações e incapacidades. Ao ver os nossos problemas e incapacidades refletidos no rosto daqueles que nos cercam, tendemos a exagerar nossos temores e preconceitos e entramos num círculo vicioso. Muitas vezes temos receio de confessar abertamente os nossos próprios temores, ansiedades e limitações. Para lidarmos com esse ambiente interno assustador, *começamos a projetar nossos temores e insanidades sobre o mundo*, fazendo com que os problemas pareçam provir do mundo exterior quando, na verdade, eles têm sua origem em nosso próprio ego. *A única maneira de romper esse círculo vicioso de confusão mental e doença é através do amor, do perdão e de uma maior consciência a respeito do potencial terapêutico do amor.* Quando começamos a nos perdoar pelos nossos erros e admitimos honestamente que ainda temos que nos aperfeiçoar, damos início ao processo de curar a nós mesmos a partir dos níveis mais elevados do espírito. Só então poderemos realmente amar e aceitar a nós mesmos. Uma vez que estejamos amando a nós mesmos, torna-se mais fácil amar aqueles que estão à nossa volta.

Isso não significa que não haja tumultos e agitação em vários lugares do mundo e que não exista muita discórdia nestes tempos de crise. A situação mundial provavelmente irá piorar antes de começar a melhorar. A fim de podermos lidar com um mundo que às vezes parece ter ficado louco, precisamos encontrar um núcleo de paz interior dentro de nós mesmos para que possamos começar a expandir nossa energia de paz e harmonia e fazer com que ela envolva o pobre e agitado mundo que nos rodeia. Quando começamos a encontrar esse centro de paz e compreensão espiritual, a cura ocorre naturalmente. Nós nos tornamos melhores cidadãos e nos dedicamos à preservação do planeta e a servir ao próximo. Precisamos curar a nós mesmos antes que possamos sair pelo mundo e curar o planeta em que vivemos. O primeiro passo dessa longa jornada começa em casa.

O Ciclo Cósmico de Regeneração e Renascimento: Filosofias Antigas para uma Nova Era

Vimos que a medicina vibracional tem a capacidade potencial de promover uma verdadeira revolução no campo da cura e do desenvolvimento espiritual. A medicina energética sutil tem a capacidade não apenas de curar a doença no nível físico como também de modificar a consciência do indivíduo, que contribuiu inicialmente para o surgimento da doença. Ao modificar os elementos psicoenergéticos da personalidade que interagem com os fatores tóxicos ambientais a fim de produzir doenças, nós criamos uma cura mais permanente do que aquela alcançada pela mera mitigação dos sintomas no nível físico. A medicina vibracional é de fundamental importância para o aumento dos nossos conhecimentos a respeito dos processos de cura, principalmente porque ela se baseia numa compreensão mais ampla da natureza multidimensional da personalidade.

As modalidades de cura vibracional são eficazes porque conseguem atuar sobre os níveis hierárquicos sutis invisíveis da fisiologia humana, os quais incluem os corpos físico e etérico, os meridianos acupunturais, os chakras e nádis, e os corpos astral, mental, causal e espirituais superiores. Tendo descrito a função e a integração entre esses diversos níveis da fisiologia energética e espiritual, precisamos agora nos perguntar como todas essas informações se ajustam ao nosso propósito divino no planeta Terra. Uma compreensão dos níveis superiores da anatomia sutil e de sua influência sobre a nossa vida cotidiana e sobre a nossa saúde nos ajudará a entender de que modo todos estamos intimamente ligados às energias divinas da alma, as quais estão em constante evolução.

Nossos corpos físico e superiores são veículos especializados que permitem a expressão da consciência da alma no denso plano terrestre. A consciência de cada alma é, na verdade, uma particularização daquela grande consciência espiritual que chamamos de Deus. Várias filosofias espirituais encaram a época da criação do nosso universo como um período no qual Deus criou simultaneamente todas as almas. Combinando evolução cósmica com teologia, seria possível considerar o *big-bang* algo mais importante do que apenas a criação da luz e do hidrogênio interestelar original. Essa foi também a época na qual o Criador, através de uma explosiva particularização das energias da consciência divina, deu origem aos bilhões de almas que iriam habitar o novo universo. Diz-se que Deus criou os seres humanos à sua imagem. À medida que cada alma foi criada nesse primeiro momento, Deus dividiu-se em seres de luz de menor tamanho, os quais eram representações energéticas da imensa entidade original. Através da evolução consciente desses deuses secundários e da conectividade holográfica do universo, Deus poderia enriquecer e desenvolver o tremendo potencial para a diversidade e o autoconhecimento inerentes à suprema consciência. Esses primeiros seres de luz — ou almas — desenvolveram meios de manifestar as energias etéricas de sua consciência através de formas mais densas de expressão. As formas mais densas, chamadas de corpos físicos, permitiriam que eles conhecessem, por meio de seus sentidos, as maravilhas e belezas dos planetas em evolução. Além do mais, isso lhes permitiria vivenciar a experiência de expressar sua natureza emocional através de interações e relacionamentos entre eles mesmos, seu ambiente e com outras formas de vida consciente que se manifestassem no planeta em que preferiram encarnar.

Como nenhuma entidade poderia desenvolver-se de todas as formas possíveis no decurso de uma única existência nesses veículos densos de expressão, foi criado um contínuo ciclo de regeneração e renascimento como reencarnação. Durante cada existência, a alma encarnada tem a capacidade de participar de muitas experiências diferentes que lhe permitem conhecer as maravilhas, alegrias e tristezas da existência humana. Através de tentativas e erros e de recompensas e punições, a consciência da alma, projetada através dos corpos terrenos, pode aprender a conhecer a vida planetária através de todas as variações concebíveis da forma humana. Através do ciclo da reencarnação, cada alma vem a conhecer tanto o esplendor e as realizações como as dificuldades e tristezas de cada uma das raças e cores existentes. Todas as almas chegam a conhecer a vida tal como ela é nos níveis mais elevados da sociedade e também a simplicidade da labuta diária nos campos e fazendas. Todas as entidades conscientes descobrem quais são as diferenças entre a vida do homem e da mulher nas diversas sociedades. Por meio dessas experiências diversificadas a alma passa a conhecer a si mesma e a compreender melhor sua natureza emocional, física e espiritual, bem como as muitas expressões diferentes que a vida humana física permite. O mais importante nessa passagem pela Terra talvez seja o fato de a alma vir a conhecer e apreciar a natureza do amor em suas inúmeras formas e a desenvolver uma maior compaixão e desvelo em relação a todas as criaturas de Deus.

Todas as almas são seres espirituais de luz que permanecem energeticamente ligadas ao Criador e ao universo do Criador através de um relacionamento de conectividade holográfica. Todas as almas evoluíram como manifestações singulares de um único princípio divino (também conhecido como a Lei da Unicidade). Apesar dessa unidade entre Deus e o universo, as almas perdem temporariamente as lembranças relativas às suas origens espirituais depois de encarnarem em corpos físicos densos. Na verdade, os corpos espirituais superiores das almas conservam uma consciência cósmica e uma conexão com a força divina. Somente perde a lembrança de suas origens a porção da consciência total da alma que habita a forma física densa.

As personalidades terrenas se esquecem de que são manifestações da inteligência suprema porque os mecanismos receptivos de seus cérebros e corpos criam um senso físico de separação em relação aos outros e ao seu Criador. Em parte por causa desse senso de separação em relação a Deus, os seres humanos criaram as religiões e seus rituais numa tentativa de voltarem a se unir às forças criativas da natureza e ao universo físico que parecia exterior a eles. Os seres humanos se esquecem de que o reino de Deus já está dentro de cada um de nós. Jesus encarnou para nos ensinar e nos fazer lembrar dessa simples e esquecida verdade.

Em virtude desse mecanismo interno de esquecimento, que é ativado pouco depois da encarnação na forma física, todas as lembranças relativas às existências anteriores são removidas da percepção consciente do ego. Isso permite que cada entidade se desenvolva de acordo com as novas regras e ambientes e sem a influência contaminadora dos conhecimentos e hábitos adquiridos nas vidas anteriores. Cada uma das personalidades individuais projetadas para a encarnação física são na verdade fragmentos de uma única alma maior. A alma total ou eu espiritual superior adquire o conhecimento completo de todas as encarnações de seus fragmentos de alma de uma forma comparável à consciência coletiva unificada de uma mesma colméia. Graças à consciência geral de uma comunidade constituída por muitas operárias, zangões e pela rainha, a colméia funciona como uma única grande entidade ou como um enorme cérebro formado por numerosos coletores de informação móveis e de pequenas dimensões. Considerada a partir de outro ângulo, a alma assemelha-se a uma árvore cósmica. Cada personalidade encarnada ou fragmento de alma enviado pela alma cósmica original é como uma dentre as inúmeras flores que se abrem nos ramos de uma grande árvore. Cada ego de cada ramo da árvore da alma está em constante comunicação com o restante da planta porque é abastecido pela seiva proveniente de um mesmo tronco, de um mesmo sistema radicular.

399

A alma global, portanto, é uma consciência coletiva constituída por muitas encarnações ou personalidades individuais cujos conhecimentos e experiências são urdidos na forma de uma colorida tapeçaria através de uma rede integrada por muitos fios sutis de comunicação psíquica. A partir das experiências em diversas manifestações diferentes da humanidade, cada alma torna-se capaz de adquirir uma melhor compreensão a respeito de sua capacidade emocional, criatividade intelectual e limitações físicas, além de acabar desenvolvendo uma maior percepção de sua própria natureza espiritual superior.

O ciclo de reencarnações apresenta salvaguardas especiais que impedem a perpetuação de pensamentos errados e de ações negativas em relação a companheiros de viagem na jornada da alma em busca da iluminação e da descoberta de si mesma. Esse sistema de créditos e débitos energéticos, baseado em ações positivas e negativas, recebeu o nome de Lei do Karma. A natureza sutil da anatomia das dimensões superiores e sua influência controladora sobre a criação do corpo físico e sua manutenção fisiológica permitem que as energias negativas das iniqüidades cometidas em vidas passadas sejam transmitidas para as existências futuras e causem anormalidades sutis na estrutura física e emocional do homem.

Ao lutar contra deficiências físicas e doenças, as pessoas conseguem "eliminar lentamente o karma" de seus atos negativos e redimir suas almas pelos males, tormentos e sofrimentos que possam ter causado a outros em suas vidas anteriores. Muitas vezes, as maneiras pelas quais as pessoas atormentavam os outros no passado voltam para afligilos em suas vidas futuras de uma forma que lembra simbolicamente o ato negativo original. Os torturadores da Inquisição espanhola, por exemplo, que cegaram suas vítimas hereges com espadas de ferro aquecidas ao rubro, poderiam eles próprios desenvolver cegueiras incuráveis numa vida posterior. Vários estudos realizados com a ajuda de pessoas clarividentes[5, 6] e através de regressões hipnóticas a vidas passadas[7, 8] sugeriram que essa forma de expressão kármica é válida para explicar as causas que estão por trás de determinadas doenças e fobias. Esse tipo de expressão kármica permite que os algozes acabem compreendendo a verdadeira natureza dos sofrimentos que infligiram ao experimentarem eles próprios alguma coisa semelhante ao que fizeram aos outros. Além do mais, ao superar as dificuldades resultantes dos *handicaps* infligidos a si mesmo, a pessoa poderá fortalecer-se em sua luta contra a adversidade e desenvolver-se de forma que não teria tido a oportunidade de fazer caso não tivesse sido obrigada a fazer um esforço tão grande para superar os obstáculos colocados em seu caminho. Isto não quer dizer que todos os *handicaps* sejam originários de vidas passadas. Embora muitos o sejam, alguns são escolhidos pela alma como uma experiência que, quando corretamente utilizada, pode contribuir de forma positiva para o crescimento do indivíduo. O trabalho realizado por Simonton com pacientes cancerosos demonstrou que doenças graves podem modificar o modo de vida dos pacientes.

Embora se trate de um tópico que não é abordado em profundidade neste livro, vale a pena mencionar as doenças kármicas porque este é um tipo de problema sobre a qual a medicina vibracional certamente consegue atuar, ao menos no sentido de fazer com que o indivíduo tenha consciência das razões que estão por trás de algumas doenças e *handicaps*. Uma vez mais, isso nos leva de volta ao conceito da responsabilidade com a nossa própria vida no que tange à aceitação das conseqüências de nossas ações, quer elas tenham se originado nesta vida ou numa vida passada. Poucos imaginariam que as emoções negativas e as maldades cometidas em vidas passadas pudessem voltar para afligi-los em sua existência atual sob a forma de alguma doença. Não obstante, isso é possível.

Apesar da personalidade encarnante perder as lembranças de suas vidas passadas por ocasião do nascimento, ela permanece ligada às energias espirituais do Eu Superior através de sua ligação com os seus corpos vibracionais superiores. A alma procura fazer com que a personalidade encarnante tenha mais consciência de si mesma através de diversos métodos: sonhos simbólicos, manifestações de determinadas doenças e disfunções corporais e, ocasionalmente, por meio da comunicação interna direta durante o estado de meditação. O Eu Superior sempre consegue perceber aquilo que escapa à personalidade consciente. A consciência do corpo causal consegue observar as tendências da personalidade e do ego a partir dos níveis causais superiores, e não apenas os efeitos percebidos no plano físico. O Eu Superior de cada pessoa sabe como as disfunções emocionais podem produzir anormalidades fisiológicas no corpo físico. O Eu Superior tenta transmitir avisos ao ego antes que uma doença grave se verifique. O Eu Superior sempre sabe o que está acontecendo realmente em nossa vida e como nossos sofrimentos e angústias podem ser transformados em paz, alegria e satisfação. Se pudéssemos ter acesso a esses recursos internos do Eu Superior, encontraríamos uma fonte ilimitada de poder, conhecimento, amor e sabedoria.

O Eu Superior, ou corpo causal, contém todas as lembranças e conhecimentos acumulados pela alma em suas passagens pelas inúmeras encarnações em existências passadas. Dentro desse corpo de conhecimentos, existe a sabedoria transformacional que poderia elevar a consciência da pessoa a um nível no qual seria capaz de compreender suas verdadeiras origens espirituais, a natureza transitória da vida, da morte e do renascimento e o significado cósmico de sua existência e de sua ligação com o Criador. Quando nossa consciência ascende até um ponto de observação mais elevado, adquirimos maior capacidade de perceber as causas de nossos sofrimentos e das dificuldades que impusemos a nós mesmos. Quando nos tornamos espiritualmente mais conscientes e passamos a ter uma melhor sintonia com a orientação interna de nosso Eu Superior, os mecanismos através dos quais podemos modificar nossas emoções, nossas mentes, nossos corpos e nossas vidas ficam mais claramente visíveis. As essências florais, por exemplo, contêm as mesmas energias de pura consciência que permitem o restabelecimento das ligações entre o Eu Superior e o eu inferior. Esses tipos de modalidades curativas vibracionais podem ajudar as qualidades superiores da alma a se manifestarem mais facilmente no nível físico e, assim, contribuir para a cura e para um nível mais profundo de consciência.

A humanidade evoluiu através de muitas civilizações que em tempos passados aceitaram como verdade o conhecimento espiritual revelado por curandeiros, sacerdotes e médicos da época. Vários milhares de anos atrás, quando seres humanos habitavam um continente conhecido como a terra natal de Lemúria ou Mu, as pessoas estavam mais diretamente ligadas ao seu eu espiritual superior. A Lemúria existiu no início da história humana, pouco tempo depois do início do ciclo de reencarnações nas formas físicas densas. Na primitiva Lemúria, as pessoas viviam com simplicidade. A espiritualidade e o reconhecimento da presença da força divina em todas as coisas faziam parte do cotidiano da vida. Como estavam em sintonia com a natureza e consigo mesmos, os lemurianos eram saudáveis e quase não sofriam de doenças. Eles também eram extremamente sensíveis às forças psíquicas e conseguiam com razoável facilidade ver auras e a luz espiritual em torno de todas as coisas vivas. As informações fluíam de seu Eu Superior para a consciência desperta sem grandes dificuldades. A comunicação telepática era coisa comum. Os lemurianos conheciam as várias estruturas sutis da consciência que ligavam a forma física e sua consciência elementar inferior à personalidade desperta consciente ou média e à consciência cósmica do Eu espiritual superior. As essências florais eram utilizadas basicamente para o desenvolvimento psíquico e espiritual, porque havia poucas doenças para serem curadas. Os havaianos e, em especial, os sacerdotes Kahuna, devido a seus conhecimentos a respeito do eu inferior, médio e superior, parecem descender desse povo desaparecido. As ilhas havaianas são os picos das montanhas da Lemúria que afundaram sob as águas do Pacífico muitos séculos atrás. Antes do desaparecimento da Lemúria, muitos indivíduos conseguiram migrar para a massa de terra conhecida como Atlântida, onde floresceu uma das maiores civilizações de todos os tempos.

A Atlântida, na verdade, começou como uma civilização agrária, e só muitos séculos depois alcançou o progresso tecnológico de que nos falam as lendas. Os simples lemurianos acabaram sendo absorvidos pelas sofisticadas cidades da Atlântida. Essa assimilação foi provavelmente semelhante ao que aconteceu quando os norte-americanos da zona rural foram absorvidos pelos gigantescos complexos urbanos. *Devido à necessidade de se adaptarem ao ritmo de vida mais rápido da sociedade atlante, muitos lemurianos sofreram o que poderiam ser considerados os primeiros casos de distúrbios relacionados com o stress.* Na Atlântida havia três escolas diferentes de pensamento a respeito da melhor forma de se tratar as doenças. Existiam os curandeiros, que tratavam as doenças de acordo com métodos mais espirituais, usando essências de flores, os cristais e a colorterapia. Os membros do clero usavam a homeopatia como um meio de integração entre os métodos científicos e espirituais. Os curandeiros alopatas da época recorriam a ervas, a medicamentos e operações cirúrgicas, tal como a maioria dos médicos se inclina a fazer atualmente.

Os curandeiros adeptos de métodos mais naturais, tais como as essências florais, os cristais e a colorterapia, eram a corrente majoritária no *establishment* médico da Atlântida. Os alopatas constituíam uma facção minoritária e eram considerados bastante radicais pelos curandeiros naturais da época, sendo que muitos chegaram a ser perseguidos por causa de suas idéias. Este é um fenômeno interessante quando visto a partir de uma perspectiva kármica ou reencarnacionista, já que atualmente a antiga atenção que os atlantes dedicavam aos sistemas de cura natural e espiritual foi substituída por uma maior ênfase nos métodos alopáticos de tratamentos. Muitos dos integrantes do movimento atlante em favor dos métodos naturais de cura que acabaram se envolvendo em perseguições contra os médicos alopatas provavelmente são hoje médicos holísticos atacados por seus métodos radicais de tratamento. De um ponto de vista kármico, poder-se-ia dizer que a situação se inverteu por completo. Os sofrimentos infligidos pelos algozes da Atlântida podem ter voltado para afligi-los.

A cultura atlante desenvolveu-se e veio a se transformar no ponto mais elevado da civilização. Os cientistas atlantes eram extremamente habilidosos na arte da cura e na manipulação da própria força vital. Assim como os lemurianos, antes deles, os atlantes também eram grandes peritos em comunicação e em percepção psíquica. Eles tanto desenvolveram suas tecnologias psicoenergéticas que chegaram até mesmo a adquirir a capacidade de manipular experimentalmente a expressão genética de diversos seres vivos, tal como a ciência atualmente está começando a redescobrir. Comparados aos da Atlântida, os experimentos modernos na área da recombinação do DNA de bactérias seriam considerados primitivos.

À medida que os atlantes adquiriam um maior controle sobre a natureza, sua sociedade começou gradualmente a se modificar. As pessoas começaram a perder de vista a harmonia original com a natureza e a dimensão espiritual da vida. Muitos se tornaram adeptos da boa vida e passaram a utilizar suas recém-descobertas capacidades para satisfazer todos os caprichos dos sentidos sem respeitar a ordem natural das coisas vivas.

Nos últimos dias da Atlântida, antes de sua destruição definitiva, o mal e a perversidade atingiram níveis nunca vistos entre determinados setores da população. A sociedade havia lentamente se dividido entre duas grandes facções opostas. O grupo espiritualista original, que ainda seguia o que era conhecido como a Lei da Unicidade, isto é, os ensinamentos do Deus único, e acreditava na unidade de todas as formas de vida, permanecia fiel às suas orientações superiores e lutava para conservar o equilíbrio e a igualdade entre todas as pessoas. O outro grupo, conhecido como Filhos de Belial, eram os traficantes de poder e os corruptores dessa sociedade. Os Filhos de Belial utilizavam as tecnologias dos cristais para torturar e obter poder. No final, os líderes dos Filhos de Belial, embriagados pelo poder, provocaram uma catástrofe ambiental que recaiu sobre o povo e o próprio continente da Atlântida. A Atlântida acabou sendo completamente destruída e foi engolida pelas ondas.

As pessoas mais espiritualizadas puderam ver a aproximação do fim da Atlântida e se prepararam para retirar do continente suas maiores realizações no campo da cura, da filosofia e da tecnologia, além dos seguidores da Lei da Unicidade. Antes que ocorresse a submersão total de sua terra, eles já planejavam formas de levar os importantes registros a respeito dos maiores avanços da civilização atlante para locais seguros, onde as informações e a tecnologia poderiam ser preservadas para as futuras gerações, quando as pessoas pudessem aprender a utilizar com sabedoria esses poderes espirituais sobre a natureza. Dentre aqueles que escaparam da destruição, houve três grupos principais que levaram os registros e os ensinamentos até terras distantes. Eles levaram consigo suas práticas espirituais e hábitos de vida mais comezinhos, na esperança de que pudessem dar prosseguimento às mais elevadas tradições da vida atlante e de seus ensinamentos espirituais, incluindo as idéias relativas à unidade na consciência entre todas as coisas vivas e seu dedicado Criador.

O primeiro desses grupos foi para o Egito, embora grupos menos numerosos tenham chegado até a Europa, a Ásia e a locais como o Tibete. Um outro grupo viajou até a costa do Peru, na América do Sul. Um terceiro grupo ainda conseguiu migrar para a América do Norte. Pode-se encontrar evidências da antiga influência da cultura atlante nos símbolos comumente usados nas esculturas de pedra feitas pelos antigos índios sul-americanos, nos hieróglifos do antigo Egito e nos trabalhos dos índios norte-americanos. Além disso, o uso da forma piramidal na arquitetura, com fins de iniciação e adoração, pode ser visto nas antigas construções cerimoniais da cultura asteca, nas pirâmides do Egito e nas estruturas piramidais construídas por uma tribo pré-histórica de índios da América do Norte. As velhas lendas dos índios sul-americanos, norte-americanos e do antigo Egito ainda falam a respeito do terrível dilúvio que ocorreu quando a Atlântida foi submersa pelas águas do mar. O oceano no qual o continente desapareceu, o Atlântico, ainda leva o seu nome.

No caso daqueles que emigraram para o Egito, a introdução dos conhecimentos relativos aos antigos sistemas de cura vibracional na cultura egípcia produziram uma civilização mais avançada do que qualquer outra que já tivesse se desenvolvido naquelas regiões. O contato com os antigos atlantes e com seus conhecimentos especializados sobre as artes da cura e as práticas espirituais modificaram determinados aspectos da sociedade egípcia. Muitas das velhas lendas egípcias sobre os deuses mais antigos, incluindo a história de Thoth, que trouxe o conhecimento da ciência e da cura para o Egito, são baseadas em traduções das histórias originais dos migrantes da Atlântida, os quais chegaram a essa terra no ano 10000 a.C. Durante um período de várias centenas de anos houve no antigo Egito um novo nível de cultura e civilização baseado no alinhamento com a natureza dimensional superior da humanidade e na ativação dos potenciais inatos para a percepção psíquica e espiritual.

Houve uma época no Egito em que ciência e religião estavam efetivamente unidas. Os sacerdotes iniciantes dedicavam-se às artes da cura, preservando muitas das tradições atlantes relativas a curas com essências florais, colorterapia e diversas outras modalidades de tratamento baseadas no uso de energias sutis. Os curandeiros dividiam-se em três tipos principais. Havia aqueles que usavam ervas. Eles ministravam diversos preparados médicos e herbáticos a fim de contribuir para o processo de cura. Havia também aqueles conhecidos como curandeiros da faca, os cirurgiões do antigo Egito. Alguns dos velhos papiros que sobreviveram a essa época indicam que eles possuíam grande habilidade cirúrgica. A técnica cirúrgica da craniotomia, por exemplo, utilizada para retirar coágulos sangüíneos produzidos por traumatismos, a fim de eliminar a pressão exercida por eles contra o cérebro, é muito parecida com os métodos modernos. Em lugar de suturas, porém, eles usavam cera derretida para selar a pele em torno da incisão. Além do mais, o local da cirurgia era envolvido por um tecido de algodão que fora carregado pelo sacerdote com a "vida de Ptah". Esta foi uma forma de cura psíquica semelhante àquela usada atualmente pelas enfermeiras que aplicam o Toque Terapêutico. O algodão carregado pelo curandeiro era aplicado ao ferimento a fim de estimular o rápido fechamento da ferida e evitar a infecção.

O último dos três grupos talvez seja o mais interessante. Os curandeiros desse grupo utilizavam as habilidades psíquicas e clarividentes para fazer diagnósticos e promover a cura. Alguns desses eram altos sacerdotes de Anúbis. Eles tinham a capacidade de enxergar com os olhos do espírito e podiam examinar tanto o corpo como o campo externo da aura para diagnosticar anormalidades físicas, ferimentos, problemas psicológicos e influências kármicas. Alguns sacerdotes, conforme já mencionamos, podiam efetuar curas tanto diretamente, com o uso das mãos, como a grande distância, através da mente. Outros tinham a capacidade de retirar psiquicamente o indivíduo do corpo físico e levá-lo para a forma astral, caso fosse necessário realizar alguma cirurgia. Esta era uma extraordinária forma de anestesia sem o uso de medicamentos. Os sacerdotes eram cuidadosamente treinados para usar sensatamente suas habilidades e ajudar as pessoas da região do Egito e desenvolverem um nível mais elevado de saúde e equilíbrio mental, corporal e espiritual. Assim, os cientistas e sacerdotes constituíam um único grupo. As doutrinas religiosas e científicas eram baseadas no conhecimento integral e na percepção psíquica da anatomia multidimensional humana e de suas relações com o processo de reencarnação. A antiga sabedoria foi cuidadosamente salvaguardada pelos sacerdotes porque eles sabiam que o poder inerente às habilidades psíquicas e às tecnologias psicoenergéticas poderiam mais uma vez ser mal-utilizadas por pessoas desprovidas de uma consciência espiritual, como acontecera com os filhos de Belial nos últimos anos da antiga Atlântida.

Essa fase de grande integração espiritual estendeu-se por vários milhares de anos da história egípcia. Lamentavelmente, a corrupção acabou se estabelecendo entre os sacerdotes e as estruturas da sociedade. Muitos conhecimentos e boa parte da sabedoria espiritual acabaram se perdendo. Os velhos sacerdotes haviam previsto que o clero corrupto acabaria fazendo mau uso dos conhecimentos da antiga Atlântida. Assim, os velhos documentos foram preservados em locais especiais como, por exemplo, a Pirâmide dos Registros. Uma descrição dessa antiga câmara é apresentada nos escritos de Edgar Cayce. Até o momento, eles não foram descobertos pelos arqueológos. Esses documentos deveriam ser mantidos ocultos até uma época futura na qual pessoas dotadas da correta orientação espiritual pudessem lidar de forma responsável com os antigos e poderosos conhecimentos da tecnologia atlante. Algumas histórias de feitos miraculosos realizados pelos anciãos da antiga Atlântida e dos conhecimentos que introduziram na cultura egípcia sobreviveram à passagem dos séculos graças às lendas e à mitologia egípcia, que chegaram até os nossos dias em virtude dos hieróglifos que cobrem as paredes dos templos egípcios. Em razão dos múltiplos significados simbólicos de determinados conjuntos de hieróglifos, algumas das traduções esotéricas originais dos escritos dos antigos egípcios permaneceram ocultas até mesmo para os modernos egiptologistas. A Pirâmide dos Registros ainda está por ser descoberta. Ela talvez seja uma câmara de cristais oculta no interior da grande pirâmide de Quéops. Todavia, estamos nos encaminhando lentamente para o momento em que esses esconderijos secretos do conhecimento atlante serão desenterrados e seu conteúdo revelado após muitos séculos de silêncio. A abertura da câmara depende da elevação da consciência espiritual de um número de pessoas suficientemente grande para permitir que os poderosos conhecimentos armazenados nos registros ocultos sejam compreendidos e utilizados de forma responsável. Quando esses registros se tornarem públicos, é possível que boa parte da história antiga tenha de ser reescrita. Os registros deverão confirmar coisas que muitos já sabem no íntimo de seus corações e mentes.

Depois da queda das dinastias espirituais do Egito, parte da antiga sabedoria foi preservada e se transformou no que posteriormente ficou conhecido como as antigas escolas de mistérios da Grécia. Uma vez mais, os conhecimentos relativos às origens espirituais do indivíduo e à sua anatomia vibracional sutil continuaram a ser ensinados, ainda que secretamente, durante muitos anos. Os ensinamentos da antiga sabedoria ensinaram a muitos iniciados no esoterismo as poderosas maneiras pelas quais as emoções podiam afetar os corpos sutis. Os que ensinavam nas escolas de doutrinas secretas exigiam que os aspirantes tivessem a mais pura motivação em seus corações e em sua orientação espiritual. Muitos dos ensinamentos eram na verdade coisas muito simples como, por exemplo, a Regra de Ouro: "Não faça aos outros aquilo que você não gostaria que os outros lhe fizessem." Foi-lhes apresentada a assim chamada Lei das Equivalências, a qual estabelece que os acontecimentos no plano físico correspondem a ações equivalentes que ocorrem nas esferas superiores de influência vibracional.

Ao longo dos sucessivos séculos, professores especiais encarnaram em diferentes regiões do mundo com a missão de reensinar a antiga sabedoria espiritual à humanidade de uma forma que as pessoas simples da época pudessem entender. Para o Extremo

Oriente vieram Lao-Tsé, Confúcio, Buda, Zoroastro, Maomé e outros, a fim de mostrar como era acertado seguir o caminho espiritual. Depois da encarnação dessas vigorosas almas surgiram novas religiões e escolas de filosofia a fim de levar seus ensinamentos a um mundo ávido de saber espiritual. Para o Oriente Médio, veio um dos maiores mestres de todos os tempos, o qual literalmente mudou o curso da história. Esse mestre, obviamente, foi Jesus, também conhecido como Yeshua, o filho de José, um simples rabino hebreu que veio para nos fazer lembrar o quanto é bela a nossa herança espiritual e nos guiar até ela.

Embora a Bíblia e os livros de história não registrem este fato (pois algumas dessas fontes de referência foram adulteradas através dos séculos), Jesus na verdade passou parte de sua vida viajando pelo Egito, pela Grécia e por outros lugares a fim de conhecer os mistérios e as filosofias espirituais de outros povos.[9] Jesus tornou-se proficiente em demonstrar diversos poderes espirituais. Ele realizou curas através da imposição das mãos, conforme está documentado na Bíblia. Por causa dos primitivos povos do deserto aos quais ele pregava, Jesus teve de apresentar suas lições sobre a espiritualidade na forma de parábolas simbólicas. Estas histórias não foram feitas para serem interpretadas ao pé da letra, como muitos o fazem, mas sim de acordo com seu significado simbólico.

Embora muitos cristãos modernos não o saibam, Jesus também falou sobre a reencarnação. Todavia, as partes da Bíblia original que faziam referência à reencarnação foram suprimidas em 555 d.C. por um poderoso papa católico em cuja opinião essas informações a respeito de vidas passadas e futuras iriam interferir com o poder religioso da Igreja.[10] A ressurreição de Jesus foi uma demonstração do princípio reencarnacionista de que a consciência subsiste depois da morte do corpo físico. Ele tentou ensinar as pessoas a não temer a morte e a encará-la como um processo natural do ciclo de vida, morte e renascimento da consciência da alma através de suas várias reencarnações. Jesus demonstrou a um mundo repleto de almas perdidas e esquecidas que a lição mais importante que deveriam aprender era o *amor*. Ele disse às pessoas que deveriam aprender a perdoar os outros e tentar transmitir amor e luz a todas as pessoas. A respeito de seus numerosos milagres, Jesus disse: "Essas coisas que eu faço, vocês as farão ainda maiores."

Através dos séculos, as pessoas aceitaram Jesus como o único e verdadeiro filho de Deus. Esta é, na verdade, uma interpretação equivocada. Jesus na realidade veio nos ensinar que *todos* somos filhos de Deus. No início, quando Deus dividiu a entidade divina em muitas unidades menores de consciência, que posteriormente se transformaram nas almas da humanidade, isso foi feito através do poder criador do pensamento. Poder-se-ia dizer que essas almas são resultados de um ato divino de tremendo poder criativo. Nós, que somos almas em evolução ou fragmentos da consciência de Deus, fomos produzidos pela mente divina. *Nós somos filhos de Deus.* Isto é o que Jesus tentou nos dizer. As verdades, porém, foram perdidas e deturpadas pela interpretação literal do que pretendia ser apenas uma alegoria.

Os ensinamentos mais importantes de Jesus — aprender a amar a nós mesmos e aos outros, perdoar, orar e dar graças ao Criador — conservam hoje a mesma importância que tinham 2.000 anos atrás. Vimos de que modo as distorções da nossa natureza emocional e os bloqueios na nossa capacidade de amar e perdoar podem produzir perturbações e desequilíbrios em nossos chakras e em nossa anatomia energética sutil. Quando alguém apresenta uma debilidade nos sistemas energéticos fisiológicos corporais, produzida por desequilíbrios emocionais, mentais e sutis, e está exposto a fatores tóxicos ou infecciosos ambientais, o resultado freqüentemente é a ocorrência de doenças. Graças às sofisticadas tecnologias da Nova Era, que os cientistas espiritualistas estão utilizando para demonstrar a existência da nossa estrutura anatômica sutil, nós finalmente estamos começando a compreender o verdadeiro significado espiritual do que Jesus e muitos outros nos ensinaram através dos séculos desde a época da Lemúria e da Atlântida. *As descobertas que estamos fazendo hoje na verdade são mais manifestações reencarnacionistas da velha sabedoria espiritual que se originou nessas antigas porém avançadas civilizações.*

Os princípios básicos, tanto da cura holística e natural como da medicina têm de fato milhares de anos de idade, remontando à época da Atlântida e da Lemúria. Por intermédio de um contínuo ciclo de regeneração e renascimento, essas idéias vieram mais uma vez à tona para permitir o desenvolvimento de métodos de cura espiritual que talvez ajudem a aliviar boa parte dos males que a humanidade infligiu a si mesma. A homeopatia, as essências florais e o uso da luz solar, das cores e dos cristais com propósitos terapêuticos são na verdade uma arte muito antiga. É graças a uma gradual alteração na consciência da nova geração da comunidade médica e científica que o ambiente espiritual e intelectual se aprimorou o suficiente para que essas poderosas modalidades de cura pudessem novamente subir à superfície para ver a luz do dia.

A Medicina Vibracional Vista como a Ciência Espiritual do Futuro: O Próximo Passo Evolutivo na Transformação Pessoal e Planetária

A medicina vibracional ou energética finalmente encontrou validação na ciência moderna graças à nossa visão einsteiniana da matéria como energia, especialmente quando esse conceito é aplicado ao estudo dos sistemas biológicos enquanto campos interativos de energia. Em outras palavras, o ponto de vista einsteiniano considera os seres humanos a partir de uma perspectiva dimensional superior, de acordo com a qual eles são formados por diversos campos de energia contidos um dentro do outro. A própria matéria, desde as partículas subatômicas infinitesimais até o nível do corpo físico e dos corpos vibracionais superiores, é agora vista como uma forma de energia dinâmica submetida às limitações impostas por campos flutuantes de energia. Vimos que os experimentos na área da física de partículas de alta energia, da fotografia Kirlian e da holografia, e também os estudos dos efeitos da cura psíquica sobre os sistemas biológicos serviram para nos ensinar novas maneiras de compreender que todos os processos vivos apresentam a natureza de campos energéticos. À medida que começarmos a encarar os seres humanos como seres espirituais e multidimensionais constituídos de luz, poderemos principiar a compreender os poderosos efeitos dos métodos de cura vibracionais, os quais fornecem ao organismos quantidades específicas de energia sutil para promover a cura através da reintegração e do realinhamento de nossos complexos mente/corpo/espírito. Os métodos de cura vibracional atuam de modo a reequilibrar as perturbações estruturais e de fluxo energético no contexto de nossos campos energéticos interativos de múltiplos níveis.

Muitas das energias que fazem parte do universo etérico e dos universos de dimensões superiores da anatomia sutil humana vibram em velocidades maiores que a da luz. A física da assim chamada energia magnetoelétrica, prevista pelas equações de Einstein, encerra os elementos fundamentais para a decifração dos princípios científicos subjacentes ao comportamento dos fenômenos vibracionais superiores. Nossos pensamentos e emoções são, na verdade, manifestações dessa energia especial. Para que a medicina e a psicologia façam realmente progressos ao longo das próximas décadas, é preciso que comecemos a encarar nossos problemas emocionais como desequilíbrios energéticos que afetam o funcionamento da nossa anatomia física e sutil. Se pudermos aceitar a idéia de que essas perturbações emocionais resultam em parte de problemas nos campos energéticos sutis da fisiologia humana, então poderemos começar a utilizar outras formas naturais de energia sutil que possam eliminar ou corrigir os problemáticos desequilíbrios. Como os remédios homeopáticos, essências florais, elixires de pedras preciosas, cristais e as energias das cores afetam os campos de energia sutil do corpo humano, essas terapias vibracionais podem atuar fortemente contra o *stress* e as doenças. Nos próximos vinte anos, testemunharemos a criação de toda uma nova disciplina científica relacionada com as aplicações da energia à consciência e à fisiologia sutil humanas. Os cientistas espiritualistas começarão a expandir os limites da ciência de modo a incorporar a ela os fenômenos energéticos superiores.

A humanidade vive um momento extraordinário e decisivo de sua história. O desenvolvimento de novas tecnologias nas áreas da farmacologia, da cirurgia e dos sistemas eletrônicos de formação de imagens para fins de diagnóstico, permitiu que a medicina tradicional se desenvolvesse muito neste nosso século e que continuasse a caminhar em direção a extraordinários avanços no tratamento de doenças graves. Fizemos grandes progressos no tratamento de muitas doenças infecciosas comuns e nos meios de amenizar os problemas causados por ataques cardíacos e por diversos tipos de câncer, além de descobrirmos maneiras mais eficazes de controlar a hipertensão e as doenças renais. A medicina ortodoxa é um campo maravilhoso no qual estão súrgindo constantemente novas descobertas. Não se pode negar que a medicina moderna tenha melhorado significativamente as condições de vida da humanidade, visto que muitas pessoas teriam morrido prematuramente não fosse por alguns dos milagres produzidos por suas descobertas científicas. O problema é que os métodos da medicina ortodoxa ainda não são eficazes no tratamento das verdadeiras *causas* das doenças. Os médicos tradicionais podem tratar os *efeitos* das doenças; teriam eles, porém, a capacidade de tratar os precursores emocionais, mentais, bioenergéticos e espirituais das mesmas?

No presente momento, nós simplesmente não podemos dispensar os medicamentos convencionais e a cirurgia. Nossos conhecimentos na área da medicina convencional ainda se encontra num estágio incipiente. O atual sistema de assistência médica dos Estados Unidos faz com que as pessoas tenham dificuldade para obter uma cobertura de seguro para qualquer tipo de assistência médica que não seja proporcionado por médicos ortodoxos. Considerando as coisas a partir de um ponto de vista econômico, as organizações que pagam aos médicos pela assistência prestada ainda encaram o modelo newtoniano de medicina como a única modalidade válida de tratamento. Assim, aqueles que dependem da assistência médica coberta por essas organizações só podem recorrer aos métodos ortodoxos de tratamento. Embora os terapeutas holísticos estejam ganhando espaço, o sistema demora a mudar.

Conquanto a pessoa tenha obviamente a opção de pagar de seu próprio bolso pelas vitaminas, essências florais e remédios homeopáticos, nem todos podem custear essas despesas. De maneira geral, porém, muitos remédios naturais e energéticos sutis costumam ser bem mais baratos do que os tratamentos farmacológicos convencionais. As medicinas vibracional e holística não devem ser limitadas exclusivamente à classe média alta para cima. Este é um tipo de sistema de cura que deveria estar ao alcance de todos os que têm a mente aberta e estejam suficientemente interessados em experimentá-lo. Infelizmente, porém, o crescente custo da assistência médica nos Estados Unidos fez com que muitas pessoas tivessem de recorrer a alguma espécie de seguro de saúde para atender às necessidades médicas de suas famílias. Em virtude do comportamento dessas organizações quanto ao pagamento dos serviços, a tendência ainda é no sentido de estimular a aplicação de tratamentos médicos convencionais. Uma nota otimista em relação a este assunto é que diversas dessas organizações, incluindo a Cruz Azul, estão adotando programas de prevenção de doenças. Elas descobriram que sai muito mais barato prevenir as doenças do que tratá-las. Esperemos que esses sinais positivos indiquem efetivamente o rumo que as coisas vão tomar no futuro.

À medida que os terapeutas adeptos da medicina vibracional começam a obter maior quantidade de dados clínicos a respeito da eficácia de seus métodos de tratamento e que um número maior de médicos holísticos se posiciona a favor do uso desses métodos energético sutis, poderemos acabar testemunhando o surgimento de organizações de assistência médica que irão cobrir não apenas os tratamentos clínicos e cirúrgicos ortodoxos, mas também o uso de essências florais, de remédios homeopáticos, da Máquina de Voll e de outros sistemas de diagnóstico eletroacupunturais, além de muitos outros procedimentos semelhantes. Infelizmente, porém, a companhia de seguro médico do futuro ainda está longe de tornar-se realidade, principalmente por causa da força política e das opiniões dogmáticas de organizações hostis como, por exemplo, a Sociedade Americana de Medicina. Para as mentes newtonianas dos membros dessa associação, boa parte da medicina vibracional é vista como charlatanismo. Por isto é tão importante que a medicina vibracional e as relações anatômicas sutis entre a saúde e a doença sejam cientificamente comprovadas através de pesquisas médicas que utilizem os novos aparelhos de exploração por formação de imagens, os quais podem demonstrar na teoria e na prática a validade desse método de diagnosticar doenças.

A medicina ortodoxa foi um passo importante e necessário na evolução das modernas ciências da cura. A física newtoniana também foi uma etapa importante do processo que resultou no reconhecimento dos modelos einsteinianos acerca da relatividade e da teoria dos campos energéticos. A medicina moderna, conforme discutimos nos três primeiros capítulos, baseia-se principalmente nos modelos newtonianos de comportamento mecanicistas. Trata-se de uma maneira de ver as coisas que agora precisa ser expandida e aperfeiçoada de modo a incorporar as descobertas mais recentes da ciência. Da mesma forma como Einstein inicialmente foi tido como louco, quando expôs pela primeira vez suas teorias radicais, hoje também se considera que muitos dos atuais defensores da fisiologia energética e vibracional já estão passando dos limites. Este freqüentemente é o destino das idéias que estão um pouco à frente de sua época. Foi preciso mais de sessenta anos para que os cientistas começassem a validar o que Einstein havia lhes dito. Agora ele é considerado um gênio. Esses exemplos comuns de obstáculos ao progresso servem para dar uma idéia das dificuldades de aceitação encontradas por pioneiros como os terapeutas adeptos da medicina vibracional, os quais também estão um pouco adiante de seu tempo. Infelizmente, porém, o crescimento muitas vezes é um processo penoso, não apenas para as pessoas mas também para as culturas e civili-

409

zações humanas. À medida que evoluímos em direção a novos modelos científicos e adotamos a visão einsteiniana do universo, de acordo com a qual a matéria é energia e os sistemas fisiológicos são campos interativos de energia, os médicos começarão lentamente a substituir as velhas técnicas cirúrgicas e farmacológicas por métodos de tratamento mais sutis e menos invasivos. Os novos sistemas de medicina energética sutil irão não apenas aliviar os sintomas das doenças, como faz a medicina tradicional, mas também tratar as causas emocionais, mentais, bioenergéticas, ambientais, sutis e espirituais das enfermidades.

Os médicos vibracionais do futuro não se limitarão a receitar pílulas e injeções. Eles serão terapeutas e sensitivos e, além disso, irão diagnosticar desequilíbrios emocionais e distúrbios bioenergéticos que possam eventualmente se manifestar na forma de doenças em seus pacientes. Eles terão a capacidade de identificar os fatores bioenergéticos que podem predispor as pessoas à doença e de ajudar seus pacientes a prevenir a ocorrência de doenças ensinando-os a mudar esses fatores que provocam desequilíbrios. Os médicos/terapeutas irão orientar seus pacientes quanto às maneiras pelas quais poderão desfrutar de um maior nível de bem-estar através de melhores hábitos alimentares, da prática de exercícios, de padrões mais saudáveis de resposta emocional, de técnicas de redução do *stress*, que promovem o relaxamento, e de exercícios de meditação que ajudam o indivíduo a descobrir as verdadeiras causas de seus problemas de saúde.

Os terapeutas espirituais também poderão diagnosticar desequilíbrios orgânicos nos níveis dos chakras e dos meridianos através de uma variedade de técnicas intuitivas e instrumentais. Além da prescrição das tinturas vibracionais já mencionadas, eles também poderão aplicar a energia dos sons e do *laser* sobre os pontos de acupuntura e direcionar energias curativas para o interior do corpo através da imposição das mãos. Todavia, para que os médicos vibracionais tenham sucesso na cura de doenças é preciso que as pessoas comecem a assumir a responsabilidade pelas suas vidas e pela sua recuperação. Elas precisam atuar em conjunto com os médicos para transformar suas vidas no sentido de conferir-lhes mais equilíbrio e uma maior integração entre os elementos interativos da mente, do corpo e do espírito.

Por mais difícil que isto seja para algumas pessoas, precisamos começar a reconhecer a validade da reencarnação como um sistema através do qual a alma evolui e ganha experiência. É através do processo de reencarnação que as doenças muitas vezes são criadas para servirem como uma espécie de lição para a alma. Somente quando a doença for entendida nesse contexto e pudermos compreender a verdadeira natureza espiritual da consciência que procura se manifestar através do transitório corpo físico é que poderemos corrigir nossos padrões de desequilíbrio emocional e enfrentar os obstáculos e as lições que a nossa alma escolheu para nós. Vimos que a medicina ortodoxa não dispõe de soluções para toda as doenças que existem em nossas sociedades industrializadas. A medicina energética sutil pode resolver muitos dos problemas que os métodos ortodoxos de tratamento não conseguem corrigir. A medicina vibracional é revolucionária tanto na teoria como na prática. Trata-se de um sistema de cura cuja hora finalmente chegou.

Os conflitos e a agitação que ocorrem atualmente no nosso planeta são um reflexo dos desequilíbrios emocionais e espirituais que existem em inúmeras pessoas de todo o mundo. Precisamos começar a curar as doenças e o *distress* no nível das causas e não apenas no universo superficial dos efeitos físicos. Para aceitar e utilizar os métodos de cura vibracional, a pessoa precisa dar início ao processo de transformação pessoal que é um pré-requisito para a ocorrência de uma verdadeira cura física e espiritual. Já estamos vendo como determinados segmentos da humanidade começaram a manifestar a consciência da transformação necessária para ajudar a Terra e seus habitantes a efetuarem a brusca e crucial transição do *distress* planetário para a paz e a cura globais, as quais terão necessariamente de ocorrer para que esta nossa pequena esfera azul sobreviva.

Embora a medicina vibracional pareça conter a solução para alguns dos problemas que afligem o nosso mundo, ela só será eficaz se pudermos cooperar para que isso aconteça. Se utilizados corretamente, os métodos de cura baseados no uso das energias sutis prometem o surgimento de uma nova fase de cura, equilíbrio e paz como há milhares de anos não se vê no planeta. Os conhecimentos que estamos começando a utilizar na forma de tratamentos vibracionais derivam dos antigos sistemas de cura que foram mantidos em segredo durante muitos séculos. Talvez a humanidade tenha finalmente começado a assumir uma parcela suficiente de responsabilidade pelas suas ações para que o conhecimento e os dons de nossos antigos mestres espirituais possam mais uma vez beneficiar muitas pessoas necessitadas neste alvorecer da Nova Era.

Pontos Fundamentais a Serem Recordados

1. Os seres humanos são sistemas dinâmicos de energia que refletem os padrões evolutivos do crescimento da alma. A consciência humana está constantemente aprendendo, evoluindo e se desenvolvendo. À medida que a percepção espiritual desse processo dinâmico de mudança torna-se mais disseminado, haverá uma reação em cadeia que transformará toda a espécie humana.

2. De maneira geral, a maioria das pessoas procura os médicos para tratar de suas doenças e não reflete sobre a necessidade de elas próprias modificarem o seu modo de viver e os seus pontos de vista. A interação médico-paciente só contribui para a cura na medida em que houver uma cooperação mútua e uma maior consciência por parte de ambos. As pessoas precisam assumir a responsabilidade pelo que acontece em suas vidas e isso deve acontecer, em parte, por causa dos conselhos de seus médicos.

3. As doenças que nos afligem podem muitas vezes refletir de forma simbólica os nossos estados internos de intranqüilidade emocional, bloqueio espiritual e desassossego. Embora exista também a influência de fatores externos que produzem efeitos negativos, esses efeitos só conseguem produzir doenças quando há uma suscetibilidade subjacente. Nossos componentes energéticos sutis, ou seja, os chakras e o sistema de meridianos, transformam nossos problemas emocionais e espirituais em debilidades fisiológicas que eventualmente podem produzir um dano localizado num sistema do corpo físico, isto é, podem produzir doenças.

4. Quando a doença se manifesta, isto é um sinal de que estamos restringindo o fluxo natural da consciência criativa e das energias vitais sutis através de nossos complexos multidimensionais formados pelo corpo/mente/espírito. Trata-se de uma mensagem simbólica de advertência indicando que há algo de errado com o sistema. A área de constrição precisa ser reequilibrada para que se possa alcançar um estado permanente de boa saúde.

5. Muitas das questões emocionais e espirituais básicas que os seres humanos estão tentando enfrentar refletem as lições fundamentais dos chakras. Essas questões que

dizem respeito aos chakras se referem à ligação com a terra, à sexualidade, ao controle do indivíduo sobre a sua própria vida, sobre o amor, à vontade, à expressão criativa, à visão interior e à busca espiritual.

6. Quando uma pessoa tem um bloqueio relacionado com uma dessas questões fundamentais da vida, o resultado pode ser uma interrupção do fluxo de energia para o grande chakra correspondente e, portanto, uma diminuição do fluxo de energia vital para o(s) sistema(s) de órgãos correspondente(s). Esses bloqueios podem eventualmente se manifestar na forma de doenças, se o problema se torna crônico, e constituem uma importante experiência de aprendizado para a personalidade encarnante.

7. Nenhuma dessas questões relacionadas com os chakras é mais importante do que a lição do chakra do coração, visto que esta envolve a capacidade de o indivíduo manifestar livremente amor por si mesmo e pelos outros, sejam eles pessoas conhecidas ou estranhos. As transformações pessoais e espirituais dependem, em última análise, da abertura do chakra do coração.

8. O medo e a discórdia são as causas originais de boa parte das doenças, das inquietações e do sofrimento que existe no mundo. Quando estamos operando nos níveis inferiores de nossa consciência, não enxergamos os nossos temores e os projetamos sobre o mundo, quando o problema na verdade está dentro de nós mesmos. Para curar esses temores, o indivíduo precisa eliminar os bloqueios do chakra do coração e dar mais espaço em sua vida para o amor e o perdão. Quando abrimos o chakra do coração e as energias espirituais superiores passam a fluir com mais facilidade através do organismo, esta transformação age como um catalisador para curar, não apenas a nós mesmos, mas também aqueles que nos rodeiam.

9. A reencarnação é um sistema através do qual as almas — que são particularizações da própria energia divina — podem evoluir, aprender e amadurecer espiritualmente, aumentando assim os conhecimentos e a experiência tanto de Deus como das consciências individualizadas que são as almas. Em virtude da conexão holográfica entre Deus e todos os aspectos da criação, a vasta consciência divina está sempre a par de tudo o que acontece no universo.

10. O sistema reencarnacionista permite que as almas aprendam coisas a partir de suas tentativas e experiências através de muitas existências em corpos físicos. Tanto as experiências de vida positivas como as negativas são armazenadas no corpo causal e, através do karma, podem afetar as vidas futuras.

11. As maldades e tormentos infligidos aos outros numa dada existência podem ser transformados num *handicap* apropriado em existências futuras e, dessa maneira, proporcionar ao indivíduo a oportunidade de conhecer os dois lados da questão. Da mesma forma, a personalidade encarnante poderá obter riquezas, posição e ascender socialmente em parte como conseqüência dos méritos de seus atos positivos em vidas anteriores. A filosofia da reencarnação permite que a pessoa encare os vários *handicaps* físicos e socioeconômicos como provações escolhidas pela alma para ajudar no desenvolvimento e na maturação espiritual da personalidade física. O modo como cada indivíduo prefere agir numa determinada situação e a decisão de aproveitar ou não a circunstância como uma oportunidade para o desenvolvimento da alma, irá variar de acordo com a vontade de cada um.

12. Muitas civilizações do passado chegaram a conhecer a verdade a respeito da reencarnação e da anatomia multidimensional humana. Entre elas está a Atlântida, a

Lemúria e as diversas escolas de mistérios do Egito e da Grécia. Apesar da perversão humana, das guerras e da corrupção, sempre houve postos avançados secretos preservando e divulgando os ensinamentos relativos à natureza divina da humanidade e a toda a extensão do potencial humano expandido.

13. Ao longo dos séculos, vários grandes mestres encarnaram para reavivar a antiga sabedoria espiritual. Entre estes incluem-se Lao-Tsé, Buda, Zoroastro, Maomé e Jesus de Nazaré. Em sua esteira, surgiram muitas religiões universais, cada uma ensinando os mesmos princípios básicos numa língua ou versão ligeiramente diversa, mas todas expressando a mesma verdade. O que se perdeu ao longo dos anos foi a natureza simbólica das lições que eles vieram ensinar. As palavras metafóricas desses mestres foram tomadas ao pé da letra, muitas vezes fazendo com que o seu significado espiritual básico fosse alterado ou perdido.

14. A medicina vibracional é uma abordagem curativa que se baseia no conceito einsteiniano de que matéria é energia e de que os seres humanos são formados por uma série de complexos campos de energia em equilíbrio dinâmico. O campo da matéria física está em equilíbrio com esses campos de dimensões superiores do espaço/tempo negativo. Esses campos de corpos de freqüências etéricas, astrais, mentais, causais, e de freqüências ainda mais elevadas, proporcionam à personalidade encarnante informações energéticas, estrutura e conhecimentos superiores provenientes de sua fonte espiritual. O propósito de todo esse arranjo estrutural consiste em proporcionar um veículo de expressão para a alma poder se desenvolver através de experiências nos mundos da matéria.

15. A medicina vibracional procura melhorar e tornar mais significativa a ligação entre a personalidade e o Eu Superior. As modalidades terapêuticas energéticas ajudam a fortalecer as conexões energéticas entre a personalidade e a alma propriamente dita ao reequilibrarem o complexo corpo/mente/espírito como um todo. Embora nem todos os instrumentos da cura vibracional atuem nos níveis energéticos superiores, a intenção e a meta do terapeuta/médico são as de procurar ajudar seus pacientes a alcançar este alinhamento.

16. À medida que as tecnologias da Nova Era evoluem, e são desenvolvidos sistemas de formação de imagens com a capacidade de confirmar a descrição da anatomia multidimensional humana feita por este autor, a medicina vibracional irá conquistar mais aceitação por parte do *establishment* médico mais ortodoxo.

APÊNDICE

O Modelo Tiller-Einstein do Espaço/Tempo Positivo-Negativo

Eu chamo este modelo de Tiller-Einstein porque seus princípios se baseiam na equação einsteiniana que relaciona energia à matéria a partir da qual o modelo foi derivado. Embora a forma mais comum dessa equação seja $E = mc^2$, esta não é a expressão completa. A verdadeira equação é modificada por uma constante de proporcionalidade chamada Transformação de Einstein-Lorentz, a qual descreve de que forma os diferentes parâmetros de mensuração, desde distorções no tempo até alterações de comprimento, largura e massa irão variar de acordo com a velocidade do sistema que estiver sendo descrito. A verdadeira equação einsteiniana é esta:

Diagrama 13
A TRANSFORMAÇÃO DE EINSTEIN-LORENTZ

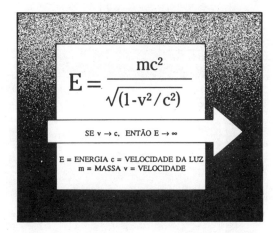

Ao descrever a energia cinética de um sistema pode-se utilizar a seguinte equação: energia cinética = $1/2\ mv^2$. À medida que uma partícula adquire maior velocidade, sua energia cinética aumenta de acordo com uma certa equação. O fator relativístico dado pela Transformação de Einstein-Lorentz demonstra matematicamente que quando uma partícula se desloca em velocidades próximas da velocidade da luz, sua massa cresce de forma exponencial. A constante de proporcionalidade que descreve esse aumento de massa está no denominador da equação acima. A única coisa afetada pela constante de proporcionalidade é a massa. As outras variáveis, inclusive "c", que é a constante, não são afetadas. No Diagrama 14 há uma representação gráfica dessa relação entre a energia de uma partícula e sua velocidade. Uma demonstração matemática de como esta constante de proporcionalidade aumenta a massa e a energia total do sistema, tal como prevê a equação de Einstein ($E = mc^2$), pode ser feita da seguinte forma.

Na equação acima, chamada de Transformação Einstein-Lorentz, vemos que a energia está relacionada com a matéria de acordo com uma constante de proporcionalidade que contém a razão v^2/c^2. Quando a velocidade de uma partícula se aproxima da velocidade da luz (c), essa razão aproxima-se do número 1. Se substituirmos (v) por uma velocidade igual a 99,995 por cento da velocidade da luz, a razão v^2/c^2 aproxima-se de 1 (na verdade, 0,9999). Em seguida, precisamos subtrair este valor de 1: 1 — 0,9999 = 0,0001. A raiz quadrada de 0,0001 é 0,01. Agora esse resultado precisa ser invertido porque ele integra a equação como denominador de uma expressão fracionária; assim, 1/0,01 = 100. Isto significa que quando uma partícula se desloca a 99,995 por cento da velocidade da luz, a energia associada a ela, calculada a partir da expressão mc^2, deve ser multiplicada por 100. Se estivéssemos tratando apenas da massa da partícula, então a Transformação de Einstein-Lorentz faria com que ela fosse multiplicada por 100. À medida que a velocidade fica cada vez maior e se aproxima ainda mais da velocidade da luz, o fator de amplificação cresce exponencialmente. A representação gráfica dessa relação é mostrada no Diagrama 14.

Diagrama 14
RELAÇÃO ENTRE ENERGIA E VELOCIDADE

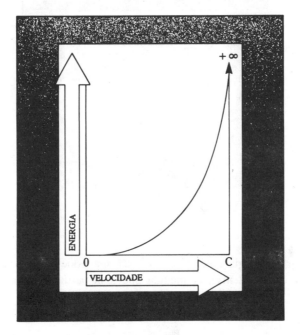

Este diagrama ilustra a relação exponencial entre matéria e energia em velocidades próximas à da luz. Analisando-se esta relação, parece ser fisicamente impossível imprimir a alguma partícula velocidades superiores à da luz. Os físicos especializados em partículas de alta energia, por exemplo, sabem que são necessárias enormes quantidades de energia quando se tenta acelerar cada vez mais uma partícula subatômica e ela se aproxima da velocidade da luz. Isso acontece porque, à medida que a velocidade da partícula aumenta, sua massa cresce de forma proporcional até que a energia necessária para uma aceleração adicional torna-se enorme.

Esta é, obviamente, a energia necessária para imprimir velocidade a uma partícula "física". Examinemos novamente a equação, porém desta vez substituindo (v) por uma velocidade maior que c. Como a razão v^2/c^2 é agora maior que 1,1 menos um número maior do que 1 é igual a um número negativo. O resultado é uma equação que tem um denominador contendo a raiz quadrada de um número negativo, o qual poderia ser fatorado e expresso na forma de um número positivo multiplicado pela raiz quadrada de -1. Os matemáticos têm chamado este número de "i". Ele é um fator que pode ser usado para substituir a raiz quadrada de -1 (por uma questão de conveniência quando se trabalha com equações difíceis e complexas). A raiz quadrada de -1 é considerada um número imaginário pela maioria dos indivíduos que lidam com números.

Diagrama 15
MODELO ESPAÇO/TEMPO POSITIVO-NEGATIVO

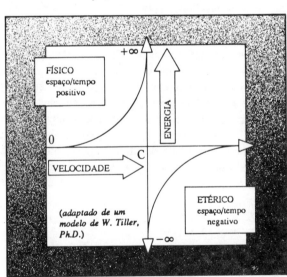

Conforme mencionamos no Capítulo 4, certos matemáticos pioneiros — como Charles Muses, por exemplo — colocam a raiz quadrada de -1 numa categoria numérica que ele chama de "hipernúmeros". Segundo Muses, esses hipernúmeros são necessários para o desenvolvimento de equações que descrevem matematicamente o comportamento de fenômenos de dimensões superiores (tais como as interações energéticas sutis dos sistemas vivos que foram descritas ao longo deste livro). Embora à primeira vista números imaginários, como a raiz quadrada de -1, pareçam ser impossíveis de compreender, Muses observa que eles são necessários para se resolver equações nas áreas das teorias quânticas e eletromagnéticas.

O que acontece com o comportamento da matéria e da energia, de acordo com a Transformação de Einstein-Lorentz, quando lidamos com sistemas cujas velocidades excedem à da luz?

À esquerda de c (velocidade da luz), observamos a conhecida curva exponencial que acabamos de demonstrar. Quando substituímos o (v) da equação por velocidades maiores que a da luz, porém, surge uma segunda curva, invertida, que parece ser uma imagem da primeira refletida num espelho. Enquanto a primeira curva se inicia no eixo do zero e sobe em direção ao infinito positivo (+ ∞), a segunda curva começa no infinito negativo (- ∞) e segue em direção ao eixo do zero. Tiller refere-se à matéria descrita pela curva que fica à esquerda de c (em velocidades menores que a da luz) como o universo do *espaço/tempo positivo* (+E/T). Este é o conhecido mundo da matéria física. No modelo de Tiller, a curva que fica à direita de c (em velocidades maiores que a da luz) representa o mundo do *espaço/tempo negativo* (-E/T), no qual a energia é magnetoelétrica e negativamente entrópica, e a substância apresenta uma natureza magnética sutil.

O espaço/tempo negativo é a dimensão do etérico mundo das energias, que inclui o corpo etérico humano. A substância que constitui os nossos corpos etéricos vibra em velocidades maiores que a da luz, dificultando sua mensuração direta por meio dos equipamentos sensoriais eletromagnéticos convencionais. Além disso, na minha opinião, o universo astral também existe nas dimensões do espaço/tempo negativo e em velocidades vibracionais maiores que as do universo etérico. Como as coordenadas gráficas do modelo Tiller-Einstein ainda são teóricas, os limites exatos entre os dois universos não podem ser determinados. O fato de tanto as energias etéricas como as astrais se moverem mais rapidamente do que a luz, explica a natureza magnética sutil comum aos dois universos e também a dificuldade de detectá-los com os sistemas sensoriais comuns. O indivíduo dotado de grande capacidade de clarividência consegue perceber essas energias sutis porque o faz através das energias captadas por meio dos chakras etérico e astral, que atuam como órgãos sensoriais em relação aos níveis apropriados da realidade.

NOTAS

CAPÍTULO 1

1. H. S. Burr, *The Fields of Life* (Nova York: Ballantine Books, 1972).
2. S. Kirlian e V. Kirlian, "Photography and Visual Observations by Means of High Frequency Currents", *Journal of Scientific and Applied Photography*, vol. 6 (1961), pp. 145-148.
3. W. Tiller, "Present Scientific Understanding of the Kirlian Discharge Process", *Psychoenergetic Systems*, vol. 3 nºs 1-4 (1979).
4. S. Mallikarjun, "Kirlian Photography in Cancer Diagnosis", *Osteopathic Physician*, vol. 45, nº 5 (1978), pp. 24-27.
5. "Kirlian Photography Fighting for Toehold in U.S. Medicine", *Medical News*, 6 de março de 1978, p. 24.
6. T. Moss, "Puzzles and Promises", *Osteopathic Physician*, fevereiro de 1976, pp. 30-37.
7. "The Ghost Effect", *IKRA Communications* (Brooklin, N.Y.: International Kirlian Research Association, junho de 1978).
8. T. Moss, *The Body Electric* (Los Angeles: J-P. Tarcher, Inc., 1979) p. 219.
9. "Life Energy Patterns Visible Via New Technique", (*Brain/Mind Bulletin*, vol. 7, nº 14 (23 de agosto de 1982).
10. J. Briggs e F. Peat, "David Bohm's Looking-Glass Map", in *Looking Glass Universe: The Emerging Science of Wholeness* (Nova York: Simon and Schuster, Inc. 1984).
11. R. Targ e H. Puthoff, *Mind Reach: Scientists Look at Psychic Ability* (Nova York: Dell Publishing Co., Inc., 1977).
12. P. Levine et al., "EEG Coherence During the Transcendental Meditation Technique", in *Scientific Research on the Transcendental Meditation Program: Vol I*, org. Orme-Johnson e Farrow (Livingston Manor, NY: Maharishi European Research University Press, 1977), pp. 187-207.
13. J. Whitton, "Ramp Functions in EEG Power Spectra During Actual or Attempted Paranormal Events", *New Horizons*, vol. 1 (1974), pp. 174-183.
14. M. Cade e N. Coxhead, *The Awakened Mind* (Nova York: Delacorte Press, 1979), pp. 242-246.
15. T. Kuhn, *The Structure of Scientific Revolution* (Chicago: University of Chicago Press, 1970).
16. C. Tart, "State-Specific Sciences", in *States of Consciousness* (Nova York: E.P. Dutton & Co., 1975), pp. 206-228.

CAPÍTULO 2

1. B. Griggs, Green Pharmacy: *A History of Herbal Medicine* (Nova York: Viking Press, 1981).
2. S. Hahnemann, *Organon of Medicine* (1810; reimpressão, Los Angeles: J. P. Tarcher, Inc., 1982).
3. B. Grad, "Some Biological Effects of Laying on of Hands and Their Implications", in *Dimensions in Wholistic Healing: New Frontiers in the Treatment of the Whole Person*, org. Otto & Knight (Chicago: Nelson-Hall, 1979), pp. 199-212.

4. "New Technologies Detect Effects of Healing Hands", *Brain/Mind Bulletin*, vol. 10, nº 16 (30 de setembro de 1985).
5. R. Miller, "Methods of Detecting and Measuring Healing Energies", in *Future Science*, org. White e Krippner (Nova York: Doubleday & Co., Inc.), pp. 431-444.
6. D. Dean e E. Brame, "Physical Changes in Water by Laying-on of Hands", in *Proceedings of the Second International Congress of Psychotronics*, (Monte Carlo, 1975).
7. S. Schwartz et al., "Infrared Spectra Alteration in Water Proximate to the Palms of Therapeutic Practitioners", (relatório técnico não publicado, 1987).
8. D. Shepherd, *The Magic of the Minimum Dose: Experiences and Cases* (1938; reimpressão, Wellingborough, Northamptonshire: Healt Science Press, 1973).
9. L. Bendit e P. Bendit, *The Etheric Body of Man* (Wheaton, IL: Theosophical Publishing House, 1977).
10. S. Karagulla, *Breakthrough to Creativity* (Santa Monica, CA: DeVorss & Co., 1967).
11. R. Grossinger, *Planet Medicine* (Garden City, NY: Anchor Press, Doubleday, 1980), pp. 165-175.
12. Gurudas, *Flower Essences and Vibrational Healing*, transmitido mediunicamente por Kevin Ryerson, (Albuquerque, NM: Brotherhood of Life, 1983), p. 35.

CAPÍTULO 3

1. N. Shealy, "Wholistic Healing and the Relief of Pain", in *Dimensions of Wholistic Healing: New Frontiers in the Treatment of the Whole Person*, org. Otto e Knight (Chicago: Nelson-Hall, 1979), pp. 391-399.
2. R. Melzack e P. Wall, "Pain Mechanisms: A New Theory", *Science*, vol. 150 (1965), pp. 971-979.
3. B. Sjolund e M. Eriksson, "Electro-Acupunture and Endogenous Morphines", *Lancet*, 02 de novembro de 1976, p. 1085.
4. R. Becker, "An Application of Direct Current Neural Systems to Psychic Phenomena", *Psychoenergetic Systems*, vol. 2 (1977), pp. 189-196.
5. R. Becker et. al., "The Direct Current System: A Link Between the Environment and the Organism", *New York State Journal of Medicine*, vol. 62 (1962), pp. 1169-1176.
6. "Healing Intransigent Fractures", *Medical World News*, 17 de abril de 1978, p. 32.
7. J. Hurtak, *The Book of Knowledge: The Keys of Enoch* (Los Gatos, CA: The Academy for Future Science, 1977), pp. 382.
8. L. Weymouth, "The Electrical Connection", *New York Magazine*, 24 de novembro de 1980, p. 24.
9. G. Taubes, "An Electrifying Possibility", *Discover*, abril de 1986, pp. 23-37.
10. S. Stavish e N. Horwitz, "Pioneering Cancer Electrotherapy", *Medical Tribune*, 11 de março de 1987, p. 1.
11. R. Rose, "Magnetic Pulses in RA: Less Pain and Mobility Gain", *Medical Tribune*, 03 de junho de 1987, p. 1.
12. R. Leichtman, *Nikola Tesla Returns* (Columbus, OH: Ariel Press, 1980), pp. 41-43.

CAPÍTULO 4

1. S. Rose-Neil, "The Work of Professor Kim Bong Han", *The Acupuncturist*, vol. 1 (1967), p. 15.
2. W. Tiller, "Some Energy Field Observations of Man and Nature", in *The Kirlian Aura* (Garden City, NY: Anchor Press/Doubleday, (1974), pp. 129-135.
3. P. De Vernejoul et al., "Etude Des Meridiens D'Acupuncture Par Les Traceurs Radioactifs", *Bull. Acd. Nastle. Med.*, vol. 169 (22 de outubro de 1985), pp. 1071-1075.

4. E. Russell, *Design For Destiny* (Nova York: Ballantine Books, 1971).
5. S. Karagulla, "Energy Fields and Medical Diagnosis", in *The Human Aura*, org. N. Regush (Nova York: Berkeley Publishing, 1974).
6. Gurudas, *Flower Essences and Vibrational Healing*, transmitida mediunicamente por Kevin Ryerson (Albuquerque, NM: Brotherhood of Life, Inc., 1983), p. 29.
7. W. Tiller, "Energy Field Observations", pp. 125-128.
8. I. Dumitrescu e J. Kenyon, *Electrographic Imaging in Medicine and Biology* (Suffolk, Grã-Bretanha: Neville Spearman Ltd., 1983).
9. C. W. Leadbeater, *The Chakras* (1927; reimpressão, Wheaton, IL: Theosophical Publishing House, 1977). [*Os Chakras*. Ed. Pensamento, São Paulo, 1983.]
10. Gurudas, *Flower Essences*, p. 83.
11. R. Stanford, *The Spirit Unto the Churches* (Austin, TX: Association for the Understanding of Man, Inc., 1977).
12. Gurudas, *Flower Essences*, p. 85.
13. H. Motoyama e R. Brown, *Science and the Evolution of Consciousness: Chakras, Ki, and Psi* (Brookline, MA: Autumn Press, Inc., 1978), pp. 93-98.
14. I. Bentov, comunicação pessoal, novembro de 1977.
15. "Electronic Evidence of Auras, chakras in UCLA Study", *Brain/Mind Bulletin*, vol. 3, nº 9 (20 de março de 1978).
16. R. Miller, "Bridging the Gap: An Interview with Valerie Hunt, Ed. D.", *Science of Mind*, outubro de 1983.
17. A. Bailey, *Esoteric Healing* (Nova York: Lucis Publishing Co., 1953), pp. 195-196.
18. A. Bailey, *Esoteric Healing*, p. 625.
19. J. Gray, *The Psychology of Fear and Stress* (Nova York: McGraw-Hill, 1971).
20. P. Maclean, "Psychosomatic Disease and the 'Visceral Brain': Recent Developments Bearing on the Papez Theory of Emotion", *Psychosomatic Medicine*, vol. 11, pp. 338-353.
21. Near Death Experience in Children: A First Report", *Brain/Mild Bulletin*, vol. 9, nº 2 (12 de dezembro de 1983).
22. R. Moody, *Life After Life* (Nova York: Bantam Books, 1975).
23. K. Ring, *Heading Toward Omega: In Search of the Near Death Experience* (Nova York: William Morrow & Co., 1984).
24. R. Monroe, *Far Journey* (Garden City, NY: Doubleday & Co., Inc., 1985).
25. I. Swann, *To Kiss Earth Good-Bye* (Nova York: Dell Publishing Co., Inc., 1975).
26. R. Morris, "PRF Research on Out-Of-Body Experiences, 1973", *Theta*, verão de 1974.
27. H. Puthoff e R. Targ, "Psychic Research and Modern Physics", in *Psychic Exploration: A Challenge For Science*, org. J. White (Nova York: C. P. Putnam's Sons, 1974) pp. 536-53.
28. C. Muses, "Working with the Hypernumber Idea", in *Consciousness and Realitiy*, org. C. Muses e A. Young (Nova York: Avon Books, 1972), pp. 448-469.
29. L. Feldman, "Short Bibliography on Faster-Than-Light Particles (Tachyons)", *American Journal of Physics*, vol. 42 (março de 1974).
30. R. Miller, "Methods of Detecting and Measuring Healing Energies", in *Future Science*, org. S. Krippner e J. White (Nova York: Doubleday & Co., 1977), pp. 431-444.
31. Smith, J., "The Influence on Enzyme Growth by "Laying-on-of-Hands", *The Dimensions of Healing: A Symposium* (Los Altos, CA: Academy of Parapsychology and Medicine), 1972.
32. "New Technologies Detect Effects of Healing Hands", *Brain/Mind Bulletin*, vol. 10, nº 16 (30 de novembro de 1985).
33. A. Besant e C. W. Leadbeater, *Thought-Forms* (1925; reimpressão, Wheaton, IL: Theosophical Publishing House, 1969).
34. Leichtman, R., *Einstein Returns* (Columbus, OH: Ariel Press, 1982), pp. 48-49.
35. J. Leo, "I Was Beheaded in the 1700s", *Time*, 10 de setembro de 1984, p. 68.

36. W. Tiller, "Theoretical Modeling on the Function of Man", in *Healers and the Healing Process*, org. G. Meek (Wheaton, IL: Theosophical Publishing House, 1977), p. 192.
37. Hodson, G., *The Miracle of Birth: A Clairvoyant Study of a Human Embryo* (1929; reimpressão, Wheaton, IL: Theosophical Publishing House, 1981), pp. 85-86.
38. O. C. Simonton et al., *Getting Well Again* (Los Angeles, J. P. Tarcher, Inc., 1978).

CAPÍTULO 5

1. I. Vieth, *The Yellow Emperor's Classic of Internal Medicine* (Berkeley & Los Angeles: University of California Press, 1966).
2. R. Melzack e P. Wall, "Pain Mechanisme: A New Theory", *Science*, vol. 150 (1965), pp. 971-979.
3, "Frequency a Factor in Electroacupuncture", *Brain/Mind Bulletin*, vol. 5, nº 10 (07 de abril de 1980).
4. W. Tiller, "Some Physical e Network Characteristics of Acupuncture Points and Meridians", in *Transcript of the Acupuncture" Symposium* (Los Altos. CA: Academy of Parapsychology and Medicine, 1972).
5. G. Luce, *Biological Rhythms in Human and Animal Psysiology* (Nova York: Dover Publications, Inc., 1971).
6. H. Motoyama e R. Brown, *Science and Evolution of Consciousness* (Brookline, MA: Autumn Press, 1978), pp. 99-119.
7. As primeiras mensurações elétricas efetuadas nos pontos de acupuntura são chamadas de "AP" ou "anteriores à polarização". Esses valores AP refletem o estado constitucional básico do corpo ou o nível metabólico. Depois da mensuração inicial dos pontos terminais dos meridianos, o aparelho AMI aplica um estímulo elétrico de corrente contínua de três voltas seqüencialmente em cada um dos pontos de acupuntura ligados ao circuito de monitorização. Depois do estímulo elétrico, o aparelho AMI registra um segundo conjunto de leituras para cada um dos pontos de acupuntura dos meridianos. Essas leituras são chamadas de "PP" ou "posteriores à polarização". Os valores de PP indicam a condição aguda dos meridianos. A diferença entre os dois valores registrados (AP-PP) é chamada de "P" ou "polarização". O valor de P indica a intensidade da resistência ao ambiente externo que o corpo é capaz de manifestar. Motoyama descobriu que os aparelhos que medem a Resistência Galvânica da Pele registram apenas os valores PP, os quais estão sujeitos a alterações em virtude da influência da temperatura e do estado físico e mental do indivíduo no momento do teste. Os valores de AP e P revelaram-se relativamente constantes, fornecendo informações mais confiáveis a respeito do estado crônico do organismo. O aparelho AMI mede todos os três valores (AP, PP e P), os quais são impressos em papel por computador em poucos minutos depois de assimilar as informações elétricas relativas ao indivíduo.
8. J. Pizzo et al., "Fingertips to Faces", *Osteopathic Physician* vol. 43, nº 2 (fevereiro de 1976), pp. 41-47.
9. I. Dumitrescu e J. Kenyon, *Electrographic Imaging in Medicine and Biology* (Suffolk, Grã-Bretanha: Neville Spearman, Ltd., 1983), p. 158.
10. J. Hurtak, *The Book of Knowledge: The Keys of Enoch* (Los Gatos, CA: The Academy For Future Science, 1977), pp. 526, 380.
11. B. Pomeranz, "Do Endorphins Mediate Acupuncture Analgesia?" in *Advances in Biochemical Psychopharmacology, vol. 18*, org. Costa e Trabucchi (Nova York: Raven Press, 1978), pp. 351-359.
12. L. Barchas et al., "Behavioral Neurochemistry: Neuroregulators and Behavioral States", *Science*, vol 200 (26 de maio de 1978), pp. 964-973.
13. T. Hokfelt et al., "Peptidergic Neurones", *Nature*, vol. 284 (10 de abril de 1980).

14. R. Becker, "An Application of Direct Current Neural Systems to Psychic Phenomena", *Psychoenergetic Systems*, vol. 2 (1977), pp. 189-196.
15. W. Tiller, "The Positive and Negative Space/Time Frames as Conjugate Systems", in *Future Science*, org. White e Krippner (Garden City, NY: Doubleday & Co., Inc., 1977), pp. 257-279.
16. I. Oyle e J. Wexler, "Acupuncture with High Frequency Sound: A Preliminar Report", *Osteopathic Physician*, setembro de 1973.
17. H. Gris e W. Dick, *The New Soviet Psychic Discoveries* (Nova York: Warner Books, 1978), p. 397.
18. G. Playfair e S. Hill, *The Cycles of Heaven* (Nova York: Avon Books, 1978), p. 281.

CAPÍTULO 6

1. H. Motoyama e R. Brown, *Science and the Evolution of Consciousness*, (Brookline, MA: Autumn Press, 1978), pp. 99-119.
2. H. Burr, *The Fields of Life* (Nova York: Ballantine Books, 1972).
3. W. Tiller, "The Positive e Negative Space/Time Frames as Conjugate Systems", in *Future Science*, org. White e Krippner, (Garden City, NY: Doubleday & Co., Inc., 1977), pp. 257-279.
4. "German Device Is Used to Detect Changes at Acupuncture Points", *Brain/Mind Bulletin*, vol. 7, n⁰ 14 (23 de agosto de 1982).
5. I. Bell, *Clinical Ecology: A New Medical Approach to Environmental Illness* (Bolinas, CA: Common Knowledge Press, 1982).
6. A. Ber, "Neutralization of Phenolic (Aromatic) Food Compounds in a Holistic General Practice", *Journal of Orthomolecular Psychiatry*, vol. 12, n⁰ 4 (1984).
7. J. McGovern et al., "The Role of Naturally Occurring Haptens in Allergy", *Annals of Allergy*, vol. 47, n⁰ 123 (1981).
8. J. McGovern, "Apparent Immunotoxic Response to Phenolic Compounds", *Food and Chemical Toxicology*, vol. 20, n⁰ 4 (1982), p. 491.
9. J. McGovern et al., "Natural Foodborne Aromatics Induce Behavioral Disturbances in Children with Hyperkinesis", *International Journal of Biosocial Diseases*, vol. 3 (dezembro de 1982).
10. Abrams, A., *New Concepts in Diagnosis and Treatment* (São Francisco, CA: The Philopolis Press, 1916).
11. L. Day e G. de la Warr, *New Worlds Beyond the Atom* (Londres: Vincent Stuart Ltd., 1956).
12. L. Day e G. de la Warr, *Matter In The Making* (Londres: Vincent Stuart Ltd., 1966).
13. D. Tansley, M. Rae, e A. Westlake, *Dimensions of Radionics: New Techniques of Instrumented Distant-Healing* (Essex, Inglaterra: C. W. Daniel Co. Ltd., 1977).
14. R. Targ e H. Puthoff, *Mind-Reach: Scientists Look at Psychic Ability* (Nova York: Dell Publishing Co., 1977).
15. E. Baerlein e A. Dower, *Healing with Radionics: The Science of Healing Energy* (Wellingborough, Northamptonshire: Thorsons Publishers Ltd., 1980), pp. 48-49.
16. D. Dean, "Plethysmograph Recordings as ESP Responses", *International Journal of Neuropsychiatry*, setembro/outubro 1966.
17. W. Tiller, "Radionics, Radiesthesia, and Physics", in *The Varieties of Healing Experience: Exploring Psychic Phenomena in Healing* (Los Altos, CA: The Academy of Parapsychology and Medicine, 1971), pp. 55-78.
18. A. Mermet, *Principles and Practice of Radiesthesia* (Londres: Vincent Stuart Co., 1959).
19. D. Tansley, *Radionics sand the Subtle Anatomy of Man* (Essex, Inglaterra: Health Science Press, 1972).

CAPÍTULO 7

1. E. Bach, "Heal Thyself", in *The Bach Flower Remedies* (1931; reimpressão, New Canaan, CT: Keats Publishing Co., 1977). [*Os Remédios Florais do Dr. Bach* - Incluindo *Cura-Te a Ti Mesmo* e *Os Doze Remédios*. Ed. Pensamento. São Paulo, 1991]
2. R. Armstrong, "Radiesthesia: A Tool of Intuitive Perspective", *The Flower Essence Journal* nº 2 (julho de 1980), pp. 7-9.
3. Gurudas, *Flower Essences and Vibrational Healing*, transmitido mediunicamente por Kevin Ryerson (Albuquerque, NM: Brotherhood of Life, Inc. 1983).
4. Ibid., pp. 29-30.
5. I. Bentov, "Micromotion of the Body as a Factor in the Development of the Nervous System", in *Kundalini: Psychosis Or Transcendence?* por E. Sannella (São Francisco, CA: H. S. Dakin, Co., 1976), pp. 71-95.
6. Gurudas, *Flower Essences and Vibrational Healing*, pp. 30-31.
7. Ibid., p. 35.
8. D. Dean, "Plethysmograph Recordings as ESP Responses", *International Journal of Neuropsychiatry*, setembro/outubro de 1966.
9. Gurudas, *Flower Essences and Vibrational Healing*, p. 31.
10. Ibid., p. 41.
11. Ibid., pp. 42-43.
12. ibid., p. 44.
13. Ibid., p. 139.
14. Ibid., p. 125.
15. Ibid., p. 164.
16. Ibid., pp. 144-145.
17. Ibid., p. 140.
18. Ibid., pp. 133-134.
19. Ibid., p. 36.
20. E. Babbitt, *Principles of Light and Color* (1978; reimpressão, Secaucus, ND.: Citadel Press, 1967).
21. D. Chadiali, *Spectro-Chrome Metry Encyclopedia*, 2ª ed. (Malaga, NJ: Spectro-Chrome Institute, 1939).
22. R. Hunt, *The Seven Keys to Color Healing* (Nova York: Harper & Row Publishers, 1971), p. 103.
23. Gurudas, *Flower Essences and Vibrational Healing*, p. 201.

CAPÍTULO 8

1. B. Grad, "Healing by the Laying On Of Hands: A Review of Experiments, in *Ways of Health: Holistic Approaches to Ancient and Contemporary Medicine*, org. D. Sobel (Nova York: Harcourt Brace Jovanovich, 1979), p. 267.
2. A. Westlake, "Vis Medicatrix Naturae", *Proceedings of the Scientific and Technical Congress of Radionics and Radiesthesia* (Londres: maio de 1950).
3. A. Debus, *The English Paracelsians* (Nova York: Franklin Watts, 1965), p. 114.
4. M. Goldsmith, *Franz Anton Mesmer* (Garden City, NY: Doubleday, 1934).
5. B. Grad, "The Biological Effects of the 'Laying On Of Hands' on Animals and Plants: Implications for Biology", in *Parapsychology: Its Relation to Physics, Biology, Psychiatry, and Psychiatry*, org. G. Schmeidler (Metuchen, NJ: Scarecrow Press, 1967).
6. B. Grad et al., "An Unorthodox Method of Treatment on Wound Healing in Mice", *International Journal of Parapsychology*, vol. 3 (primavera de 1961), pp. 5-24.
7. R. Miller, "Methods of Detecting and Measuring Healing Energies", in *Future Science*, org. White e Krippner, (Garden City, NY: Doubleday & Co., Inc., 1977), pp. 431-444.

8. J. Smith, "The Influence on Enzyme Growth by the "Laying On Of Hands", in *The Dimensions of Healing: A Symposium* (Los Altos, CA: The Academy of Parapsychology and Medicine, 1972).

9. C. Panati, *Supersenses: Our Potential for Parasensory Experience* (Garden City, NY: Anchor Press/ Doubleday, 1976), p. 121.

10. W. Tiller, "The Positive and Negative Space/Time Frames as Conjugate Systems", in *Future Science*, org. White e Krippner (Garden City, NY: Doubleday & Co., Inc., 1977), pp. 257-279.

11. "New Technologies Detect Effects of Healing Hands", *Brain/Mind Bulletin*, vol. 10, nº 16, 30 de setembro de 1985.

12. "Healer Speeds Up Self-Organizing Properties", *Brain/Mind Bulletin*, vol 7, nº 3 (4 de janeiro de 1982).

13. I. Prigogine e I. Stengers, *Order Out Of Chaos: Man's New Dialogue With Nature* (Nova York: Bantam Books, 1984).

14. B. Grad, "A Telekinetic Effect on Plant Growth, Part 2; Experiments Involving Treatment of Saline in Stoppered Bottles", *International Journal of Parapsychology*, vol. 6 (1964), pp. 473-498.

15. D. Krieger, "The Response of In-Vivo Human Hemoglobin to an Active Healing Therapy by Direct Laying-on of Hands", *Human Dimensions*, vol. 1 (outono de 1972), pp. 12-15.

16. D. Krieger, "Healing by the Laying-On Of Hands as a Facilitator of Bioenergetic Change: The Response of In-Vivo Hemoglobin", *International Journal of Psychoenergetic Systems*, vol. 1 (1976), p. 121.

17. S. Karagulla, *Breakthrough To Creativity* (Los Angeles, CA: DeVorss Publishers, 1967), pp. 123-146.

18. D. Krieger, *Therapeutic Touch: The Imprimatur of Nursing*, American Journal Of Nursing, vol. 75 (1975), pp. 784-787.

19. L. LeShan, *Alternative Realities: The Search for the Full Human Being* (Nova York: Ballantine Books, 1976).

20. R. Miller, "The Positive Effect of Prayer on Plants", *Psychic*, abril de 1972.

21. J. Rindge, "The Reality of Healing Energies", in *Healers and the Healing Process*, org. G. Meek (Wheaton, IL: Theosophical Publishing House, 1977), pp. 136-137.

22. C. M. Cade e N. Coxhead, *The Awakened Mind: Biofeedback and the Development of Higher States of Awareness* (Nova York: Dell Publishing Co., 1979).

23. R. Leichtman, *Einstein Returns* (Columbus, OH: Ariel Press, 1982), pp. 50-51.

CAPÍTULO 9

1. R. Boling, "Superman's Hologram", *Omni*, vol. 7, nº 1 (outubro de 1984), p. 52.

2. R. Steiner, *Cosmic Memory: Atlantis and Lemuria* (Blauvelt, NY: Rudolph Steiner Publications, 1971), p. 45.

3. Gurudas, *Flower Essences and Vibrational Healing*, transmitida mediunicamente por Kevin Ryerson (Albuquerque, NM: Brotherhood of Life, 1983), p. 8.

4. *The Revelation of Ramala* (Suffolk, Grã-Bretanha: Neville Spearman, Ltd., 1978), p. 245.

5. Ibid., p. 246.

6. Ibid., p. 246.

7. "Biblical Floods", *Nature/Science Annual: 1977 Edition* (Nova York: Time-Life Books, 1976), p. 180.

8. R. Baer e V. Baer, *Windows of Light: Quartz Crystals and Self-Transformation* (São Francisco, CA: Harper & Rowe Publisher, 1984), p. 54.

9. R. Miller, "The Healing Magic of Crystals: An Interview with Marcel Vogel", *Science of Mind*, agosto de 1984.

10. Ibid., p. 74.
11. M. Harner, *The Way of Shaman* (Nova York: Bantam Books, 1982), p. 139. [*O Caminho do Xamã*. Ed. Cultrix, São Paulo. 1989.]
12 N. Gardner e E. Gardner, "Oh Shinnah Speaks", in *Five Great Healers Speak Here* (Wheaton, IL: Theosophical Publishing House, 1982), p. 123.
13. Gurudas, *Flower Essences and Vibrational Healing*, pp. 30-31.
14. R. Baer e V. Baer, *Windows of Light*, p. 82.
15. F. Alper, *Exploring Atlantis: Volume 2* (Phoenix, AZ: Arizona, Metaphysical Society, 1983, 1983), pp. 25-33.
16. W. Richardson e L. Huett, *The Spiritual Value of Gem Stones* (Marina Del Ray, CA: DeVorss & Co., 1980), p. 15.
17. Ibid., pp. 19-24.
18. Ibid., p. 40.
19. Ibid., p. 107.
20. Ibid., p. 50-51.
21. A. Bhattacharya, *Teletherapy and Allied Science* (Calcutá: Firma KLM Private Limited, 1977).
22. V. Neal e S. Kargulla, *Through the Curtain* (Marina Del Ray, CA: DeVorss & Company, 1983), pp. 171-2, 177, 180, 191-2.

CAPÍTULO 10

1. R. Trubo, "Stress and Disease: Cellular Evidence Hints at Therapy", *Medical World News*, 26 de janeiro de 1987.
2. Gurudas, *Flower Essences and Vibrational Healing*, transmitido mediunicamente por Kevin Ryerson, (Albuquerque, NM: Brotherhood of Life, Inc., 1983), p. 83.
3. L. LeShan, *You Can Fight for Your Life: Emotional Factors in the Causation of Cancer* (Nova York: Jove Publications, Inc., 1977).
4. R. Leichtman e C. Japikse, *Active Meditation: The Western Tradition* (Columbus, OH: Ariel Press, 1982).
5. J. Schwarz, *The Path of Action* (Nova York: E. P. Dutton, 1977).
6. *The Rainbow Bridge: First and Second Phases Link with the Soul Purification* (Escondido, CA: The Triune Fundation, 1981).
7. J. Schwarz, *Voluntary Controls: Exercises for Creative Meditation and for Activating the Potential of the Chakras* (Nova York: E. P. Dutton, 1978).
8. D. Walker, *The Cristal Book* (Sunol, CA: The Crystal Company, 1983), p. 57.
9. Hilarion, *Body Sions* (Toronto, Ontário: Marcus Books, 1982), p. 31.
10. L. Hay, *You Can Heal Your Life* (Farmingdale, NY: Coleman Publishing, 1984), pp. 147-182.
11. P. Levine et al. "EEG Coherence During the Transcendental Meditation Technique", in *Scientific Research on the Transcendental Meditation Program: Vol. I*, org. Orme-Johnson e Farrow (Livingston Manor, NY: Maharishi European Research University Press, 1977), pp. 187-207.
12. I. Bentov, "Micromotion of the Body as a Factor in the Development of the Nervous System", in *Kundalini: Psychosis or Transcendence?*, de L. Sanella (São Francisco, CA: H. S. Dakin Co., 1976), pp. 71-92.
13. "Pain May Cause Lasting Change in Neuromachinery", *Brain/Mind Bulletin*, vol. 2, nº 4, 3 de janeiro de 1977.
14. "Kindling, Once Epilepsy Model, May Relate to Kundalini", *Brain/Mind Bulletin*, vol. 2, nº 7, 21 de fevereiro de 1977.
15. M. Chia, *Awaken Healing Energy Through the Tao* (Nova York: Aurora Press, 1983).

CAPÍTULO 11

1. "Theory Relates to Brain Processes, Altered Awareness", *Brain/Mind Bulletin*, vol. 4, n° 13, 21 de maio de 1971.
2. K. Pribram, "The Holographic Hypothesis of Brain Function: A Meeting of Minds", in *Ancient Wisdom and Modern Science*, org. S. Grof (Albany, NY: State University of New York Press, 1984), pp. 167-179.
3. F. Capra, "The New Vision of Reality: Toward a Synthesis of Eastern Wisdom and Western Science, in *Ancient Wisdom and Modern Science*, org. S. Grof (Albany, NY: State University of New York Press, 1984), pp. 135-148.
4. M. Talbot, *Mysticism and the New Physics* (Nova York: Bantam Books, Inc., 1980).
5. D. Baker, "The Occult Anatomy and Physiology of the Heart", in *Esoteric Healing* (High Road, Essendon, Herts., Inglaterra: Dr. Douglas Baker).
6. N. Rosenberg, "Laser Bursts Appear to Help Revascularize Myocardium", *Medical Tribune*, vol. 27, n° 8, 19 de março de 1986.
7. E. Cranton e A. Brecher, *Bypassing Bypass: The New Technique of Chelation Therapy* (Nova York: Stein & Day Publisher, 1984).
8. M. Lesser, *Nutrition and Vitamin Therapy* (Nova York: Bantam Books, Inc., 1980).
9. R. Johnson, "Vitamins Reverse Smokers Lesions", *Medical Tribune* vol. 28, n° 2, 14 de janeiro de 1987, p. 4-5.
10. R. Johnson, "Vitamins for Cervical Cells", *Medical Tribune;* vol. 28, n° 2, 14 de janeiro de 1987, p. 5.
11. A. Gaby, *The Doctor's Guide to Vitamin B6* (Emmaus, PA: Rodale Press, 1984), pp. 125-129.
12. S. Ziff, *Silver Dental Fillings: The Toxic Time Bomb* (Nova York: Aurora Press, 1984).
13. K. Mason, *Radionic and Progressive Energies* (Essex Inglaterra: C. W. Daniel Co. Ltd., 1984), p. 42.
14. Gurudas, *Flower Essences and Vibrational Healing*, transmitido mediunicamente por Kevin Ryerson (Albuquerque, NM: Brotherhood of Life, 1983), p. 45.
15. D. Edwards, "ELF Under Suspicion in New Report", *Science News*, vol. 132, 18 de julho de 1987, p. 39.
16. T. Graves, *Needles of Stone* (Grã-Bretanha: Turnstone Press, Ltd., 1978), pp. 71-81.
17. J. Kenyon, *Modern Techniques of Acupuncture: vol. 3* (Wellingborough, Northamptonshire: Thorson's Publishers Limited, 1985), pp. 61, 89.

CAPÍTULO 12

1. C. Thomas e D. Duszynski, "Closeness to Parents and the Family Constellation in a Prospective Study of Five Disease States: Suicide, Mental Illness, Malignant Tumor, Hypertension, and Coronary Heart Disease", *The Johns Hopkins Medical Journal*, vol. 134 (1973), pp. 251-270.
2. L. LeShan, "Psychological States as Factors in the Development of Malignant Disease: A Critical Review", *Journal of the National Cancer Institute*, vol. 22 (1959), pp. 1-18.
3. O. Simonton e S. Simonton, "Belief Systems and Management of the Emotional Aspects of Malignancy", *Journal of Transpersonal Psychology*, vol. 7, n° 1 (1975), pp. 29-47.
4. R. Trubo, "Stress and Disease: Cellular Evidence Hints at Therapy", *Medical World News*, 26 de janeiro de 1987, pp. 26-41.
5. G. Hodson, *The Science of Seership* (Londres: Rider & Company), pp. 61-63.
6. M. Woodward, *Scars of the Soul: Holistic Healing in the Edgar Cayce Readings* (Columbus, OH: Brindabella Books, 1985).
7. F. McClain, *A Practical Guide to Past Life Regression* (St. Paul: MN: Llewellyn Publications, 1986).

8. B. Clow, *Eye of the Centaur: A Visionary Guide into Past Lives* (St. Paul, MN: Llewellyn Publications, 1986).
9. Levi, *The Aquarian Gospel of Jesus the Christ* (1907; reimpressão, Marina Del Rey, CA: DeVorss & Co., 1979).
10. Guru R. H. H., *Talk Does Not Cook the Rice: A Commentary on the Teaching of Agni Yoga*, Vol. 1 (York Beach, ME: Samuel Weiser, Inc., 1982), p. 133.

LEITURAS RECOMENDADAS ⁓

CAPÍTULO 1

Holografia, Consciência e Realidade

Briggs, J., e F. Peat. *Looking Glass Universe: The Emerging Science of Wholeness*. Nova York: Simon and Schuster Inc., 1984.

Loye, D. *The Sphinx and the Rainbow: Brain, Mind, and Future Vision*. Boulder & London: Shambhala/New Science Library, 1983.

Pelletier, K. *Toward a Science of Consciousness*. Nova York: Dell Publishing Co., 1978.

Eletrofotografia e Efeito Kirlian

Dumitrescu, I., e J. Kenyon. *Electrographic Imaging in Medicine and Biology*. Suffolk, Grã-Bretanha: Neville Spearman Ltd., 1983.

Moss, T. *The Body Electric*. Los Angeles: J. P. Tarcher, Inc. 1979.

Visão a Distância e Habilidades Psíquicas

Targ, R. e H. Puthoff. *Mind-Reach: Scientists Look at Psychic Ability*. Nova York: Dell Publishing Co., Inc. 1977.

Targ, R. e K. Harary. *The Mind Race: Understanding and Using Psychic Abilities*, Nova York: Villard Books, 1984.

Consciência e a Nova Física

Capra, F. *The Tao of Physics*. Nova York: Bantam Books, 1977. [*O Tao da Física*, Ed. Cultrix, São Paulo, 11ª ed. 1990]

Postle, D. *Fabric of the Universe*. Nova York: Crown Publishers, Inc., 1976.

Talbot, M. *Mysticism and the New Physics*. Nova York: Bantam Books, 1980.

Toben, B. *Space-Time and Beyond*. Nova York: E. P. Dutton and Co., 1975. [*Espaço, Tempo e Além*, Ed. Cultrix. São Paulo. 1988]

Zukav, G. *The Dancing Wu Li Masters: An Overview of the New Physics*. Nova York: William Morrow and Co., Inc., 1979.

CAPÍTULO 2

Blackie, M. *The Patient, Not the Cure: The Challenge of Homeopathy*. Santa Barbara, CA: Woodbridge Press Publishing Co., 1978.

Coulter, H. *Divided Legacy: The Conflict Between Homeopathy and the American Medical Association*. Richmond, CA: North Atlantic Books, 1973.

Coulter, H. *Homeopathic Science and Modern Medicine: The Physics of Healing with Microdoses*. Richmond, CA: North Atlantic Books, 1980.

Hahnemann, S. *Organon of Medicine*, 1810. Nova tradução feita por Kunzli, Naude e Pendleton. Los Angeles, CA: J. P. Tarcher, Inc., 1982.

Tiller, W. "Towards A Scientific Rationale of Homeopaty", *Journal of Holistic Medicine*, 6, nº 2 (outono de 1984).

Vithoulkas, G. *Homeopathy: Medicine of the New Man*. Nova York: Arco Publishing Co., Inc., 1979.

Vithoulkas, G. *The Science of Homeopathy*. Nova York: Grove Press, Inc., 1980.

Whitmont, E. *Psyche and Substance: Essays on Homeopathy in the Light of Jungian Psychology*. Richmond, CA: North Atlantic Books, 1980.

CAPÍTULO 3

Becker, R. e G. Selden. *The body Electric: Electromagnetism and the Foundation of Life*. Nova York: William Morrow and Company, Inc., 1985.

Playfair, G. e S. Hill, *The Cycles of Heaven*. Nova York: Avon Books, 1978.

Weymouth, L. "The Electrical Connection (Part 1)". *New York Magazine*, 24 de novembro de 1980, pp. 26-47.

Weymouth, L. "The Electrical Connection (Parte 2)". *New York Magazine*, 1º de dezembro de 1980, pp. 44-58.

CAPÍTULO 4

A Interface Físico-Etérica

Bendit, J., e P. Bendit. *The Etheric Body of Man: The Bridge of Consciousness*. Wheaton, IL: Theosophical Publishing House, 1977. [*O Corpo Etérico do Homem - A Ponte da Consciência*. Ed. Pensamento, São Paulo, 1988]

Powell, A. E. *The Etheric Double: The Health Aura of Man*. Wheaton, IL: Theosophical Publishing House, 1969.

Tiller, W. "Some Energy Field Observations of Man and Nature". The Kirlian Aura. Org. por Krippner e Rubin. Garden City, NY: Anchor Press/Doubleday, 1974.

O Sistema Chakra-Nádi

Leadbeater, C. W. *The Chakras*. 1927. Reimpressão. Wheaton, IL: Theosophical Publishing House, 1977.

Motoyama, H. *Theories of the Chakras: Bridge to Higher Consciousness*. Wheaton, IL: Theosophical Publishing House, 1981. [*Teoria dos Chakras - Ponte para a Consciência Superior*, Ed. Pensamento. São Paulo. 1990]

Rendel, P. *Introduction to the Chakras*. Wellingborough, Northamptonshire: The Aquarian Press, 1979.

Stanford, R. *The Spirit unto the Churches: An Understanding of Man's Existence in the Body Through Knowledge of the Seven Glandular Centers*. Austin, TX: Association for the Understanding of Man, 1977.

O Corpo Astral e a Projeção Astral

Greenhouse, H. *The Astral Journey*. Nova York: Avon Books, 1974.

Monroe, R. *Far Journey*, Garden City, NY: Doubleday & Co., Inc., 1985.

Monroe, R. *Journey Out of the Body*, Garden City, NY: Anchor Press/Doubleday, 1977.

Powell, A. E. *The Astral Body*. Wheaton, IL: Theosophical Publishing House, 1965. [*O Corpo Astral*. Ed. Pensamento. São Paulo. 1988]

Rogo, D. *Mind Beyond the Body: The Mystery of ESP Projection*. Nova York: Penguin Books, 1978.

Swann, I. *To Kiss Earth Good-Bye*. Nova York: Dell Publishig Co., Inc., 1975.

Os Nossos Corpos Sutis Superiores e a Evolução da Consciência

Bentov, I, *Stalking the Wild Pendulum: On The Mechanics of Consciousness*. Nova York: E. P. Dutton, 1977. [*À Espreita do Pêndulo Cósmico - A Mecânica da Consciência*. Ed. Pensamento, 1990]

Powell, A. E. *The Causal Body and the Ego*. 1928. Reimpressão. Wheaton, IL: Theosophical Publishing House, 1978. [*O Corpo Causal e o Ego*. Ed. Pensamento, São Paulo, 1988]

Powell, A. E. *The Mental Body*. Wheaton, IL: Theosophical Publishing House, 1967. [*O Corpo Mental*. Ed. Pensamento. São Paulo, 1983]

A Morte como uma Transição e o Além

Holmes, J. *As We See It From Here*. Franklin, NC: Metascience Corporation, 1980.

Meek, G. *After We Die, What Then? Answers to Questions about Life after Death*. Franklin, NC: Metascience Corporation, 1980.

Taylor, R. *Witness From Beyond*. South Portland, Me: Foreword Books, 1975.

White, S. *The Unobstructed Universe*. Nova York: E. P. Dutton & Co., 1940.

O Espaço/Tempo Positivo-Negativo e as Teorias do Dr. William Tiller, Ph.D.

Tiller, W. "Consciousness, Radiation, and the Developing Sensory System". *The Dimensions of Healing: A Symposium*. Los Gatos, CA: Academy of Parapsychology and Medicine, 1973.

Tiller, W., "Creating a New Funcional Model of Body Healing Energies." *Journal of Holistic Health* 4 (1979): 102-114.

Tiller, W. "Energy Fields and the Human Body." *Frontiers of Consciousness*, org. por J. White, Nova York: Avon Books, 1974.

Tiller, W. "Homeopathy: A Laboratory for Etheric Science?" *Journal of Holistic Medicine* 5, nº 1 (primavera/verão de 1983).

Tiller, W. "A Lattice Model of Space and Its Relationship to Multidimensional Physics." *A Holistic Approach to Etiology and the Disease Process* (Proceedings of the 10th Annual Medical Symposium). Phoenix, AZ: A. R. E. Clinic, Inc., 19-23 de janeiro de 1977.

Tiller, W. "The Positive and Negative Space/Time Frames as Conjugate Systems." *Future Science*. Org. por White e Krippner, Garden City, NY: Doubladay & Co., 1977.

Tiller, W. "The Simulator and the Being.", *Phoenix*. Stanford, CA: Phoenix Associates, outono/inverno de 1978.

Pontos de Vista Acerca da Reencarnação

Cerminara, G. *Many Mansions: The Edgar Cayce Story on Reincarnation*. Nova York; New American Library, Inc., 1950.

Goldberg, B. *Past Lives Future Lives: Accounts of Regressions and Progressions Through Hypnosis*. North Hollywood, CA: Newcastle Publishing Co., Inc., 1982.

Head, J. e S. L. Cranston. *Reincarnation: The Phoenix Fire Mystery*. Nova York: Warner Books, 1977.

Lenz, F. *Lifetimes: True Accounts of Reincarnation*. Nova York: Fawcett Crest Books, 1977.

Perkins, J. *Experiencing Reincarnation*. Wheaton, IL: Theosophical Publishing House, 1977.

CAPÍTULO 5

A Filosofia Chinesa da Cura

Haas, E. *Staying Healthy with the Seasons*. Millbrae, CA: Celestial Arts, 1981.

Kaptchuk, T. *The Web That Has No Weaver: Understanding Chinese Medicine*. Nova York: Congdon & Weed. 1983.

Acupuntura

Chang, S. *The Complete Book of Acupuncture.* Millbrae, CA: Celestial Arts, 1976.

Langone, J. "Acupuncture: New Respect for an Ancient Remedy." *Discover,* agosto de 1984, pp. 70-73.

McGarey, W. *Acupuncture and Body Energies.* Phoenix, AZ: Gabriel Press, 1974.

Omura, Y. *Acupuncture Medicine: Its Historical and Clinical Background.* Tóquio: Japan Publications, Inc., 1982.

Seem, M. *Acupuncture Energetics: A Workbook for Diagnostic and Treatment.* Rochester, VT: Thorsons Publishers Inc., 1987.

Wensel, L. *Acupuncture for Americans.* Reston, VA: Reston Publishing Co., Inc., 1980.

Woolerton, H. e C. McLean. *Acupuncture Energy in Health and Disease: A Practical Guide for Advanced Students.* Wellingborough, Northamptonshire, Grã-Bretanha: Thorsons Publishers Ltd., 1979.

CAPÍTULO 6

Métodos de Diagnóstico por Eletroacupuntura

Ber, A. "Neutralization of Phenolic (Aromatic) Food Compounds in a Holistic General Practice." *Journal of Orthomolecular Psychiatry* 12, nº 4 (1984).

Kenyon, J. *Modern Techniques of Acupuncture/Volume 1: A Practical Scientific Guide to Electro-Acupuncture.* Nova York: Thorsons Publishers, Inc., 1983.

Kenyon, J. *Modern Techniques of Acupuncture/Volume 3: A Scientific Guide to Bio-Electronic Regulatory Techniques and Complex Homeopathy.* Nova York: Thorsons Publishers, Inc., 1985.

Tiller, W. "Homeopathy: A Laboratory for Etheric Science?" *Journal of Holistic Medicine* 5, nº 1 (primavera/verão de 1983).

Tiller, W. "What Do Electrodermal Diagnostic Acupuncture Instruments Really Measure?" *American Journal of Acupuncture* 5, nº 1. (janeiro/março de 1987).

Voll, R. "Twenty Years of Electroacupuncture Diagnosis in Germany: A Progress Report." *American Journal of Acupuncture* (março de 1975).

Voll, R. "Twenty Years of Electroacupuncture Therapy Using Low-Frequency Current Pulses." *American Journal of Acupuncture* (dezembro de 1975).

Radiônica e Radiestesia

Reyner, J. et al. *Psionic Medicine: The Study and Treatment of the Causative Factors in Illness.* Londres: Routledge & Kegan Paul, 1974.

Russell, E. *Report on Radionics: Science of the Future.* Suffolk, Grã-Bretanha: Neville Spearman Ltd., 1973.

Tansley, D. et al. *Dimensions of Radionics: New Techniques of Instruments Distant Healing.* Essex, Inglaterra: C. W. Daniel Co. Ltd., 1977. [*Dimensões da Radiônica - Novas Técnicas de Cura.* Ed. Pensamento, São Paulo, 1988]

Tansley, D. *Radionics: Interface with the Ether-Fields.* Bradford, Inglaterra: Health Press, 1975.

Tansley, D. *Radionics: Science or Magic - An Holistic Paradigm of Radionic Theory and Practice.* Essex, Inglaterra: C. W. Daniel Co. Ltd., 1982.

Tiller, W. "Radionics, Radiesthesia, and Physics." *The Varieties of Healing Experience: Exploring Phychic Phenomena in Healing.* Los Altos, CA: The Academy of Parapsychology and Medicine, 1971.

CAPÍTULO 7

A Cura através de Essências Florais e Elixires de Pedras Preciosas

Bach, E. "Heal Thyself." *The Bach Flower Remedies.* 1931. Reimpressão. New Canaan, CT: Keats Publishing, Inc., 1977.

Barnard, J. *Patterns of Life Force*. Grã-Bretanha: Bach Educational Programme, 1987.

Chancellor, P. *Handbook of the Bach Flower Remedies*. New Canaan, CT: Keats Publishing, Inc., 1971.

Gurudas, *Flower Essences and Vibrational Healing*, transmitido mediunicamente por Kevin Ryerson. Albuquerque, NM: Brotherhood of Life, Inc., 1983.

Gurudas. *Gem Elixirs and Vibrational Healing: Volume I*, transmitido mediunicamente por Kevin Ryerson. Boulder, CO: Cassandra Press, 1985.

Gurudas. *Gem Elixirs and Vibrational Healing: Volume II*, transmitido mediunicamente por Kevin Ryerson e Jon Fox. Boulder, CO: Cassandra Press, 1986.

Hilarion. *Wildflowers: Their Occult Gifts*. Toronto, Canadá: Marcus Books, 1982.

Scheffer, M. *Bach Flower Therapy: Theory and Practice*. Wellingborough, Northamptonshire, Reino Unido: Thorsons Publishers Ltda., 1986. [*Terapia Floral do dr. Bach — Teoria e Prática*, Ed. Pensamento, São Paulo, 1991]

Vlamis, G. *Flowers to the Rescue: The Healing Vision of Dr. Edward Bach*. Wellingborough, Northamptonshire, Reino Unido: Thorsons Publishers Ltd., 1986.

Weeks, N. *The Medical Discoveries of Edward Bach, Physician*. New Canaan, CT: Keats Publishing, Inc., 1973.

Colorterapia

Babbitt, E. *The Principles of Light and Color: The Healing Power of Color*. 1878. Reimpressão. Secaucus, NJ: The Citadel Press, 1976.

Babey-Brooke, A., e R. Amber. *Color Therapy: Healing with Color*. Nova York: Santa Barbara Press, Inc., 1979.

Clark, L. *The Ancient Art of Color Therapy*. Nova York: Pocket Books, 1975.

David, W. *The Harmonics of Sound, Color, and Vibration: A System for Self-Awareness and Soul Evolution*. Marina Del Rey, CA: DeVorss & Co., 1980.

Gimbel, T. *Healing Through Color*. Essex, Inglaterra: The C. W. Daniel Co., Ltd., 1980. [*A Energia Curativa através das Cores*, Ed. Pensamento, São Paulo, 1991]

Hunt, R. *The Eighth Key to Color: Self Analysis and Clarification Through Color*. Chadwell Heath, Essex: L. N. Fowler & Co., Ltd., 1965.

Hunt, R. *The Seven Keys to Color Healing: Diagnosis and Treatment Using Color*. Nova York: Harper & Row, 1971.

MacIvor, V., e S. LaForest. *Vibrations: Healing Through Color, Homeopathy and Radionics*. Nova York: Samuel Weiser, Inc., 1979.

Ousley, S. *The Power of the Rays: The Science of Colour-Healing*. Chadwell Heath, Essex: L. N. Fowler & Co., Ltd., 1951.

CAPÍTULO 8

Burke, G. *Magnetic Therapy: Healing in Your Hands*. Oklahoma City, OK: Saint George Press, 1980.

The Dimensions of Healing: A Symposium. Los Altos, CA: The Academy of Parapsychology and Medicine, 1972.

Hammond, S. *We Are All Healers*. Nova York: Ballantine Books, 1973.

Joy, W. B. *Joy's Way: A Map for the Transformational Journey, An Introduction to the Potentials for Healing with Body Energies*. Los Angeles, CA: J.P. Tarcher, Inc., 1979.

Krieger, D. *The Therapeutic Touch: How to Use Your Hands to Help or to Heal*. Englewood Cliffs, NJ: Prentice-Hall, Inc., 1979.

Krippner, S., e A. Villoldo. *The Realms of Healing*. Millbrae, CA: Celestial Arts, 1976.

Lansdowne, Z. *The Chakras and Esoteric Healing*. York Beach, ME: Samuel Weiser, Inc., 1986.

Meek, G. *Healers and the Healing Process*. Wheaton, IL: Theosophical Publishing House, 1977.

Pavek, R., *The Health Professional's Handbook of SHEN: Physioemotional Release Therapy*. Sausalito, CA: The SHEN Institute, 1987.

Regush, N. *Frontiers of Healing: New Dimensions in Parapsychology*. Nova York: Avon Books, 1977.

Wallace, A., e B. Henkin. *The Psychic Healing Book*. Nova York: Dell Publishing Co., 1978.

CAPÍTULO 9

Alper, F. *Exploring Atlantis: Volumes I and II*. Phoenix, AZ: Arizona Metaphysical Society, 1981, 1983.

Baer, R., e V. Baer. *Windows of Light: Quartz Crystals and Self Transformation*. São Francisco: Harper & Row, 1984.

Baer, R. e V. Baer. *The Crystal Connection: A Guidebook for Personal and Planetary Transformation*. São Francisco: Harper & Row, 1986.

Bhattacharya, A. *Gem Therapy*. Calcutá: Firma KLM Private Ltd., 1976.

Bonewitz, R. *Cosmic Crystals: Crystal Consciousness and the New Age*. Wellingborough, Northamptonshire: Turnstone Press Limited, 1983.

Bonewitz, R. *The Cosmic Crystal Spiral: Crystals and the Evolution of Human Consciousness*. Longmead, Shaftesbury, Dorset: Element Books Ltd., 1986.

Burka, C. F. *Clearing Crystal Consciousness*. Albuquerque, NM: Brotherhood of Life, Inc., 1985.

Calverly, R. *The Language of Crystals*. Toronto, Ontario: Radionics Research Association, 1986.

Chocron, D. S. *Healing with Crystals and Gemstones*. York Beach, ME: Samuel Weiser, Inc., 1986.

Gems, Stones, and Metals for Healing and Attunement: A Survey of Psychic Readings. Virginia Beach, VA: Heritage Publications, 1977.

Gold, G. *Crystal Energy*. Chicago, IL: Contemporary Books, Inc., 1987

Gurudas. *Gem Elixirs and Vibration Healing*: Vol. II, transmitido mediunicamente por Kevin Ryerson e Jon Fox. Boulder, CO: Cassandra Press, 1986.

Harold, H. *Focus on Crystals*. Nova York: Ballantine Books, 1986.

Isaacs, T. *Gemstones, Crystals, and Healing*. Black Mountain, NC: Lorien House, 1982.

Lorusso, J., e J. Glick. *Healing Stoned: The Therapeutic Use of Gems and Minerals*. Albuquerque, NM: Brotherhood of Life, 1979.

Lorusso, J., e J. Glick. *Stratagems: A Mineral Perspective*. Albuquerque, NM: Brotherhood of Life, Inc., 1984.

Mella, D. *Stone Power: The Legendary and Practical Use of Gems and Stones*. Albuquerque, NM: Domel, Inc., 1976.

Peterson, S. *Crystal Visioning: A Crystal Workbook*. Nashville, TN: Interdimensional Publishing, 1984.

Richardson, W. e L. Huett, *The Spiritual Value of Gem Stones*. Marina del Ray, CA: DeVorss & Co., 1980.

Stewart, C. *Gem-Stones of the Seven Rays*. 1939. Mokelumne Hill, CA: Health Research, 1975. [*As Pedras dos Sete Raios*, Ed. Pensamento, São Paulo, 1992]

Raphaell, K. *Crystal Enlightenment: The Transforming Properties of Crystals and Healing Stones*. Nova York: Aurora Press, 1985.

Raphaell, K. *Crystal Healing: The Therapeutic Aplication of Crystals and Stones*, Volume II, Nova York: Aurora Press, 1987.

Rea, J. *Patterns of the Whole, Vol. I: Healing and Quartz Crystals*. Boulder, CO: Two Trees Publishing, 1986.

Silbey, U. *The Complete Crystal Guidebook*. São Francisco, CA: U-Read Publications, 1986.

Smith, M. *Crystal Power*. St Paul, MN: Llewellyn Publications, 1(85.

Walker, D. *The Crystal Book*. Sunol, Califórnia: The Crystal Company, 1983.

CAPÍTULO 10

O Papel dos Chakras na Saúde e na Doença

Gurudas. *Gem Elixirs and Vibrational Healing, Vol. I,* Transmitido mediunicamente por Kevin Ryerson. Boulder, CO: Cassandra Press, 1985, pp. 56-71.

Schwarz, J. *Human Energy Systems.* Nova York: E. P. Dutton, 1980.

Schwarz, J. *Voluntary Controls: Exercices for Creative Meditation and for Activating the Potential of the Chakras.* Nova York: E. P. Dutton, 1978.

Stanford, R. *The Spirit Unto the Churches: An Understanding of Man's Existence in the Physical Body Through Knowledge of the Seven Glandular Centers.* Austin, TX: Association for the Undestanding of Man, Inc., 1968.

Young, M. *Agartha: A Journey to the Stars.* Walpole, NH: Stillpoint Publishing, 1984, pp. 205-221.

Meditação Ativa

Adair, M. *Working Inside Out — Tools for Change: Applied Meditation for Creative Problem Solving.* Berkeley, CA: Wingbow Press, 1984.

Hay, L. *You Can Heal Your Life.* Farmingdale, NY: Coleman Publishing, 1984, pp. 147-182.

Leichtman, R. e C. Japikse. *Ative Meditation: The Western Tradition.* Columbus, OH: Ariel Press, 1982.

Mesher, A. *Journey of Love: A Formula for Mastery and Miracles.* Austin, TX: Quartus Foundation, 1982.

Kundalini

Krishna, G. *The Awakening of Kundalini.* Nova York: E. P. Dutton & Co., 1975. [*O Despertar da Kundalini.* Ed. Pensamento, São Paulo, 1988]

Krishna, G. *Kundalini: The Evolutionary Energy in Man.* Berkeley, CA: Shambhala Publications, Inc., 1967.

Radha, S. *Kundalini Yoga for the West.* Boulder, CO: Shambhala Publications, Inc., 1978.

Sanella, L. *Kundalini: Psychosis or Transcendence?* São Francisco, CA: H. S. Dakin Co., 1976.

Scott, M. *Kundalini in the Physical World.* Londres: Routledge & Kegan Paul, 1983.

White, J. *Kundalini, Evolution, and Enlightenment.* Garden City, NY: Anchor Press/Doubleday, 1979.

CAPÍTULO 11

Medicine Holística e Cura Vibracional

Bauman, E. et. al. *The Holistic Health Lifebook: A Guide to Personal and Planetary Well-Being.* Berkeley, CA: And/or Press, Inc., 1981.

Bauman, E. et. al. *The New Holistic Health Handbook: Living Well in a New Age.* org. por S. Bliss, Lexington, MA: The Stephen Greene Press, 1985.

Gurudas. *Flower Essences and Vibration Healing,* transmitido mediunicamente por Kevin Ryerson. Albuquerque, NM: Brotherhood of Life, 1983.

Gurudas. *Gem Elixirs and Vibrational Healing,* Vol. I., transmitido mediunicamente por Kevin Ryerson. Boulder, CO: Cassandra Press, 1985.

Hastings, A., J. Fadiman e J. Gordon. *Health for the whole Person: The Complete Guide to Holistic Medicine.* Boulder, CO: Westview Press, Inc., 1980.

Hill. A. *A Visual Encyclopedia of Unconventional Medicine.* Nova York. Crown Publishers, Inc., 1979.

Kaslof, L. *Wholistic Dimensions in Healing: A Resource Guide.* Garden City, NY: Dolphin/Doubleday & Co., Inc., 1978.

Moore, M. e L. Moore. *The Complete Handbook of Holistic Health.* Englewood Cliffs, NJ: Prentice-Hall, Inc., 1983.

Otto, H. e J. Knight. *Dimensions in Wholistic Healing: New Frontiers in the Treatment of the Whole Person.* Chicago, IL: Nelson-Hall, 1979.

Pelletier, K. *Holistic Medicine: From Stress to Optimal Health,* Nova York: Delacorte Press/ Seymour Lawrence, 1979.

Sobel, D. *Ways of Health: Holistic Approches to Ancient and Contemporary Medicine.* Nova York e Londres: Harcourt Brace Jovanovich, 1979.

Stress, Doença e Bem-Estar

Ardell, D. *High Level Wellness: An Alternative to Doctors, Drugs, and Disease.* Edição Revisada. Nova York: Bantam Books, 1977, 1979.

Arehart-Treichel, J. *Biotypes: The Critical Link Between Your Personality and Your Health.* Nova York: Time Books, Quadrangle/The New York Times Book Co., Inc. 1980.

Hay, L. *You Can Heal Your Life.* Farmingdale, NY: Coleman Publishing, 1984.

Jaffe, D. *Healing From Within.* Nova York: Alfred A. Knopf, 1980.

Pelletier, K. *Mind as Healer, Mind as Slayer: A Holistic Approach to Preventing Stress Disorders:* Nova York: Delta/Dell Publishing Co. Inc., 1977.

Ryan, R. e J. Travis. *The Wellness Workbook.* Berkeley, CA: Ten Speed Press, 1981.

Selye, H. *The Stress of Life.* Edição revisada. Nova York: McGraw-Hill Book, Co., 1976.

Totman, R. *Social Causes of Illness.* Nova York: Pantheon Books, 1979.

A Cura Vibracional e o Futuro da Medicina

Achterberg, J. *Imagery and Healing: Shamanism and Modern Medicine.* Boston e Londres: New Science Library/Shambala Publications, Inc., 1985.

Bailey, A. *Esoteric Healing.* Nova York: Lucis Publishing Co., 1953.

Capra, F. *The Turning Point: Science, Society, and the Rising Culture.* Nova York: Bantam Books, 1982.

Dossey, L. *Beyond Illness: Discovering the Experience of Health.* Boulder, CO: New Science Library/Shambala Publications, Inc., 1984.

Dossey, L. *Space, Time, and Medicine.* Boulder & Londres: Shambala, 1982.

Ferguson, M. The *Aquarian Conspiracy: Personal and Social Transformation in the 1980's.* Los Angeles: J. P. Tarcher, Inc., 1980.

Locke, S. e D. Colligan. *The Healer Withing: The New Medicine of Mind and Body.* Nova York: E. P. Dutton, 1986.

Oyle, I. *Time, Space, and the Mind.* Millbrae, CA: Celestial Arts, 1976.

Reyner, J., G. Laurence, e C. Upton. *Psionic Medicine: The Study and Treatment of the Causative Factors in Illness.* Londres: Routledge & Kegan Paul, 1974, 1982.

Siegel, B. *Love, Medicine, and Miracles.* Nova York: Harper & Row, 1986.

Tansley, D. *Radionics: Science or Magic? An Holistic Paradigm of Radionic Theory and Practice.* Essex, Inglaterra: C.W. Daniel Company Ltd., 1982.

CAPÍTULO 12

Sabedoria Antiga e Filosofias de Vida e de Cura

Babbitt, E., e C. Hapgood. *The God Within: A Testament of Vishnu, A Handbook for the Spiritual Renaissance.* Turner Falls, MA: Fine Line Books, 1982.

A Course In Miracles. Tiburon, CA: Foundation For Inner Peace, 1975.

Elkins, D., C. Rueckert, e J. McCarty. *The Ra Material: An Ancient Astronaut Speaks.* Norfolk, VA: The Donning Co., 1984.

Eisen, W. *The Agashan Discourses.* Marina del Rey, CA: DeVorss & Co., 1978.

Eisen, W. *Agasha: Master of Wisdom.* Marina del Rey, CA: DeVorss & Co., 1977.

Grant, J. *Winged Pharaoh.* 1937. Reimpressão. Nova York: Berkeley Publishing Corp., 1977.

Haich, E. *Initiation*. Palo Alto, CA: Seed Center, 1974. [*Iniciação*, Ed. Pensamento, São Paulo, 1991].

Herwer, C. *Dwellers in the Temple of Mondama* Los Angeles, CA: DeVorss & Co., 1949.

Steiner, R. *Cosmic Memory: Atlantis and Lemuria*. Blauvelt, NY: Rudolph Steiner Publications, 1971.

Transformação Pessoal e Planetária

Moss, R. *The I That Is We: Awakening to Higher Energies Through Unconditional Love*. Millbrae, CA: Celestial Arts, 1981.

The Revelation of Ramala. Sudbury, Suffolk, Inglaterra: Neville Spearman, Ltd., 1978.

Russell, P. *The Global Brain: Speculations on the Evolutionary Leap to Planetary Consciousness*. Los Angeles: J. P. Tarcher, Inc., 1983. [*O Despertar da Terra. O Cérebro Global*, Ed. Cultrix, São Paulo, 1991]

William, S. *The Practice of Personal Transformation: A Jungian Approach*. Berkekey: California Journey Press, 1984, 1985.

Young, M. *Agartha: A Journey to the Stars*. Walpole, New Hampshire: Stillpoint Publishing, 1984.

GLOSSÁRIO

ALOPÁTICO: Termo referente às abordagens médicas contemporâneas que prescrevem vários remédios simultaneamente a fim de tratar a doença e proporcionar alívio a diversos sintomas.

AMÍGDALA: Estrutura cerebral que faz parte do sistema límbico (uma grande região do cérebro que está relacionada com a expressão das emoções e é rica em endorfinas). A amígdala é também um dos assim chamados centros de prazer do cérebro.

ANALGESIA: Alívio da dor.

ANGIOPLASTIA: Técnica de remoção de obstruções dos vasos sangüíneos para melhorar o fluxo do sangue. As técnicas mais comuns envolvem a compressão por balão ou a destruição a *laser* das placas de colesterol.

ANTICORPO: Uma proteína especializada, produzida pelo sistema imunológico, que se liga à cobertura externa de invasores que tenham sido identificados como "estranhos ao organismo". O processo de ligação dos anticorpos ao material invasor dá início a diversos mecanismos imunológicos que visam destruir ou remover os corpos alienígenas.

ANTÍGENO: Substância protéica reconhecida pelo sistema imunológico como pertencente ou não ao organismo. Se o antígeno for identificado como estranho, o organismo produzirá anticorpos contra ele.

APARELHO AMI: Sistema computadorizado de diagnóstico eletroacupuntural desenvolvido pelo Dr. Hiroshi Motoyama. O equipamento mede simultaneamente os desequilíbrios bioelétricos nos doze principais meridianos do corpo e, assim, indica os sistemas de órgãos que podem vir a ser afetados por uma doença ou sofrer distúrbios energéticos.

ARRITMIA: Anormalidade no ritmo dos batimentos do coração, geralmente causada por instabilidade elétrica no músculo cardíaco.

ASTRAL: Termo referente à oitava de energia/matéria ou faixa de freqüência situada imediatamente depois do nível etérico. Como o corpo astral é intensamente afetado pela emoção, a energia astral muitas vezes está ligada às emoções.

AURA: O invólucro de energia que envolve e permeia o corpo físico. A aura é constituída por todos os diferentes envoltórios de energia que compõem os aspectos físico, etérico, astral, mental, causal e espirituais superiores da forma multidimensional humana.

BEM-ESTAR: Termo relativo à saúde, vitalidade e integridade de todo o complexo mente/corpo/espírito. Trata-se de um estado de saúde e equilíbrio que se manifesta na forma de um contínuo desejo de aprender novas coisas, desenvolver-se espiritualmente a dar vazão à própria criatividade.

BIOCAMPO: O campo de energia que envolve e permeia o corpo físico. O biocampo é constituído por campos energéticos sutis e por energias magnéticas e eletromagnéticas geradas por células vivas.

BIOCRISTALINO(A): Termo referente à rede de elementos celulares do corpo que possuem cristais líquidos ou apresentam propriedades quartziformes. Essas áreas incluem as células salinas, linfócitos, tecido gorduroso, hemácias, glóbulos brancos e a glândula pineal.

438

BIOELÉTRICO/BIOELETRÔNICO: Uma rede elétrica de transmissão de informações e de mecanismos de regeneração celular existente no organismo. O termo também diz respeito aos mecanismos eletrônicos de comutação e controle intra e intercelulares.

BIOENERGÉTICO(A): Qualquer tipo de força elétrica, eletromagnética ou energética sutil gerada por organismos vivos.

BIONOSODO: Remédio homeopático preparado a partir do tecido de um órgão doente. O remédio conserva apenas as qualidades vibracionais do patógeno, não restando nele nenhum agente físico que possa causar doenças.

BLOQUEIO DE ENERGIA: Termo geral utilizado para denominar a interrupção do fluxo natural de energia sutil através do sistema energético humano, muitas vezes devido ao funcionamento anormal de um ou mais chakras.

CAUSAL: Faixa de freqüência energética ou oitava que fica imediatamente além do nível mental.

CÉLULA DE SCHWANN: Um tipo de célula glial que envolve a maioria dos nervos periféricos do corpo. Ela tanto pode nutrir os nervos adjacentes e contribuir para a transmissão normal dos impulsos nervosos como transmitir informações através de uma rede de células gliais semelhantes por meio de variações na carga de corrente contínua na membrana de sua superfície.

CÉLULA-T: Tipo especial de glóbulo branco, conhecido como linfócito-T, que toma parte em determinados processos da resposta imunológica. As células-T subdividem-se em células-T auxiliares (que processam informações), células-T matadoras (que podem destruir células cancerosas) e células-T supressoras (que impedem o corpo de atacar-se a si mesmo).

CÉLULAS-B: Também chamadas de linfócitos-B, estas células produzem anticorpos que tomam parte na reação imunológica do organismo.

CÉLULAS GLIAIS: Tipo de célula encontrado em todo o sistema nervoso, muitas vezes envolvendo células nervosas como as células de Schwann e as células microgliais. Embora inicialmente se pensasse que as células gliais tinham apenas a função de alimentar os neurônios e de contribuir para a transmissão dos impulsos nervosos, sabe-se hoje que elas podem formar um sistema alternativo (analógico/corrente contínua) de transmissão de informações (em contraste com as mensagens nervosas do tipo digital).

CÉREBRO DIREITO: O mesmo que hemisfério cerebral direito.

CÉREBRO ESQUERDO: O mesmo que hemisfério cerebral esquerdo.

CHAKRA: Centro energético corporal que atua como um transformador redutor para as energias sutis de freqüências superiores. Os chakras processam as energias sutis e as convertem em alterações orgânicas químicas, hormonais e celulares.

CH'I: Antigo termo chinês para designar a energia nutritiva sutil que circula pelos meridianos acupunturais.

CIÊNCIAS DE ESTADOS ESPECÍFICOS: Termo cunhado pelo Dr. Charles Tart sugerindo o desenvolvimento de ciências cujo estado exigiria que os cientistas/observadores estivessem em estados de consciência especialmente receptivos.

CLARIAUDIÊNCIA: A capacidade psíquica de ouvir em níveis vibracionais superiores. É mediada pelo processamento de energia no nível do chakra da garganta.

CLARIVIDÊNCIA: A capacidade psíquica de ver padrões superiores de energia sutil (termo originário do francês, significando literalmente "visão clara"). Um atributo relacionado com o chakra da testa ou ajna.

CLONAGEM: Produção de uma réplica viva de um organismo. O processo de clonagem geralmente é realizado mediante a inserção do conjunto cromossômico completo de um organismo num óvulo recém-fertilizado da mesma espécie, de modo que um conjunto de genes é substituído por outro.

CORPO CAUSAL: Corpo sutil composto de substância causal. É neste nível que a consciência humana armazena todas as experiências obtidas durante suas diversas encarnações no plano físico.

CORPO DE LUZ: Sinônimo de corpo sutil.

CORPO SUTIL: Termo referente a quaisquer corpos sutis que existam em oitavas de freqüências superiores, situadas além do corpo físico, ou seja: os corpos etérico, astral, mental e causal.

CORPUS CALLOSUM: Grande feixe nervoso que liga os dois hemisférios cerebrais.

CÓRTEX MOTOR: Faixa do córtex cerebral que controla a atividade da musculatura voluntária do corpo e situa-se ao lado da região que processa as sensações. As duas regiões às vezes são chamadas coletivamente de córtex sensório-motor.

CÓRTEX SENSORIAL: Região do córtex cerebral que processa as informações relativas às sensações provenientes do corpo.

CRONOBIOLOGIA: Ciência que estuda o modo pelo qual os processos biológicos são influenciados pelos ciclos rítmicos do dia e da noite.

CURA ESPIRITUAL: Forma de cura que, embora atue sobre os níveis físico e etérico, também corrige perturbações nos níveis emocional ou astral, mental e espiritual superiores.

CURA MAGNÉTICA: Um tipo de cura direta, com o uso das mãos, que atua basicamente no nível etérico. Em outro contexto, refere-se ao uso de campos magnéticos terapêuticos pulsáteis no tratamento de doenças.

CURA PSÍQUICA: Termo referente aos diversos tipos de cura através das mãos. A cura psíquica pode ser subdividida em diversos tipos de interação energética, ou seja: cura magnética, cura espiritual, cirurgia psíquica, etc.

DEPRESSÃO IMUNOLÓGICA: Diminuição das defesas imunológicas naturais do corpo (isto é, comprometimento da resistência do hospedeiro) que pode ser causada por diversos fatores químicos, emocionais e energéticos.

DERMATRON: Dispositivo eletroacupuntural usado no diagnóstico e tratamento de doenças. Trata-se de uma outra denominação para um modelo específico da Máquina de Voll.

DIMENSÕES SUPERIORES: Sistemas energéticos sutis que vibram em velocidades maiores que as da luz, ou seja: energias não-físicas.

DISTRESS: Um nível de *stress* que provoca disfunções e doenças no organismo.

DNA: Ácido desoxirribonucléico, a macromolécula helicoidal que encerra as informações genéticas que controlam o crescimento e o desenvolvimento das células no nível molecular.

ECOLOGIA CLÍNICA: Disciplina científica que estuda os efeitos adversos sobre a saúde humana de várias substâncias, tanto naturais como sintéticas, comumente encontradas no ambiente.

EFEITO CEBOLA OU ALCACHOFRA: Remoção de traumas do organismo humano através de terapia vibracionais.

EFEITO CORONA: Fenômeno constituído por uma descarga de centelha em torno de um objeto em comunicação com a terra e bom condutor de eletricidade. Trata-se de um nome para a aura Kirlian produzida pelos aparelhos eletrofotográficos.

EFEITO DA FOLHA FANTASMA: Fenômeno pelo qual um fragmento fisicamente destruído de uma folha reaparece numa fotografia Kirlian da folha amputada. A imagem fantasma representa o corpo etérico do fragmento que foi retirado da folha.

EGO: A personalidade encarnante tal como ela se manifesta através do corpo físico.

ELETROACUPUNTURA: Utilização de correntes elétricas para estimular os pontos de acupuntura e os meridianos correspondentes. O termo também diz respeito aos sistemas eletrônicos usados para medir as características elétricas dos pontos de acupuntura a fim de diagnosticar a ocorrência de doenças e desequilíbrios nos meridianos.

ELETROGRAFIA: Termo geral utilizado para designar a fotografia Kirlian ou fotografia através do efeito corona.

ELETROMAGNETISMO: No contexto deste livro, um grande espectro de energias que se deslocam à velocidade da luz.

ENDORFINAS: Proteínas semelhantes à morfina encontradas no cérebro, no sistema nervoso e em diversos órgãos do corpo.

ENERGIA BIOMAGNÉTICA: A energia gerada pelas células vivas, incluindo tanto os campos magnéticos convencionais como os campos magnéticos sutis (ou seja, etéricos).

ENERGIA SUTIL: Termo geral para designar as energias que freqüentemente existem fora da estrutura do espaço/tempo comum ou positivo. A energia magnetoelétrica, que se desloca mais rápido do que a luz, é um exemplo de energia sutil.

ENT: Estimulador Nervoso Transcutâneo. Aparelho elétrico aplicado através de um eletrodo inserido na pele. O *ENT* bloqueia a passagem dos impulsos nervosos que transmitem a dor, impedindo-os de alcançar o cérebro.

ENTROPIA: Termo científico que descreve o estado de desordem dentro de um sistema. Quanto maior a entropia, mais elevado o nível de desordem de um sistema; quanto menor a entropia, mais organizado e ordenado é o sistema. Os cristais, em virtude de sua regularidade matemática, são considerados os sistemas que apresentam os menores níveis de entropia.

ENTROPIA NEGATIVA: A característica do espaço/tempo negativo ou da energia magnetoelétrica que atua sobre os sistemas vivos e não-vivos, fazendo com que eles se tornem mais ordenados e menos aleatórios.

ENZIMA: Molécula protéica especializada que catalisa uma reação química dentro do organismo numa determinada direção.

EPM: Experiência de Proximidade da Morte. Uma experiência na qual uma pessoa é ressuscitada a partir de um estado próximo da morte e relata acontecimentos observados a partir do exterior do corpo físico. Uma forma de projeção astral induzida por traumatismos.

ESPAÇO/TEMPO NEGATIVO: Domínios em que a matéria e a energia vibram em velocidades maiores que as da luz. Inclui provavelmente as esferas etérica e astral.

ESPAÇO/TEMPO POSITIVO: Universo físico constituído por energia e matéria que vibram em velocidade menores ou iguais à da luz.

ESV: Eletroacupuntura Segundo Voll. Uma das modalidades de diagnóstico por eletroacupuntura.

ETÉRICO(A): Termo referente à faixa de freqüência ou oitava situada imediatamente além da oitava astral. A energia e a substância etéricas vibram em velocidades maiores que a da luz e apresentam propriedades magnéticas.

EUSTRESS: Termo cunhado por Hans Selye para designar a quantidade ótima de *stress* necessária para o funcionamento adequado do organismo humano.

EXPERIÊNCIA DE VIAGEM PARA FORA DO CORPO: Outro nome para a projeção astral.

EXPLORAÇÃO POR RESSONÂNCIA ELETROMAGNÉTICA: Método hipotético para exploração do corpo etérico baseado na tecnologia da tomografia computadorizada e no princípio Kirlian da formação de imagens eletrográficas do Efeito da Folha Fantasma através do uso da ressonância energética.

FARMACOCINÉTICA: Um modelo médico que calcula matematicamente a dosagem dos medicamentos levando em conta o peso do paciente, seu metabolismo e as taxas de excreção das drogas a fim de obter o desejado efeito terapêutico.

FERROSO: Termo referente ao ferro e aos metais ferrosos, os quais — diferentemente das interações sutis ou biomagnéticas — apresentam determinadas propriedades ferromagnéticas.

FÍSICA QUÂNTICA: Parte da física que estuda as características energéticas da matéria no nível subatômico.

FLUIDO ETÉRICO: A parte do corpo etérico que envolve o corpo físico e transmite força vital para as células individuais.

FORMAÇÃO DE IMAGENS POR RESSONÂNCIA MAGNÉTICA: Técnica que utiliza campos magnéticos e ondas de rádio para estimular ressonantemente e visualizar determinados componentes moleculares do corpo físico, produzindo assim imagens de secções tranversais da alta resolução.

FORMA-PENSAMENTO: Manifestação de um pensamento ou emoção intensos na forma de uma verdadeira estrutura energética no campo da aura de uma pessoa.

FOTOGRAFIA KIRLIAN: Processo eletrográfico desenvolvido originalmente na Rússia pelo engenheiro elétrico Semyon Kirlian. A fotografia Kirlian utiliza o fenômeno do efeito corona para registrar em filme fotográfico os processos bioenergéticos dos sistemas vivos.

GÂNGLIOS BASAIS: Centros nervosos cerebrais especializados que contribuem para o controle de determinados aspectos da coordenação muscular.

GEOMANCIA: Forma de adivinhação ou habilidade rabdomântica utilizada para localizar regiões geográficas específicas que podem conter recursos básicos hídricos, jazidas de minérios e focalizações naturais de energia terrestre.

HAPTEN: Substância química que se liga a substâncias que ocorrem naturalmente no corpo e faz com que elas sejam consideradas estranhas pelo sistema imunológico do próprio indivíduo, desencadeando assim reações imunológicas adversas.

HEMISFÉRIOS CEREBRAIS: As metades direita e esquerda do córtex cerebral, o mais elevado centro funcional existente no cérebro. O hemisfério esquerdo controla o raciocínio analítico e linear ao passo que o hemisfério direito rege os processos intuitivos, simbólicos e não-lineares.

HEMOGLOBINA: Macromolécula existente nos glóbulos vermelhos do sangue e responsável pelo transporte de oxigênio a todos os sistemas celulares do corpo.

HEPÁTICO: Relativo ao fígado.

HIPERNÚMERO: Termo cunhado pelo matemático Charles Muses para caracterizar determinados números — dos quais a raiz quadrada de -1 é um exemplo — que podem ser utilizados para descrever a matemática dos fenômenos de dimensões superiores.

HIPERTIREOIDISMO: Hiperatividade da glândula tireóide, freqüentemente produzindo hiperatividade, nervosismo e sudação excessiva.

HIPOADRENALISMO: Condição médica causada por hipoatividade da glândula ad-renal, muitas vezes resultando em fadiga e fraqueza generalizadas.

HOLÍSTICO: Termo relativo a uma abordagem sinérgica que considera simultaneamente os aspectos físicos, mentais, emocionais e espirituais da saúde e das doenças.

HOLOGRAMA: Imagem tridimensional criada por um padrão de interferência produzido pela interação entre dois feixes de raios *laser*.

HOMEOPATIA: Método terapêutico que utiliza microdoses de substâncias naturais para tratar doenças. A determinação do remédio a ser utilizado no tratamento de cada paciente é feita a partir da correspondência entre os sintomas exibidos pelo doente e a descrição, já conhecida, dos efeitos de um remédio homeopático (a chamada Lei da Similitude).

IMPOSIÇÃO DAS MÃOS: Termo geral usado para designar um tipo de cura direta, efetuada através das mãos e à vezes também chamada de cura psíquica ou cura magnética.

INFECÇÃO POR VÍRUS LENTO: Tipo de manifestação virótica causada por uma reação retardada a uma infecção virótica anterior. Alguns vírus lentos causam as primeiras manifestações da doença quinze a vinte anos após a infecção inicial.

INTERFACE FÍSICO-ETÉRICA: A interface entre os corpos físico e etérico, constituída principalmente pelo sistema de meridianos acupunturais. Ela liga o corpo físico às forças vitais e aos campos estruturais não-físicos de informações.

KARMA: O princípio reencarnacionista, às vezes expresso na seguinte frases: "Cada um colhe o que semeia." Um sistema energético constituído por créditos e débitos que permite à alma conhecer todos os aspectos da vida.

KUNDALINI: Energia criativa da iluminação espiritual. A kundalini é armazenada no chakra-raiz, situado na região coccigiana da espinha dorsal, na forma de energia potencial. Trata-se de uma energia sutil que, ao ser liberada de modo adequado, pode promover a ativação e o alinhamento de todos os principais chakras do corpo.

LASER: Fonte de luz muito intensa, coerente e colimada.

LASERPUNTURA: Forma de terapia na qual são utilizados *lasers* de baixa intensidade para estimular determinados pontos de acupuntura, a fim de aliviar os sintomas da doença.

LINFÓCITO: Um tipo de glóbulo branco que participa da reação imunológica.

LINHAS AXIATONAIS: Linha energéticas que ligam as atividades biocelulares aos *inputs* energéticos superiores. As linhas axiatonais unem as redes de informações energéticas superiores ao corpo físico através do sistema de meridianos acupunturais.

MAGNETOELÉTRICO: Um tipo de energia que vibra em velocidades maiores que a da luz, tem qualidades magnéticas e propriedades entrópicas negativas. Essa energia foi prevista pelo modelo Tiller-Einstein do Espaço/Tempo Positivo-Negativo, e às vezes é chamado de energia ou substância do espaço/tempo negativo.

MANTRA: Palavra ou som que, repetido pelo indivíduo para si mesmo, durante o processo de meditação ou relaxamento, ajuda-o a chegar a um estado de consciência meditativo livre de distrações.

MÁQUINA DE VOLL: Aparelho de diagnóstico eletroacupuntural desenvolvido pelo Dr. Reinhold Voll cujo funcionamento baseia-se em mensurações elétricas efetuadas em diversos pontos de acupuntura.

MEDICINA ORTOMOLECULAR: Uma forma de terapia que utiliza grandes doses de nutrientes específicos (aminoácidos, por exemplo) a fim de produzir efeitos terapêuticos sobre determinadas doenças.

MEDICINA VIBRACIONAL: Filosofia de cura que busca tratar a pessoa como um todo, ou seja, o complexo mente/corpo/espírito, através do fornecimento de quantidades determinadas de energias de freqüências específicas ao sistema multidimensional humano. A medicina vibracional procura curar o corpo físico integrando e equilibrando os sistemas energéticos superiores que criam os padrões físico/celulares que se manifestam na forma de doenças.

MENTAL: Termo referente à faixa de energia ou oitava energética sutil entre os níveis astral e espiritual.

MERIDIANO: Conduto microtubular que transporta energia nutritiva (ch'i) para os diversos órgãos, nervos e vasos sangüíneos do organismo.

MIASMA: Estado energético que predispõe o organismo a manifestar doenças no futuro, freqüentemente devido aos efeitos sutis de uma determinada substância tóxica ou microorganismo nocivo. Quanto à sua natureza, os miasmas podem ser adquiridos, herdados ou de natureza planetária.

MIELINA: Substância gordurosa isolante encontrada nas células de Schwann, que envolve os nervos. Considera-se que a mielina desempenha um papel importante na transmissão dos impulsos nervosos.

MODELO TILLER-EINSTEIN: Um modelo científico das esferas do espaço/tempo positivo e negativo, previstas pela versão relativista da equação de Einstein acerca da relação entre matéria e energia. Segundo o Dr. William Tiller, o principal defensor deste modelo, as energias e as substâncias do espaço/tempo positivo vibram em velocidades menores ou próximas às da luz e apresentam propriedades elétricas ou eletromagnéticas. As energias e substâncias do espaço/tempo negativo vibram ou se deslocam em velocidades maiores que as da luz e possuem propriedades magnéticas. Diz-se que sua natureza energética é magnetoelétrica.

MULTIDIMENSIONAL: Termo referente ao espectro total das energias humanas, ou seja: os níveis físico, etérico, astral, mental, causal e espirituais superiores.

NÁDIS: Linhas filiformes de fluxo de energia sutil dos chakras para as diversas partes do corpo. Embora os meridianos apresentem componentes físicos, os nádis são não-físicos.

NEURÔNIO: Célula nervosa.

NEURORREGULADOR: Um tipo de molécula química ou protéica existente no sistema nervoso que modula a transmissão dos impulsos nervosos. A maioria dos neurorreguladores são inibidores ou excitantes.

NEUROTRANSMISSÃO: O processo geral de transmissão de informações através do cérebro e do sistema nervoso.

NEUROTRANSMISSOR: Substância química ou protéica que é liberada na membrana sináptica a fim de permitir a transmissão de impulsos de um nervo para outro adjacente a ele.

OITAVA: Termo referente à faixa de freqüência de energia (oitava física, oitava etérica, etc.), as quais são análogas às oitavas de notas de um teclado de piano.

PADRÕES RETICULARES CRISTALINOS: Cristais dispostos em arranjos geométricos que produzem um efeito sinérgico maior do que a soma dos efeitos dos cristais individuais. Esses arranjos freqüentemente são usados para a cura de doenças específicas ou em exercícios de meditação.

PARAFÍSICO: Termo referente aos fenômenos energéticos sutis ou não-físicos.

PARANORMALIDADE: Termo usado para descrever fenômenos psíquicos, ou seja, telepatia, clarividência, psicocinese, etc.

PIEZELETRICIDADE: Fenômeno observado em cristais nos quais deformações mecânicas são convertidas em campos elétricos e vice-versa. Na agulha de um fonógrafo, por exemplo, um cristal tranforma pressões vibracionais em sinais elétricos que, por sua vez, são reconvertidos em música e fala.

PONTO DE ACUPUNTURA: Um poro energético cutâneo pelo qual penetram no corpo, através dos meridianos, as energias sutis originárias do ambiente, proporcionando energia nutritiva ch'i aos órgãos internos, vasos sangüíneos e sistema nervoso.

POTENCIALIZAÇÃO: Processo pelo qual são feitos os remédios homeopáticos. Uma pequena quantidade da substância é diluída num solvente (água, por exemplo) e agitada vigorosamente num aparelho de sucussão. São preparadas repetidas diluições através desse processo a fim de potencializar o remédio. Quanto maior a diluição, mais potencializado o remédio.

PRANA: Antigo termo hindu ou iogue usado para designar a energia sutil que, conforme se crê, penetra no organismo durante a inspiração.

PRINCÍPIO HOLOGRÁFICO: Os hologramas são um fenômeno singular no sentido de representarem um padrão de interferência de energia no qual cada fragmento do holograma contém as informações relativas ao todo.

PSICOESPIRITUAL: Termo referente aos aspectos interdependentes da mente, das emoções e do espírito.

PSICONEUROIMUNOLOGIA: Disciplina recém-desenvolvida que estuda as interações entre a mente, o corpo e o sistema imunológico na saúde e na doença.

PSICOTRÔNICO: Termo geral usado freqüentemente para designar aparelhos que utilizam vários tipos de energias psíquicas ou sutis para realizar suas funções. Em outra definição, "psicotrônica" é um termo às vezes utilizado para designar a ciência que estuda as energias sutis.

QI: Termo japonês para ch'i, às vezes escrito como "qi" ou "ki". A energia nutritiva sutil que flui através dos meridianos acupunturais.

RABDOMANCIA: Outro nome para designar a radiestesia. Uma habilidade intuitiva utilizada para curar doenças e localizar objetos perdidos e recursos minerais ocultos.

RADIESTESIA: A capacidade psíquica de perceber diversos tipos de radiação energética sutil.

RADIÔNICA: Às vezes também chamada de psiônica, é o ramo da ciência esotérica que procura diagnosticar psiquicamente os desequilíbrios energéticos no sistema multidimensional humano através de instrumentos operados a uma determinada distância do paciente. Um aparelho radiônico típico baseia-se no princípio da ressonância e utiliza uma "testemunha" como ponto focal das vibrações com as quais o operador do instrumento procurará sintonizar-se.

REAÇÃO AUTO-IMUNOLÓGICA: Reação imunológica em que o corpo ataca a si mesmo produzindo anticorpos contra proteínas pertencentes ao próprio organismo. Sabe-se hoje que as células supressoras, um tipo especial de linfócito, normalmente inibem esse tipo de reação. Assim, as doenças auto-imunológicas podem refletir uma alteração na atividade das células-T supressoras.

REAÇÃO DE RELAXAMENTO: Termo cunhado pelo Dr. Herbert Benson para designar um estado meditativo de relaxamento com o qual o corpo pode sintonizar-se mediante a aplicação das técnicas apropriadas de relaxamento.

REALIDADE CLARIVIDENTE: Um estado de visão e sensibilidade que transcende os sentidos superficiais. Trata-se de uma experiência da realidade que existe além das limitações impostas pelas fronteiras do tempo e do espaço e que muitas vezes permite que o indivíduo perceba a interligação que existe entre todas as coisas.

REENCARNAÇÃO: Filosofia segundo a qual a alma passa por múltiplas vidas (encarnações no plano físico) a fim de alcançar um nível mais elevado de integração e amadurecimento espiritual.

RESISTÊNCIA DO HOSPEDEIRO: Os fatores que, em conjunto, determinam a capacidade de um organismo resistir a doença. Entre estes elementos estão a vitalidade geral do indivíduo e as condições específicas dos diversos componentes do sistemas imunológico.

RESSONÂNCIA: Transferência de energia de um sistema oscilante para outro quando a freqüência do primeiro coincide com uma das freqüências do segundo. Por exemplo: a vibração ressonante das cordas mi de dois violinos Stradivarius. A ressonância também ocorre entre harmônicos superiores e inferiores (entre notas semelhantes em oitavas inferiores e superiores, ou seja, o dó médio ressoa tanto com o dó agudo como com o dó grave).

RMN: Ressonância Magnética Nuclear. Fenômeno utilizado em aparelhos de formação de imagens por ressonância magnética para excitar seletivamente determinados átomos a fim de permitir a visualização de uma determinada região do organismo.

RNA: Ácido ribonucléico. Uma grande molécula de ácido nucléico que carrega informações obtidas junto ao DNA e as transforma em proteínas estruturais.

SINAPSE: Conexão especializada entre dois neurônios, a qual permite a propagação de impulsos nervosos de uma célula nervosa para outra. A junção sináptica é um ponto de contato extremamente próxima entre as membranas de duas células nervosas adjacentes; nela uma mensagem elétrica é transformada em liberação de neurotransmissor e, então, reconvertida em mensagem elétrica.

SÍNDROME FÍSIO-KUNDALINI: Síndrome constituída por dores e disfunções no lado esquerdo do corpo, provavelmente causada por liberação do *stress* armazenado no córtex cerebral, seja de forma espontânea ou induzida pela meditação.

SISTEMA LÍMBICO: Um extraordinário complexo de centros cerebrais relacionados com o processamento da expressão emocional e com determinados aspectos da memória. Trata-se de uma região do cérebro rica em endorfinas.

SISTEMA NERVOSO AUTÔNOMO: O sistema nervoso regulatório automático/inconsciente do corpo, o qual se divide em sistema nervoso simpático e parassimpático.

SONOPUNTURA: Uma forma energética de acupuntura que utiliza ondas sonoras de alta freqüência para estimular os pontos de acupuntura.

SUBCONSCIENTE: Parte da personalidade que fica abaixo da superfície da consciência desperta e controla as funções automáticas humanas. Ele registra subliminarmente todas as informações captadas pelos órgãos dos sentidos e é condicionado/programado por recompensas, punições e mensagens que sutilmente constroem os nossos conceitos internos a respeito do nosso próprio valor.

SUPERCONSCIÊNCIA: Aquela parte da estrutura superior da alma que, embora na maioria das vezes seja inconsciente, não é inacessível à personalidade. Enquanto o superconsciente contém sabedoria superior, o subconsciente está ligado à personalidade de uma criança de seis anos.

TÉCNICA DE RELAXAMENTO: Exercício físico ou mental que pode criar condições para que o corpo e a mente passem para um estado de maior relaxamento. Incluem várias técnicas mentais, como a repetição de mantras, o uso de afirmações que induzem um progressivo relaxamento, e abordagens que envolvem a contração e o relaxamento da musculatura.

TERAPIA DA QUELAÇÃO: Tratamento para a arterioesclerose (endurecimento das artérias) que envolve a aplicação de injeções intravenosas de um agente quelante chamado EDTA.

TESTEMUNHA: Uma amostra de material biológico ou outra assinatura energética do paciente que é utilizada como um ponto focal para ser sintonizado por um operador de aparelho radiônico. Geralmente utiliza-se uma mancha de sangue, embora às vezes se use uma mecha de cabelo, uma fotografia ou, até mesmo, um pedaço de papel com a assinatura do paciente. A testemunha é colocada numa câmara do aparelho radiônico para que a assinatura energética sutil do paciente seja fornecida aos circuitos analíticos do instrumento.

TIMO: Uma importante glândula, alimentada pelo chakra do coração, que ajuda a regular a resposta imunológica.

TIREÓIDE: Uma pequena glândula em forma de borboleta que produz tiroxina, um hormônio que regula a taxa metabólica do corpo. A tireóide fica na região do pescoço.

TOMOGRAFIA COMPUTADORIZADA: Técnica radiológica especializada que, graças à ajuda de um computador, pode ser usada para estudar delgados cortes transversais do corpo.

TOMOGRAFIA POR EMISSÃO DE PÓSITRONS: Dispositivo de formação de imagens que utiliza partículas emitidas por materiais radioativos análogos a substâncias químicas encontradas normalmente no organismo a fim de visualizar os processos cerebrais em curso.

TOQUE TERAPÊUTICO: Termo cunhado pela Dra. Dolores Krieger para designar um tipo de técnica de cura com o uso das mãos. O termo "cura psíquica" às vezes é usado com o mesmo sentido.

TRANSDUÇÃO: A interconversão, transformação ou tradução de energia ou informação de uma forma para outra. A transdução de sinais implica um sinal elétrico ou energético que pode ser convertido num sinal químico e vice-versa. Exemplo: a transdução de sinais numa sinapse.

TRANSMISSÃO MEDIÚNICA: Fenômeno pelo qual um indivíduo permite que um nível superior de consciência flua através dele, muitas vezes verbalmente, como num transe mediúnico, mas também na forma de escrita automática.

VENTRÍCULO: Uma câmara oca localizada no coração ou no cérebro. No coração, os ventrículos direito e esquerdo bombeiam sangue para os pulmões e para o corpo, respectivamente. No cérebro, o terceiro, o quarto e os ventrículos laterais produzem e fazem circular o fluido cerebro-espinal.

VIBRACIONAL: Referente às energias sutis ou vibracionais de diversas freqüências e amplitudes.

VIRÓTICO: Relativo a vírus.

VÍRUS: Um minúsculo agente infeccioso constituído por uma cobertura protéica especializada envolvendo um filamento de matéria genético virótico (DNA ou RNA).

VISÃO A DISTÂNCIA: Sinônimo de clarividência. O termo diz respeito à capacidade de perceber psiquicamente informações visuais acerca de objetos isolados da pessoa clarividente, seja pela distância ou pelo uso de anteparos apropriados.

NOTA SOBRE O AUTOR

Richard Gerber, M.D., formou-se pela Faculdade de Medicina da Universidade Estadual Wayne e atualmente pratica medicina dos órgãos internos num subúrbio de Detroit.

Para o Dr. Gerber, a faculdade de medicina foi uma revolução pessoal e profissional. Embora sempre se houvesse considerado uma pessoa analítica e dominada pelo cérebro esquerdo, ele iniciou sua educação com fortes inclinações metafísicas. Durante o período de seu aprendizado médico, ele conservou e alimentou esses pontos de vista e também descobriu como complementar harmoniosamente seu aguçado intelecto com um forte senso intuitivo. Nos últimos doze anos, Dr. Gerber pesquisou métodos alternativos de cura e diagnóstico, incluindo o uso da fotografia Kirlian para a detecção do câncer, enquanto dava prosseguimento à sua carreira na área da medicina ortodoxa. A compilação de seus estudos constitui a espinha dorsal deste livro — um feito espantoso para um homem de apenas 33 anos.

Medicina Vibracional vem a ser uma revolucionária ponte entre as comunidades médica e metafísica e cria uma solução pessoal para o aparente conflito entre esses dois campos. O Dr. Gerber atualmente sonha em fundar um núcleo multidisciplinar de pesquisas em áreas relacionadas com a cura, o qual iria estudar — e comprovar objetivamente, através de novas tecnologias — o modelo de saúde discutido em *Medicina vibracional* .

"Se somos seres de luz, então podemos ser influenciados pela energia."

Índice Remissivo

Abeto, essência, 220
Abordagem farmacocinética, 50, 63
Abordagem médica, ortodoxa, 358-360, 386-389, 408
Abordagem voltada para a solução de problemas, 358-359
Abrams, Albert, 183
Acupath, aparelho, 183
Acupuntura
    analgesia, 142-143, 156
    endorfinas e, 142-143, 156-157, 160-161
    moxibustão e, 162
Afirmações, desequilíbrios nos chakras e, 317, 354
Ágata, propriedades energéticas sutis da, 292
Água
    pontes de hidrogênio na, 241
    propriedades energéticas sutis da, 64-68, 87, 197, 221, 240-244
Água-marinha, propriedades energéticas sutis da, 290
AIDS (Síndrome da Imunodeficiência Adquirida)
    desequilíbrios nos chakras e, 313, 315, 376-377
    efeito do vírus HIV sobre os linfócitos, 313, 315
Ajna, chakra, 104-105, 111. *Ver também* Terceiro olho, chakra do
Alergias alimentares
    compostos fenólicos e, 178-180
    diagnóstico pelo método ESV, 178-183
    stress e, 368-369
Alexandrita, propriedades energéticas sutis da, 290-291
Alma, natureza da, 398-401
Alumínio
    efeitos tóxicos do, 371-373
    miasma de metais pesados e, 214-215, 375

Ametista
    estrutura física da, 286, 292
    propriedades curativas da, 292
    propriedades energéticas sutis da, 292-294
AMI, aparelho, 152-153, 168-170, 372
Amígdala, síndrome físio-kundalini e estimulação da, 335-336
Amor, lições de, 309-310, 322-323, 327
Angélica, essência de, 219-220
Angioplastia
    balão, 349
    laser, 349-350
Aorta, ligação com o coração durante a meditação, 330
Apatita, propriedades energéticas sutis da, 290
Aristófanes, 234
Artemísia, essência de, 216-217
Asma
    cromoterapia e, 225-226
    desequilíbrio nos chakras e, 309-310
    pranayama e, 330
    stress e, 356-357
Astrais, chakras, 111
Astral, corpo
    características do, 110-115, 134
    como veículo para a consciência após a morte, 134
    cura e, 260-261, 262, 280
    doença e, 112, 122-123, 260-261, 280
    emoções e, 112
    energias, 122, 258, 321-322
    influência dos cristais sobre, 295-296
    ligação entre o plexo solar e, 218-219, 226, 296
Astral, plano, 114, 122, 127
Atlântida
    clero/sacerdotes de, 271
    cultura de, 270-274, 402-403
    destruição de, 273-274, 403

Filhos de Belial e, 273-274, 403
Lei da Unicidade e, 273-274, 288, 403
lenda de, 270-277, 402-405
migração proveniente de, 403-404
registros sobre, 274, 275-277, 402-403, 405
sistemas de cura de, 270-273, 402
tecnologia de, 270-274
Átomos, consciência dos, 288
Aura, campo da,
characterísticas do, 124, 129
mensuração eletrônica e clarividente do, 107-109
Azurita, propriedades energéticas sutis da, 291

Babbitt, Edwin, 224
Bach, Edward, 198-202, 208
Bach, remédios florais de, 199-202
Baço e doença de acordo com a Teoria Chinesa dos Cinco Elementos, 147-148
Basset, Andrew, 80
Becker, Robert O., 78
Bem-estar, 360
Bengssten, Otelia, 252
Bentov, Itzhak, 108, 206, 330-338
Ber, Abram, 178-182
Biblioteca de cristais e meditação, 285-286, 326
Big-bang, teoria da criação através do, 398
Biocristalino, sistema
definição, 205-207, 282-283
essências florais, remédios vibracionais e, 205-207, 210-211
karma, doença e, 209-210
kundalini e, 210
Bionosodo, 174-175, 199
Biorritmos, meridianos e, 149-150
Bloqueios energéticos, chakras e os, 307-308, 313, 316-317, 318, 320, 328-329, 346, 356, 387-388
Bloqueios ao fluxo de energia, chakras e, 308, 320-321, 356
Bong Han, Kim, 99-102, 131, 145, 151
Bruyere, Rosalyn, 108-109
Burr, Harold S., 43-44, 168
Busca espiritual, chakra da coroa e, 375-377

Cade, Maxwell, 262
Cadeia transportadora de elétrons, 245-246
Cadoret, Remi, 239

Calcopirita, propriedades energéticas sutis da, 290
Campo energético humano
características do, 125-127, 129-130
doença e, 172-173, 390-393
Campos de energia etérica
cristais e, 287, 299
natureza dos, 247-248
Campos de freqüência extremamente baixa
efeitos negativos dos, 377
Campos magnéticos
cura e, 65, 120-122, 234-235, 242-247, 248
enzimas, 120-122, 244-251
tratamento da artrite e, 82
Câncer
cervical
disfunção nos chakras e, 318
vitaminas e prevenção do, 365-366
depressão, depressão imunológica e, 311, 390
detecção usando o canhão Kirlian, 93-94
disfunção nos chakras, crescimento de tumores e, 320-321
essências florais, toxicidade e prevenção do, 220
fatores psicológicos e, 389-390
meditação, imagens mentais e, 134, 390
miasma radioativo e, 214-215
modelo bioeletrônico do, 81
radiação eletromagnética e, 377
ruptura físico-etérica e, 220
stress geopático, polaridade do sangue e, 378-379
teste de Ames e, 370
vitaminas e, 365-366
Capacidades psíquicas, cristais que intensificam as, 290
Cassileth, Barrie, 390
Catraca, efeito, 129
Causal, corpo
características do, 125
reencarnação e, 133, 135, 401
Causal, plano, 125
Cayce, Edgar, 203, 276, 368, 405
Células-B, 313
Células gliais, 79-80, 155, 157, 159-161
Células de Leydig, energias gonadais e, 318, 320
Células-T (linfócitos-T)
compostos fenólicos e alteração nas, 178-179
funções das, 179, 312, 313-315, 355

Células-T supressoras
compostos fenólicos e alterações nas, 178-179
doenças auto-imunológicas e, 312, 314
funções das, 312
Centros de prazer, meditação e estimulação dos, 335
Cérebro. *Ver* Hemisférios cerebrais
Cérebro direito
características do, 144
cristais, meditação e, 284, 285-286, 325-327
formação de imagens simbólicas, acesso de informações e, 326-327
imagem do corpo e, 211
meditação e estimulação do, 331-332
sonhos, Eu Superior e, 210-211, 284, 323
Ver também Hemisférios Cerebrais
Cérebro esquerdo
habilidade do, 144, 323
interpretação de sonhos e, 210-211
Chakra básico. *Ver* Raiz, chakra
Chakra do coração
bloqueios do, 309-311, 313-315, 348-349, 387-388
características do, 104, 226, 308-315
colorterapia e, 224-226
cristais influenciando o, 289-290, 293-294, 295-296, 353
depressão, desgosto e desequilíbrio do, 311, 314
doenças cardíacas e desequilíbrios no, 309, 327-328, 348, 387-388
expressão do amor e, 308-311, 313-315, 322-323, 327-328, 356, 387-388, 395-396
órgãos físicos alimentados pelo, 309-311
ponte entre as tríades energéticas, 322-388
saldos de vidas passadas e, 327, 328
timo, doença e, 310-315, 388
Ver também Chakras
Chakra-nádi, sistema
análise radiônica e participação do, 189-190, 191-192
características do, 104-110, 111-112, 303-306, 344-345
cura e, 259-261
mensuração experimental do, 107-109
Chakras
astral, 111, 306
bloqueios energéticos dos, 308, 313, 316-317, 318, 320, 328-329, 346, 387-388

capacidades perceptivas psíquicas associadas aos, 104, 306-307
cromoterapia e seus efeitos sobre os, 224-227
descrição dos, 104-107, 303-329
desequilíbrios diagnosticados radionicamente, 192-193
doença, bloqueios energéticos e, 308, 313, 316-317, 318, 320, 387-388
doença, expressão kármica e, 327-329, 346
dinâmica energética dos, 320-323
lições dos, 320-323, 394-397
meditação e, 322-326
primeiro chakra, 104, 225-226, 289-290, 291, 318-321. *Ver também* Raiz, chakra
quarto chakra, 104, 225-227, 289-290, 327-328, 347-348, 351-352, 387-388, 389-390, 395-396. *Ver também* Coração, chakra do
quatro elementos, associações com os, 309
quinto chakra, 104, 225, 226-227, 289, 291, 307-309, 395-397. *Ver também* Garganta, chakra da
relação entre os sistemas fisiológicos e os, 304-305
ressonância de subplanos minerais com os, 289-292
segundo chakra, 104, 225-226, 289-290, 317-318. *Ver também* Sacro, chakra; Esplênico, chakra
sétimo chakra, 104, 225, 227, 289, 291, 305-307, 396. *Ver também* Coroa, chakra da
sexto chakra, 104, 225, 226-227, 289, 291, 307, 396. *Ver também* Terceiro olho, chakra do
terceiro chakra, 104, 225-226, 289-290, 315-317. *Ver também* Plexo solar, chakra do
transformação de energia e os, 104, 303, 305
Ch'i, 99, 143-145, 147, 149, 161, 168
Ciclosporina, 348
Ciência de estados específicos, 55
Ciência médica, primórdios da, 347-348, 354
Cirurgia psíquica, 261
Clariaudiência, chakra da garganta e, 226, 306
Clarissensibilidade, chakra do coração e, 306
Clarividência
diagnóstico e, 353-354
natureza da, 111, 128-130, 306
sacerdotes egípcios de Anúbis e, 404-405
uso de essências florais para estimular a, 218-219

Clonagem, 41

Clorofila, cura e aumento do teor em plantas, 64, 251

Cobre, vitamina C e, 366

Coccígeo, chakra. *Ver* Raiz, chakra

Colorterapia
cura através da, 224-228
definição, 224
técnicas atlantes da, 272
tinturas de cores e, 224

Complementaridade, 48

Compostos fenólicos e alergias alimentares, 178-182

Comunicação, chakra da garganta e, 308, 396-397

Consciência
características freqüentes da, 127-128, 137
chakras como reguladores dos estados de, 303
como energia, 137, 287-289, 343, 344
corrente eletromagnética do sistema nervoso e, 205
cristais usados para ampliar a, 291
evolução da, 136-137
força vital, função multidimensional e, 358
matéria dotada de, 287-288

Consciência de Cristo, chakra do coração e, 322, 396

Consciência planetária, transformação e evolução da, 385, 396-397, 411

Controle sobre a própria vida, a questão do chakra espiritual do, 315-316, 394-395

Coração artificial, 348. *Ver também* Transplante cardíaco

Corações artificiais: aspectos energéticos sutis dos, 348-349, 350

Coroa, chakra da
aspectos da, 104, 224, 227, 304-307
busca espiritual e, 396
cristais que ressoam com o, 289-292
Ver também Chakras

Corona, efeito, 44, 89-90

Corpo etérico
característica do, 43, 95-96, 98-99, 119, 126-127, 154, 247-248, 259-260, 305
chakras, meridianos e, 305
cristais usados para recarregar o, 294
padrões de doença e, 55, 68, 95, 98-99, 144, 259-260, 280
remédios vibracionais, efeitos sobre o, 197

sistemas de formação de imagens do, 89, 92, 95-96

Corpo de luz, 303

Corpo mental, 124, 261

Corpos sutis, modelos de freqüência dos, 126-127

Corpus Callosum, estimulação sônica do, 331-332

Córtex cerebral
ligação entre o chakra da coroa e o, 306-307
representação gráfica das ligações entre as partes do corpo e o, 331
síndrome físio-kundalini e alterações no, 330-337

Cousins, Norman, 391

Córtex motor, síndrome físio-kundalini e seus efeitos sobre o, 334-335

Córtex sensorial, efeitos da meditação sobre o, 332, 334-336, 337-338

Córtex sensório-motor, meditação ativa eliminando tensões e, 334-335

Córtex das supra-renais, ligação entre o plexo solar e o, 315-317

Criação de almas, 398-399

Cristais
alinhamento dos chakras e, 296
armazenamento de informações e, 290
energia dos, 277-300
energia sonora e, 286-293. *Ver também* Quartzo
energias magnetoeletrônicas e, 281, 298-300
entropia e, 279-280
habilidades psíquicas e, 290
líquidos, 206, 268, 282
meditação e, 283-286, 290
neutralização de *stress* geopático usando, 379-380
pontos de acupuntura, cura e, 290
purificação, 281-282
recarregar as energias do corpo etérico usando, 294
ressonância, cura e, 283
sete sistemas de, 286-293

Cristais de quartzo
cura com, 278-283
de suas pontas, 284
energias magnetoeletrônicas e, 281, 298-300
energias da Terra e, 290, 379

meditação e, 283-287, 290
programação de, 281-282
propriedades energéticas dos, 277-286, 290
purificação, 281-282
ressonância, cura e, 283
tecnologias atlantes utilizando, 271-275
Ver também Cristais
Cristalografia, ciência da, 287
Cromoterapia, 224-228. *Ver também* Colorterapia
Cronobiologia, sistema de meridianos e, 149-151
Cura
a distância, 257, 262-263, 281, 294
armazenamento das energias da, 65, 241-244, 252, 404
campos magnéticos associados à, 65, 120-122, 249
cicatrização de feridas e, 239-240
cristais e, 277-300
de fraturas
cristais e, 290
uso da eletricidade em, 80
distúrbios na tireóide e, 237-239
efeitos de enzimas e, 120-122, 244-251
Egito antigo: técnicas de, 403-404
espiritual, 233, 256, 259-262
estudos científicos da, 64-66, 120-122, 236-262
imposição das mãos, 65, 233-234, 236, 237-238, 252, 256
influência sobre biorritmos, 262
magnética, 121, 234-236, 256, 258-262
natureza magnética da, 65, 119-122, 235, 242-247, 248-249
padrões de cristalização e, 243
plantas e, 64-65, 240-241, 243-244, 250-251, 256-267
propriedades entrópicas negativas da, 120, 248-250
psíquica, 64, 120-121, 233
radiônica, 193-194
Cura vibracional
homeopatia e, 70-71, 72-73, 197-198
miasmas e, 214-215, 377-378
natureza da, 347, 407-409
stress geopático e resistência à, 379
Curandeiros
energias dos, 258-262
lasers de cristais de quartzo e, 277-278, 300
Ver também Cura

Da Vinci, Leonardo, 227
De Vernejoul, Pierre, 100
Dean, Douglas, 187, 208
Dedaleira, 60-61
De La Warr, George, 183
Deltron, 121-122
Depressão
câncer, depressão do sistema imunológico e, 311
comprometimento do sistema imunológico e, 311, 356-357
Dermatron, 169-171
Derrames
coração artificial e, 348-349
desequilíbrio no chakra do coração e, 309-310, 348-349
essências florais como terapia para, 215-218
Desenvolvimento psicoespiritual, diagnóstico vibracional e, 354
Detrick, Alan, 46
Deus, criação das almas e sua ligação com, 398-399
Diabete
cristais usados para tratar, 295-296
desequilíbrio nos chakras e, 316-317
destruição auto-imunológica e, 311
Diagnóstico e eletroacupuntura. *Ver* AMI, EAV
Diamante, propriedades energéticas sutis do, 290, 298
Dimensão espiritual da medicina, 344, 357, 376
Dioscórides, Pedanius, 60
Distress, definição de, 362
DNA, função do, 41-42, 47-48
Doença de Parkinson, desequilíbrios nos meridianos na, 372
Doenças auto-imunológicas
definição, 312-313
desequilíbrios nos chakras e, 312, 314
disfunção no timo e, 312-314
Doenças cardíacas
colapso cardíaco congestivo, teoria médica chinesa e, 147-148
colorterapia e, 224-227
congênitas e saldos de vidas passadas, 328
cristais usados para tratar, 293-294, 295-296, 353
desequilíbrio no chakra do coração e, 309, 327-328, 348, 387-388
terapia da dieta e, 351

453

tratamento médico ortodoxo e avaliação das, 347-350

tratamento médico vibracional das, 348, 352

Doenças espirituais, miasmas como, 375-377

Domínios de freqüência, 126-129

Dores nas costas, cristais usados para aliviar, 296

Dose Diária Recomendada (DDR), 364-365

Doutrinas secretas, antigas escolas de, 405

Drown, Ruth, 183

Dumitrescu, Ion, 46-47, 153-154

Ecologia clínica

área de atuação da, 177

diagnóstico por ESV e, 180-183, 369

miasmas e, 213-214

Efeito

da alcachofra, 176

da Folha Fantasma, 45-47, 89, 91-92, 98, 248

Egito antigo, cultura de

aspectos espirituais da, 403-406

cura na, 404-405

influência de Atlântida sobre a, 403-406

Einstein, Albert, 33, 409-410

Elementos vestigiais, 364, 368

Eletroacupuntura, 77-78, 142, 162

Eletrografia, 44

Eletromagnetismo

efeitos prejudiciais à saúde, 377-378

Modelo Tiller-Einstein e, 119

Eletronografia, 46-47, 153-154

Elétrons, 45, 70-71, 89, 288

Eletroterapia

alívio da dor e, 76-77

regeneração de tecidos e, 78-80

tratamento do câncer e, 81

Elixires de pedras preciosas

características vibracionais dos, 221-224

meditação e, 283

meridianos acupunturais, efeitos sobre, 223

modificação da consciência, 223-224, 283

preparação de, 204-205, 221

Embriogênese

corpo etérico e, 102, 328

desenvolvimento fetal sutil e, 132, 328

processo da, 41-42

Emiliane, Cesare, 275

Emoções, influências sobre a saúde, 387-397

Endorfinas, 77-78, 156-157, 158-161

Energia magnetoeletrônica

cristais e, 281, 298-300

cura vibracional e, 407-408

definição, 119, 248

entropia negativa e, 119, 248

Ver também Modelo Tiller-Einstein

Energia sonora e cura

cristais e, 279, 299

pontos de acupuntura, 162-163

Energia sutil, padrões geométricos da, 288-289

Energias astrais, chakras relacionados às, 321-322

Energias vitais. Ver Força Vital

Entropia, 119, 247

Entropia negativa

energia curativa e, 121, 249

energia magnetoeletrônica e, 119-120, 248

sistemas vivos e, 119-120, 248-249

Enzimas

cura e, 119-122, 244-251. Ver também Cura Psíquica

função celular das, 47-48

EPM (Experiência de Proximidade da Morte), 113

Erva-mate, essência de, 216

Ervas e medicamentos: comparação entre seus efeitos terapêuticos, 60-61

Esclerose múltipla

auto-imunidade e, 312, 374

vírus latentes e, 374

Esmeralda, propriedades energéticas sutis da, 290, 295-296

Espaço/tempo negativo, 118-119, 248. Ver também Modelo Tiller-Einstein

Espaço/tempo positivo. Ver Modelo Tiller-Einstein

Esplênico, chakra

características do, 104, 225-226, 289-290, 317-318

colorterapia e, 225

prana e, 225, 317, 321

Ver também Sacro, chakra do

Esquizofrenia

colorterapia e, 227

essências florais e, 217-218

homeopatia e, 207

stress e, 362

Essências Florais

alinhamento dos chakras e corpos sutis usando, 219

Bach, 198-203

454

derrames, doenças neurológicas e, 216-217, 219-220

doença mental e, 216

estabilidade da personalidade via integração com o Eu Superior e, 211

meridianos e as energias vitais das, 205-206

miasmas e seu tratamento através das, 215-216

origens atlantes das, 270-271

propriedades curativas das, 199-222

rede biocristalina e, 205-206

testes ESV e, 229

uso em Lemúria, 401-402

Estebany, Oscar, 237, 240, 252

Estimulador da Coluna Dorsal, 76-77

Estimuladores Nervosos Transcutâneos (ENT), 77-78

Estratégias de sobrevivência: *stress,* doença e, 362-363

Estrelas, evolução das, 343

Estruturas construídas, migrantes atlantes, 403

Estruturas dissipativas, teoria das, 250

ESV (Eletroacupuntura Segundo Voll)

aparelho radiônico, semelhanças com, 194-195

definição, 169

escolha de essências florais através de, 229-230

interface físico-etérica e, 369-370

sensibilidade do teste feito através da, 369-370, 372

sistemas de diagnóstico, 174-175

Eu Superior

corpo causal e, 135

diálogos com, 323-324, 401-402

doenças como mensagens simbólicas provenientes dos, 391-392, 393

natureza do, 124-125, 399-400

Eustress, 362

Evolução, o espírito como força propulsora da, 343

Experiência de viagem para fora do corpo, 113-115. *Ver também* EPM

Explorações por ressonância eletromagnética, 94-95

Farmacoterapia

farmacocinética e, 50, 66

responsabilidade sobre a própria vida e, 386-387

stress tratado pela, 357

Ver também Abordagem farmacocinética

Feng-shui e as energias da Terra, 378

Fenilanina, sensibilidade à, 182

Fenômenos psíquicos, alterações nas ondas cerebrais e, 53, 262

Fertilização, 41

Física quântica, descobertas proporcionadas pela, 49, 342

Físio-kundalini, modelo, 330

Físio-kundalini, síndrome

ativação espontânea da, 336-337

definição, 333

ignição e, 335-337

mecanismos fisiológicos na, 330-337

Flores, propriedades biomagnéticas das, 204

Flower Essences Society, essências florais da, 202-203

Fludd, Robert, 234-235

Fluido, 235-236

Fluido etérico

câncer e debilidade no, 220

definição, 205

efeito da essência de abeto sobre o, 220

efeito da essência de erva-mate sobre o, 216

elixires de pedras preciosas e, 222

Flúor, miasma de metais pesados e, 214-215, 375

Fluorita, propriedades energéticas sutis da, 290

Força Vital

cabelo como transmissor de, 205

deslocamento através da corrente sangüínea, 205

efeito organizacional da, 119-120, 247

meridianos, remédios vibracionais e, 205-206

Formas-pensamento

cristais

usados para armazenar, 281-282

usados para envolver, 291

dissolução de, 353

natureza das, 122-123, 124, 278, 280-281

subplanos minerais como, 287, 288-289

Franklin, Benjamin, 236, 249

Freqüências de energia, 298, 346. *Ver também* Matéria, características de freqüência da

Gardner, Robert, 178

Garganta, chakra da

características do, 104, 225, 226-227, 289, 291, 307-309, 395-397

colorterapia e, 227
comunicações e, 308, 396-397
cristais ressonando junto com o, 289, 291
doenças associadas a bloqueios no, 308
estruturas corporais e glândulas supridas
pelo, 307-308
Geomancia, 378
Ghadiali, Dinshah, 224
Gônadas
associação
com o chakra raiz, 319-320
com o chakra sacro, 317-318
Grad, Bernard, 64, 237-244, 247, 251
Granada, propriedades energéticas sutis da, 290
Green, Elmer, 262
Guia de onda
corpo etérico como, 259-260
curandeiros como, 259
testemunha radiônica como, 188, 189, 194
Gurudas, 202-205, 206, 212, 215, 217, 219,
220-221, 229

Hahnemann, Samuel, 61-63, 70-71, 173, 213
Haptens, 178
Harary, Keith, 114
Heme, funções bioquímicas do grupo, 251
Hemisférios cerebrais
colorterapia, 227
efeitos reequilibradores das essências florais sobre os, 216-218
hemisfério cerebral direito, 144. *Ver também* Cérebro direito
hemisfério cerebral esquerdo, 144. *Ver também* Cérebro esquerdo
meditação e seus efeitos fisiológicos sobre
os, 329-337
sincronização entre os, 53, 306, 329-330
Hemoglobina
efeitos de cura sobre a, 251-253, 254-255
eritropoetina e aumentos na quantidade de,
148
Hemorragias, cristais usados para tratar, 297
Hiperatividade em crianças, compostos fenólicos e, 181
Hipernúmeros, 117-118
Hipertireoidismo e disfunção nos chakras, 111,
308
Hipoadrenalismo
destruição auto-imunológica, atrofia das
supra-renais e, 312-313, 314

disfunção nos chakras e, 111
Histonas, 42
HIV (Vírus da Imunodeficiência Humana), 315
Hodson, Geoffrey, 132
Holograma
armazenamento de informações, cristais e,
267-268
cósmico, 128, 188-189. *Ver também* Universo holográfico
definição, 37-41
Homeopatia
combinação empírica de freqüências e, 69-
71, 172
comparação entre essências florais e, 207-
208, 222-223
corpos sutis e, 207-208, 222-223
modelo energértico sutil da, 69-71
níveis de ação, 221-223
princípios da, 61-63, 66-73
psicose maníaco-depressiva, esquizofrenia
e, 207
rede biocristalina e, 206-207
toxicidade de microdoses de substâncias
químicas e, 335-371
Hormônio da paratireóide, terapia da quelação
e, 351
Hunt, Valerie, 108

IgE (Imunoglobina E), 178. *Ver também* Sistema Imunológico
Ignição, físio-kundalini e, 335-336
Ímãs, polaridades da matéria e, 298-299
Imagens mentais
cristais e, 279-280, 284-287, 325-326
cura e, 134
meditação e, 324-327
Ver também Visualização
Imposição das mãos. *Ver* Cura
Insconscientes, processos
sistema nervoso autônomo, radiônica e,
186-187, 189-193
mente superconsciente *vs.* mente subconsciente, 324
Infecções
germes invisíveis e, 354-355
miasmas adquiridos e, 212, 373-374, 376-
377
Insatisfação divina, 380
Interações mente/corpo, 356-358
Interface físico-etérica, 102, 167-168, 344-345

456

Inyushin, Victor, 163
Ioga, meditação e, 318, 329-330

Jade, propriedades energéticas sutis do, 291
Jaspe sangüíneo, propriedades energéticas sutis do, 291-292, 296-297
Jesus
  imposição de mãos feita por, 233-234
  vida e ensinamentos de, 406-407

Karma
  causas de doenças, essências florais e, 209-210
  doenças, chakras e, 327-328
  iniqüidades cometidas em vidas passadas, doença e, 400-401
  natureza do, 136, 208, 400-401
Katz, Richard, 202-203
Kirlian,
  canhão, 93-94
  fotografia
    descrição da, 44-47, 89-91
    fonte de energia e características de freqüência da, 90-93
    ressonância e, 91-93, 174-175
Kirlian, Semyon, 44
Krieger, Dra. Dolores, 251-257, 263, 278
Kundalini
  ativação espontânea da, 336-337
  bloqueios energéticos e, 313-314, 333-334, 392-393
  chakra-raiz e, 319
  criatividade e, 320-321, 393
  cristais usados para influenciar as energias, 291-292, 296-297
  definição, 210
  mecanismos naturais de liberação de *stress* da, 337, 363
  meditação e, 324-325, 333, 337
  síndrome físio-kundalini e, 333
  sistemas biocristalinos e, 211
Kunz, Dora, 252, 253

Laranja, luz, influências energéticas sutis da, 225-226
Laserpuntura, 162-163
Lei
  da Atração, 288
  das Equivalências, 405

  da Similitude, 61-62
  da Unicidade, 273-274, 288, 399, 403
Lemúria, 401-402
Linfócitos, 179, 312, 313-315, 355-356
  Ver também Células-B; Células-T
Linhas
  Axiatonais, 156
  de Ley, 378
Lister, 355
Luz solar, propriedades energéticas sutis da, 228, 235, 271-272

Magnésio, aspectos terapêuticos do, 365
Magnetismo animal, 235
Mal de Alzheimer, alumínio e, 371-372
Malaquita, propriedades energéticas sutis da, 291
Matéria
  astral, 110-111, 122, 129
  características de freqüência da, 50-52, 69-71, 97-98, 110-111, 126, 197-198, 345
  etérica, 50, 126
  polaridade, 299
  relação entre energia e, 47-50, 116-119, 346
Medicamentos imunossupressores, 348, 355
Medicina
  alopática, 71
  chinesa, 143
  einsteiniana, 54
  energética, 83, 350
  herbática, 59-62
  holística, 344, 350-352, 356-358, 361, 364, 381
  ortomolecular, terapia através da vitamina C e, 364-366
  vibracional
    custos da, 408-409
    definição, 33, 36, 378
    farmacoterapia *vs.*, 377
    potencial da, 397-398
    principal dogma da, 385
Médicos/terapeutas, 230, 300, 315, 338, 381, 386, 388, 394
Meditação
  abertura dos chakras e, 323, 329
  alterações na anatomia energética·sutil e, 324-325
  alterações nas ondas cerebrais e, 53, 329-330
  ativa *vs.* passiva, 325-327

457

atividade cardíaca e, 330-331, 333
cérebro direito e, 284, 327
compreensão do significado das doenças
através da, 328
cristais usados na, 283-287, 290
essências florais que podem ser usadas na, 219
iluminação e, 329
visualização e, 325-326
transcendental, 325, 329
Medula das supra-renais, ligação entre o cha-kra-raiz e a, 318-319
Mente, níveis da, 126
Mente subconsciente. *Ver* Inconscientes, processos
Mercúrio
amálgamas, toxicidade de obturações dentá-rias, à base de, 372-373
miasmas de metais pesados e, 214-215, 375
Meridianos, 99-103, 144-145. *Ver também* Sistema de Meridianos Acupunturais
Mermet, Abbe, 192
Mesmer, Franz Anton, 121, 235-237, 242-243
Mesmerismo, 236
Método desajeitado de liberar energia, 299
Método positivo, liberação de energia pelo, 299
Método solar de preparação de remédios vibracionais, 201, 204, 221, 228
Miasma(s)
aspectos espirituais dos, 375-377
definição, 212-215, 373
metais pesados, 213-215, 373
modelos médicos de doenças causados por, 212-213, 373-374
padrões energéticos dos, 213
petroquímicos, 213-215
psora, 213
radiação, 214-215, 373
sicótico, 213-214
sifilítico, 213-217
stress desencadeando ativação de, 212, 374
tipos de, 213-215
tratamento dos, 215-216
tratamentos vibracionais para os, 215-216, 373, 375, 377
tuberculose, 213-214
vírus e, 212-213
Miastenia grave, auto-imunidade e, 312-314
Mitocôndria, cadeia transportadora de elétrons e, 245-246

Modelo
de fluxo de energia na saúde e na doença, 391-393
médico newtoniano, 33-36, 342
Tiller-Einstein, 115-124, 248-249, 261-262, 415-418
Moody, Raymond, 113
Mora, aparelho, 182-183
Motoyama, Hiroshi
aparelho de, 107-108
pesquisas de, 107-108, 152, 168
Ver também Aparelho AMI
Mudança no modo de viver, doença e, 351
Mudanças de paradigma, 342
Muses, Charles, 117
Mundo das aparências, 21, 131

NAD-sintetase, cura e seus efeitos sobre a, 245-246
Nádis, 106-107, 109-110
Natureza simbólica da doença, 211, 346, 388
Nei Ching (Tratado de Medicina de Doenças Internas do Imperador Amarelo), 141-142
Nervo vago, 307
Neurotransmissores, 157-159
Neutralização, diluição de, 179
Nordenstrom, Dr. Bjorn, 81
Nova Era, 263-264, 341, 385, 388, 393, 397

Obturações dentárias, mercúrio: efeito tóxico de, 372-373
Oitavas de energia, 92-93, 110-111
Oldfield, Harry, 93-94
Olivina, propriedades energéticas sutis da, 290-291
Ondas acústicas planas no cérebro, meditação e, 330-331
Ondas cerebrais, coerência de, 53
Onda/partícula, dualidade, 47-49
Órbita microcósmica, fluxo de energia kundalini e, 338
Órgãos do corpo, natureza das freqüências energéticas dos, 305-306
Osciladores rítmicos: meditação, 329, 330
Osis, Karlis, 114
Osso, pressão e, 362
Ossos, estimulação dos. *Ver* Cura de fraturas
Ouro como elemento vestigial, 368
Ovários
associação entre o chakra sacro e os, 318

destruição auto-imunológica e disfunções nos, 311, 312

Oyle, Irving, 162

Padrões geométricos de energia, cristais e, 298

Papoula-da-califórnia, essência de, 218

Paracelso, 234

Paradigma einsteiniano de cura, 33, 407

Paraeletricidade, 244

Paratireóide, ligação entre o chakra da garganta e a, 307

Partículas *vs.* ondas, 48-49. *Ver também* Dualidade onda/partícula

Pasteur, Louis, 355

Paul, G. I., 239

Pauling, Linus, 366

Pedras preciosas minerais, propriedades curativas de, 221-222. *Ver também* referências às pedras preciosas específicas

Pensamento, energias do. *Ver* Plano Mental: Pensamentos Negativos, energias dos

Pensamentos negativos, energias dos

avaliação clarividente e radiônica das, 353-354

efeitos biológicos de pacientes deprimidos sobre plantas e, 241

formas-pensamento negativas, doença e, 280-281, 353

influência sobre seres humanos, 380

Perdão: amor, cura e, 392, 397

PES (Percepção Extra-Sensorial), ocorrência em níveis inconscientes, 184, 187-188

Piezelétrico, efeito

cristais e, 277

ossos e, 362

Pineal, glândula

chakra do terceiro olho e, 209-210

cronobiologia e, 209

função cristalina, ensinamentos da alma e, 210-211

hemisfério direito e, 210-211

ligação entre o chakra da coroa e a, 106, 306-307

melantonina e, 209

Pirâmide dos Registros, 276, 405

Pirâmides, tradição atlante das, 403

Piridoxina (vitamina B6), aspectos terapêuticos da, 366

Placebo, cura psíquica e efeito, 237

Plano mental, 124-125

Planos de saúde, modalidades terapêuticas vibracionais e, 409

Platão, a Atlântida e os escritos de, 274

Plexo solar, chakra do

aparelho digestivo e, 306, 315-317

características do, 104, 225-226, 289-290, 315-317

colorterapia e, 225

controle sobre a própria vida e, 315-316, 394-395

influência dos cristais sobre o, 289-290, 295-296, 297

informações relativas a vidas passadas, corpo astral e, 218-219

Polaridade do espírito: cristais, energia etérica e, 299-300

Poluição

eletromagnética, 377

influências negativas sobre a saúde derivadas da, 214-215, 370-375

Pomeranz, Bruce, 156-157, 158

Pontes de hidrogênio na água

definição, 241

efeitos dos curandeiros sobre, 65-66, 241-242

Ponto central. *Ver* Chakra sacro

Pontos acupunturais, características elétricas dos, 103, 152, 167-168, 174

Potenciais de corrente contínua e sistema nervoso, 156-161

Potencialização, 63, 67

Prana

chakra cardíaco, função do timo e, 312

chakra esplênico e assimilação do, 225, 317, 321

como energia nutritiva sutil, 143, 225-226, 235, 305, 309, 317-318

cura e, 235, 253-254

luz solar e, 271-272

respiração e, 225, 235, 309

Pranayama, 330

Prigogine, Ilya, 250, 341

Princípio holográfico

memória e, 267-268, 342

natureza do, 40-41, 50-51, 185, 346

sistema radiônico e, 185

Projeção Astral, 113, 127, 262

Propriedades quartzoformes do corpo físico, 206, 282-283

Pribram, Karl, 268, 342
Pritikin, Nathan, 351
Psiconeuroimunologia, 199, 303-304, 311, 388
Psicose, desequilíbrios no chakra da coroa e, 307
Psicotrônicos, aparelhos. *Ver* Radiônica
Puthoff, Harold, 51, 115

Qi, 143
Quartzo, propriedades de elixires de pedras preciosas da família do, 283
Quelação, terapia da, 350-351

Radiação
    essências florais usadas como proteção contra, 220
        miasmas adquiridos e, 214-215, 373
        mitogenética, 293
        uso terapêutico da, 76
Radiação de microonda, efeitos negativos da, 377
Radiestesia
    definição, 189
    vias de fluxo de informações na, 192-194
Rádio, miasmas de metais pesados e, 214-215, 375
Radiônica
    cristais usados na, 298
    sistemas de diagnóstico que utilizam a, 183-195
        tecnologias psicotrônicas e, 183
Radiônicos, valores, 184, 191
Rae, Malcolm, 183
Rama, Swami, 329
Raios X
    diagnóstico de doenças por, 75-76
    tomografia computadorizada e, 83-84
Raiz, chakra
    aspectos do, 104, 105, 225-226, 291, 318-321
    colorterapia, doenças e, 224-226
    criatividade e, 319-321
    influência dos cristais sobre, 292, 296
    kundalini e, 319-321
    ligação com a Terra e, 318-319
Reação B-Z (Belousov-Zhabotinskii), energia curativa e, 250
Rede cristalina. *Ver* Biocristalino (a), sistema
Reencarnação
    doenças e, 327-329, 346, 400-401

doenças graves, transformação e, 134
    esquecimento das vidas passadas e, 399-400
    natureza da, 130-137, 327, 344, 399-401
Reequilíbrio dos chakras, cristais usados no, 279-280, 290
Regeneração neurológica e essências florais, 216
Registros akáshicos, 128, 272
Reino mineral, aspectos físicos e espirituais do, 286
Relaxamento, técnicas de, 363
Religião e ciência, integração entre
    antigo Egito, 403-404
    nos dias de hoje, 343
Remédios vibracionais, percurso efetuado no interior do corpo, 205-206
Resistência
    do hospedeiro, 68, 172, 355-357, 387
    às doenças. *Ver* Resistência do hospedeiro
Respiração de cores, 227-228
Responsabilidade com o próprio organismo
    cura e, 386-387, 394
    karma e, 400
Ressonância
    aparelhos radiônicos e, 184
    cérebro-coração, 333
    cristais, chakras, subplanos de energia e, 287-288
    cura e, 70
    diagnóstico através da Máquina de Voll e, 173-175
    elixires de pedras preciosas e, 223
    estruturas cristalinas, energias etéricas e, 206, 282-283
    fotografia Kirlian e, 91
    Magnética Nuclear, 85
    princípio da, 70-71, 171-172
    telepatia e, 217-218
Ressonância coração-cérebro, meditação e, 329-333
Ressonância magnética, formação de imagens por, 85-87, 91
Revascularização miocardial a *laser,* 349
Rodonita, propriedades energéticas sutis da, 291-292
Rosa de Macartney, essência da, 216-218
Rubi, propriedades curativas e energéticas sutis do, 294-295
Ryerson, Kevin, 203, 206, 214, 215, 217, 220-221, 224-229, 282

Sacerdotes
egípcios, cura e, 404-405
médicos/terapeutas como novos, 386
Sacro, chakra do
aspectos do, 104, 225-226, 289-290, 317-318
cristais ressonando com o, 289-290
Salmonella, envenenamento de alimentos por, diagnóstico ESV do, 175
Sanella, Lee, 333, 334
Sangue
circulação: cristais usados para estimular a, 293-295
coágulos, cristais usados para dissolver, 293-295
como transportador da força vital, 205
stress geopático e polaridade energética do, 378-379
Schwann, células de, 79-80, 155, 159
Selenita, propriedades energéticas sutis da, 291
Selye, Hans, 356, 362
Sensibilidade à cumarina e alergias alimentares, 181-182
Seres de luz, almas enquanto, 398
Serotonina, 78, 143, 179, 181
Sete raios, 224
Sete sistemas cristalinos, 287, 289
Sexualidade, chakra sacro e, 317-318, 395
Shealy, Dr. Norman, 76, 262
Sherman, Harold, 51
Shinnah, Oh, 278
Simonton, Carl, 134, 390, 400
Sinapse, 156-157
Sistema Bioenergético Humano, 345
Sistema Imunológico
alergias alimentares e, 178-180
chakra do coração e, 310-315
depressão e, 311, 356
função dos linfócitos e, 312, 313-315, 355-356
miasmas e, 376-377
resistência do hospedeiro e, 172, 355-357, 387
timo e, 310-314, 356
visualização e, 134, 390
Sistema límbico, 335-337
Sistema de meridianos acupunturais
análise química do, 100-101
características do, 99-103, 144-145, 151-152
ch'i e, 143-144

como uma interface de diagnóstico, 151-152, 163, 167-177, 180
como uma interface terapêutica, 162-163
cristais usados para equilibrar o, 290, 292
elixires de pedras preciosas e, 221
embriologia e, 101-102
formação de imagens microscópicas e nucleares do, 99-101
interface físico-etérica e, 102, 145
remédios vibracionais e, 204-206
sistema nervoso e, 151-161
subsistemas do (rede de dutos), 100-101
Sistema Multidimensional Humano
aspectos estruturais do, 130, 358
radiônica, percepção psíquica e, 189-190
Sistema nervoso autônomo
meditação e controle consciente do, 329-330, 337
PES e, 187
sistemas radiônicos e, 186-191
Sistema nervoso simpático, PES e, 187-188.
Ver também Sistema Nervoso Autônomo
Sistema oscilante coração-aorta, 330
Sistemas Bioeletrônicos
natureza dos, 80
replicação celular e, 80-81
vitaminas e, 364-365
Sistemas cristalinos, sete
cúbico, 287, 289-290
definição, 287-293
hexagonal, 287, 289-290
monoclínico, 287, 289, 291
ortorrômbico, 287, 289-291
tetragonal, 287, 289-290
triclínico, 287, 289, 291-292
trigonal, 287, 289, 291-292
Sistemas reticulares cristalinos, 284, 298
Smith, Dra. Justa, 120-121, 244-247, 249
Sobrevivência, chackra raiz e instintos de, 319, 321
Sociedade de Essências Florais, 202-203
Sonhos
hemisfério direito e Eu Superior, 210-211
informações relativas a vidas passadas, essências florais e, 218-219
Sonopuntura, 162-163
Sons
alterações cerebrais induzidas pela meditação e, 331-332
padrões de manifestações e, 299

461

Steiner, 162-163

Stress

distúrbios relacionados com o, 357

geopático, 378-380

psicológico, 367. *Ver também Stress*

síndrome físio-kundalini e a eliminação do, 335

técnicas de redução de, 363-364, 388

Stresses

ambientais, 370-378

doença e, 361-363

físicos, 367-368

nutricionais, 368-370

psicológicos, 311, 361, 367, 389-390

reação a, 362

relacionados com medicamentos, 367-368

variedades biológicas de, 366-381

stresses biológicos, tipos de, 366-381

Superconsciente, mente, 324. *Ver também* Inconscientes, processos

Supra-renais, glândulas

cristais usados para estimular as, 296

desequilíbrio nos chakras e, 315-317

destruição auto-imunológica das, 311, 312-313

Swann, Ingo, 51-52, 115

Szent-Gyorgi, Albert, 81, 365

Tansley, David, 192

Tântrica, ioga, 318

Tanous, Alex, 114

Targ, Russel, 51, 115

Tecnologias baseadas nos meridianos, 167-177. *Ver também* Aparelho AMI, ESV

Tecnologias cristalinas

eletrônicas, 267-269

energéticas sutis, 298-300

Telepatia

essências florais e intensificação da, 218-219

inconsciente, mensuração experimental da, 187-188

sistema chakra-nádi e, 218-219

Teoria dos Cinco Elementos, 145-150

Teoria do Portão de Controle, 77, 142-143

Terceiro olho, chakra do

características do, 104, 225, 226-227, 289, 291, 307, 396

clarividência e, 105, 111, 128, 306, 396

colorterapia e, 227-228

cristais que ressoam com o, 289, 291

doenças associadas a bloqueios do, 307

glândula pineal e, 209-210, 307

Ver também Chakras

Terra, energias da

doença, *stress* geopático e, 378-379

negativas, cristais usados para transmutar, 290, 379

planejamento de construções, Feng-shui, e, 378

Tesla, Nikola, 271

Testa, chakra da. *Ver* Terceiro olho, chakra do

Teste de rotação, polaridade do sangue e, 378-379

Testemunha radiônica, 184

Thomas, Caroline, 389

Thoth, origens atlantes dos deuses egípcios e, 404

Tiller, William

modelo de freqüência dos corpos sutis, 126-127

teorias de, 17-21, 115-122, 190, 248, 415-418

veículo espaço/tempo de consciência, conceito de, 127, 131

Timo, ligação entre o chakra do coração e o, 310-314

Timoma, bloqueio do chakra do coração e, 313-314

Timosinas, 311-312, 313

Tintura de cores. *Ver* Colorterapia

Tireóide, associação entre o timo e a, 104, 307

Tireóidite auto-imunológica: desequilíbrio nos chakras e, 312-314

Tomografia computadorizada, 83-84

Tomografia por Emissão de Pósitrons, 84-85

Topázio, propriedades energéticas sutis do, 290-291

Toque Terapêutico

cristais de quartzo usados para intensificar os efeitos do, 278

pesquisas sobre o, 233, 253-256

Toxicidade do chumbo, miasmas de metais pesados e, 214, 375-376

Toxicidade vibracional, substâncias químicas ambientais e, 371-374

Transformação de Einstein-Lorentz, 116-117

Transformação: questões espirituais e emocionais e, 394-397

Transmissão

analógica, 80, 155-161

analógica de corrente contínua no sistema glial, 80, 156-161
de impulsos nervosos e acupuntura, 155-161
Transplantes cardíacos: aspectos energéticos sutis dos, 348-349, 350
Trato geniturinário, chakras e o, 318
Tromboflebite, cristais usados no tratamento da, 293-295
Turquesa, propriedades energéticas sutis da, 291-292

Úlceras
stress e, 357
Úlceras duodenais, desequilíbrio nos chakras e, 316-317
Universo holográfico
. análise radiônica e, 188-189
natureza do, 47, 50-54, 128, 346, 398
insights relativos ao, 342-346

Vegatest, sistema, 378-379
Vidas passadas
doenças relacionadas com, 327
essências florais e informações originárias de, 218-219
mecanismos internos de esquecimento e, 399-400
regressão hipnótica e, 327, 400
Visão
a distância, 51-53, 183, 188
einsteiniana da matéria, 342, 407
mecanicista dos médicos, 33-35, 347, 348
problemas na: cristais usados para estabilizar, 295
Visualização
desequilíbrio nos chakras e, 353-354
meditação e, 325-327

remédios vibracionais e, 227-228
tratamento do câncer e, 134, 390
uso de cristais e, 279-281, 284-286, 325-326
utilizada para proporcionar um *feedback* ao curandeiro, 297
Vitamina C, 364-366
Vitaminas
corpo etérico e, 364
estados pré-cancerosos e, 365-366
sistemas bioeletrônicos e, 364
terapia com 364-366
Vírus
doenças auto-imunológicas ligadas a, 312-313
doenças miasmáticas e, 212-213, 373-374
Vírus lentos, miasmas e infecções por, 373
Vogel, Marcel, 278-279
Voll, Máquina de
semelhanças com os aparelhos radiônicos, 194-195
utilidades na realização de diagnósticos, 169-183, 369-370
Voll, Reinhardt, 169. *Ver também* ESV

Wagner, Keith, 45
Walker, Dael, 279
Worrall, Ambrose, 244, 256-257, 261
Worrall, Olga, 249-250, 256-259, 261-262
Wulfenita, propriedades energéticas sutis da, 290

Yin/Yang
cristais utilizados para equilibrar, 291
definição, 144-145

Zimmerman, John, 65, 121, 249
Zircônio, propriedades energéticas sutis do, 290

Impresso por :

Graphium
gráfica e editora

Tel.:11 2769-9056